COLLINS & LYNE'S MICROBIOLOGICAL METHODS

コリンズとラインの微生物学実験法

【第8版】

C.H. COLLINS, P.M.LYNE, J.M. GRANGE & J.O. FALKINHAM III

C・H・コリンズ、パトリシアM・ライン
J・M・グランジ、J・O・ファルキンハムⅢ　編著

本庄重男、新井秀雄、長島功　訳

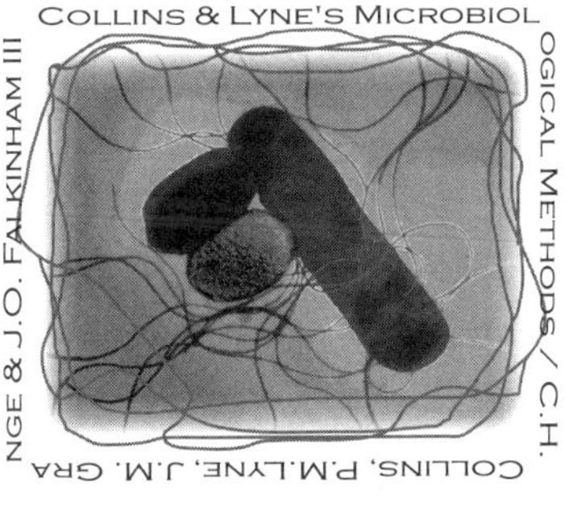

緑風出版

Collins & Lyne's
Microbiological Methods Eighth Edition
by C.H.Collins, Patricia M.Lyne, J.M.Grange,
J.O.Falkinham Ⅲ

コリンズとラインの

微生物学実験法［第8版］

目　次

編著
C. H. コリンズ
パトリシア M. ライン
J. M. グランジ
J. O. ファルキンハムⅢ

著者一覧

L. バーグ：理学士、ウェストヒルズ医療センター、米国カリフォルニア州在住

J. S. ブレージア：理学修士、博士、嫌気性生物研究所、ウェールズ国立公衆衛生サービス、ウェールズ大学病院、英国カージフ在住

E. Y. ブリッドソン：博士、英国サレー在住

C. K. キャンプベル：理学修士、博士、サウスウェスト健康保護庁微生物部門菌類研究所及び国立病原体収集センター、英国ブリストル在住

C. H. コリンズ：大英勲章第５位、理学博士、英国ケント州ハドロウ在住

ジャネットE. I. コリー：理学士、理学修士、博士、ブリストル大学臨床獣医学部農場動物食物科学科

ケイト・デイヴィ：理学修士、サウスウェスト健康保護庁微生物部門菌類研究所及び国立病原体収集センター、英国ブリストル在住

T. J. ドノバン：博士、英国ケント州アッシュフォード在住

J. O. ファルキンハムⅢ：博士、ヴァージニア州立工芸大学フラリンバイオテクノロジーセンター、米国ヴァージニア州在住

J. M. グランジ：医師、理学修士、ウィンデイヤー医学研究所、王立医科大学感染症及び国際健康管理センター、英国ロンドン在住

エリザベス・ジョンソン：理学士、博士、サウスウェスト健康保護庁微生物部門菌類研究所及び国立病原体収集センター、英国ブリストル在住

D. A. ケネディ：文学修士、博士、英国サレー州サービントン在住

S. F. キングホーン・ペリー：理学士、博士、英国保健安全局病原体部門、英国マーシサイド州ブートル在住

クリスチーヌL. リトル：理学士、博士、英国健康保護庁環境調査部伝染病調査センター、英国ロンドン在住

パトリシアM. ライン：英国ケント州ハドロウ在住

M. O. モス：理学士、博士、サレー大学生物医学分子科学部、英国サレー州ギルドフォード在住

I. オグデン：アバディーン大学医学微生物学部、英国アバディーン在住

D. N. ペッツ：理学修士、博士、バジルドン病院微生物部門、英国エセックス州バジルドン在住

T. L. ピット：博士、英国健康保護庁衛生研究所、英国ロンドン在住

P. シリー：理学士、博士、ドン・ホイットニー科学社、英国ウェストヨークシャー州シプリー在住

P. テイラー：理学修士、王立ブロンプトン・ヘアフィールドNHSトラスト微生物部門、英国ロンドン在住

第 8 版序文

本書が最初に出版されてから 40 年が経過し、過去 7 回版を重ねる間に多くの変化が生じた。その主な点として、本書が単独の著者による著作から多数の執筆者と編者による著作に発展したことが挙げられる。しかし、一人の執筆者の責任になる章はどれ一つとしてない。というのは、執筆者全員によって再検討し修正する方式が採られることとなったからである。本書ではより新しくて、規定の試薬・器材一式を用いる自動化方式（キット方式）が取り入れられた。しかし、微生物学上の正しい実験に不可欠な基礎技術は保持されており、また改善されている場合もある。上記の基礎技術は、自動化が未だ不可能な分野でも今なお適用可能であり、われわれの考えでは、教育と研究の双方に必要である。一つの重要な変更は、培地の準備のための数多くの方式の記述を省略したことである。というのは、今では品質管理された優れた材料が一般に入手可能であるため、自らの手で培地を作る研究所は今では世界のほとんどどこにもないからである。

命名法の変更は避けられないが、「習慣と慣用」の原理に従い、最新の用語法のほかにより古い用語法が使われている場合もある。

われわれは、本書の執筆者たちの専門的な知識と全般的な見識に恩恵を受けてきた。それとともに、読者や本書を「手引き」として使用している人々から高い評価を受けてきたと思われるこれまでの版の様式と判型を引き続き維持できたことに対しても彼らに感謝する。

われわれはまた、“Topley and Wilson’s Microbiology and Microbial Infections” および “Cowan and Steel’s Manual for the Identification of Medical Bacteria” から援助を受けたたことにも感謝する。

第 1 章

微生物学実験における安全性

20 世紀の間に約 4 千人の実験室作業者が実験中に微生物に感染し、その中には亡くなった人もいた。実験室感染は、その大部分は明らかに防ぐことができる（Collins and Kennedy, 1999）のだが、残念ながら今でも発生している。

したがって、感染を防ぐためには、実験室作業者は次のことを行うべきである。

・自分が扱う実験材料と生物、特に（a）血液を含む実験材料と生物、（b）熱帯と亜熱帯に属する国から受け取った実験材料と生物の潜在的なハザード（危険性）を知っていること。

・病原微生物が人体に入って、感染を起こしうる経路を知っていること。

・適切な教育を受けたうえで、微生物が感染経路に進入しないように微生物を効果的に「封じ込める」適正な微生物学的技術（GMT）を実践すること。

危険度に基づく微生物の分類

微生物が個体に感染して病気を引き起こす能力は様々である。無害なものもあり、また軽い症状を伴う病気の原因となるものもある。他方で、重病を引き起こす可能性があるものもあり、数は少ないが、地域社会に病気を広めて重い伝染病を引き起こす潜在能力を持つものもある。実験室感染に関する経験と研究を重ねてきた結果、実験室の研究者たちは、微生物とウィルスを、「クラス」、「リスクグループ」または「ハザードグループ」という名称で知られている4つの部類に分類することができた（本書では、最後に挙げた用語が使用されている）。これらの4つの部類に分類された微生物とウィルスは、万一それらが実験施設から「逃亡」した場合に実験室の研究者や地域社会に与える危険の度合いに応じて1～4までの数字が付けられている。4つの部類への分類に際しては、実験室感染で発生する病気、予防または治療のための薬剤の利用可能性、感染経路ならびにこれらの微生物によって引き起こされた実験室感染の歴史が考慮されている。

1970年代から多くの分類法が考案されてきた。これらの分類法は、すべて原則的な考え方では一致しているので、表1-1にまとめられているが、言葉使いや強調点にわずかな違いがある。これらの分類法は、もともとは実験室の研究者に適用されたものだが、産業分野で生物学的因子や生物材料の使用が増加してきた結果、他の実験要員にも適用されるようになった（もっとも最近の公式の出版物では「従業員」という用語が用いられている）。

表1-1　危険性の度合いに基づく微生物の分類の要約

ハザードグループ1	ハザ-ドグループ2	ハザ-ドグループ3	ハザードグループ4
低リスク	→	→	高リスク
個体と地域社会に対する低いリスク	個体には中等度の、地域社会には低いリスク	個体には高い、地域社会には低いリスク	個体と地域社会に対する非常に高いリスク

ハザードグループ2・3・4に属する微生物のリストは、多くの国や組織によって調製されてきた。このリストは、地理的状況の違いに応じて、また微生物の発生頻度、微生物を媒介する動物の存否、感染により発生する病気ならびに衛生水準などの違いを反映して、国によって異なるのは避け

られないだろう。各国のリストの比較は、欧州バイオテクノロジー連盟（Frommer *et al.*,1989）によって行われたが、リストの改訂は今でも引き続き行われている。したがって、読者は各国が定めた最新のリストを参照すべきである。

本書では英国のリスト（ACDP, 2000）を採用している。英国のリストと米国のリストの相違点は、上記の変動要因を反映している。英国のリストでは、微生物の大部分は、ハザードグループ1・2に分類されている。ハザードグループ3の微生物には、太字のイタリック体で注意事項が付されている。ハザードグループ4の生物因子（すべてウィルスである）は、本書では扱われていない。米国では、微生物のリストは、疾病予防センター（CDC,1999）とアメリカ微生物学協会（Fleming *et al.*, 1995）によってそれぞれ公表・出版されている。これらの出版物およびコリンズ・ケネディ（Collins & Kennedy）の著作（1999年）にはまた、微生物および実験室感染に関連した微生物の歴史に関する情報を提示する「生物因子概要説明」が掲載されている。

感染経路

微生物は少なくとも4つの経路を通じて人体に入る。

肺を通じて

微生物を含む非常に小さな飛沫（直径0.5～5.0μm）であるエアロゾルが、白金耳および注射器での作業、ピペット操作、遠心分離操作、調合、混合、均質化、注入、培養管や培養平板の開封に関わる作業のような通常の微生物学的操作を行っている間にしばしば放出される。実験室感染の大多数は、おそらくこれらのエアロゾルの吸入により引き起こされたのだろう。

口を通じて

生物的因子［主として病原体を意味する］は、口によるピペット操作や、汚染された指、またはこぼれた液体や飛び散ったしぶきが付着して汚染された場所や物体に接触した食べ物、タバコ、鉛筆のような物品を介して口から摂取されることがある。

皮膚を通じて

手などの皮膚は、切り傷や擦り傷（ごく小さい場合が多い）を受けることはほとんど避けられない。それらの傷口を介して、微生物が血液中に入る可能性がある。また微生物で汚染された皮下注射用の針、割れたガラス片やその他の鋭利物により微生物が偶然に植え付けられた結果、感染が発生するかもしれない。

目を通じて

微生物で汚染された材料のしぶきが目に入ることや汚染された指に付着した微生物が目に入ることは、感染経路としても珍しくはない。

封じ込め水準

微生物の名前に付けられたハザードグループの数字は、英国では封じ込め水準を、米国ではバイオセーフティ水準を示している。すなわち、それは必要な施設、設備、技術ならびに予防策である。つまり、これらの水準は4段階ある（表1-2を参照）。WHOの分類では、基礎実験室はレベル1および2に相等し、封じ込め実験室はレベル3に、高度封じ込め実験施設はレベル4に相等する。

グループ3の微生物に関する節の冒頭に置かれた「**注意**」という太字のイタリック体で書かれた言葉は、適切な封じ込め水準と追加的な予防策を示している。

詳細は、WHO（1993）、CDC［米疾病予防センター］（1999）、Fleming *et al.*（1995年）、ACDP［危険病原体諮問委員会］（2001）、HSAC［医療サービス諮問委員会］（2003）によって提示されている。要約は、ここと表1-2

に示されている。さらに詳細な対策は、表 1-3 に提示されている。

表 1-2　バイオセーフティ水準または封じ込め水準

レベル	施設	実験室慣行	安全設備
1	基礎実験室	GMT*	必要なし、開放型実験台
2	基礎実験室	GMT、予防衣、バイオハザードマーク	開放型実験台、エアロゾルの発生可能性に備える安全キャビネット
3	封じ込め実験室	レベル 2 の作業慣行に加えて、特別な予防衣と入室制限	すべての作業に安全キャビネット
4	高度封じ込め実験室	レベル 3 の作業慣行に加えて、入口ドアのエアロック、出口前のシャワー、特別な廃棄物処理	クラスⅢの安全キャビネット、空気圧調製機、両面高圧蒸気滅菌機

* 適正な微生物学的技術

レベル 1 および 2- 基準実験室

これらの実験室は、ハザードグループ 1 および 2 の微生物を取り扱う実験のためのものである。十分な空間を設けなければならない。壁、天井、床の表面は、滑らかで吸収性がなく、清掃と消毒が容易であり、使う可能性のある化学材料に対して耐性がなければならない。また床は滑りにくくなければならない。照明と暖房は適切でなければならない。実験室の流し台のほかに手洗い器が必須である。実験台の表面は広く、楽な腰掛け姿勢での作業に適した高さがあり、滑らかで、清掃と消毒が容易で、化学材料に対して耐性がなければならない。適当な実験用資材の貯蔵設備を設けなければならない。

例えば、臨床実験室でハザードグループ 2 の生物因子を扱う場合には、微生物学用安全キャビネットを設置しなければならない。入室は許可を受けた者に限定されねばならない。

表1-3　封じ込めレベル2・3・4の作業のための安全対策の要約

	レベル2	レベル3	レベル4
敷地、建物、機械設備、施設			
同一建物内での他の活動からの実験室の分離	リスクアセスメントにより必要と判断された場合のみ	必要	必要、分離した建物がより望ましい
外側の窓	作業中は閉める	施錠可能であること	密閉、防水、割れないガラス
実験室内の実験室実験室作業者を観察するための屋内の窓	不必要	望ましい	必要
手洗い器	必要	各部屋に必要	各部屋に必要
シャワー	不必要	望ましい	必要
水や洗浄液を浸透しない表面	すべての作業表面	すべての作業表面と床	すべての露出している表面
酸、塩基、溶剤、消毒剤を浸透しない表面	望ましい	必要	必要
実験室内の空気をを大気より陰圧に保つこと	不必要	必要	気圧調製機を用いる
HEPAフィルターによる給排気の濾過	不必要	排気のみ	給気と排気
実験室内へのエアロックによる入室	不必要	望ましい	必要
除染のために室内が密閉可能	不必要	必要	必要
分離した廃液処理	不必要	リスクアセスメントにより指示された場合のみ	必要
二方向性連絡路	不必要	必要	必要

	レベル 2	レベル 3	レベル 4
設備			
専用の設備を有する実験室	不必要	必要	必要
微生物学用安全キャビネット	リスクアセスメントにより指示された場合のみ	クラスⅠとⅡのいずれかまたは両方	クラスⅢ
高圧蒸気滅菌機	建物内に	室内に	壁面の開口部に、両面高圧蒸気滅菌機
遠心分離機	利用可能であれば可	室内に	室内に

	レベル 2	レベル 3	レベル 4
作業上の対策			
封じ込め能力の検査(設置時および毎年)	不必要	必要	必要
バイオハザードマークの表示	すべてのドアに	すべてのドアに	すべてのドアに
入室の認可	必要	入室制限	入室を厳しく制限
有効な消毒および廃棄法	必要	必要	必要
感染性材料の流出に対する緊急対策計画	必要	必要	必要
生物学的因子の安全な貯蔵	必要	水準 3 の実験室のみ	水準 4 の実験室のみ
齧歯類やその他の媒介動物の効果的な侵入防止対策	必要	必要	必要
予防衣の着用	標準的なつなぎ服	標準的なつなぎ服	完全防備
手袋の着用	リスクアセスメントにより指示された場合	必要	必要
医学的監視	労働衛生サービスによる	施設の常駐医師による	施設の常駐医師による
予防接種	一般市民向け	一般市民向けと使用される生物学的因子に対するもの	一般市民向けと使用される生物学的因子に対するもの

事前採取	不必要	望ましい	必要
事故の報告	必要	必要	必要
2人での作業	不必要	望ましい	必要
保守点検・整備者による管理	必要	施設職員の随伴	実験室の除染後に施設職員の随伴

技術的対策			
	レベル2	レベル3	レベル4
感染性材料の取扱い作業	エアロゾルの放出が起こりうる場合以外は開放型実験台で	クラスIまたはIIの微生物学用安全キャビネットで	クラスIIIの微生物学用安全キャビネットで
遠心分離	密閉容器内で	密閉可能な安全容器内で	密閉可能な安全容器内で
鋭利物の使用	許可された場合	避ける	特別に許可された場合以外は禁止

＊ Collins and Kennedy (1999) より。出典:Frommer et al. (1989)、WHO (1993)、ACDP (1995a)、Health Canada (1996)、CDC / NIH (1999)。また ACDP (2003) も参照。

レベル3- 封じ込め実験室

この実験室は、ハザードグループ3の微生物を取り扱う実験のためのものである。基準実験室の特徴のすべてを備えていなければならないが、それに加えて、次の特徴も必要である。

実験室は、他の部屋から物理的に分離されていなければならず、他の区域との連絡（例えば、パイプ・ダクトやつり天井を通じた）ができず、ドアから離れていて、ドアは施錠可能で、換気用移動式格子が取り付けられていなければならない（下記を参照）。

換気は一方向性でなければならず、それは封じ込め実験室の気圧が他の隣接した部屋や区域より低いことにより達成される。室内空気は絶えず安全キャビネットを通じ、もしくは、直接実験室から排出されねばならない。また、空気中に浮遊する微粒子が建物の周辺に移動しないように、微生物学用安全キャビネットに連結された排気システムを通じて大気中に排出されなければならない（建物の他の区域に再循環させてはならない）。交換用の

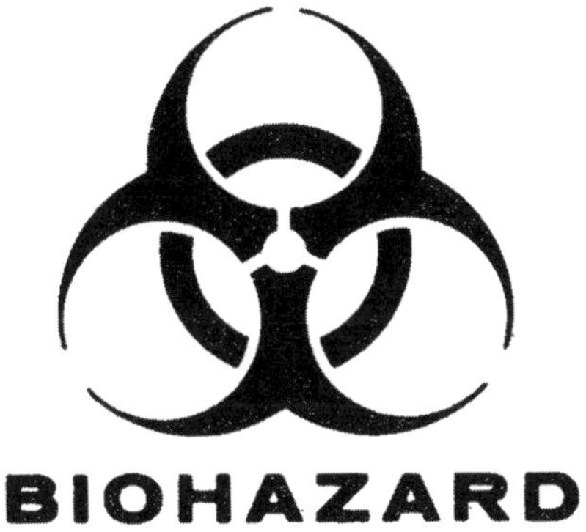

図 1-1　国際バイオハザード標識

空気は移動式の格子を通じて入ってくる。

覗き窓は、例えばドアに取り付け、室内にいる者に事故が起きた場合にそなえて必要ならば室内のミラーも取り付けなければならない。

入室は厳しく規制しなければならない。適切な言葉が記された国際バイオハザードマークをドアに貼り付けなければならない。

レベル 4: 高度封じ込め実験施設

この施設はハザードグループ 4 の生物材料を扱う作業に必要とされるものであり、本書の対象外である。この施設の建設と使用には政府の認可または監督が必要である。

実験室感染の予防 : 実施基準

封じ込めの原則には、本書が特別の注意を払う適正な微生物学的技術（GMT）と以下の規定が含まれる。

（1） 微生物の実験室内への拡散を防ぐための微生物の周囲の第 1 次バリア

（2）　第1次バリアが破られた場合にセーフッティ・ネットの役割を果たす実験者の周囲の第2次バリア
（3）　第1次・2次バリアでは封じ込められない微生物の地域社会への漏出を防ぐための第3次バリア

この実施基準は、他の書物（WHO 1993, 1997; CDC, 1999; Fleming *et al.*, 1995; ACDP, 1995a, 1998, 2001: Collins and Kennedy, 1999; HSE, 2002, HSAC, 2003）の中で発表された要求事項および勧告に多くを負っている。

第1次バリア

第1次バリアは、微生物を封じ込め、実験者への微生物の直接的接触と微生物のエアロゾルとしての拡散を防ぐことを目的とした技術および設備である。

・すべての体液と病理学検査材料は感染している可能性があると見なすべきである。「危険度の高い」検体、すなわちハザードグループ3の生物因子を含むかまたはエイズや肝炎の危険カテゴリーに属する患者から採取されたかもしれない検体のラベルにはそのような表示をしなければならない（下記を参照）。
・口によるピペット操作はいかなる状況でも禁止しなければならない。ピペット器具を支給しなければならない。
・いかなる物品も口の中に入れるかまたは口に接触させてはならない。それらの物品として、ピペットに付けたゴム製の吸口や、ペン、鉛筆、ラベル、タバコ類、指、食物および飲物がある。
・皮下注射針の使用は控えなければならない。カニューレの方が安全である。
・鋭利なガラス製のパスツールピペットの代わりに軟らかいプラスチック製の多種類のピペットを使用しなければならない。
・ひびが入っているか欠けているガラス製品は取り替えなければならない。

・遠心分離管には注ぎ口から 2cm のところまでしか液を入れぬこと。固定角の遠心分離機での遠心分離のときには、液位は力の方向に垂直となる。
・ハザードグループ 3 のすべての生物材料は密閉可能な遠心用懸架容器（バケツ）の中で遠心分離しなければならない。
・細菌接種用白金耳は完全に閉じたループでなければならず、直径は 3mm 未満、柄の長さは 5cm 未満で、取っ手はガラス製ではなく金属製でなければならない。
・ホモジナイザーは欠損箇所があるかどうか定期的に検査しなければならない。というのは、そこからエアロゾルが拡散するかもしれないからである。最も安全な型式のものを用いなければならない。ガラス製のグリフィス（Griffith）試験管と組織ホモジナイザーは、詰め綿をかぶせて手袋をはめた手で持って操作しなければならない。
・ハザードグループ 3 の生物材料はすべて、合意した国の規則で免除されない限り、封じ込め実験室（下記の第 3 次バリアを参照）と微生物学用安全キャビネットの中で処理しなければならない。
・すべての作業場には希釈した適切な消毒剤を用意し、利用できるようにしておかなければならない。
・実験台と作業面は定期的に、また感染している可能性のある材料が漏れた後には必ず消毒しなければならない。
・各作業場に小実験用具や再使用可能なピペットを入れるための不要物容器（瓶タイプのゴミ箱）を備えなければならない。不要物容器は、毎日除染し、消毒剤を取り替えて中を空にしておかなければならない。
・蓋付きのゴミ箱とその中のゴミ袋を各作業場の近くに置いておかなければならない。これらは毎日除去して高圧蒸気滅菌機にかけなければならない。
・例えば偶発事故で壊れた培養容器は布で覆わなければならない。その布の上に適当な消毒剤を注ぎ、全体を 30 分間そのままにしておかなければならない。それから破片を片付けて適当な容器（皿または塵取り）に入れて高圧蒸気滅菌機にかけなければならない。破片を片付けるときには、両手に手袋をはめて、堅いボール紙を使用しなければならない。

・郵便または航空便で送られる感染性材料および病理学検査材料は政府の規則、郵便局の規則ならびに航空規則に従って包装しなければならない。それらの規則は各当局で入手可能である。また詳細な指示は17頁に示してある。

・検体用容器は頑丈で漏れを防止するものでなければならない。

・廃棄された感染性材料は、滅菌するか他の方法で安全なものするまでは実験室から出してはならない。

第2次バリア

第2次バリアは、第1次バリアが破られた場合に実験者を保護することを目的としている。しかし、第1次バリアと同程度に厳密に守らなければならない。

・適切なつなぎ服と実験室用の上着のいずれかまたは両方を常に着用し、しっかりとボタンをかけなければならない。これらの衣服は屋外着やその他の衣服から離れたところに置いておかなければならない。B型肝炎ウィルスまたはエイズウィルスを含むハザードグループ3の生物材料またはこれらのウィルスを含むかその疑いのある生物材料を取り扱う際には、通常の保護衣に重ねてプラスチック製のエプロンを着用しなければならない。また外科医用の手袋も着用しなければならない。

・実験室用の保護衣は、実験者が実験室を出るときには脱ぎ、食堂やトイレのような他のどのような区域でも着用してはならない。

・感染性材料を扱った後、および実験室を出る前は常に手を洗わなければならない。

・実験者の体の露出部分にあるはっきりとした切り傷、引っかき傷、かすり傷は防水の包帯で覆わなければならない。

・病原体を扱う実験室内では医学的監視がなされるべきである。

・病気はすべて医師または職場の健康管理者に報告しなければならない。それらの病気は実験室感染に由来するかもしれないからだ。妊娠もまた報告しなければならない。妊娠中にある種の微生物を扱うことは勧められないからである。

・ステロイドまたは免疫抑制剤を受け取っている職員はこのことを監督医師に報告しなければならない。

・可能な限り、そして医学的助言に従って、実験者は罹りそうな感染症に対する予防注射を受けなければならない（Wright, 1988; WHO 1993;. Collins and Kennedy, 1999; HSAC, 2003）。

・結核菌が扱われる実験室では、職員はBCG接種を受けていなければならないか、または実験作業開始前にツベルクリン陽性の皮膚反応の証拠を示していなければならない。職員は雇用前に胸部レントゲン検査を受けなければならない（Wright, 1988）。

第３次バリア

第３次バリアは、実験者をさらに保護することと実験室で検査されている微生物の地域社会への漏出を防ぐことを目的とする。

第３次バリアは、扱われる微生物に適したバイオセーフティ、つまり封じ込めレベルの設備と施設および生物学用安全キャビネットの規定に関わるものである。

実験施設の設計に関するさらに詳細な情報に関しては、BOHS（1992）とCollins & Kennedy（1999）を参照していただきたい。

B型肝炎ウィルス（HBV）とヒト免疫不全ウィルス（HIV）やその他の血液媒介病原体への感染に対する予防策

臨床検査用生物材料の中にあるこれらのウィルスに曝露されるかもしれない実験室研究者には、次の書物の１つまたはそれ以上が提示している特別な予防策に従うことを勧める。① ACDP, 1990, 1995b, 2001、② Occupational Health and Safety Administration（OSHA）, 1991、③ WHO, 1991、④ Fleming *et al.* 1995、⑤ Collins and Kennedy, 1997、⑥ HSAC, 2003

遺伝子組換え微生物を扱う実験室での予防策

遺伝子組み換え微生物に関連して発生する潜在的リスクは、自然発生性微生物が引き起こすリスクと同じ種類のものであることと、一般に同意されているようである。この同意はもちろん、宿主と挿入 DNA のハザードグループに関してである（OECD, 1986; Frommer, 1989; WHO, 1993）。

にもかかわらず、この種の作業は厳しく規制されている。それは本書の範囲外のことなので、読者は次の書物を参照していただきたい。Collins and Beale（1992）、NIH（1994）および ACGM（1997）.

植物病原体

人間に病気を引き起こす植物病原体はほとんどない。したがって、実験室の予防策と封じ込めは植物病原体の環境への漏出の防止を目的にしている。しかし、この問題は欧州バイオテクノロジー連盟以外からはほとんど注目されなかった（Frommer *et al.,* 1992）。米国では、実験施設は植物病原体の実験を行う前に米国農務省から許可を得なければならない。

診断用検体と感染性材料の安全な収集、受取ならびに移送

杜撰な包装と事故による破損の結果、実験施設への移送または実験施設間での移送の間に検体および培養物から微生物が「逃げ出る」かもしれないとの懸念が時々表明されている。しかし、このような「逃げ出し」から病気が発生した事例は記録されていない（WHO, 2003）。

診断用検体と「感染性材料」は、主としてリスクアセスメントに基づいて明確に区別されている。

診断用検体

診断用検体は次のように定義されている（WHO,2003）：

「排泄物、血液とその成分、組織と組織液を含むがそれに限られない、診断を目的に収集された人間または動物由来の材料。ただし生きた動物を含まない。」

通例はそのような検体はあまり大きなリスクをもたらさないが、原因の知られていない感染症の流行中に収集される場合には、「感染性材料」と見なすべきである（下記を参照）。

＊検体容器

この容器は頑丈で、できればスクリュー栓が付き、漏れる可能性のないものでなければならない。検体を収集した後に容器を受け取るためにプラスチックの袋を用意しなければならない。検体譲渡依頼用紙を検体と同じ袋に入れてはならない。発送元と実験室が同じ敷地内になければ、適当な衝撃吸収剤を含む頑丈な外側容器を用意しなければならない。多くの種類の包装容器が市販されている。

＊病院と研究所内での移送

病棟から実験室へ診断用の検体を移送するためには漏出防止の皿または箱を用意しなければならない。これらの容器は高圧蒸気滅菌や一晩消毒剤に曝されることに耐えうるものでなければならない。適切な皿や箱は容易に入手できる。台所用「小間物入れ」や箱型小物入れとして知られているものがあり、また刃物類、台所用品、靴掃除用具、雑貨の道具を扱っているチェーンストアーや金物・道具店で安く売られているものもある。普通の病棟用皿や外科用の皿も広く使われている。特別の目的のために作られた容器の中にはステンレスで出来たものもあれば、プロピレン・エチレン・共重合体で出来たものもある。これらの容器は、漏れたりこぼれたりするのを避けるために検体を垂直に立てて運べるように十分な深さがなければならない。これらの容器や箱は他の目的に使用してはならない。

ガラス瓶またはプラスチックの懸架容器（バケツ）に入っている臓器と

2lのスクリュー栓付き瓶または標準的なプラスチックの瓶に入っている24時間尿は、移送のためには衛生上の理由および外見を考慮して使い捨てのプラスチック（または紙の）袋に入れなければならない。

＊病院間および病院への陸上移送

実験室業務の中央集中化で、診断用検体がある病院から他の病院へ運ばれることはしばしばある。通常の移送手段は病院の小型トラックまたは乗用車である。すなわち、運搬車は病院当局の管理の下にある。地方当局の事務所または診療所から実験施設へ当局自身の運搬車で検体が移送されることもある。生物材料がタクシーまたは公共交通機関を利用した配達人によって運ばれる場合もまれにある。

英国の保健業務諮問委員会（HSAC,2003）は、蓋付きの確実な移送箱を使用するよう勧告している。この箱は高圧蒸気滅菌と消毒剤に長期に曝されることに耐えることができる。このような箱は、食品、牛乳、水の検査試料を公的な分析官や公立の衛生研究所に運ぶために食品検査官の間で普通に使用されている。いくつかの実験施設が使用している適切な箱としては、オートバイやスクーターなどの運搬車にぴったり合う箱や自動車の運転手たちがピクニック用に使う「クールボックス」または「アイスボックス」も含まれる。これらの箱にはそれを所有する実験施設の名前と住所をはっきり記入しておくべきである。またそれらの箱を万一紛失するか運搬車が事故に巻き込まれた場合にそなえて、「感染の危険あり、開封厳禁」と記した警告ラベルならびに国際バイオハザード標識を貼り付けておかなければならない。ただしこの標識の意味を一般の人はめったに知らない。発見者はこのラベルを見て最寄の病院や警察署に電話することになるはずである。これらの箱は流出の有無の確認のために毎日検査しなければならず、除染してから少なくとも毎週洗浄しなければならない。また、運転手や配達人には、箱の中の生物材料は感染性があることを再度警告しなければならない。それらの箱が移送作業に適しており、注意深く包装されていれば、危険は最小であり、消毒剤を一緒に持ち運ぶ必要はないはずである。

公共交通機関を利用して検体を手に持って実験施設に運ぶ当局もなかにはある。箱は同じ種類のものを使用しなければならないが、ラベルはあまりはっきりと表示しないほうが望ましい。さもないと輸送する従業員や他の乗客が驚くかもしれないからである。

＊国内郵便

国内において通常守る必要のある事柄は、検体を漏出防止の1次容器に入れ、確実に吸収材で包み、「病理用検体」または「診断用検体」と表示したラベルを付けた頑丈な外側容器で包まなければならないことである。

国外への郵便用の検体は、感染性材料に関しては下記のように包装しなければならない。

感染性材料

感染性材料（WHO, 2003）とは、

「人間または動物に病気を引き起こすと知られているか、またはそのように合理的に信じられている細菌、ウィルス、リケッチア、寄生虫、真菌のような生きた微生物を含む材料」

である。

＊航空便で輸送する感染性材料

この分野にはいくつかの異なった組織が関与しているので、最近まで問題があった（Collins and Kennedy, 1999）。この問題は今では国際的な合意によって解決され、世界保健機関（WHO）が優れた手引きを発行した（WHO, 2003）。国際的に合意された「3重の包装方式を採用しなければならない。これは9m上から堅い表面に落下しても損傷を受けずに済むことを要求する厳格な検査、つまり破壊検査を課している国連のクラス2の規準および包装指示PI（602）（UN,1996）の要求事項を満たさなければならない。

（1） 検査材料を、防水性で漏出を防ぐ容器、すなわち「1次容器」の中に入れる。それからこの容器を、破損した場合にすべての液体を吸収するための十分な吸収材で包む。

（2） それから1次容器を、それに対する衝撃を和らげるための衝撃吸収剤を入れた「2次容器」の中に入れる。

（3）　2次容器を輸送中に起きる損傷からその中身を保護する輸送用包装容器の中に入れる。

国連の包装に関する要求規準を満たす3重包装の例は図1-2に示されている。

一定量の文書は小包とともに運ばなければならない。この点は世界保健機関により詳しく説明されている（WHO, 2003）。

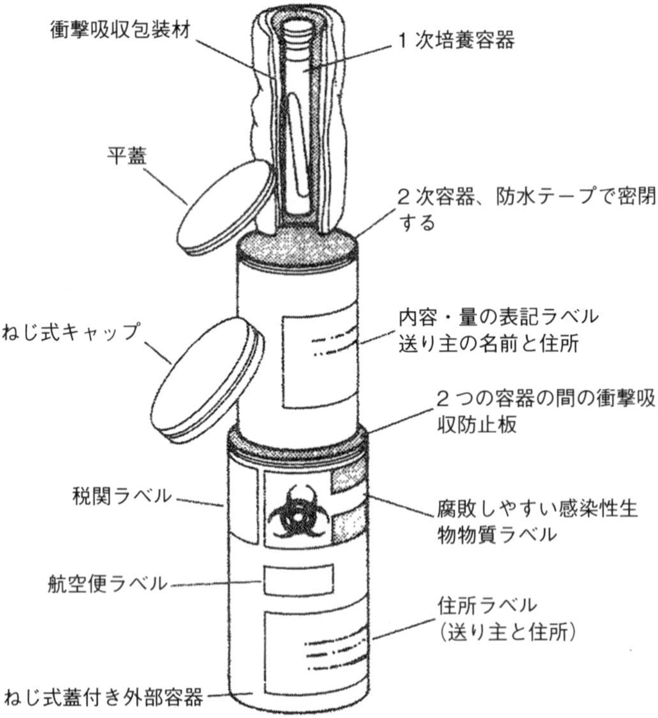

図1-2　海外郵便（航空便）のための感染性材料の包装

実験施設での検体の受取

地方の発送元、すなわち国内から送られてきた検体は実験用保護衣を着用した訓練を受けた職員だけが荷を解いてよい。検体は検査が終わるまでプラスチックの袋に入れたままにしておかなければならない。国外から送られてきた検体は、外来の生物因子を含んでいるかもしれないので、常に訓練を受けた実験室職員だけが適切な封じ込めの条件下で荷を解かなければならない。

安全上の指示

この指示はすべての微生物実験者に施される一般的な訓練の一部でなければならず、適正な微生物学的技術として知られているものに含まれねばならない。培養物を汚染から保護する方法は、概して実験者をも感染から保護するが、このことを当たり前だと考えてはならない。個人の保護は適切な訓練と注意深い作業によってのみ達成できるのである。微生物学実験の安全確保のための訓練プログラムはすでに出版されている（IAMLS, 1991; WHO, 1993; Collins and Kennedy, 1999）。

バイオテロ

我々は、本書の対象となる「一般の」研究所がバイオテロに利用される病原体試料を検査すべきであると提案することは不適切であると考える。そのような試料は、必要な専門家のいる国立研究所に提出しなければならない。そのような研究所のない国は、例えば必要な施設のある英国、米国ならびにロシアと交渉すべきである。本書の付録も参照していただきたい。

実験室感染の歴史、発生率、原因ならびに防止について調べたい場合には、Fleming *et al.*（1995）と Collins and Kennedy（1999）を参照していただきたい。

[参考文献]

Advisory Committee on Dangerous Pathogens (ACDP) (1990) *HlV, the Causative Agent of AIDS and Related Conditions*. London: HMSO.

ACDP (1995a) *Categorisation of Pathogens According to Hazard and Categories of Containment*, 2nd edn. London: HMSO.

ACDP (1995b) *Protection against blood-borne infections in the workplace*. London: HMSO.

ACDP (2001) The management, design and operation of microbiological containment laboratories. Sudbury: HSE Books

ACDP (2002) Second Supplement *to the ACDP guidance on the) Categorisation of Pathogens According to Hazard and Categories of Containment*. Sudbury: HSE Books.

Advisory Committee on Genetic modifcation. (ACGM) (1997) *Compendium of Guidance on Good Practice for people Working with Genetically-modified micro-organisms*. ACGM/HSE/DE Note No. 7. London. The Stationery Office.

British Occupational Hygiene Society (1992) Laboratory Design Issues. *British Occupational Hygiene Society Technical Guide No.10*, Leeds : H & Scientific Consultants,

Centers for Control and National Institutes of Health (1999) *Biosafety in microbiological and Biomedical Laboratories*, 4th edn, Washington DC: CDC.

Collins, C.H. and Beale, A.J. (1992) *Safety in Industrial microbiology and Biotechnology*. Oxford: Butterworth-Herinemann.

Collins, C.H. and Kennedy, D.A. (Eds) (1997) *Occupational Blood-borne Infections*. Wallingford: CAB International.

Collins, C.H., Kennedy, D.A. (1999) *Laboratory-acquired Infections*, 4th edn. Oxford: Butterworth-Heinemam.

Fleming, D.O., Richardson, J.H., Tulis, J .I and Vesley, D. (Eds) (1995). *Laboratory Safety: Principles and Practice*. Washington DC: ASM Press.

Frommer, W.C. and a Working Party on Safety in Biotechnology of the European Federation of Biotechnology (1989) Safe Biotechnology III. Safety precautions for handily microorganisms of different risk classes. *Applied microbiology and Biotechnology* 30, 541-552.

Frommer, W.C. and a Working Party on Safety in Biotechnology of the European Federation of Biotechnology (1992) Safe Biotechnology (4). Recommendations for safety levels for biotechnological operations with microorganisms that cause diseases in plants. *Applied microbiology and Biotechnology* 38, 139-140.

HSAC (1991) *Safe Working and the Prevention of Infection in Clinical Laboratories*.Health Services Advisory Committee. London, The Stationery Office.

HSAC (2003. *Safe Working and the Prevention of Infection in Clinical Laboratories*). Health Services Advisory Committee Sudbury, HSE Books

HSE (2002) *Control of Substances Hazardous to Health: Approved Codes of Practice*. 4th edn. Health and Safety Executive. Sudbury, HSE Books.

IAMLS (1991) A Curriculum for Instruction in Laboratory Safety. *med Tec International* 1, International Association of medical Technology, Stockholm.

NIH (1994) National Institutes of Health. Guidelines for research involving recombinant DNA molecules. *Federal Register* 5 July, Part IV

OECD (1986) Report: *Recombinant DNA Safety Considerations*. Paris, Organisation for Economic Co-operation and Development.

OSHA (1991) B1ood-borne Pathogens Standard. Occupational Safety and Health Administration. *Federal Register*. 56,64175-64182.

UN (1996) United Nations Committee of Experts on the Transport of Dangerous Goods. *Division 2. Infectious Substances*. 10th ed. Revised New York, UN.

WHO (1991) Biosafety Guidelines for Diagnostic and Research Laboratories Working with HIV. *AIDS Series* 9, World Health Organisation, Geneva

WHO (1993) *Laboratory Biosafety manual*, 2nd edn, World Health Organisation, Geneva.

WHO (1997) Safety *in Health-Care Laboratories*. World Health Organisation, Geneva.

WHO (2003) *Guidelines for the Safe Transport of Infectious Substances and Diagnostic Specimens*. WHO/EmC/97.3. Geneva, World Health Organisation.

Wright, A. E. (1988) Health care in the laboratory. In *Safety in Clinical and Biomedical Laboratories* (ed. C. H. Collins), Chapman and Hall, London.

第2章

品質保証

本章で提示される情報は、品質保証計画を実施するための十分な情報を使用者に提供することを目的としている。この問題の包括的な取扱いについては、Snel *et al*（1999）を参照されたい。まず品質保証、品質管理および品質評価という3つの用語を定義する必要がある。品質保証とは、実験室での検査結果の品質を保証し、品質管理と品質評価の双方を包含する全体的な過程である。微生物学的業務の品質は、品質管理、すなわち作業慣行、設備および試薬の持続的な観察と監視によって保証される。品質評価とは、既知ではあるが公表されていない内容物の検体を実験室に持ち込み、日常的な作業手順によって検査するシステムである。したがって、品質管理と品質評価は相互補完的な活動であり、どちらか一方を他方の代わりにして済ますべきではない（European Committee for Clinical Laboratory Standards or ECCLS, 1985）。本質的には、品質保証で、われわれは、正しいことを正しい人のために正しい時に行うこと、つまりいつでもそれを正しく行うことを保証するよう求めている（Crook, 2002）。

品質確保の必要性

実験室検査結果の品質確保に対する信頼がますます求められており、そうした中で実験室での検査結果への信頼は研究所の組織にとって不可欠なことである。実験室検査の品質管理は、別々に分離して考察することはできない。つまり、検体の選択、収集、ラベル貼りおよび運搬にはすべて過

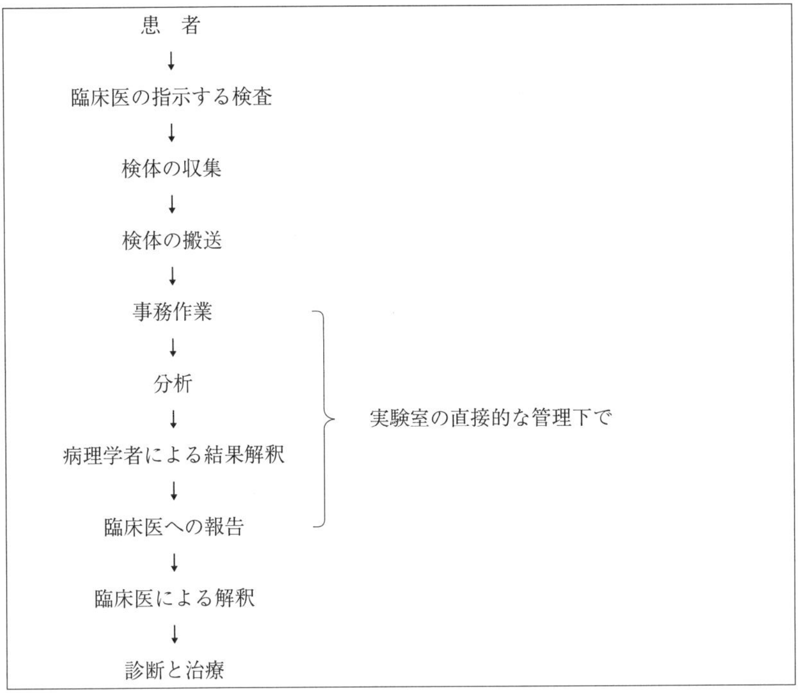

図 2-1　患者ケアの連鎖

誤が伴いやすいので、品質と適合性の監視を定期的に行う必要がある。微生物実験室での検査結果の品質確保は、患者介護作業の連鎖（図 2-1）の中の一構成要素に過ぎないという事実を今まで以上に認識している事実は、英国「国民保健サービス」（NHS）（Heard *et al.*, 2001）のあらゆる段階と分野にわたり英国で「持続的な品質改善」（CQI）を確実に実施することを目指す政策が導入されたことによって証明されている。この政策の主要な目標は、実践に変化をもたらし、それによって患者の治療結果を改善することである。「臨床管理」という言葉は、介護の品質に対する臨床上の責任と組織上の責任の結びつきを表すために用いられている。臨床管理は、NHS 傘下の組織が、優れた臨床介護が十分に実施できる環境を作り出すことによって、その業務の質の持続的な向上と高水準の介護の維持に責任を持つ制度である（Campbell *et al.*, 2002）。

費用対効果は、微生物学実験のすべての分野でますます重要となっている。保健業務において、対応の速さは医療活動の結果と患者の入院期間の長さや入院費用に影響を与える場合があるので、検査結果の正確さと同じくらい保健業務の質に関わる要素である。

高水準の質の達成に寄与する重要な要因は、職員の能力と行動意欲である。これらの側面は、持続的な教育と、とりわけ同じ実験室内や異なる実験室間での交流およびサービスを受ける人々との交流によって達成し維持することができる。

実験室内での実際の品質管理

実際の現実的で経済的な品質管理プログラムは、実験室の大きさに関わりなく、すべての実験作業に適用しなければならない。実験実施計画は、各実験項目の安定性の既知の程度と検査全体の正確さを達成する上での各項目の程度の重要度に基づくべきである。毎作業日にすべての試薬と方法を監視することは不必要である。つまり、モニタリングの頻度は、過誤が発見される頻度に正比例させるべきである。にもかかわらず、実験の成功を確実にするためには、質の高い実験室検査結果が出る前に、品質管理プログラムのすべての構成要素が整えられ作動していなければならない。

品質管理に費やされる時間は研究所の規模と検査の範囲によって異なるから、各研究所は独自の計画を策定しなければならない。計画の成功のために、一人の幹部職員が研究所全体にわたって計画の実施の監督をしなければならない。この監督の役割は実際、品質管理者を任命しなければならないとの英国臨床病理学認定協会（CPA）と米国臨床病理学者協会（ASCP）の規準に基づくという事実によって正式なものとなった。品質管理者は、研究所内のすべての品質問題を扱う中心として行動し、品質管理システム（QMS）が正常に機能することを保証する責任を持つことになるだろう。

内部の品質管理は、4つの主要な分野に分けることができる。すなわち、検体の収集、設備の予防的な監視と整備（第3章を参照）、作業手順および培地（培養基）と試薬のモニタリングである。

検体の収集

臨床微生物学では、内在していたりまたはコロニーを形成した状態の細菌を含んでいる場所、例えば臨床場所から採取された検体、または収集の間に汚染される可能性のあった検体に関する研究結果は、しばしば解釈が困難である。逆説的ではあるが、最も多くの微生物種を含んでいる検体は、結果的に実験費用が多くなるのに、微生物種のより少ない検体に比べ、有益な研究結果をもたらす可能性は小さい。検体の質とその質への要望の妥当性の評価のための指針を医療スタッフと実験室スタッフが策定しなければならない（Bartlett *et al.*, 1978）。予備段階の結果の迅速な報告が有用であるかどうかも判断しなければならない（Bartlett 1982）（また第11章を参照）。

病原体の検出、同定および特性解明には変革が起きている（Borrielo, 1999）。その結果、臨床検体を採取して1時間以内に病原体が現存するか否か、またその病原体の抗菌剤への感受性が分かるという筋書きがまもなく現実になるかもしれない。特に患者の傍での検査［near patient testing: 患者のいる場で検査し即時に検査結果を出すことに関するこのような検査法の発展は、医療の遂行にとり重要な意味を持つだろう。患者の傍での検査の利点はいくつかあるが、不都合な点もある。そのうち少なからず見られるものは、病室内外での品質保証の能力の減少であり、これが翻って誤診を招くかもしれない。このような方法の広範な使用を確立するためには、検査キットだけでなくそれを使用する者に対する信頼がなければならない。医療に責任を持つ者は、正しい検体が得られ、検査キットが適正な資格を有する人によって適切に使用され、検査結果が正しく解釈され、検査過程で使用されたどの機械も適切に維持・使用されたとの確信を持たなければならない。

予防的監視と機器・設備の保守整備

これはきわめて重要である。というのは、多くの研究が複雑な自動化機器で行われているからである。定期的な監視と保守管理を行うことにより、費用のかかる修理は不必要となり、長期間機器が使えなくなる期間（「停止期間」）も無くなる。停止期間を無くすることは、24時間の医療業務が中断せずに提供されているときにはとりわけ重要である。個々の実験室の必要に対応できる独自の予防的保守整備システムの概要が明らかにされている（Wilcox *et al.*, 1978）。以下の事項は、すべての予防的保守整備プログラムに含まれるべきものである。

＊日常的保守整備業務作業

機器の個々の項目を調製し、稼動させ、清潔に保つために必要な作業は、標準作業手順手引きのなかで定めるべきである（下記を参照）。

＊保守整備の間隔

定められている作業の行われる頻度は、機器の種類と使用法に従って決められる。定期的に使用される機器は、まれにしか使用されない機器よりも頻繁な清掃と整備が必要である。後者の機器に対しては最小限の予防的保守整備基準が定められねばならない。同じ地域に十分な人数が存在する場合、地域によっては、保守業務の代表者が、機器（例えば、天秤や遠心分離機）の日常的整備と調製作業を行うために年に一度は訪れることであろう。

＊責任

責任の概念が導入されなければならず、職員の一人一人に保守管理作業に対する具体的な責任を割り当てるべきである。

＊職員

故障点検・検証作業および修理に容易に利用できる訓練された人々のリストを調製しておくべきである。実験室の職員は比較的小さく複雑でない保守管理作業を行えるだろうが、複雑な機器や作業手順に関しては製造業者のサービス部門に助言を求めなければならない。保守管理契約の費用は、修理費用がさらに高くなる可能性や「停止期間」が長引く結果を考慮して算出されなければならない。

＊実施

機器の保守管理は「1回限りの」仕事ではない。いったん作業が定められ、職員が訓練されれば、プログラムは定期的かつ中断なく続けるべきである（第3章も参照）。

＊文書化

記録する体制は不可欠であり、実験室の具体的な要求、例えば、インデックスカードもしくはコンピューター化されたシステムに対応できるだろう。コンピューターによる記録は、容易に更新され利用可能にされるので、理想的である。

標準操作手順マニュアル

標準操作手順（SOP）マニュアルは、医療サービスの質の向上と維持にとり最も重要な文書である。このようなマニュアルは、電子フォーマット化されているので、容易に利用でき、どこにあるか分からなくなる可能性も少ない。古いマニュアルもしくは他の研究所のマニュアルは、文書化の手引きとして利用できるかもしれないが、各研究所はそれぞれ独自であるから、各研究所に特有のマニュアルが作成されなければならない。作業方法について文書化されたものがなく、新しい職員のメンバーに「口頭で」教えるとしたら、技術はすぐに「消え去る」だろう。どのSOPマニュアルにとっても標準的な見出しは、Fox *et al.*（1992）により列挙され、議論されている。

＊権威があること

作業方法に関して実践的な経験のある上級職員がマニュアルを書かなければならない。

＊現実的であること

マニュアルは、理論的な理想を掲げることを避け、手順を明解・簡潔・明確に記述しなければならない。不必要に複雑な手順を示すと、無視されて職員が正式でない簡略な手順を採用する可能性があるだろう。構成の良い、つまり整理され索引の付されたマニュアルがあれば、別の研究所から来た微生物学実験室作業者でもそのマニュアルに記述されているどの検査も行うことができるだろう。

＊最新であること

マニュアルの更新はきわめて重要であり、持続的かつ正式な手続きとして行われるべきである。マニュアルは毎年改訂し、必要なときに修正しなければならない。それゆえ、電子マニュアルが理想的である。指定された個人だけが手順を修正することが許され、品質管理者の承認が得られるまでは、いかなる新しい手順もしくは修正された手順も採用すべきではない。

＊利用可能であること

マニュアルは関連するすべての職員が自由に利用できなければならない。マニュアルが利用され厳しく遵守されることを保証することは上級職員の責任である。マニュアルは、電子フォーマット化されていれば、分厚い本に製本する必要はない。ルーズリーフ式であれば、章ごとに分離できるし、関連する実験台の上に置いておくこともできる。各章には、識別と相互参照のために独自で明確なコード番号を付けておくべきである。

培地と試薬

今ではほとんどの研究所で乾燥培地が使用されている。評判の高い製造業者から購入すれば、その乾燥培地は販売前に広範囲にわたる品質管理検査を受けているだろう。このような検査は繰り返し行う必要はないが、乾燥培地は、準備の際に戻して加熱し、おそらくは添加剤を加えなければならないので、これらの処置の影響を抑えることが不可欠である。添加剤を加熱しすぎると、その添加効果が弱まりさらに有毒な材料が発生するか、またはそのいずれかが起きるであろう。以上のことは、高圧蒸気滅菌機に代わって温度を厳密に管理できる培地調製器を使用することにとっては良い議論である（第3章、第4章および第5章を参照）。培地は、滅菌、細菌の発育の補助、場合によっては選択的な発育阻害および生化学表示薬の適切な反応という4つの主要な限定要素を満たさなければならない。

すべての培地は一製造群ごとに無菌検査をしなければならない。すべての平板または試験管培地の滅菌は、培地製造群全体を培養しなくては保証されない。同時に滅菌処理は培地の細菌発育補助能力の低下を引き起こすものである。したがって、様々な滅菌方法を講じてもそれは通常は妥協である。新しい各培地製造群の代表的な部分は、使用前に無菌状態の点検を行うために一晩恒温器に入れておかなければならない。100ml 以下の培地群では、最小限 3 ～ 5% の検体を検査しなければならない。それより大きい培地群には、任意に選んだ 10 個の平板もしくは試験管で十分だろう（Nicholls, 1999）。培地は、恒温器内に一晩放置した後、好冷菌による汚染の有無の点検のため、さらに 24 時間室温下もしくは冷蔵庫中に置くべきである。平板の表面の低水準の汚染は対照を使っては検出できないだろうが、例えば、縞状のコロニーを形成する途上の発育を観察することで通常は発見できる。

多くの微生物の発育を阻害する選択培地は、特別の問題を引き起こす。すなわち、上述の方法では大きな汚染でさえ検出できないが、数 ml の培地最終品を、（発育阻害材料を希釈するために）10 倍量の滅菌した肉汁に植え付けると、大きな汚染は検出できるだろう。

＊培地の性能検査

発育を助け、必要とされるいろいろな選択能を保持することができる新しい培地の能力は、使用前に決定しなければならない。この決定は、第 5 章で述べられる平板培養の効率試験法により行われるだろう。

使用される微生物は、英国標準菌株コレクション（NCTC）や米国標準菌株コレクション（ATCC）のような公認された標準菌株のコレクションのなかの保存株でなければならない。細菌が、連続継代培養によって維持されている場合には、細菌の特性が変化することがあるので、摂氏マイナス 70 度、凍結乾燥状態またはゼラチンディスクの中で保存された株を使用することが好ましい（第 6 章を参照）。選択培地は、発育が予想される微生物と発育阻害が予想される微生物とで検査される。生化学表示薬を含む培地は、陽性および陰性反応を証明するために、2 種類以上の微生物で検査される。最小限の菌株数に基づく実際検査法については既に説明した（Westwell, 1999）（本書の第 5 章と第 6 章をも参照）。

＊試薬

大部分の純粋な化学材料や菌株は生物学的試薬よりも大きな安定性を有する。すべての試薬は、ラベルに内容物、濃度、作成期日および有効期限もしくは品質保持期限についての表示がなされなければならない。試薬は、製造業者の指示に従って貯蔵し、有効期限が過ぎたら廃棄処分しなければならない。新たに準備された試薬は使用前に品質管理を受けなければならない。他方、菌株の希釈標準溶液は毎週検査され、まれにしか使用されない試薬と菌株については、使用前に必要とされている目的の検査を行う。化学的試薬、例えば、コバックの試薬は、新しい培地群に対する性能を検査しなければならない。化学材料の中には、正しく貯蔵されていないと劣化するものがある。例えば、ある種の菌株は光に対して感受性があり、培地中の化学材料を劣化させる。したがって、貯蔵は、製造業者の成績記載に従って行わなければならない。

品質評価

品質評価の実施のための概念と統計学的方法は、主として臨床生化学実験室で開発された。微生物学実験室における品質評価の枠組みは、作業の複雑さ、費用および労働強度の高さのため、あまり手易くはまとめられない。微生物学的検査は多様であるので、すべての分野に適用できる対照材料を作ることは困難である。それで、品質評価用検体の準備に際してはいくつかの技術的な困難を克服せねばならないことになる（Demello and Snell, 1985）。

品質評価は、ある1つの研究所内の現場で組織される（内部的品質評価）（Gray *et al.*, 1995）か、または地理的にずっと広い範囲で組織される（外部的品質評価）（World Health Organization or WHO, 1994）。研究所内の上級職員は、試薬つまり検体の試験が繰り返し行われ、その結果を以前に得られた試験結果と直接比較することを可能にするために、どのような準備をするか、所内計画を策定しなければならない。このようなやり方の明らかな利点は、試薬つまり検体が模擬実験により得られたものでなく、本物であるということである。繰り返し使用される検体に間違った内容表示が行われて、それが品質管理用検体であることを知らない職員がその検体に特別な注意を払わないようなこともあるかもしれない。貯蔵されている材料の使用には注意を払うべきである。というのは、それらの材料の劣化により以前の試験結果の再現が妨げられるかもしれないからである。

中央の研究所は通常、しばしば全国的なレベルで、外部的な品質評価の計画を、例えば、米国臨床病理学会（ASCP）の評価計画として策定する。内容物は分かっているが公表されていない模擬試料が、品質評価に参加する研究所（以下、参加研究所）に送られ、それを試験し判明した結果を、評価計画を策定した研究所（以下、統括研究所）に報告する。統括研究所は、すべての参加研究所からの試験結果を比較し、分析結果を各参加研究所に送り（図 2-2)、それによって参加研究所はその日常的な能力を分析することができる。内部的な品質管理作業が正しく機能していれば、外部的な評価は思いがけず不愉快な結果になることはほとんどないはずである。

組織

英国における品質評価計画への参加は、自発的なものであり、極秘にされている。秘密保持は、統括研究所と参加研究所しか知らない独自のID番号を各研究所に割り当てることにより達成される。この番号は、すべての日常的なやり取りにおいて使用され、個々の参加研究所の実験結果は、以前に合意され厳格に定められた事情による以外には、他の関係者には明示されない。

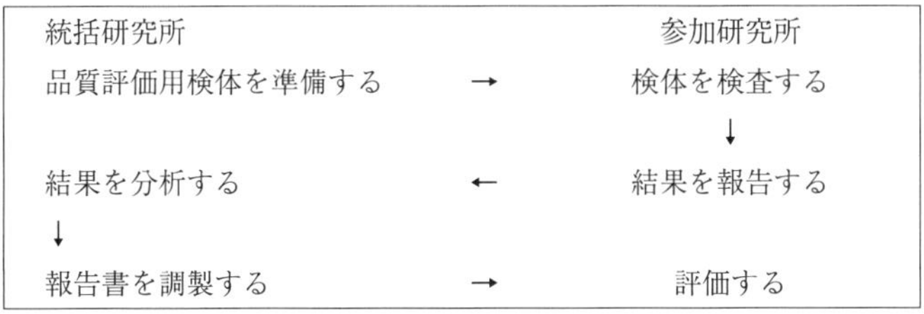

図 2-2　外部的な品質評価の枠組み

規模と機能が非常に様々な参加研究所が存在する国では外部的な計画の策定に困難が生じる。また、とりわけ臨床微生物学の分野では、発表される研究所の報告書の様式に違いがあるかもしれない。このようなわけで、検査結果のみを報告する研究所もあれば、検査結果を整理し解釈する研究所もある。外部的な品質評価計画は、このような違いを考慮して、基本的で包括的な選択肢を提示しなければならない（Gavan, 1974）。その他の計画は、研究所の種類に違いがあっても、それが行う評価には同じ基準が適用されるべきであるという基本原理を反映している。確かに国際的な計画は存在するが、その目的は国単位の計画の目的とは異なる。なぜなら、国際的な計画は、原則的には、発展途上国の選ばれた国立研究所をより広い支援プログラムの対象の一部として評価するために利用されるからである。国際的な計画は、おそらく様々な国の主要な研究所の基準を比較するために利用されるであろう。それらの研究所は、得られたノウハウと知識を活用して、それ自身の国の計画の策定を始めることができる（Snell and Hawkins, 1991）。

検体

外部的な品質評価用の検体は、参加研究所が通常試験する材料にできるだけ類似したものでなければならない。血清中の抗体の分析の場合のように、このことが容易に達成される例はいくつかある。その他の場合、十分な量の自然の材料が利用できない場合には、人工的な検体を作り出す必要がある。外部的な品質評価は、研究所の日常的な能力を検査すものであるので、検体はかなりの程度に日常的な仕事量を反映せねばならない。このようなわけで、臨床研究所で試験される大部分の検体は病原微生物をもたらすものではないので、模造された試料の中には非病原体しか含まないものもいくつかなければならない。普通によく分離される微生物は、品質評価用検体の中に現れるにちがいないが、大部分の研究所は、例えば、黄色ブドウ球菌（*Staphylococcus aureus*）を分離し同定することにはほとんど困難を経験していないので、このような検体をあまりに多く品質評価用試料の中に入れても学ぶべき点はほとんどない。ジフテリア菌（*Corynebacterium diphtheriae*）のようなそれほど頻繁に遭遇しない微生物は、若手の職員の教育に重要な役割を果たすので、これらも配布されなければならない。

参加研究所は、信用を獲得し維持するため、配布された検体を十分に信頼しなければならない。検体は、相互に比較できることを保証するために、その同質性と安定性が確立され、管理されなければならない。分離手順の検査を目的として作られた検体の各バイアルには同数の微生物を含んでいなければならない。これは凍結乾燥法により最も容易に達成される（Demello and Snell, 1985）。抗原または抗体の検出のために準備された検体は、普通に用いられるすべての種類の分析において通常の予測可能な仕方で反応しなければならない。もし参加研究所が自身の成績を評価したいのならば、その検査結果が間違っていないかどうか知る必要がある。このように、一般的には、検体ははっきりした結果を出さなければならない。実際には、これはかなり難しいことでもある。例えば、関連する一連の抗生物質に対する感受性または耐性を明確に有している細菌株を選ぶことは簡単ではない。しかし、「はっきりしない」結果を出す細菌株を使用すると、その研究所が最適の方法を使用しなかったことを目立たせるになるだろう。

微生物の感受性検査

この分野でも品質管理はきわめて重要である（第 12 章参照）。

品質検査のもたらす恩恵

品質評価の計画が成功するか否かは、その有用性によって判断されるが、その有用性がどの程度であるかは主として参加研究所の姿勢によって決まる。品質評価は管理の手段であり、その計画から得られる情報が正しく使用されなければ、計画の効果は発揮されない。品質評価の全体的な基本原理は、得られた検査結果には日々の実践で起きていることが反映されるはずだとの仮定の上に成り立っている。この仮定が真実となるためには、品質評価用検体が通常の作業で扱われる量で同じ職員により同じ方法を用いて試験しなければならない。

品質評価用の検体に過剰な努力を費やすことは、「ごまかそう」という意識的な試みであったり挑戦能力の優秀さを示そうとする潜在意識の願望であったりして（La motte *et al.*, 1977）、評価の有用性を無くしたり、思いもよらぬ問題を明示できなくなったりする。品質評価計画で良い成績を挙げるように研究所職員に圧力をかけることは、成功することが顧客にその研究所の優秀さを示し、それにより研究所の経済的活力に貢献するとみなされる場合には特に、理解はできるが極力避けるべきである。

認定

認定は臨床微生物学における品質保証の重要な構成要素である（Batstone, 1992）。目的は単純であって、申請者の組織ならびに品質保証の計画が特定の基準を満たしているかどうかを見るための外部機関による監査である。認定の枠組みは包括的であり、組織・管理、職員養成・教育、施設・設備、方針・手順を含む研究所のすべての側面に渡るべきである。関係するすべての品質保証の計画に参加することが認可の必要条件である。利用可能な認定の枠組みが幾つかあり、研究所が作業プロセスに入る前に、各枠組みのどれが適しているか考慮しなければならない。

[参考文献]

Bartlett, R. C. (1982) making optimum use of the microbiology. *Journal of the American medical Association* 247: 857-859.

Bartlett, R. C., Heard, S.R., Schiller, G. *et al.* (1978) Quality assurance in clinical microbiology. In Horn, S.L. (ed.) *Quality Assurance Practices for Health Laboratories* Washington: American Public Health Association, 1978:871-1005.

Batstone, F. (1992) medical audit in clinical pathology. *Journal of Clinical Pathology* 45:284-287.

Borriello, S.P. (1999) Science, medicine and future: Near patient microbiological tests. *British medical Journal* 319:298-301.

Campbell, S.m., Sheaf, R., Sibbald, B. et al. (2002) Implumenting clinical governance in English primary care groups/trusts: reconciling quality improvement and quality assurance. *Quality and Safety in Health Care* 11:9-14.

Crook, m. (2002) Clinical governance and pathology. *Journal of Clinical Pathology* 55:177-179.

Demello, J.V. and Snell, J.J.S. (1985) Preparation of simulated clinical material for bacteriological examination. *Journal of Applied Bacteriology* 59:421-435.

European Committee for Clinical Laboratory Standards (1985) *Standard for Quality Assurance. Part 1: Terminology and general principles*, Vol 2. Lund: ECCLS:1-13.

Fox, m.C., Ward, K. and Kirby, J. (1992) First steps to accreditation. *IMLS Gazette* August: 412.

Gavan, T. L. (1974) A summary of the bacteriology portion of the 1972 (CAP) quality evaluation program. *American Journal of Clinical Pathology* 61:971-979.

Gray, J. J., Wreggitt, T. G., mcKee, T. A. *et al.* (1995) Internal quality assurance in a clinical virology laboratory. Internal quality assessment. *Journal of Clinical Pathology* 48:168-173.

Heard, S. R., Schiller, G., Shef, R. et al (2001) Continuous quality improvement: educating towards a culture of clinical governance. Quality in Health Care 10:70-78

La motte, L. C., Guerrant, G.O., Lewis, D.S. et al. (1977) Comparison of laboratory performance with blind and mail-distributed proficiency testing samples. *Public Health Report* 99: 554-560.

Nicholls, E. (1999) Quality control of culture media. In: Snell, J.J.S., Brown, D.F.J. and Roberts, C. (ed.), *Quality Assurance Principles and Practice in the microbiology Laboratory*. London: Public Health Laboratory Service, 119-140.

Snell, J.J.S. and Hawkins, J.m. (1991) Quality assurance – achievement and intended directions. *Reviews in medical microbiology* 3:28-34.

Snell, J.J.S., Brown, D.F.J. and Roberts. C. (ed.) (1999) *Quality Assurance Principles and Practice in the microbiology Laboratory*. London: Public Health Laboratory Service.

Westwell, A. (1999) Quality control of bacteriological characterization tests. In: *Quality Assurance Principles and Practice in the microbiology Laboratory*. London: Public Health Laboratory Service, pp. 141-150.

Wilcox, K. R., Bayers, T.E>, Crabbe, J. V. *et al.* (1978) Laboratory management. In: Horn, S. L. (ed.), *Quality Assurance Practices for Health Laboratories*. Washington DC: American Public Health Association, pp.3-126.

WHO (1994) Oractice of quality assurance in laboratory medicine in developing countries, In: Sharma K. B., Agarwell, D. S., Bullock, D. G. *et al.* (ed.), *Health Laboratory Services in Support of Primary Health Care in Developing Countries*. New Delhi: Regional Publication, South-East Asia Regional Office, pp. 77-137.

第3章

実験室設備

設備・備品管理の基本原則

設備や備品がなくては、いかなる微生物学的方法も微生物学実践もあり得ない。効果を発揮するためには、設備を適切に管理しなければならないことを経験が示してきた。その適切な管理は、実験室全体の品質保証（QA）システムの重要な部分でなければならない。それゆえ、設備管理は、微生物学者にとって重要な問題である（第2章参照）。

現代的実験室の設備・備品

大型の現代的な臨床微生物学実験室を例に取ると、使われている主な設備や備品の範囲には次のものが含まれるだろう。

・様々なタイプの顕微鏡
・様々なタイプの遠心分離機
・様々なタイプの培養器
・恒温水槽と加熱台
・冷蔵庫と冷凍庫
・高圧蒸気滅菌機

・微生物学用安全キャビネット
・層流清浄空気キャビネット
・コロニー算定器
・凍結乾燥機
・攪拌器と混合器
・多点培養器
・微生物検出・同定システム
・自動分注器
・抗生物質感受性試験器具
・滅菌シャーレ取り出し器
・嫌気性菌の作業台と嫌気性瓶型容器
・pH 計
・ガラス製品洗浄機
・乾燥用キャビネット
・平板培地注入およびその他の培養準備システム

これらに加えて、基本器具と消耗品がある。

・白金耳、針金および塗沫用具
・硝子スライド、瓶、試験管、ペトリ皿およびピペットのような再利用するガラス製品
・ピペット機器とピペット先端部
・ペトリ皿とピペット缶
・試験管と瓶用の棚と籠
・ペトリ皿やピペット先端部のような使い捨てプラスティック器具
・ガラスまたはプラスチィック製の検体・試料容器

「インビトロ診断用装置」

これまでのところ、臨床・公衆衛生研究所の作業量の最大部分は、ヒト由来検体の試験と臨床診断の実施や臨床管理に役立てることを目的とした

検査結果の提供である。したがって、これらの研究所は、専用消耗器具とともに、*in vitro* 診断用装置（IVDs）に関する EU 指令（EU, 1998）の適用範囲に該当する幾つかの設備・備品を使用することになるだろう。

同指令によると、「*in vitro* 診断装置」とは、単独あるいは組み合わせて用いられるかに関わらず、もっぱらあるいは原則的に以下の情報を提供する目的で血液をはじめとする検体の *in vitro* 試験で使用するために製造業者が作った試薬、試薬の産物、目盛り測定器、対照材料、キット、器具、機器、設備またはシステム等の診断用装置類を意味する。

- 生理学的または病理学的な状態に関する情報
- 先天性異常に関する情報
- 臓器移植を受ける可能性のある人に関して安全性および適合性を決定するための情報
- 治療処置を監視するための情報

上述の第1の情報には、感染原因の同定が含まれる。治療的処置の監視（例えば、抗菌材料感受性試験または抗生物質効力検定）は、臨床微生物学実験室にとっては日常的な活動である。

製造業者により *in vitro* 診断試験の目的での人体由来検体の一次封じ込めおよび保存を特に目的として作られている場合には、その検体容器は *in vitro* 診断用装置（IVDs）であるとみなされると、EU 指令が指示していることに留意することが重要である。しかし、同指令は、一般的な実験室設備・備品は、製造業者がそれを特に *in vitro* 診断試験に使用されることを目的に製造したのでないかぎりは、*in vitro* 診断用装置（IVDs）ではないと強調している。

2003年12月7日以後は、*in vitro* 診断用装置（IVDs）の製造者は、同指令の定める規準を順守する国内法に従わねばならない。すなわち、*in vitro* 診断用装置（IVDs）は、市場に出る前に同指令で定められた関連する**必要規準**を満たさなければならない。これらの必要規準は、信頼性がある検査結果と使用中の安全確保を目指した設計・製造規準に焦点を置いたものである。

重要な規準が満たされていると納得された場合には、2003年12月7日以後、製造業者は、規格に合致したことを示すCEマークを製品に貼り付けなければならない。しかし、*in vitro* 診断用装置（IVDs）の流通業者は、CEマークのついていない製品を2005年12月7日までは販売してよいが、但しまだ供給店に置かれているものに限る。

CEマークの貼り付けには、様々な *in vitro* 診断用装置（IVDs）の規制の様々な段階が含まれている。対照材料用水準は、*in vitro* 診断用装置（IVDs）の様々な危険度を反映している。最も規制度の高い *in vitro* 診断用装置（IVDs）は、HIV-1と2、HIV- ⅠとⅡとB型肝炎ウィルス（HBV）、同C型ウィルス（HCV）、同D型ウィルス（HDV）のマーカーの検査を含む。

EUの加盟国は、*in vitro* 診断用装置（IVDs）がその意図した目的に一致して適切に供給され、正しく取り付けられ、維持され、使用されてEU指令の規準に従っている場合にのみ、市場投入や使用開始ができることを保証するためのすべての必要な対策を講じることを、同指令によって要求している。このことは追加で、もう一点重要なことを提起している。すなわち、診断装置が信頼性のある検査結果を生み出すものと期待できるのであれば、明らかに、使用者が同装置を適切に使用していく役割を果たすということである。実際、英国の *In Vitro* 診断用装置規則（省令2000）の下では、製造業者の同意なしにCEマークのついた装置の指定する使用法と異なる方法を行ったり、使用説明書を修正したりした場合には、そのような使用の結果、どのような機能上の欠陥が生じても、それに対する責任を使用者が負うことになっている。

このような事情を背景にして、例えば、広告、販売用の文献、包装、商品ラベルに書かれている製造業者の指定する使用法などを参照すると、臨床微生物学実験室が関心を持つかもしれない臨床診断装置の例としては、抗菌材料感受性試験、血液培養、HIVおよびHBV検査ならびに血液、尿、糞便用検体容器等の専用器具があるだろう。他方、実験室用遠心分離機、顕微鏡、混合器および特殊な用途向けで市販されていないピペット類や試験管類は、IVD指令の適用範囲に該当しないだろう。

最後に、病院の実験室は、現場検査結果を出すために、すなわち、とりわけ介護場所での検査（POCT）として知られている検査で看護師または医師により実験室の外部で使用される装置の管理に責任があるだろう。POCTを記述するのに使われている別の用語としては、患者の側でのテスト、寝台の傍でのテスト、実験室外検査、そして分散実験室検査等がある。

臨床微生物学実験室に関連があるかもしれない例は、感染症マーカーと尿検査のための急速検査システムである。インビトロ診断装置と介護現場検査装置の管理上の幾つかの一般的な問題は、以下で扱われる。

設備管理の原則

本章で概説される設備管理原則は、英国保健省の医療機器庁（MDA）とその前身の医療機器局（MDD, 1991）が発行した手引書に基づいている。その目的は、設備が、

- ・その意図した目的に適していること
- ・使用者から理解されること
- ・安全で使用可能な状態にあること
- ・現在の安全と品質の規準を満たしていること
- ・関連するところでは、その実験室の既存もしくは予想されるデータ管理システムと両立可能なデータ出力を有することを効率良く保証することである。

設備管理の不可欠な特徴は次の通りである：

- ・必要性の正当化
- ・選択
- ・配達され次第受領すること
- ・使用訓練
- ・保守整備、修理および修正
- ・（必要があれば）取替えと処分

「必要性の正当化」

実験室は、購入者にその設備の必要性を支持する主張するよう求める手続きを設けることが望ましい。その設備が実験室で以前に一度も使用されたことがない場合は、新しい設備品目でなされるべき仕事があることを示している。また、既存の設備品目の取替えが求められている場合には、取替えの必要性が正当化されるべきである。必要性の正当化は、現在の作業パターンならびに作業量と訓練された職員の利用可能性の起こりうる変化を含む将来起こりそうな傾向を考慮しなければならない。

「選択」

経験からすると、もし最初に品質の良い設備を購入しなければ、その後にどのような活動を行っても改善は生じないだろう。それゆえ、必要なときに専門的な助言を与え、購入前に必要なあらゆる検査を行うための準備を行うことが最大限に重要である。英国では、専門的な助言は、評価プログラムをまとめて実験室で使用される装置やその他の設備品目に関する報告書を発表しているMDA（医療機器庁）から得ることができる。この評価プログラムは、意図する目的が同一で、別の製品の比較評価としてときどき行われる独立の第三者による業績評価を提供している。MDAは、有害事故を自発的に報告するプログラムを実施し、実験室設備の購入に関わる人々の関心を引く安全注意書を発表した。しかし、2003年4月1日に、MDAは医療管理庁と合併して医療保健製品規制庁となったため、この新しい組織がどのような助言を提供するかは未だはっきりしない。

いずれにせよ、新しい設備を購入する前には、その使用に関して経験がある微生物学者の個人的な助言を得ることが常に望ましい。広告、カタログ、代表者の無茶な要求および収支を合わせることに主な関心がある購入担当職員の意見に完全に頼るのは、良い方策ではない。最良のものは、最も高価であるとは限らないが、最も安価である場合はめったにない。

設備の詳細な仕様書を調製しなければならない。この仕様書は、その設備の所期の直接的な使用法に関連する性能規準を箇条書きしたものでなければならない。必要以上に細かく性能を述べることのないように注意しなければならないが、将来設定される可能性のある検査規準に照らして設備の長期間の使用を考慮しなければならない。特に複数の供給業者から入手できる高価な設備の購入を検討しているときには、仕様が各供給業者によってどのように満されているかに関する証明が必要である。安全と品質が重視されなければならない。品質は目的への適合性と定義される。さらに、設備は特に微生物学実験室で使用されるために設計されたものでなければならない。他の実験分野や目的のために設計された設備は、まれにしか満足の行くものではない。

最近では、販売用されている実験室設備が現行の安全基準を満たさないことは無いけれども、とりわけそれが欧州や米国市場向けに製造されたものであるときには、安全に関する基準を遵守しているかどうか調べなければならない。幸い、評判の高い製造業者製の設備品目には欧州の CE マークが付いているし、関連する基準の遵守が要求されている場合には、それらは満たされている可能性があるとする合理的な推定を行うことができる。それにもかかわらず、受領手続きの一部に安全性のチェックを含めることは望ましいことである。実験室設備に関する英国基準（BS および BS EN）のリストは、本章の補遺に示されている。

EU 指令は EU 内部の国だけに適用され、MDA（医療機器庁）の提示する設備管理原則は英国だけにしか通用しないものではあるが、この 2 つの原則は他の国で採用されれば利点があるだろう。

設備を購入する際に考慮すべき他の事柄は、設備の耐用期間全体にわたり十分な保守整備があり修理施設を利用できるか否か、予備部品と消耗部品が入手できるか、および職員の訓練が可能か否か、といったことである。設備の全体的な費用は、購入決定の際に考慮すべき非常に重要な事柄である。設備費用の評価では、単に当初の資金支出よりもむしろ設備の全耐用期間を考慮しなければならない。設備の耐用期間全体にわたって見ると、繰り返し発生する費用は、しばしば当初の購入価格を上回る額に達する可能性がある。実際、製造業者は繰り返し発生する消耗品の販売額を利益の当てにしている。他の費用には、保守整備、修理、予備部品および部品取り付けや訓練のための費用が含まれる。

可能なところでは、設備を選択する過程は協力作業にすべきことが勧められる。その狙いは、購入の最終的な決定が、使用予定者と相談して彼らの見方を十分に考慮した上での合意とすることにある。

最後に複数の供給業者の中から選択する場合には、おそらく作業日のかなりの時間を使用者が選定された設備で作業しなければならないことを考慮すると、決定投票権は使用者に与えるのが最善であろう。検査が実行される分野を幾つか以下に挙げておく。

「受領手続き」

すべての設備の導入および使用開始に際し適切な管理が行われることを保証するためには、正式な受領手続きが必要である。この手続きには次の項目が含まれるだろう。

・電気機器の安全性チェックに関する初期点検
・導入される設備の設備管理記録システムへの組み入れ
・設備の正式な就役

＊初期点検

新規設備の受領次第、当該設備がすべての付属品と使用者の操作マニュアルを完備しており、損傷もなく正常に作動することを確かめるために初期点検を行わなければならない。

＊記録

設備に関する記録を常時取ることが勧められる。この記録は、すべての点検、保守整備、修理およびあらゆる変更の内容を簡潔に記述したものでなければならない。最初の記入項目は、設備を稼動させることの承認でなければならない。この記録は、設備の通常の使用中に発見される小さな不具合を書き留めておき、保守技術員が予定されている保守点検に訪ずれたときに気づくようにするために使用しなければならない（下記を参照）。故障のため設備が作動しない期間も記録簿に書き留めておかなければならない。

＊就役

ある種の設備、例えば高圧蒸気滅菌機や生物学用安全キャビネット等は、安全かつ有効に機能することを日常的使用前に証明するために、客観的な検査基準をクリアーしているかどうかを確かめる正式な就役手続きを、設置後に受ける必要があるだろう。

「職員の訓練」

新しい実験室設備は、使用する可能性のある職員が、その設備の使用、使用者自身による整備、故障の際の緊急作業に関する十分な訓練を受けるまで稼動させてはならない。新しい設備に精通していない者は、監督されていない場合や、その設備を使用する能力があるとみなされるまでは、同設備の操作を禁じるようにしたほうがよい。

訓練の内容と誰が訓練を施すかは、設備の複雑さに依るだろうが、供給業者が新しい設備用の訓練コースを用意している場合には、通例はそれをそのまま採用することがよい。そのコースを受講する職員はその新しい設備を、実際に使用する者であることが重要である。さらに、訓練を受けた職員が他の部署に移動し、彼らの元の部署にその設備を見たことも操作したこともない者が就くことがあるかもしれない。職員は設備の操作の仕方を、操作に熟練した者から習得することができるものと当てにしてはならない。というのは、このようなやり方は、しばしば悪い習慣や手っ取り早い危険な方法を永続化してしまうからである。後任職員は講義要綱に従って十分かつ組織的な訓練を受けることが重要である。遠心分離機と微生物学用安全キャビネットに関する訓練用講義要綱は、それぞれ51頁、54頁に示されている。

この点は、使用者による整備に関する場合には特に重要である。なぜなら、故障や火災、爆発のような危険な出来事は、時として使用者による誤った修理直後に発生したことが経験から明らかであるからである。

保守整備、修理および修正

設備がその全稼動期間を通して安全で、役に立ち、信頼性のある状態を維持するためには、計画的で管理された保守整備が不可欠である。加えて、緊急修理ならびに設備の性能または安全性を改善するために行わなければならない修正を迅速かつ効果的に遂行することを保証するための態勢を整えなければならない。

＊除染

点検、保守整備、修理、修正および廃棄しなければならない設備は、運搬中またはその後の取扱い中にその設備に接触する可能性のあるすべての人により安全に取扱われる状態に置かれなければならない（MDA,1998）。微生物学実験室の設備に関してそのような作業が行われる前には、感染伝播のリスクや感染への不安を少なくするために、製造業者からの具体的な指示書があるならば、それに従って設備を清浄にし、除染しなければならない。除染に関する指示書がない場合には、使う予定の洗浄消毒剤がその設備に適し、設備を損傷しないことをできるかぎり保証するために、その薬剤の適合性を製造業者に相談しなければならない（「生物学用安全キャビネット」の項と第４章を参照）。

修理等の作業を行うために、設備を実験室外に、例えば製造業者の工場に移動しなければならない場合、または出張してくる技術員のような実験施設に雇われていない職員が実験室の現場で作業しなければならない場合には、実験施設長の名で除染認定証を発行しなければならない。

＊保守整備

保守整備に関しては次の２つのレベルが考慮されなければならない。

1. 基礎的な定期保守整備、すなわち、設備の実際の使用者が行わなければならないと製造業者が規定している使用者による整備。これは、時には洗浄や単純な調整といった実験室の日常管理ともいうべき作業に過ぎないこともある。

2．仕様書に一致した信頼性のある長期的な性能を保証するために行わなければならない、と製造業者が規定している計画的な予防的保守整備（PPM）。この中にはしばしば、包括的な点検、定期的な取替えを必要とする部品と部分組立品の交換、目盛り補正、性能検査および最終的な安全性チェックが含まれる。この実験室保守整備は自動車整備のレベルに相当する。

使用者による保守整備を日々監督する責任は実験施設長にあるが、この役割は望めば上級職員に委任できる。保守整備作業は、訓練された職員のみが書かれた予定表に厳密に従って行い、完全で最新の記録を取ることが不可欠である。通常は毎日の点検リスト記入で十分である。

PPM 委託は、通常は、製造業者または指定された機関と契約すればよいが、第三者の商業機関からも調達できる。また例えば英国でホスピタルエンジニアリング部が時折行っているように、施設内の保守整備組織によっても実施される。経済的な側面を別とすれば、実験施設長は、PPM を行う誰もが以下の事項を容易に調達できることを必ず確認する必要があるだろう。

・十分な技術的情報と予備部品
・監督者を含む十分な数の訓練された職員
・必要な道具と検査器具

＊修理

使用者による整備と PPM が適切にしかも製造業者の予定表に従って行われていれば、故障は最小限になるはずである。しかし、十分に保守整備された設備でも偶発的な故障は起きる可能性があるので、実験施設長は、修理が速やかに効果を発揮できるように必ず態勢を整えておかなければならない。先に PPM の提供のための規準として列挙された事項のほかに、修理の要請に応じる責任を与えられている者は誰でも同意した期限内に対応できることを保証せねばならない。

＊修正・改変

実験室設備の修正・改変が適切に管理されないと、設備の性能は悪化を受け、危険が生じる可能性がある。修正・改変は、実験施設長または権限を委ねられている上級職員から正式な認可が与えられた場合にのみ行うべきである。修正・改変は、必要な安全機能が損なわれないようにするために製造業者が行うことが好ましい。PPMの提供契約を行っている製造業者はときどき、設備の安全性と性能の向上のために開発された修正を提供することがある。第3者契約とPPMの施設内提供が不利な点の1つは、このような修正・改変を利用できるかどうか明らかでないことである。

「取替えと処分」

時がたてば、設備は以下に示す1つかそれ以上の理由で取替えなければならないだろう。以下の事態が設備に発生する可能性がある。

・経済的に修理不能なほど設備が磨耗しているかもしれない。
・経済的に修理不能なほど設備が損傷しているかもしれない。
・設備に信頼性がないかもしれない。
・生産された製品が臨床的に時代遅れであるとか、または製品生産方法が技術的に時代遅れである。
・予備部品がもはや入手不可能である。
・消耗品がもはや入手不可能である。
・さらに費用効率の高い設備が入手可能である。

取替えが必要な設備の品目を適切な時に特定して、それによって取替えのために必要な財政的かつ組織的な調達準備を促進することができるよう、すべての既存の設備を審査の下に置くことは良い実践慣行である。実験施設長は、「そうしないと金を損する」という不安のために会計年度末に性急にまたは組織的な意思統一もなく取替え用設備を購入してしまうようないかなる動きにも抵抗しなければならない。このような動きは、しばしば貧しい金銭価値観または本当に必要ではない設備の購入と結びついている。

不要な設備が処分されて、それが廃棄物置き場に行くように決まっているとしても、その設備を、洗浄することも、除染することも、署名入りの除染認可証を付けることもなく実験施設の管理から除外しては決してならない。

in vitro 診断用装置（*IVDs*）の管理

IVDsの購入者は、製造業者が、既知の測定妨害因子の抑制および検出の限界統御を含めて、分析感度、診断感度、分析特異性、診断特異性、正確性、反復可能性および再現可能性の観点から製造業者が製品に課している規準をその製品が満たさなければならないということが、IVD指令の不可欠な条件であることを知っておく必要があるだろう。さらに、製造業者は、公称の性能が満たされていることを、データで証明できなければならない。IVD指令はまた、製品は使用者の健康と安全を危険に曝してはならないと述べている。

上記のことが意味しているのは、要するに、評判の高い製造業者からCEマークの付いた製品を購入する顧客は、この製品は仕様どおりに使えば適切に機能し、安全に使用できるという高い確信を持つことができるであろう、ということである。しかし、IVD指令は製造業者にIVDの市場への投入の条件として臨床上の有用性の証明を要求してはいないことを強調することが重要である。これは、その製品で得られた測定結果が患者の臨床管理に利用されることに適合しているかどうかを評価するのは、購入者の責任であるということを意味している。

考慮すべき別の側面として、IVD指令はEU内で取引する技術的障壁を取り除くために在るということが挙げられる。このような訳で、拡大するEU全域に存在する製造業者は、もともとは専ら自国の市場に向けて開発されたにもかかわらず広範囲に輸出されるIVDsを提供していくだろう。したがって元来の使用説明書の翻訳が必要となるだろう。優れた明解な使用説明書は、IVDsを安全で有効に使用する上で決定的に重要である。以上の点から、実験施設には以下の事柄を保証する（MDA,2002a）ことを助言する。

・購入を決定する際には、IVDsの使用者とIVDsの測定結果を利用する臨床医に相談しなければならない。

- ・製造業者が主張する性能、訓練および保守整備の提供の態勢作り、ならびに購入候補設備のシステムの出力が実験施設のデータ管理システムと適合できるか否かを設備の選定段階で考慮しなければならない。
- ・IVD を日常的使用のために導入する前には、導入承認の手段として、IVD は実験室職員の手による徹底的な評価を受けなければならない。
- ・この評価には、血液試料用試験管や細菌採取用綿棒のような既存の検体収集器具がIVD の測定結果に悪影響を及ぼす可能性を確かめるための検査を含めなければならない。
- ・使用説明書は使用者として予定される者全員が理解できるものでなければならない。これは、発行される使用説明書が翻訳文である場合には特に重要である。
- ・職員の訓練は十分な水準が維持されること。
- ・保守整備と修理の態勢を整えること。

「IVDs 保守試験用具（POCT IVDs）」

今日の POCT IVDs は、以前の世代のものに比べて一般にずっと信頼性があり、誤作動する傾向も少ない。しかし、POCT サービスが成功するか否かは、今なお職員の効果的な組織と管理にかかっている。

POCT IVDs の使用者は、関連する分析原理、品質管理（QA）の重要性および検査結果の解釈の仕方を、正しく理解していなければならない。したがって、POCT IVDs の使用者は、これらの問題に関する分かりやすい手引書を参考にすることが重要である。これらの点を考慮して、POCT IVD の使用が予定されている所に対して臨床微生物学サービスを提供する責任のある実験施設には、以下のことを必ず行うよう助言する（MDA, 2002b）。

- ・微生物学的検査を含む POCT サービス提供のすべての面にできるだけ早い機会に関わること
- ・POCT サービスに関わるすべての職員のあらゆる訓練、更新および監視状態を監督し、POCT IVD に関わるすべての問題の最初の「修理係」

としての役割を果たす準備をしなければならないこと
・POCT IVDs に関わるすべての標準的な作業処理の準備を監督すること
・POCT サービスの全体的な品質システムへの統合を監督すること

主要設備

英国標準が存在する設備には星印（*）が付いている。

「顕微鏡」

実験室で働く者は、もちろん、顕微鏡の一般的な機械的・光学的原理に精通していなければならない。しかし、どちらの原理についても詳細な知識は不要である。表面の洗浄作業は別として、保守整備は、技術者の定期的訪問を準備してくれる製造業者に任せるべきである。ほとんどの製造業者は、有用な説明と情報を含むハンドブックを発行している。

広視野型補正接眼レンズを装着させなければならない。というのは、このレンズは、他のレンズより疲れにくく、眼鏡の使用者に便利だからである。低倍率での検査には、5 倍と 10 倍の対物レンズはもっとも役に立つが、高倍率の（油浸）顕微鏡検査には、50 倍と 100 倍の対物レンズが望ましい。

十分な顕微鏡検査を行うためには、臨界照明、光源調節およびレンズの絞りの位置に注意を払うことが不可欠である。

＊低倍率顕微鏡

低倍率で双眼の解剖用顕微鏡は、コロニー形態を調べるには拡大鏡よりも適している。この顕微鏡の使用を経験すれば、不要な検査を行う時間と費用がかなり節約できる。またこの顕微鏡を使うと、菌の密集したペトリ皿の小コロニーの継代培養を容易に行うことができ、それによって混合培養が避けられる。

「恒温器」

恒温器は様々の大きさのものが入手可能である。一般には、可能な限り最大の収容能力のある型のものを手に入れるのが最も良いが、それを使用すると、幾つかの異なった培養温度を設定する実験室では、スペースの問題が発生する。小さい恒温器は、ドアを開けたときに大きい恒温器よりも温度の変動幅が大きくなるというマイナス面がある。またほとんどの実験室作業者は、冷蔵庫のスペースぐらいの恒温器のスペースは「パーキンソンの法則」の支配を受けることに気づいている。

恒温器は、欠陥を生じることはまれだが、選ぶ前にサービス施設を利用できるか確かめておくことが望ましい。電気回路は複雑ではないが、それを修理するには専門的な技術知識が必要である。恒温器を搬送して製造業者に戻すことは最も不便なことである。

医学・獣医学実験室では、恒温器の温度は通常 35 ～ 37℃の範囲にのみ設定されている。食品実験室または産業用実験室では、恒温器の温度は通常 15 ～ 20℃、28 ～ 32℃、55℃に維持する必要がある。というのは、恒温器の温度がその周囲の温度より高い場合には何の問題もないが、低い温度に保つには冷却・加熱装置が必要になるだろう。

＊炭酸ガス恒温器

医学的に重要な多くの細菌の培養には、炭酸ガスが 5 ～ 8% 存在する環境での培養（インキュベーション）が好ましい。今では炭酸ガスと湿度を自動的にコントロールする恒温器が入手可能である。

湿度を維持するために使用される水は、真菌、特にアスペルギルス（*Aspergillus*）で汚染された状態になり、長期の培養が必要な培養菌に問題を引き起こす場合がある。

＊低温恒温器

周囲より低い温度で培養するためには、恒温器は、冷却や加熱ができる冷却修正システムを内蔵していなければならない。この種の恒温器は温度のバランスを適正に保つ必要がある。

＊自動温度変更

自動温度変更は、膜濾過法による水質検査のように様々な温度で様々な時間培養をする場合や培養物をある温度の恒温器から別の恒温器に移すのが不便な場合に必要である。平行に連結された2個の自動温度調節器および高温に調節された調節器を統御するために連結されたタイマーが必要である。このような装置はある型の恒温器には今では組み込まれている。

＊持ち運びできる恒温器

この恒温器は、環境微生物学的検査や水質検査のような野外研究調査に役立つ。

＊恒温器室

これは専門の供給業者に取り付けてもらわなければならない。木製の棚より金属製の棚のほうが好ましい。というのは、恒温器室内の湿度が高い場合には、木によって糸状真菌の生長が促進されるからである。隙間のない棚は避け、空気の循環が可能になるように棚の後部に空間部を作っておかなければならない。

他方で、湿度が低いことが問題である場合には、培養菌を食品貯蔵用に売られているようなプラスチック製の箱の中に入れた湿った濾紙とともに置くことによって培養菌が乾燥することを防ぐことができるかもしれない。

「遠心分離機*」

数年間にわたり遠心分離機に関わる多くの事故が発生した。このうちの幾つか、遠心分離機の試料管懸架容器（バケツ）と他の部品が実験室内に放り出されるという事故であった。これらの事故には欠陥部品によって発生したものもあったが、使い方の誤りの結果生じたものもあった（Kennedy, 1988）。遠心分離機から放り出される部品の高い運動エネルギーは重大な傷害を生じる危険を引き起こす。さらに、体液が遠心分離されている間に事故が起きれば、微生物に汚染された環境の表面とエアロゾルからの感染リスクが発生する（Collins and Kennedy, 1999）。

機械的、電気的および微生物学的な安全性は、遠心分離機の購入と使用の際に考慮すべき重要な事柄である。遠心分離機は、国内および国際的な基準、例えば、補遺に列挙した基準、また国際臨床化学連合の基準（*IFCC*, 1999）および国際電気標準会議の基準（*IEC*, 1990）に合致していな

ければならない。

現今の遠心分離機は、高い安全基準（BSEN, 1995 の基準を含む、補遺を参照）を満たすように作られており、誤用を引き起こす可能性は比較的少ない。しかし、遠心分離機を使用する可能性のあるすべての人には、その使用開始を許可される前に安全な使用法について訓練を受けることを強く勧める。遠心分離機の使用者は、密閉された懸架容器（バケツ）（使用すべき場合に限るが）に関わる操作法を含めて、将来使用する可能性のあるあらゆる種類の遠心分離機に関する訓練を受けることが重要である。遠心分離機の安全な使用のための取扱い指示と注意事項の雛形が次項に提示されている。

普通の実験室遠心分離機は最大 3000g までの遠心力を出すことができ、これは妥当な時間内に細菌を沈殿させるのに必要な力である。

一般的な微生物実験には、15ml と 50ml の懸架容器（バケツ）を保持でき、最大 4000 回転 / 分の速度で機能することのできる遠心分離機で十分である。頭部懸垂型（スウィングアウトヘッド）の方が一定角度頭部（アングルヘッド）より安全である。なぜなら、蓋の付いていない試験管を使用したときに懸垂型の方がエアロゾルを散布する可能性が少ないからである（Collins and Kennedy, 1999）。

最大限の微生物学的安全性を確保するためには、密閉された懸架容器（バケツ）を備え付けなければならない。密閉懸架容器（バケツ）は、試験管に破損が生じてもエアロゾルを封じ込めるので、密閉回転子（ローター）よりも安全である。幾つかの会社が密閉懸架容器（バケツ）（「安全カップ」）を供給している。風よけは全く保護の役に立たない。回転子（ローター）が回転しているときに蓋が開かないように、電動式の安全留め具がなければならない。

遠心分離機の懸架容器（バケツ）は、通常はステンレス製で、ゴムの緩衝材が入っている。それらは対で使われ、それぞれの重量が本体に刻印されている。それらは、常に対になって互いの反対側に掛けて使用されるので、容易に識別できるようにそれぞれを別の色で塗装しておくと便利である。懸架容器（バケツ）が軸受けピン（トラニオン）で遠心分離機のヘッドにぴったり取り付けられている場合にも、これらは対になっている。

懸架容器（バケツ）を取り付けるための遠心分離機用管は、ガラス、プラスチック、ナイロンまたは繊維アルミニウム製である。底が円錐形をした試験管と底が丸い試験管が作られる。円錐形の試験管は沈殿物を小さい先端の中に集中させるが、丸底の試験管よりかなり壊れやすい。沈殿物ではなく上澄が必要であるときには、丸底の試験管を使用しなければならない。

＊遠心分離機の取扱い指示

1．長さと厚さの同じ遠心分離機用試験管を2本選ぶ。遠心分離する液体を一方の試験管に、水を他方の試験管にそれぞれ上から約2cm以内のところまで入れる。
2．これらの試験管を対になった遠心分離機の懸架容器（バケツ）の中に入れ、それらの懸架容器（バケツ）を遠心分離機の天秤の皿の上に置く。これは、硬い木でできた台木の中に懸架容器（バケツ）を入れるのに十分な大きさの穴を掘り、その懸架容器（バケツ）を天秤皿に取り付けることにより行うことができる。
3．最も軽い懸架容器（バケツ）に70%のアルコールを加えて試験管と懸架容器（バケツ）のバランスを取る。パスツールピペットを用いて、アルコールが試験管と懸架容器（バケツ）の間に流れ込むようにする。
4．対になった懸架容器（バケツ）と試験管を正反対の位置になるように遠心分離機の頭部（ヘッド）の中に入れる。
5．遠心分離機の蓋を閉め、電気のスイッチを入れる前に速度調節器がゼロを指しているかどうか確かめる。（多くの遠心分離機には「無電圧」解除装置が取り付けられていて、これが作動しなければ機械は始動しない仕組みになっている。）
6．速度指示器が分当たりの必要回転数を示すまで速度調節器をゆっくり動かす。

＊注意事項

1．ゴムの緩衝材が懸架容器（バケツ）の中にあるかどうか確かめる。

さもないと試験管が破損することになる。

2. バランスを注意深く点検する。バランスの不適正な試験管は「頭部の揺れ」を発生させ、派生的な事故を引き起こし、軸受け（ベアリング）を磨耗させる。
3. 複数の懸架容器（バケツ）の遠心分離機では、試験管がバランスを取って実際に互いに反対の位置にあるかどうか点検する。
4. 懸架容器（バケツ）が遠心分離機の頭部（ヘッド）の上の正しい位置にあるかどうか点検する。
5. 決して機械を急に始動または停止してはならない。
6. 様々な荷重に従った速度制限についての製造業者の指示を順守する。
7. 密閉された懸架容器（バケツ）の積み込みや蓋開けは微生物学用安全キャビネットの中で行う。

＊保守整備

製造業者は契約で、安全性と効率の確保のための検査および保守整備のために定期的な訪問を準備するだろう。

「恒温水槽」

恒温水槽の中に置かれた試験管の内容物の温度は、恒温器の中に置かれた場合よりもかなり急速に必要温度に高められる。したがって、恒温水槽は短時間の培養に使用される。水槽の中の水位が試験管内の液柱の水位の2分の1から3分の2に達すると、対流性流動が発生し、それによって内容物が良く混ざり合い、凝集のような反応が促進される。

現今の恒温水槽にはすべて電動攪拌器が装備され、また加熱器、熱電堆（サーモスタット）が一組になっていて、他の場所での使用や修理の際に簡単に取り外しができるものもある。また水槽は、側壁を通じて熱が損失するのを防止するために断熱材で被覆されなければならない。製造業者が断熱材で被覆する処置を施されなかった水槽は、発泡スチロールの厚板で断熱できるだろう。

水槽は、蒸発と熱の損失を防止するために、蓋を取り付けなければならない。その蓋は、凝結した水が試験管内容物に滴り落ちないように、傾斜させておかなければならない。チョークのような白い沈殿物が試験管に付着したり内容表面に付着するのを避けるためには、蒸留水を使用しなければならない。もちろん、冷水を供給する装置に接続され、一定の水位を保つ越流防止装置が取り付けられていて、周囲の気温と同じかまたはそれに近い温度で作動する水槽の場合はその限りではない。

水槽内の水に要求される温度よりかなり低い温度で水が供給されないと、この種の水槽では低温の恒温器と同様の問題が発生する。屋上のタンクから間接的に冷水を供給される水槽では、夏期に水温は要求される温度の近辺に保たれるかまたはそれより上昇してしまい、そのためサーモスタットの働く余地がなくなる場合がある。この場合、もし上に伸びる水道本管と直接接合できないときには、水槽への水の供給は、冷却コイルを通して行われなければならない。別の方法としては、水槽を冷蔵庫の中に入れ、空気の供給は冷蔵庫内の照明灯の電気または冷蔵庫のキャビネット内に特別に作った穴を通した電線で行うようにすることもできる。この問題は、この目的用に特別に作られた実験室用冷蔵庫を設置することで解決される。

＊金属材質の加熱器

この加熱器は水槽よりもうまく温度調節を行い、しかも乾燥しない。しかし、鋼材またはアルミニウムの材の中の穴にぴったり入る試験管や薄ガラス製の瓶だけに使用できる。

このブロックは、水槽内に漏れ出て水を汚染するグループ3の生物因子を含む試験管を扱う作業に用いるのが望ましい。

「冷蔵庫と冷凍庫」

家庭用の冷蔵庫や冷凍庫は通常は実験室での作業用にも満足の行くものであるが、電気との接触部分が密閉されていなかったり、可燃性または爆発性の気体を発生させる化学材料を内蔵している場合には危険を引き起こしやすい。このような材料を家庭用冷蔵庫に内蔵する必要がある場合には、漏出防止用の蓋のある頑丈な容器に少量入れ、さらに大きな容器で包装するのが好ましい。

理想的には、サーモスタットの接触部や電灯スイッチのようなすべての点火源は冷蔵室の外部に取り付けるべきだ。本質的に安全な冷蔵庫は市販されているが、高価である。

可燃性液体の貯蔵用に作られていない冷蔵庫と冷凍庫は、その旨を示すラベルを貼っておかなければならない（Kennedy, 1988）。

「滅菌装置」

この装置についての詳細は第4章を参照すること。

「微生物学用安全キャビネット」

微生物学用安全キャビネット（MSCs）は生物学用安全キャビネット（BSCs）という名でも知られているが、これは、ある一定の操作中に放出される空気感染性粒子を捕捉・保持し、実験室の研究者が粒子を吸入し感染するのを防ぐことを目的として作られたものである。

微生物学用安全キャビネットには、クラスⅠ、クラスⅡ、クラスⅢの3種類がある。ヨーロッパでは、クラスⅠキャビネットとクラスⅡキャビネットは、診断用実験室、レベル2および封じ込め実験室、危険グループ3の微生物を扱うレベル3の実験室で使用されている。クラスⅢキャビネッ

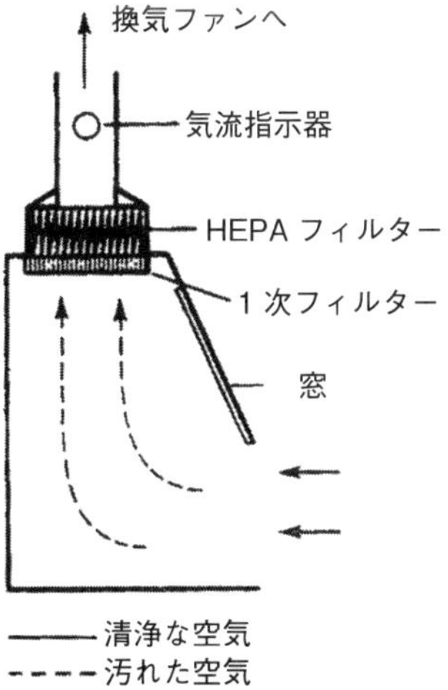

図3-1　クラスⅠの微生物学用安全キャビネット

トは危険グループ4のウィルス用に使用されている。クラスⅡキャビネットとクラスⅢキャビネットのみを使用している国も他に幾つかある。

クラスⅠキャビネットは図3-1に示されている。作業者は、キャビネットの前に座り、内部で手作業し、ガラスの仕切り板を通して自分が何をしているかを見る。キャビネットの前部では気流が内へ向かうので培養物から放出したエアロゾルはキャビネットの外には出ない。これによってエアロゾルは上昇してフィルターを通る。フィルターは微生物のすべてまたは大部分を除去する。それから、クリーンな空気が気流を維持するファンを通り、大気に排出される。フィルターで捕捉されなかった粒子または微生物は非常に希釈されているので吸入されてももはや感染を引き起こす可能性はなくなる。キャビネットの前面の開放部では、秒速0.7～1.0mの気流を維持しなければならず、また現今のキャビネットには気流指示器と警報装置が備えられている。気流がこのレベルを下回るときにはフィルターを交換しなければならない。

クラスⅡキャビネット（図3-2）は、より複雑で、時にラミナーフロー（層流）キャビネットと呼ばれるが、この呼び方は、作業者を保護しない清浄空気キャビネットにも使われるので、避けるべきである。クラスⅡキャビネットの場合、空気の約70%はフィルターを通して再還流するので、作業区域内の空気は清潔（ほとんど無菌）である。このキャビネットは作業中に発生したエアロゾルを取り込む。フィルターはエアロゾルを除去する。キャビネット内の空気の一部（約30%）は大気中に排出され、それに代わって室内空気の「カーテン」がキャビネットの作業面（前面開放部）から入ってくる。これによってキャビネット内で放出された粒子またはエアロゾルの漏出を防ぐことができる。

気流と排出のシステムが異なる他の種類のクラスⅡキャビネットもある。これは有毒の化学材料用と揮発性化学材料用にも使える。このキャビネットについては、製造業者に相談すべきである。

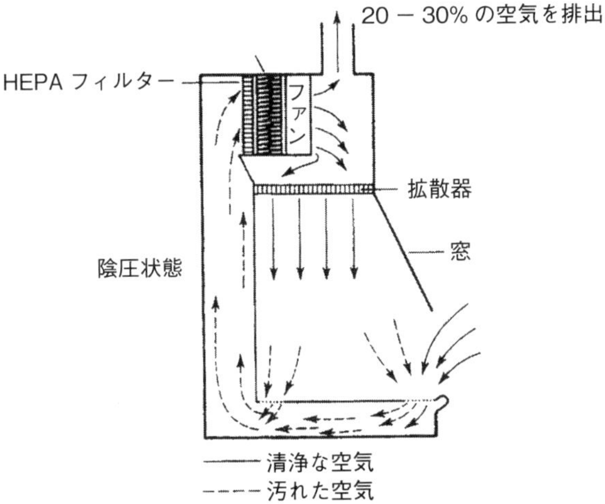

図 3-2　クラスⅡの微生物学用安全キャビネット

クラスⅢキャビネットは、完全に密閉されていて、1 つの粒子もキャビネットから室内へ漏出しないことを保証するために圧力をかけて検査される。作業者は、キャビネットの不可欠の部分となっているグローブで作業する。空気は 1 枚のフィルターを通って入り、さらに 1、2 枚多いフィルターを通って大気中に排出される（図 3-3）。

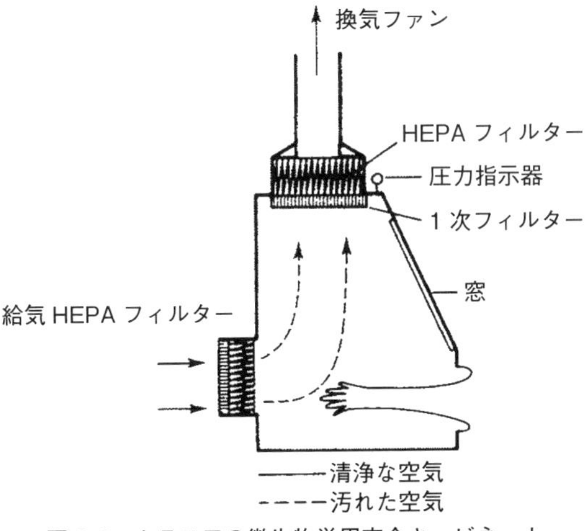

図 3-3　クラスⅢの微生物学用安全キャビネット

＊安全キャビネットの購入基準

安全キャビネットは、英国基準協会や（米国）国立衛生財団（NSF, 1992）のような国の基準に合致していなければならない。

＊安全キャビネットの使用

安全キャビネットは、実験室作業者を空気感染から保護することを目的に作られている。安全キャビネットは、液体をこぼすことや下手な技術から実験室作業者を守るものではない。キャビネットの上に不必要な器具を載せてはならない。そうでないとキャビネットは正しく機能しなくなる。作業は、キャビネットの後部に向かって、前面の近くでなく中央部で行い、実験室作業者は作業中にはキャビネットから両手と両腕を出すことは避けなければならない。1回の操作の終了した後には毎回、手を引っ込める前に実験室作業者はエアロゾルがフィルターに吸い込まれるまで2、3分待たなければならない。両手と両腕は汚染しているかもしれないので、作業を終了したら直ちに洗浄しなければならない。ブンゼン灯さらには微細燃焼装置さえも、気流を乱すので使用してはならない。使い捨てプラスチック製白金耳の使用は勧められる。

＊キャビネットの位置

安全キャビネットが効率を発揮するか否かは、正しい位置に置いてあるかと適正な保守整備が行われているかに依る。考え得るキャビネットの設置場所は図3-4に示してある。場所Aは良くない場所である。なぜなら、そこはドアの近くなので、ドアが開き、人が部屋に入ってキャビネットのそばを通りすぎるたびにキャビネットへの気流が乱されるからである。場所Bはあまり良くない。なぜなら、そこを歩いて通り過ぎる人はおそらく誰もいないだろうが、この場所はドアと窓を結ぶほとんど直線上にあるからである。またキャビネットの左側が壁に接していて、キャビネットの左側への気流が「表皮効果」、すなわち、空気が表面に近接して平行に流れるときに減速するという影響を受けるかもしれない。窓から入ってくる空気は冷たくて、部屋の他の区域からの暖かい空気とキャビネットの表面で出会い、そのときに乱気流が発生するかもしれない。

場所Cは、比較的良く、場所Dは最も良い。同じ部屋に2台のキャビネットが必要な場合には、場所Cと場所Dが満足の行く場所となるだろう。しかし、これらの場所は互いに近すぎてはならない。そうでないと、一方が他方の気流を乱すかもしれないからである。クラスⅠキャビネットがクラスⅡキャビネットの横に並んで置かれていた実験室をわれわれは覚えている。前者が使用されているときに、それが後者から空気を引き出してしまい、後者のキャビネットを全く役に立たなくしてしまった。

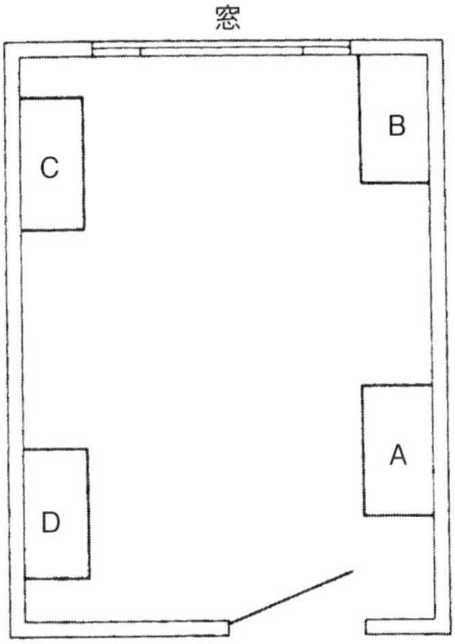

図 3-4　ドアと窓からの隙間風と職員の移動との関連で見た安全キャビネットの考え得る設置場所。A は悪く、B はあまり良くなく、C は比較的良く、D は最も良い。

扇風機や加熱器のような、気流を発生させる他の機器の置く位置にも気をつけなければならない。機械的な室内換気は、効率が良ければかえって問題となるかもしれない。しかし、この問題も、室内換気装置をキャビネットの電気回路に接続し、両方ではなくどちらか一方が部屋から空気を出すようにすれば解決される。別の方法としては、空気の入り口と出口に制御板を取り付ければ、キャビネットの近くでの気流の衝突を避けることができるかもしれない。煙発生器（次項参照）で試験すれば、室内の気流の方向が確定するだろう。

クラスⅢキャビネットには上述の考慮事項のどれも必要ない。というのは、クラスⅢキャビネットは、いかなる場合でも通常は、ずっとよく管理された環境で操作されるからである。

＊気流試験

気流や隙間風の存在と方向は、「煙」で判定される。「煙」は、養蜂業者が使用するような装置の中で燃えている材料から発生させられるが、その材料は通常は、目に見える濃い蒸気を発生させる化学材料である。普通は、四塩化チタンが使用される。咽頭拭い綿棒のようなものをこの液体に浸して、それから空中でそれを振れば、白い雲が発生するが、それはかなり僅かな空気の動きと一致する。

市販されている気流試験器はさらに便利である。これは小さいガラス管で、両端が密閉されている。両端を用意されている小道具で切り取り、片方にゴム球を取り付ける。そのゴム球を押すと、空気はガラス管の中を通り、その空気から白い煙が発生する。以上の2つの方法は、屋内の空気の動きを確かめるのに適している。

気流を測定するためには、風速計が必要である。臨時の作業ではストップウォッチで時間を計る風向風速計が役に立つが、重要な作業では、直接測定目盛りの付いた小型電子式風向風速計が不可決である。電子式風向風速計は直径が約10cmである。これの時間定数は申し分ない値であり、空気がクラスⅠ安全キャビネット内に入るときに絶えず発生する速度変化を示すように十分迅速に反応する。熱線風速計または音感素子風速計も使用できるが、これらは、非常に急速な変動を示すから、またその変動を弱める必要がある。両者とも記録器に接続できる。

クラスⅠキャビネット内への気流は、作業平面上の少なくとも5ヶ所で測定する必要がある（図3-5参照）。このすべての場所で気流は秒当たり$0.7m^3$と$1.0m^3$の間でなければならない。個々のどの測定も平均値と20%以上違ってはならない。もし20%以上の差がある場合には、キャビネット内に乱気流があるだろう。通常、キャビネットの内部または外部に置いた機器や作業者は気流に影響を与えている。

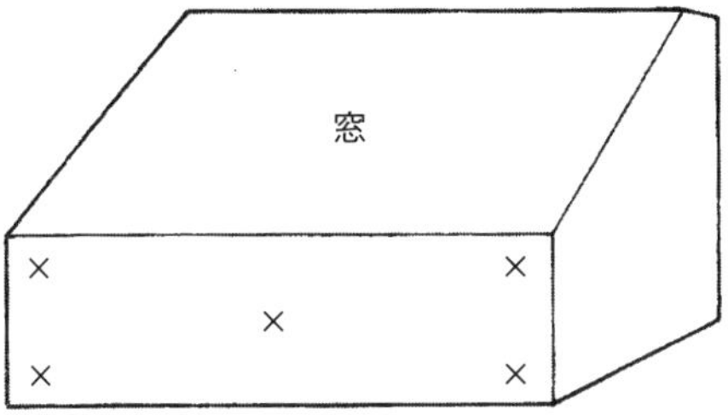

図 3-5　クラスⅠ安全キャビネットでの気流試験。キャビネットで誰も作業していないときに作業面上の×印の付いた５ヶ所で風速の測定を行わなければならない。

クラスⅠキャビネット内への気流は通常は作業面のすべての場所でほとんど同じであるが、上部より下部のほうが気流の速いクラスⅡキャビネットの場合にはこれは当てはまらない。内部への気流の平均速度は、排気孔を出て行く空気の速度と排気孔の区域の流速を測って計算できる。この数値から秒当たりの空気の移動容積が算出される。これはキャビネットに入る空気の量でもある。平均気流速度は、キャビネットに入る空気の容積を作業面の面積で除して得られる。日々の使用に適した大雑把で簡単な方法は、作業面の上に縦にベニヤ板か金属板を取り付けることである。この板の中心に 2 × 2.5cm の四角い穴を開ける。この穴を通ってキャビネット内へ入る空気の速度を測ると表面全体での平均速度がこの数値と作業面の面積から計算される。作業面での空気の流入速度は、少なくとも秒速 0.4m でなければならない。また空気が実際に必ずキャビネットの下端部だけでなくその全周辺からキャビネット内に入っていることを確かめるために煙で点検をしなければならない。

クラスⅡキャビネット内の下向きの気流の速度は、作業面上端部の 10cm 上の水平面の 18 ヶ所で風速計により測定しなければならない（図 3-6）。下向きの気流の平均速度は、秒速 0.25m と 0.5m の間でなければならず、個々のどの測定値も平均値から 20% 以上違ってはならない。

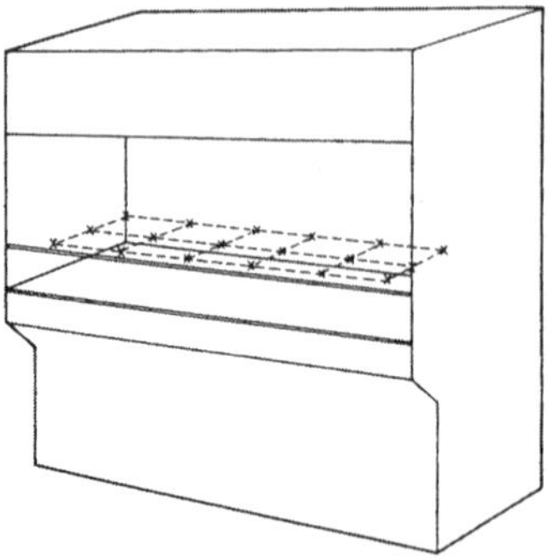

図3-6　クラスⅡキャビネット内の垂直気流の試験。風速計による測定は、キャビネットの側壁から6インチ離れ、ガラス窓の下端部のすぐ上の仮定した格子上の×印の付いた場所で行わなければならない。

風速計で気流試験を行うときには、測定値が変動する可能性があるので、各場所での測定値の読み取りまたは記録は数分間かけて行うのが通常である。

クラスⅢキャビネット内を通る気流を測定するには、グローブを取り外し、各グローブ取り付け丸窓で測定しなければならない。またグローブが装着されているときには、入口フィルター面で測定しなければならない。

＊除染

安全キャビネットは、危険グループ3の微生物を扱う作業中に、放出されるエアロゾルを封じ込めるために使用されているので、キャビネット内部の表面とフィルターが汚染される。作業面と側壁は、消毒剤で拭くことにより日常的な除染はできるだろう。グルタルアルデヒドがおそらくこの目的に最も適した消毒剤だろう。なぜなら、石炭酸類は粘着性の残留物を取してしまうし、次亜塩素酸塩は金属をやがては腐食させるからである(以下の**注意**を参照)。

グルタルアルデヒドの蒸気は、職業性喘息と目、鼻、喉の炎症の原因となる。それはまた皮膚感作材料でもあり、アレルギー性皮膚炎を起こすかもしれない。英国では保健安全局が0.05*ppm*の最大暴露限度を設定している。

しかし、完全な除染のためや、フィルターの交換前には、ホルムアルデヒド（以下の**注意**を参照）を使用すべきである。なお、その使用前に安全策を講じなければならない。キャビネットの取り付けは、内部の気体が漏れ出て室内や他の部屋に入らないように注意して行わなければならない。キャビネットの前面閉鎖部分（ナイトドア）は枠と隙間なく接合していなければならない。隙間をふさぐには保護テープが使える。枠に作られた点検・整備用の穴を密閉し、高性能空気（HEPA）フィルターの装着固定では漏出が全く生じないように点検しなければならない。フィルター交換のときに、キャビネットの内部からの一次フィルターまたは粗フィルターに容易に手が触れられる場合には、このフィルターを取り外して作業区域に置かなければならない。クラスⅢキャビネット上の空気供給フィルターはプラスチック製の薄膜で密閉しなければならない。

ホルムアルデヒドは目と呼吸器を激しく刺激する。吸入すると肺水腫になる場合がある。ホルムアルデヒドはヒトに対し発がん性のある可能性がある。国際労働機関（*ILO*）は職業暴露限度を 0.3*ppm* と勧告している。7.75%（*v/v*）のホルムアルデヒドと乾燥した空気との混合は爆発性がある。発火点は 430℃である。

ホルムアルデヒドは次のような処置により発生する：

・40% のホルムアルデヒド水溶液であるホルマリンの沸騰

・ホルムアルデヒドの固体高分子重合体であるパラホルムアルデヒドの加熱によって発生する。

＊ホルマリンの沸騰

使用する量が重要である。少なすぎると効果がなく、多すぎると高分子の沈殿物が生じ、この高分子が存続してフィルターの自然遮断の原因となる場合がある。英国基準（BS, 1992）は、$1m^3$ 当たり 50mg を指定している。これを達成するためには、キャビネットの容積（この容積は製造業者が指定している）$1m^3$ 当たり、60ml の水と混ぜた 60ml のホルマリンが必要である。

ホルマリンの沸騰の仕方は幾つかある。ホルマリン液が沸騰平板の上に滴り落ちる内蔵装置を備えているキャビネットもある。小型煮沸器を供給している製造業者もある。タイマーに接続した実験室用の沸騰平板でも十分である。正確な量のホルマリンと水をフラスコに入れる。

＊パラホルムアルデヒドの加熱

化学製造業者から錠剤（1g）が入手可能である。平均的な大きさのキャビネットには3、4個の錠剤で十分である。これらを、タイマーに接続した電気フライパンの上で加熱するか、または皿の上において電気ヘアドライアーで加熱する。

＊暴露時間

午後遅い時間に除染作業を始め、一晩ホルマリンガスを作用させることが適切である。午前中にファンのスイッチを入れ、空気がキャビネット内に入ってキャビネットをきれいにするようにキャビネットの前面閉鎖部分をごくわずかの隙間ができる程度だけ開ける。前面閉鎖部分に穴が開いていて、除染時に取り外せる栓が取り付けてある新型のキャビネットもある。クラスⅢキャビネットの場合には、空気がキャビネット内に入りキャビネットからホルムアルデヒドを追い出すことができるように、空気供給フィルターからプラスチック製の薄膜を取り外す。それからファンを30分間動かすとすべてのホルムアルデヒドが除去されるはずである。

＊除染手順のまとめ

前置フィルターを（可能であれば）キャビネットの内側から取り外して、作業面上に置かなければならない。前置フィルターは通常、押し込むか留め金で取り付けられており、簡単に外れるが、汚染している可能性があるので、手袋を着用しなければならない。キャビネットの容積の1m^{3}当たりで60mlのホルマリンに60mlの水を加えた液を、キャビネット内の加熱器の上に置いた容器または壷に入れなければならない。それから前面閉鎖部分を取り付け、必要ならば密閉する。加熱器のスイッチを入れるとホルマリンが沸騰して蒸発する。加熱器のスイッチを切った後、キャビネットを一晩密閉しておく。翌朝キャビネットのファンのスイッチを入れ、空気がキャビネット内に入ってキャビネットからホルムアルデヒドを取り除くことができるように前面開放部分をごくわずかに開ける。数分後に前面閉鎖部分を取り外し、キャビネットのファンを約30分間動かす。それからキャビネットの側壁と底面に付着しているはっきりとした湿気を拭き取り、フィルターを交換する。

＊フィルターの交換と保守整備

キャビネットは、フィルターの交換とモーターおよびファンを扱う作業の前に除染しなければならない。これらの作業を製造業者の修理技術員のような外部請負業者に行わせたい場合には、最初のホルムアルデヒド除去後に前面閉鎖部分を再び密閉し、「キャビネットは除染されたが使用できない」旨の掲示を貼り付け、修理技術員の到着を待たなければならない。また修理技術員は、キャビネットが除染されたことを記す証明書を要求するだろう。

一次フィルター、つまり前置フィルターは、キャビネット内の気流速度が使用場所で合意されている最低水準に近づいたときには、交換しなければならない。使用済みのフィルターはプラスチック製または厚紙の袋に入れ、それから密閉して燃やす。気流速度が少なくとも基準幅の中央値にまで回復しない場合には、HEPA フィルターを交換する準備をしなければならない。この作業は、通常は修理技術者が行うが、修理作業教育を受けた実験室の職員がいれば、彼らが行っても良い。操作の熟練していない人は、しばしば新しいフィルターを逆さに取り付けたり、所定の場所に確実かつ均一に装着させることができないことがある。使用済みのフィルターはプラスチック製の袋に入れ、それから密閉して処分しなければならない。使用済みフィルターは可燃性ではない。使用済みフィルターを受け取り、それらを再度利用する製造業者もあるが、通常これは商慣習ではないので、払い戻しは行われない。製造業者が HEPA フィルターを業者が交換する際に、試験業務を提供することもある。

＊キャビネット作業者の訓練

われわれは、微生物学用安全キャビネットを使用する可能性のあるすべての人が、特に以下の項目に関して、使用する可能性のあるあらゆる種類のキャビネットの正しい使用法の訓練を受けることを勧める。

・分類

・適切および不適切な使用法

・操作方法とすべての制御器と指示器の機能

・性能の限界
・キャビネットの安全な取扱方法
・使用後のキャビネットの除染方法
・気流試験とオペレーター保護試験の原則（次項参照）

＊試験—その他の情報

これは本書の扱う範囲を超えているので、読者は各国の基準と他の出版物（Kuhne *et al.* 1995; Collins and Kennedy, 1999; CDC/NIH, 2000）を参照されたい。

キャビネットが満足のいくように設計・製造され、要求された性能を満たすことは、工場の内では可能であるが、実験室の内では正しく設置されなければ、オペレーターを十分に保護することはできない。1992年のBS 5726の第3部が、他の性能試験はさて措き、とりわけオペレーター保護要素試験はキャビネットの設置後に行わなければならないと具体的に指定したのはこの理由による。これは、キャビネットのエアロゾル捕捉能力を実際に測定する非常に敏感な試験である。残念ながら、1992年のBS 5726を更新したヨーロッパ基準（英国ではBS EN 12469: 2000と呼ばれている）は、設置後のオペレーター保護要素試験（同基準はこれを保持力試験と呼んでいる）を義務化しておらず、選択項目にしている。オペレーター保護要素試験を委託手順に含めることが勧められる。

高圧蒸気滅菌機

高圧蒸気滅菌機に関する情報については、第4章を参照。

嫌気性作業台と嫌気ジャー

これらに関する情報については、第6章を参照。

凍結乾燥装置

これに関する情報については、第6章を参照。

混和器と振動器

これらは、大きい検体、例えば食物を粉砕し、乳化するのに適した器具から、組織の小片を均質化するためのガラス製およびプラスチック製の道具に至るまでいろいろとある（以下の「組織磨砕器とホモジナイザー」を参照）。ほとんどの器具は電動式である。これらの器具には、検体ごとに新しい無菌のカップを用意しなければならないという不便な点がある。これらのカップは高価で、洗浄し、再消毒するのに時間がかかる。

これらの装置のなかには、操作中および蓋を開けるときにエアロゾルを放出するものもある。使用中は、重い透明アクリル樹脂製または金属製の蓋を上に載せる。この蓋は使用後に除染しなければならない。ブレンダー等の開栓はすべて、微生物学用安全キャビネットの中で行わなければならない。なぜなら、内容物が暖かく、圧力を受けていて、エアロゾルが放出されるからである。

ストマッカー実験室用ブレンダーはこれらの難点を克服している。検体は、頑丈な無菌のプラスチック製の袋の中で櫂の動きによって乳化される。これは、洗浄と再消毒のための中断もなく短時間に多くの検体を処理できる、効率の良い器械である。エアロゾルの拡散のリスクもほとんどない。器械の作動中は、袋は自動的に密閉される。

渦巻きミキサーは、瓶ひとつひとつの内容物の混和、例えば、痰を乳化するのに役立つが、常に微生物学用安全キャビネットの中で作動させなければならない。

＊振動機

従来型の振動機は、ほとんどすべての実験室用機器供給業者によって販売されている。これは、培養物を混和し振動させるだけでなく、血清検査にも役に立つ。それには瓶や試験管をしっかり固定する枠（ポリプロピレン製が好ましい）を取り付けなければならない。エアロゾルが容器から漏れ出て拡散するのを防止するために、この器械は頑丈なアクリル樹脂製の箱に入れて保管しなければならない。これとは別に、またはこれに加えて、どんな器械の中であれ攪拌される感染材料を含む瓶はすべて、空気感染粒子の拡散を最小限に抑えるために、ひとつひとつ自動密閉式または熱密閉式のプラスチック製の袋の中に入れなければならない。

改良型の振動機は、瓶、フラスコ等を様々な速度で回転させるだけでなく、2段階の速度で攪拌することができる。

スパイラルプレーター

これに関する情報については第6章を参照。

微生物の検出・同定システム

これに関する情報については第6章を参照。

抗菌剤の感受性検査器具

これに関する情報については第6章、第12章を参照。

ディスクディスペンサー

この器具は、抗菌剤の感受性試験用やその他のペーパーディスクをペトリ皿の培地上に一枚または数枚一組で簡単かつ迅速に分配することが可能である。

ガラス器材洗浄機

これは、どの種類の大きさの試験管であれ瓶であれ、経済的負担を与えるほどの量を使用する大きな実験室で役に立つ。

ガラス器材乾燥キャビネット

忙しい洗濯室には、針金製の棚と3キロワットの加熱器を装備し温度が3段階に設定された制御器で作動する乾燥キャビネットが必要である。換気ファンを上部に取り付けるのはひとつの改良である。さもなければ、上部近くの側面に排熱孔を開けなければならない。

層流・清浄空気作業台

これらのキャビネットは、実験室作業者を環境から保護するために作られ、ある種の培地を無菌状態で分配したり液体培地を平板に注いだりするの最も役立つ。無菌の（フィルターで濾過された）空気が、通常再循環させられる際に、作業区域の上を、水平に室内へまたは垂直に下方へ流れる。これらのキャビネットは、無菌の液体を分配したり、ペトリ皿に手で注ぐ際に汚染を防ぐ上で特に役立つ。

層流・清浄空気作業台は、微生物学用安全キャビネットではない。であるから微生物または組織培養細胞の操作に使用してはならない。汚染されている可能性のある排気がオペレーターの顔面に吹き付けられるからである。

ベンチ用備品、ガラス器具およびプラスチック製品

英国基準が設定されている機器にはアステリスク（*）が印されている。

ブンゼンバーナーと白金耳焼灼器

細火用側管の付いた通常のブンゼンバーナーは、ほとんどの作業に満足のいくものであるが、熱で飛び散るような材料または感染性の強い材料にはフード付きのブンゼンバーナーを使用しなければならない。上述のブンゼンバーナーには幾つかの型式があるが、炎をホウケイ酸塩製の管の中に閉じ込めるカンプ型とバクチバーナー型が勧められる。

電気ブンゼンバーナーまたは電気焼却バーナーも入手可能である（例えば、米国ミズーリ州セントルイスのオックスフォード・ラブウェア製の「バクチシネレーター」）。白金耳または接種用針金（次項参照）を加熱したセラミック管に挿入すると、約6秒後に約815℃の温度で有機材料は焼却され滅菌される。熱せられた試験管内に飛び散った材料はどんなものでも封じ込められる。これらの器具はクラスⅠとクラスⅡの微生物学用安全キャビネットでの使用に適しているが、それはキャビネット内に可燃性の材料がない場合に限る。

接種用環および針金

これらは、通常は25SWGニクロム線を材料としているが、これはプラ

チナ・イリジウム合金より弾力性がある。これらは、振動を最小化し、そうすることで内容物の不本意な脱落を最小化するために、短く（せいぜい5cm程度で）なければならない。白金耳は小さくせいぜい直径が3mmぐらいでなければならない。また大きい白金耳は、内容物が自然に脱落し、空気感染粒子を撒き散らす傾向がある。白金耳は完全に閉じていなければならない。さもないと、液体培養物を保持できないだろう。白金耳を完全に閉じるには、棒の軸に針金の先端を巻きつける、つまり長さ12cmの針金を手に取って、適当な直径の釘または棒を軸に真ん中で曲げ、両端を同時に一気に反対方向へねじればよい。この種の白金耳は既製品が入手可能である。

環と針金は、ガラス棒に融合させてはならない。なぜなら、そうすると、これらはブンゼンバーナーの炎の中に入れたときに粉々になるかもしれないからである。アルミニウムのホルダー（取っ手）がほとんどの実験室機器供給業者によって販売されている。

プラスチック製の使い捨て白金耳は優れている。大きさは2種類（1μlと10μl）あり、両方とも役に立つ。これらは、すぐ使えるように無菌で、約25本入りのパックになって密閉されて売られている。「真っ直ぐな針金」の代わりに使うための継代培養用の先のとがったプラスチック製の棒が今では入手可能であるが、ごく小さいコロニーを摘むには先端が太すぎるものもある。

散布器

多くの実験作業者は、2白金耳量以上の培養物をペトリ皿に接種するために、白金耳より散布器を好んで用いる。散布器を作るには、直径3～4mmのガラス棒を180mmの長さの数本の棒に切り、それらを炎の中に入れて尖った両端を丸くする。そのガラス棒をコウモリの翼状の炎の中を水平に往復させて加熱すると、一方の端から約36mmのところで自身の重さでL字型に曲がるプラスチック製のスプレッダーが、消毒されてすぐに使用可能な状態で市販されている。

顕微鏡のスライドとカバーグラス

永久標本が必要でなければ、安価なスライドグラスで十分である。端を研ぎ磨いてあるスライドはかなり高価である。ほとんどの顕微鏡用スライドは、100 枚入りの箱で販売されている。顕微鏡用スライドは、洗浄や再利用はせず、廃棄処分しなければならない。

カバーグラスは、数種類の厚さと大きさのものが販売されている。厚さが No.1 で $16mm^2$ のカバーグラスがもっとも便利である。このカバーグラスは、約 100 枚入りの箱で販売されていて、プラスチック製のカバーグラスも入手可能である。

パスツールピペット *

ガラスパスツールピペットは、未熟練の人が扱った場合、おそらく最も危険な実験室器具である。これは、ゴム製乳頭が付いていて、液体培養物や血清希釈液等を移すために用いられる。

最近では、自前でパスツールピペットを作る実験施設はほとんどない。パスツールピペットは、ほとんどの実験室器具供給業者から無菌ですぐに使用可能な状態で入手できるので、大量に購入するのが最も良い。長短 2 つのタイプが入手でき、ほとんどは直径 6 ～ 7mm のガラス管で出来ている。中には無料で支給されるものもある。

乳頭が付いていて、低濃度のポリプロピレンで出来ているより安全なパスツールピペットも今では入手できる。それは滅菌済みですぐに使える状態で供給されている。

パスツールピペットは一度だけ使用する。再利用しようとすると、指に切り傷や刺し傷ができるやもしれない。ガラス製の使い捨てパスツールピペットには英国基準がある。

目盛り付きピペット

容量が 1 ～ 10ml で真っ直ぐな管の吹き出しピペットが使用される。ピペッター（ピペット吸引の吹き出し器）または乳頭から細菌が入って、ピペットの中の材料を汚染するのを防止するために、吸引端に綿栓を詰めなければならない。この栓は、ピペット操作中に動かないようにきつくなければならないが、洗浄作業のときに取り除けないほどきつくてはならない。非吸収性の綿を針金で押しながら吸引端から約25mm入れる。それから吸引端をブンゼンバーナーの炎に通してきれいにする。ガラス箱とピペッターまたは乳頭の間に入っている綿の小片により空気の流入ができ、内容物の漏出が可能となる。

パスツールピペット用のものに似た断面の四角いアルミニウム製容器（伝統的な断面の丸い容器に変わって転がらない断面の四角い容器が使用されている）に入れて熱風炉の中で滅菌する。容器の底に置いたガラスウールの束は、ピペットの先端が損傷するのを防ぐ。

使い捨ての1mlと10mlのピペットも入手可能である。これらの使い捨てピペットに綿栓を詰め、ラップをし、滅菌して供給している製造業者もある。

ピペット補助器具

「口によるピペット操作」は、病原体または病原体の可能性のある材料を扱うすべての微生物学実験室で当然のことながら禁止されている。

ゴム製乳頭とピペット器具が口によるピペット操作の代わりをしている。

＊ゴム製乳頭

乳頭は、それをあてがう予定のピペットよりも容量の大きいものを選ぶこと、つまり、パスツールピペットには1mlの乳頭を、1mlのピペットには2mlの乳頭を選ぶこと。さもないと、乳頭を十分に圧縮（これは疲れる操作だが）しながら使用しなければならなくなる。ほとんどの初心者は、乳頭を完全に圧縮して、それから液を吸い上げ、吸い上げた液を移す間に液を目印のところに保つ。これは満足すべき操作方法ではなく、液が漏れたり、移される液の量が不正確になる結果を招く。正しい方法は次の通りである。ちょうどピペットの目印のわずか上まで液が吸い上げられるように乳頭を圧縮する。ピペットを液から離し、液が目印まで上がるようにわずかに乳頭を押し、次いで乳頭から指を放す。こうすれば親指が疲れることもなく、また液漏れの危険もなく、正しい液量がピペット内に保たれる。

ピペット内の液を出すには、乳頭をゆっくりやさしく押し、それから前と同じように乳頭から指を放す。手荒い操作をすると、たいていはすべての液を移動することができなくなる。そしてピペットの先から泡が吸い込まれ、エアロゾルが発生することになる。

＊「ピペッター」

簡単なゴム製乳頭よりもずっと工夫を凝らした多数の装置が今では入手可能である。大雑把に言って次の4種類がある。

1．吸引と分注を調製する弁の付いたゴム球
2．ゴム球よりしっかりとピペットを保持し、歯板と小歯車またはレバーで操作する吸引具の付いた注射器状の機械
3．ピペットを挿入できるしなやかな管が取り付けられた電動式ポンプ
4．小さいプラスチック製のピペット先端部が付き、ごく少量の液を非常に正確に繰り返し配分ができる機械式吸引装置

これらの様々な装置の相対的な長所に関して助言を与えることは極めて困難である。あるオペレーターに適した助言またはある目的に最適な助言は、他のオペレーターまたは他の目的には適してないかもしれない。助言の選択は、オペレーターが行い、装置を使用しない監督や管理者が行ってはならない。上述の1、2、4の部類の装置はどれも高価ではなく、数種類の異なる型式の装置が入手可能である。必要なことは、これらの装置の使用と保守整備に関する系統だった何らかの指示である。どの装置も永遠に使用可能であると期待してはならない。

米国では、多くの製造業者が洗浄と目盛り補正の業務を妥当な料金で提供している。

組織磨砕器とホモジナイザー

組織または他の材料の小片を扱う作業には手で保持する装置が用いられる。この装置は数種類の大きさものが入手可能である。重いガラス管はその閉鎖端の近くで収縮しており、通常はポリテトラフルオロエチレン（PTFE）で覆われたガラスまたはステンレス鋼で出来ている乳棒は収縮部

分に磨り入れられる。乳棒が所定の位置に収まったら、組織片と液体をガラス管に入れる。乳棒を手で回転させる。組織片を収縮部分に磨り込むと、乳液がガラス管の底に集まる。

組織磨砕器は幾つかの危険を引き起こす。ガラス管は、たとえホウケイ酸ガラス製であっても、割れて感染物資を拡散する場合がある。したがって、組織磨砕器は、微生物学用安全キャビネットの内部で使用し、吸収性のある詰め物で包み、手袋をした手でつかまなければならない。

最近は、1回限り使用で使い捨てのプラスチック製の組織磨砕器が入手可能になった。これはガラス製のものよりも割れにくいが、鋭く尖ったプラスチックの小さな破片が磨砕された組織の中に入ってしまうという小さな欠点がある。しかし、これらの破片は容易に確認できる。

キュレットで採取されるような柔らかい組織の小片は、数個のガラスのビーズと1ないしは2mlの肉汁培地が入ったスクリュー栓付き瓶に入れて渦巻き式ミキサーで振動させると乳化する。

ガラス製品とプラスチック製品 *

普通の細菌実験には、ソーダガラス製の試験管と瓶で十分である。分析作業は、より高価なホウケイ酸塩ガラス製のものが適切だろう。考慮すべき重要な点は、ガラス器具を洗浄すべきかそれとも廃棄処分にすべきかである。安価なガラス器具を大量に購入するとかプラスチック製の使い捨てペトリ皿と培養試験管を使用するとかの方が、ある状況では、ガラス器具を洗浄する労力を使うより経済的であるかもしれない。プラスチック製品は次の2種類に分類される。

1．高圧蒸気滅菌機にかけると破壊され、実験室で行う普通の方法では滅菌できないペトリ皿、検体容器、プラスチック製白金耳のような使い捨て器具（ただし、第4章を参照）
2．高圧蒸気滅菌機で滅菌しなければならない再使用可能な器具

＊高圧蒸気滅菌機滅菌の不可能なプラスチック

この部類には、ポリエチレン、スチレン、アクリロニトリル、ポリスチレン、厳密なポリ塩化ビニルが含まれる。

＊高圧蒸気滅菌機滅菌の可能なプラスチック

この部類のプラスチックは121℃の温度に耐え、ポリプロピレン、ポリカーボネート、ナイロン、PTFE（ポリテトラフルオロエチレンまたはテフロン）、ポリアロマー、TPX（メチルペンテンポリマー）、バイケン、ビニール試験管類がこれに含まれる。

プラスチック製の器具は、専門の会社から購入するのが最善である。なぜなら、専門の会社は特定の目的への自社製品の適合性に関して助言を与えてくれるからである。微生物学実験で使用されるほとんどの再使用可能なプラスチック製品は、ガラス製品の場合と同じ方法で洗浄できる。高圧蒸気滅菌機にかけている間に柔らかくなり、注意深く入れないと歪んでしまうプラスチック製品もある。

ペトリ皿＊

現在先進国のほとんどの実験施設で、使い捨てのプラスチック製ペトリ皿が使用されている。このペトリ皿は、滅菌済みでポリエチレンの袋に数枚単位で詰められて販売されている。またこれは無期限に貯蔵でき、大量に購入すると安価であり、上手に作られており、扱いやすい。通気孔付きのものと通気孔がないものとの2種類が入手可能である。通気孔付きペトリ皿には、上皿を下皿からわずかに引き上げるための突起が1、2個あり、嫌気培養と炭酸ガス培養に好んで使用される。

しかし、ガラス製ペトリ皿は、ある地域では未だに広く使われている。一般に、2種類のタイプが入手できる。通常はホウケイ酸ガラスで出来ている薄型の吹きガラスの皿は、扱いやすく、上皿と下皿が平たく、安全に積み重なっている。この皿は、連続して使用しても傷つくことはないが、もろいので注意して洗浄しなければならず、しかも高価である。厚型の押し型ガラスの皿は、凸面状である場合が多く、必ずしも安全に積み重ねることは出来ない。また傷つきやすく、特に使用と洗浄後に引っかき傷が付くことがある。他方、この型の皿は安価で、割れにくい。アルミニウム製、ステンレス製、プラスチック製の「蓋」が入手でき、ガラス製のペトリ皿の2倍の数がある。

ガラス製のペトリ皿は、通常はアルミニウムの円筒缶に入れ、熱風で滅菌する。

試験管、試験瓶、栓、蓋および止め具

培地は試験管か小さい試験瓶のどちらかに分配する。個人的にどちらを選択するかは別として、試験管の方が実験室ではより扱いやすく、貯蔵容器や培養器のスペースを取らないのに対し、試験瓶は培地を使用前に長期間保存するための狭い作業室ではより便利である。試験管に入れた培地は貯蔵中に乾燥する場合がある。スクリュー栓付きの試験管が入手可能である。

最も便利な試験管の大きさは、127mm × 12.5mm（容積 4ml）、152mm × 16mm（容積 5 ～ 10ml）、152mm × 19mm（容積 10 ～ 15ml）、178mm × 25mm（容積 20ml）である。重いタイプの縁どりのない試験管が細菌実験用に作られている。注ぎ口のある薄いガラス製の化学用試験管は、役に立たず危険を引き起こしやすい。

長年、綿栓が試験管内の培養物に栓をするために用いられてきた。しかし、大部分のところで金属製またはプラスチック製の蓋が代わって使われるようになった。、また実験室によっては、やわらかい合成繊維のスポンジ栓を使うようになった。

アルミニウム製の試験管蓋が数年前に導入されたが、これは耐久性に限りがあり、また試験管の標準仕様に適合していると言われているにもかかわらず、実験室にはこの蓋に合わない試験管が多数蓄積されている。ゆる過ぎる蓋は役に立たない。この蓋は安価で、長持ちし、入手可能な色の種類も多く、多くの時間と労力を省いてくれる。小さいバネで固定される蓋は、耐久性が強くほとんどの試験管に適合する。大きさと色が数種類あり、繰り返し高圧蒸気滅菌機にかけても耐えうるポリプロピレン製の蓋もまた入手可能である。伝統的な形のゴム製栓は、高圧蒸気滅菌機にかけている間に試験管から吹き飛ばされてしまうことがあるので、役に立たないが、合成繊維スポンジのゴム製栓は吹き飛ばされない。台所用のアルミニウム製ホイルで一時的な栓を作ることもできる。

アルミニウム製の蓋の付いた試験管は、籠に入れて、熱風炉の中で滅菌する。ポリプロピレン製の蓋の付いた試験管は高圧蒸気滅菌機にかけなければならない。

数種類の大きさの小培養瓶が微生物学実験用に作られている。これらの瓶のなかには作りが非常に頑丈で再使用目的で製作されているものもある。他方で、安全に取り扱うのに十分頑丈な使い捨てのものもある。最も役に立つ大きさは、容積が7、14、28mlの大きさ、ならびにこれらに比べて入口付近の「首」が太く、検体容器としても使用できる溶量が28mlの「万能容器」がある。これらの瓶にはゴムの裏地付きのアルミニウム製スクリュー栓が付いている。裏地は黒いゴム製でなければならない。赤いゴムの中には細菌性の材料を発生させることがあると考えられているものもある。ポリプロピレン製の蓋も使用されている。これは裏地を必要としないが、われわれの経験では培養または貯蔵期間が長いと自然にゆるくなる場合がある。そうすれば、培地が乾燥する。ポリプロピレン製の蓋は、短期間の使用なら問題ない。

上述の瓶のすべては高圧蒸気滅菌機で滅菌できる。

培地貯蔵瓶 *

スクリュー栓付きの「医療用平底瓶」または「丸底瓶」は、60ml以上の大きさのものが作られている。最も便利な大きさは、50～100mlの培地が入る110mlと250～500mlの培地が入る560mlである。平底瓶は最も扱いやすくまた貯蔵しやすいが、頑丈さでは丸底瓶のほうが勝る。

検体容器

スクリュー栓付きのガラス製またはプラスチック製の「万能容器」は、容積が約28mlで、最も普及している。他にも多くの容器があるが、ほとんどはプラスチック製である。あまりに多くのいろいろな種類の容器があるが、多くはプラスチック製である。満足のいくものもあれば、そうでないものもある。漏れやすいものもあれば、患者による取り扱いに耐えられないものもある。首の部分に1回転半以上の長さのスクリュー栓付き容器だけを使用しなければならない。「押し込み式」または「跳ね上げ式」の栓の付いた容器は危険である。このような容器は、開けたときにエアロゾルを発生させる。パラフィン紙でできた容器は、必ず漏れるので使用してはならない。大きい検体用には、様々な種類の頑丈なスクリュー栓付きの瓶がある。

どのような容器であれ、大量に購入する前には、購入予定の容器の試料に着色した水を満たして、スクリュー栓をほどほどに良く締めた後、数日間吸い取り紙の上に逆さに立てて試料試験をしてみるのが望ましい。患者や看護師はおそらくスクリュー栓を目いっぱいきつく閉めないだろう。同様の瓶類は、郵便規則に従い吸収材料に包んで、郵送しなければならない。漏れがあることは、吸い取り紙や包装紙にしみが出来ることではっきりわかるだろう。もっと厳しい試験の1つは、容器に着色した水を満たして、吸い取り紙の上で容器を逆さにして遠心分離機にかけることである。検体容器に関する問題点と試験については、Collins and Kennedy（1999）が概観している。

検査試料用瓶と試料容器

食品試料、水、牛乳等を入れる容器は、地域または国の基準に合致していなければならない。一般に、大型のスクリュー栓付き瓶は適しているが、多くの試料を入れるとやや重くなるので、食品工場では使用してはならない。プラスチック製容器は、漏れたりこぼれたりしても病理材料を扱う場合ほどの問題にはならないので、使用してもよい。頑丈なプラスチック製の袋は、特に自動封印式のものは役に立つ。それ以外では、「クイックタイ」を使用してもよい。

棚とバスケット

試験管と培養瓶用の棚架台（棚）は、高圧蒸気滅菌することができるように、ポリプロピレン製、またはポリプロピレンかナイロンで覆われた金属製でなければならない。使用時に破損することは珍しくないので、これらの棚も破損を最小限にすること。木製棚は非衛生的である。金属製棚のなかには錆びるものもあるので、恒温水槽内で使用してはならない。

大きさによって10から100本の瓶を収納できるアルミニウム製皿が、英国では広く使われている。この皿は高圧蒸気滅菌することができるだけでなく、洗浄のために分解することが簡単にできる。

従来の針金製の籠は、試験管を収納するには安全ではない。これは破損の危険を引き起こしやすく、こぼれた液体を保持できない。非感染実験用には、針金がポリプロピレンまたはナイロンで覆われている籠は問題ないが、高圧蒸気滅菌機にかけることができるいろいろな大きさのプラスチック製箱の方が培養物の使用には安全である。

他のベンチ器具

ハンディ拡大鏡、鉗子、ナイフまたはメスを揃えなければならないし、またこぼれた材料を拭き取ったり、一般的な洗浄のための雑巾を用意しなければならない。通常は、木製で長さが約15cmの柄つきモップはある種の検体を扱うのに役立ち、スパチュラ（へら）は食品試料を扱うのに役立つ。これらは、試験管の中またはパスツールピペット用に使用するアルミニウム製の箱の中で滅菌する。

何らかの形のベンチ、つまり「作業台」、「小間物入れ」または棚は、白金耳や他の小さい器具を一緒に入れておくのに便利である。

廃棄用壷と消毒剤容器は第4章で考察する。

[参考文献]

British Standards (BS and BS EN) are listed separately in the Addendum (see below).

Centers for Disease Control and National Institutes of Health (CDC/NIH) (2000) *Primary Containment for Biohazards Selection, Installation and Use of Biological Safety Cabinets*. Washington: Government Printing Office.

Collins, C.H. and Kennedy, D.A. (1999) *Laboratory Acquired Infections*, 4th edn. Oxford: Butterworth-Heinemann.

European Union (1998) Directive 98/79/EC of the European Parliament and of the Council of 27 October 1998 on *in vitro* diagnostic medical devices. *Official Journal of the European Communities* L331, 7.12.98, pp. 1-37.

International Electrical Commission (1990) 1010 Part 1. *Safety Requirements -Electrical Equipment for Measuring and Control and Laboratory Use*. Geneva: IEC.

International Federation of Clinical Chemistry (1990) *Guidelines for the Selection of Safe Laboratory Centrifuges and their Safe Use*. Copenhagen: IFCC.

Kennedy, D. A. (1988) Equipment-related hazards. In: Collins, C. H. (ed.), *Safety in Clinical and Biomedical Laboratories*. London: Chapman & Hall Medical, pp. 11-46.

Kuhne, R. W. Chatigny, M. A., Stainbrook, B. W. *et al.* (1995) Primary barriers and personal protective equipment in biomedical laboratories. In: Fleming, D. 0., Richardson, J. H., Tulis, J. I. *et al.* (eds), Laboratory Safety: Principles and Practices, 2nd edn.Washington: ASM Press.

Medical Devices Agency (MDA) (1998) Medical device and equipment management, for hospital and community-based organisations. *Device Bulletin*, MDA DB 9801, January 1998.

MDA (2002a) Management of *in vitro* diagnostic medical devices. *Device Bulletin*, MDA DB 2002 (02), March 2002.

MDA (2002b) Management and use of IVD point of care test devices. *Device Bulletin*, MDA DB 2002 (03), March 2002.

Medical Devices Directorate (MDD) (1991) Management of medical equipment and devices, *Health Equipment Information* 98: November 1990.

National Sanitation Foundation (1992) Standard 49. Class II (Laminar Flow) Biohazard Cabinetry. Ann Arbor: NSF.

SI (2000) *In Vitro* Diagnostic Medical Device Regulations 2000, Statutory Instrument 2000 No. 1315.

ADDENDUM: BRITISH STANDARDS FOR LABORATORY EQUIPMENT

Autoclaves, sterilizers and disinfectors

BS EN 61010-1:1993. Safety requirements for electrical equipment for measurement, control and laboratory use. General requirements.

'BS EN 61010-2-041:1997. Safety requirements for electrical equipment for measurement, control and laboratory use. Particular requirements for autoclaves using steam of the treatment of medical materials and for laboratory processes.

BS EN 61010-2-042:1997. Safety requirements for electrical equipment for measurement, control and laboratory use. Particular requirements for autoclaves and sterilizers using toxic gas for the treatment of medical materials and for laboratory processes.

BS EN 61010-2-043:1998. Safety requirements for electrical equipment for measurement, control and laboratory use. Particular requirements for dry heat sterilizers using either hot air or hot inert gas for the treatment of medical materials and for laboratory processes.

BS EN 61010-2-045:2001, Safety requirements for electrical equipment for measurement, control and laboratory use. Particular requirements for washer disinfectors used in medical, pharmaceutical, veterinary and laboratory fields.

BS 2646-2:1990 [1996]. Autoclaves for sterilization in laboratories. Guide to planning and installation.

BS 2646-4:1991 [1998]. Autoclaves for sterilization in laboratories. Guide to maintenance.

BS 2646-1:1993 [2000]. Autoclaves for sterilization in laboratories. Specification for design, construction, safety and performance.

BS 2646-3:1993 12000]. Autoclaves for sterilization in laboratories. Guide to safe use and maintenance.

BS 2646-5:1993 [2000]. Autoclaves for sterilization in laboratories. Methods of test for function and performance.

Cell disruptors

BS EN 12884:1999. Biotechnology. Performance criteria for cell disruptors. Centrifuges

BS EN 61010-2-020:1995. Safety requirements for electrical equipment for measurement, control and laboratory use. Particular requirements for laboratory centrifuges.

BS EN 12884:1994. Biotechnology. Performance criteria for centrifuges.

Drying ovens

BS 2648:1955 [2000]. Performance requirements for electrically-heated laboratory drying ovens.

Glassware

BS EN ISO 4796-1:2001. Laboratory glassware. Screw-neck bottles.

BS EN ISO 4796-2:2001. Laboratory glassware. Conical-neck bottles.

BS EN ISO 4796-3:2001. Laboratory glassware. Aspirator bottles.

BS ISO 4798:1997. Laboratory glassware. Filter funnels.

BS ISO 4800:1998. Laboratory glassware. Separating funnels and dropping bottles.

BS 5732:1985 [1997]. Specification for glass disposable Pasteur pipettes.

Micro biologicial safety cabinets

BS EN 12469:2000. Biotechnology. Performance criteria for microbiological safety cabinets.

BS 5726:Part 1:1992. Microbiological safety cabinets. Part 1. Specification for design, construction and performance prior to installation.

BS 5726:Part 2:1992. Microbiological safety cabinets. Part 2. Recommendations for information to be exchanged between purchaser, vendor and installer and recommendations for installation.

BS 5726:Part 3:1992. Microbiological safety cabinets. Part 3. Specification for performance after installation.

BS 5726:Part 4:1992. Microbiological safety cabinets. Part 4. Recommendations for selection use and maintenance.

Mixers and stirrers

BS EN 61010-2-051:1996. Safety requirements for electrical equipment for measurement, control and laboratory use. Particular requirements for laboratory equipment for mechanical mixing and stirring.

pH meters

BS 3145:1978 [1999]. Specification for laboratory pH meters.

Plastics ware

BS 5404-1: 1976 [1994]. Plastics laboratory ware. Beakers.

BS 5404-2:1977 [1994]. Plastics laboratory ware. Graduated measuring cylinders.

BS 5404-3:1977 [1994]. Plastics laboratory ware. Filter funnels.

BS 5404-4:1977 [1994]. Plastics laboratory ware. Wash bottles.

BS 611-2:1990. Specification for plastics Petri dishes for single use.

第4章

感染材料の滅菌、消毒、除染

用語の定義

・滅菌は、胞子を含むすべての微生物を完全に破壊することを意味する。それは物理的方法で達成される。

・消毒は、病気を引き起こしたり、あるいは食品産業の関連で言えば、腐敗を引き起こしたりする植物性生物（最近やカビを含む）を破壊することを意味する。これは通常は化学薬品を用いて行われ、必ずしも胞子を殺さない。

これらの2つの用語は同意語ではない。

・除染は、材料を使用または処分するときに微生物学的に安全な状態にするという意味で、微生物学実験室で好んで用いられる用語である。

滅菌

微生物学実験室で一般に用いられる方法は、次の通りである。

・赤熱（火炎滅菌）

・乾式加熱（熱風）

・圧力をかけた蒸気（高圧蒸気滅菌機処理）

・圧力をかけない蒸気（間欠滅菌）
・濾過
・濃縮

焼却もまた滅菌の一方法であるが、これは実験室廃棄物の最終処分のために、通常は実験室の外部で行われるので、別項で考察する。

赤熱

接種用針金や白金耳のような道具は、赤く熱せられるまでブンゼンバーナーの炎の中で保持することによって滅菌される。汚染された粒子を周囲に跳ね散らす危険を避けるために感染性の強い材料に汚染された接種用針金を滅菌するには、フード付きのブンゼンバーナーが勧められる。

ブンゼンバーナーの代わりに用いるために作られた電動式マイクロインシネレーターがますます普及している。

乾式加熱

乾式加熱は、サーモスタットで制御され、加熱される器材のすべての部分を同じ温度に保つために循環ファンが取り付けられている乾熱滅菌装置である電気加熱炉の中で行われる。現今の装置には、温度を必要な高さまで上げ、あらかじめ決めておいた時間だけその温度を保ち、その後電流を切るように設定することのできる電子制御装置が備わっている。加熱のサイクルが一巡する前に炉が開くのを防ぐため、筒型電磁鍵を内蔵している型式の炉もある。これによって滅菌が保障され、資材が偶発的に焼けることを防ぐことができる。

この方法によって滅菌できる器材としては、ガラスペトリ皿、フラスコ、ピペット、金属製器具が挙げられる。滅菌中にガラス製品を便利に収納し、貯蔵期間中に無菌に保つ金属缶や金属製円筒缶が実験室機器供給業者から入手可能である。ピペット等をひとつひとつ茶色の紙（クラフト紙）に包むという伝統的な方法を好む実験室作業者もまだいる。

＊加熱器材の荷置きの仕方

空気は熱をあまり良く伝えないので、炉に入れる加熱器材は、熱風が循環するように十分な間隔を置いて離れて置かなければならない。

＊加熱時間と温度

熱風滅菌を施す器具の処理時間を計算する際には、次の3つの時間帯を考慮しなければならない。

1．加熱時間帯で、これは器材全体が滅菌温度に達するために要する時間のことで、約1時間である。
2．滅菌温度を保つ時間帯で、英国で勧められている滅菌温度と時間は160℃に2時間、180℃に30分である（British Pharmacopoeia, 1993; Russel, 1999）。
3．冷却時間帯で、これは温度の急激な低下の結果ガラス製品が割れるのを防ぐための、ゆっくりした時間帯で、長さは2時間までである。

＊熱風滅菌装置の制御

熱風滅菌を施す器具は、滅菌装置を始めて取り付けるときに熱電対で温度を測定し、その後も必要時に熱電対で温度を点検しなければならない。

普通の日常的な制御は、単に市販の化学的標示薬試験管で簡単に効果的に行うことができる。

圧力をかけた蒸気：高圧蒸気滅菌機

大気圧での飽和水蒸気の温度は約100℃である。温度は圧力とともに上昇する。例えば、1バール（約15ポンド／平方インチ—古い高圧蒸気滅菌機の中にはポンド・ヤード法を用いるものもある）では121℃である。細菌はこの温度で15～20分間高圧蒸気滅菌機にかけると死ぬ。空気は高圧蒸気滅菌機による滅菌の効率にかなり影響を及ぼす。上記の関係は、空気が存在しない場合にだけ良く当てはまる。高圧蒸気滅菌機の中に空気が約50%残っている場合には、蒸気と空気の混合物の温度は112℃にしかならないであろう。高圧蒸気滅菌機に入れた器材の中に空気が存在している場合にも、その空気は蒸気の浸透を妨げる影響を及ぼすであろう。

器材を取り囲み器材に浸透している空気は、滅菌を開始する前に最初に除去しておかなければならない。これを真空ポンプで行う高圧蒸気滅菌機もある。

＊高圧蒸気滅菌機の中の器材

高圧蒸気滅菌機による滅菌が成功するか否かは、釜内からと滅菌される材料とからすべての空気を除去できるか否かにかかっているので、滅菌材料は釜に間隔を置いて積なければならない。きれいな器具は金網籠に入れても良いが、汚染された材料（例えば、廃棄された培養物）は少なくとも20cmの深さのある底の固い容器に入れなければならない（以下の「感染性廃棄物の処分」を参照）。各容器の周囲に空気の入る大きな空間を作っておかなければならず、また各容器は蓋をしてはならない。多量の液体を滅菌したい場合には、液体が必ず適切な温度に達するように長い時間をかけなければならない。

＊高圧蒸気滅菌機の型

実験室作業用に作られ、「雑多な」器材を処理することができる高圧蒸気滅菌機だけを使用しなければならない。「多孔質器材」と「瓶入り液体の滅菌装置」は実験室作業にはめったにしか満足のいくものはない。実験室用高圧蒸気滅菌機には次の2種類がある。

1．圧力釜型
2．空気および凝縮物を自動的に排出する重力置換型

＊実験室用ベンチ高圧蒸気滅菌機

これは、家庭用の圧力調理器と同様、世界の多くの地域で今でも用いられている。ずっと現代的な型には、ゴムパッキングで閉め密封できる頑丈な金属製の蓋付きの金属製の釜が備わっている。またこの型には、空気・水蒸気の排出栓、圧力計、安全弁が付いている。釜の底には浸漬電気加熱器が取り付けられている（図4-1参照）。

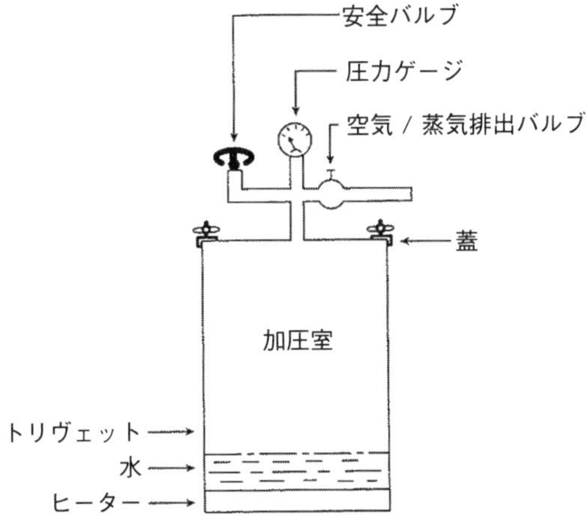

図 4-1 「圧力釜」型実験室用高圧蒸気滅菌機

操作指示

釜内に十分な水を入れておかなければならない。次いで器材を入れ、排出栓を開けたまま蓋を閉める。それから安全弁を必要とされる温度に調節し、加熱スイッチを入れる。

水が沸騰すると、水蒸気が排出栓から出て、水蒸気とともに空気が釜から排出する。すべての空気が取り除かれるまで空気・水蒸気を自由に排出できるようにしなければならない。これが上手く行われているかは、ある長さのゴム管の一方の端を排出栓に取り付け、他方の端を懸架容器（バケツ）または水を入れるための似たような大きい容器に挿入することによって検査することができる。水蒸気は凝結して水になり、空気は泡となって表面に上昇する。釜から空気がすべて取り除かれると、懸架容器（バケツ）の中での泡の発生が止まる。この段階に達したとき、空気・水蒸気排出栓を閉じ、ゴム試験管を取り除く。次いで釜内の圧力と温度が必要なレベルに達するまで上昇すると、水蒸気が安全弁から出てくる。

滅菌器材が必要温度に達したら（以下の「高圧蒸気滅菌機の試験」を参照）、圧力を 15 分間保つ。滅菌時間が終わったら、加熱スイッチを切り、その後高圧蒸気滅菌機を冷やす。

圧力計がゼロ（大気圧）に達した後、空気・水蒸気排出栓を非常にゆっくりと開ける。ただし、まだ圧力がかかっている間に栓をあまり早く開けると、内部の液体（液体培地等）が爆発的に沸騰し、液体の入った瓶が破裂する場合もある。高圧蒸気滅菌機内の器材はそのまま冷えす。滅菌されている器材の性質によって、必要とされる冷却（または「減少」）時間は異なるが、寒天入りの大型瓶が安全に扱える80℃にまで冷えるには数時間が必要である。

＊重力置換高圧蒸気滅菌機

これは、図4-2に図示されているように構造と操作が比較的単純なものと、または空気、最終的には蒸気が真空ポンプによって除去され、滅菌サイクル全体がプログラムされているきわめて複雑な機器の場合とがある。

高圧蒸気滅菌機を取り囲む被膜は、釜の周りの狭いスペースを囲む外壁を成しており、釜は釜の壁を暖かく保つために圧力をかけられた水蒸気で満たされている。高い圧力をかけられている主要供給口からこの圧力を稼動水準まで下げる弁を通じて水蒸気は被膜内に入る。稼動圧力は被膜に取り付けられた別個の圧力ゲージで測定される。またこの被膜には、空気と蒸気の凝縮物が通るための別個の排水溝がある。

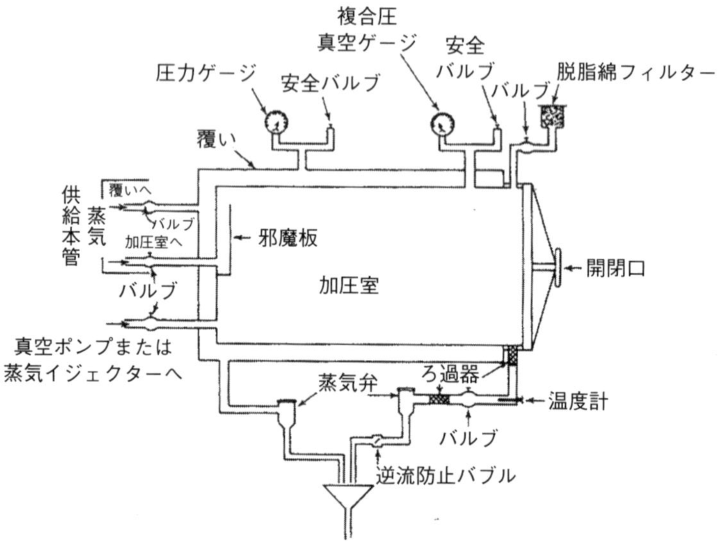

図4-2　重力置換高圧蒸気滅菌機

水蒸気は、被膜に蒸気を送るのと同じ供給源から釜に入る。蒸気は、上向きに送られて釜を上部から下方へ満たすように導入される。それによって空気と凝縮物は重力置換によって釜の底の排水溝を通り、流れ出ていく。排水溝には、破片類によって流れが遮断されるのを防ぐために濾過器が取り付けられている。排水溝には、逆流を防ぐ空気の遮断部分が完全に出来るように密閉容器（図には示されていない）が接続される。またエアロゾルが室内に絶対に放出しないようにフィルターも取り付けられている。

必ず飽和蒸気だけが釜内に保持され、飽和蒸気より温度の低い空気と凝縮物が自動的に排出されるように、「ニアツースチーム」トラップ［「蒸気に近い空気の弁」の意味］と呼ばれる自動蒸気捕集弁が作られている。これが「ニアツースチーム」トラップと呼ばれるのは、釜内の温度が飽和蒸気の温度より約2℃低い温度に低下したときには開き、飽和蒸気の温度より2℃以内程度低い場合には閉じるからである。このトラップは、弁を操作する金属製のふいごの拡張と収縮によって作動する。

排水溝には温度探知棒があるが、これは釜の中にある器材内の水蒸気の温度ではなく排水溝にある蒸気の温度を記録するものであり、誤解をまねくかもしれない。例えば、殺菌すべきものの内部温度が50℃に過ぎないのに、排水溝の中の温度が121℃に達していることさえある（Collins and Kennedy, 1999）。

現今の高圧蒸気滅菌機には、熱電対温度探知棒が釜内に取り付けられ、滅菌器材の様々な部分の温度が記録されるようになっている。旧式の高圧蒸気滅菌機では、薄い熱電対の導線が扉の目張りを通して安全に引き込まれている。

釜内の温度が80℃に低下する以前にドアが開くのを防ぐための連動装置が通常は備わっている。釜内の温度が80℃に低下しても、器材の中の温度も安全な水準に低下したことを意味しないからである。密閉された大きい瓶の中は温度が100℃を未だ超えており、そのとき内容物は高い圧力を受けているだろう。急に冷やすと瓶は爆発するかもしれない。滅菌器材の中の温度が80℃以下に低下するまでは高圧蒸気滅菌機を開けてはならない。それには長い時間を要するかもしれないが、滅菌器材が最後に取り出される前にそれらをさらに冷やすために扉がわずかに開くようにするロックが備わっている高圧蒸気滅菌機もある。このような高圧蒸気滅菌機を培地の準備や溶解のために使用しないことには十分な理由がある（第5章を参照）。

重力置換高圧蒸気滅菌機の操作

高圧蒸気滅菌機が被膜で覆われている場合には、最初に被膜の温度を操作温度に到達させねばならない。釜に滅菌する器材を入れ、扉を閉め、蒸気弁を開くと、蒸気が釜の上部に入る。空気と凝縮物は底部の排水溝を通って流れ出る（図4-2を参照）。排水溝の温度計が必要とされる温度に達しても、器材がその温度に達するまでさらに長い時間待たねばならない。以上の操作は、以下に記すように、すべての高圧蒸気滅菌機に関して最初にそして定期的に行わなければならない。もしこの点検操作を行っていないと、器材の滅菌はおそらく達成されないであろう。それから滅菌温度を保つ時間だけ高圧蒸気滅菌機のサイクルを続ける。このサイクルが終わったら、蒸気弁を閉め、温度計が80℃未満を指示するまで高圧蒸気滅菌機を冷やす。そのときにはじめて高圧蒸気滅菌機は開けても安全になる。蒸気が放出し、滅菌器材がさらに冷えるように、高圧蒸気滅菌機を、最初は「隙間を開けるように」ごくわずかだけ開け、数分間その状態を保たなければならない（以下の「オペレーターの保護」を参照）。

時間・温度サイクル

ほとんどの目的において、表4-1に示した時間・温度サイクルは、きちんと詰め込まれた器材の滅菌を保証するだろう（MDA, 1993/1996）。

この時間・温度サイクルは、以下に記すように決められた「滅菌温度を保つ時間」（HTAT）である。微生物学実験室における通常のHTATは、121℃を15分間保つことである。

海綿状脳症を引き起こす病原体（プリオン）を含むか含む疑いのある材料は、134℃で18分間または3分間のサイクルを6回連続して高圧蒸気滅菌機にかけなければならない（Advisory Committee on Dangerous Pathogens or

ACDP, 1994)。

表 4-1　時間と温度の対応関係

温度（℃）	滅菌温度を保つ時間（分）
121 － 124	15
134 － 138	3

＊高圧蒸気滅菌機の試験

時間・温度サイクルは、「最悪状態の器材」（例えば、複数の 5ml のスクリュー栓付き瓶で満たされている容器）の条件下で試験しなければならない。この容器は、釜の中央部に置かなければならず、スペースがある場合には、器材を入れた他の容器をその周りに置いてもよい。熱電対の導線を器材の中央および他の場所に置く。それから滅菌サイクルを開始し、時間を計る。

次の 3 つの時間帯がある。

1．器材の中央の温度が 121℃に達するまでの**温度上昇期**
2．**滅菌期**、すなわち、器材の中の温度が 15 分間 121℃に維持される HTAT
3．蒸気弁が閉じられ、器材の中の温度が 80℃まで低下した以後の**冷却期**

高圧蒸気滅菌機を手で操作する場合には、これらの時間帯を記して表示しておかなければならない。自動高圧蒸気滅菌機はプログラムされている。

＊監視

毎日の使用時または適時に、温度記録計は、標示薬で補完されると良い。標示薬には 3 種類ある。そのうちの 2 種類は直ちに結果を出し、他の 1 種類は事後的である。

1．**ボウィー・ディック・高圧蒸気滅菌機テープ**（Bowie et.al., 1963）— これは化学材料を染み込ませたテープで、器材の中に置く。
2．**化学的標示薬**—これは通常密閉された試験管または小袋の中に入れられており、正しい時間と温度の組み合わせが達成されると色が変化する。

3．**生物学的標示薬**—次の2種類の微生物の胞子が用いられる。バチラス・ステアロサーモフィラス（*Bacillus stearothermophilus* NCTC 1007, ATCC 7935）とスポロゲネス菌 Clostridium sporogenes（NTCC 8596, ATCC 7955）。これらは懸濁剤として用いられるか、濾紙片のような担体に吸収させられて使われている。胞子の耐熱性は使用される培地に依存するから、実験室で準備したものは信頼性がない。市販の製品を購入するのが最善である。濾紙片を器材の様々な位置に置き、高圧蒸気滅菌機にかけた後、試験管に入った肉汁培地に加え、それからこの肉汁培地を培養する。その結果濁りが出ることは滅菌処理が上手くいかなかったことを示す。

高圧蒸気滅菌機処理に関するその他の情報については、Kennedy（1988）, Gardber-Abbate（1998）, Russel *et al.*（1999）を参照。

＊オペレーターの保護

高圧蒸気滅菌機を開けるとき、また温度計が80℃未満を指していて扉鍵が扉を開けられるようになっているときでも、顔や手のやけどを含む重大な事故がこれまで発生してきた。瓶の中の液体が100℃を超え、かなりの圧力を受けている場合もある。このような瓶は、室温で空気に触れると爆発する場合がある。

高圧蒸気滅菌機から器材を取り出すときには、オペレーターは、あごと喉の下の皮膚を覆うタイプのフルフェースのバイザーを付けなければならない。またオペレーターは、耐熱手袋もはめなければならない（*Kennedy,* 1988を参照）。

100℃の水蒸気（間欠滅菌）

この処理は、アイルランドの物理学者兼細菌学者のジョン・ティンダルにちなんで命名されたものである。それはガスバーナー、電熱線または蒸気コイルで底の水を沸騰させる金属製の箱、つまりコッホ蒸し器またはアーノルド蒸し器を用いて行う。処理すべき品物は、水の表層上に置いた穴の開いた棚の上に載せる。蓋は、凝縮物が内容物の上に滴り落ちないで側面を伝わって落ちていくように、円錐形にする。蓋には小さい穴があり、そこから空気と水蒸気が漏れ出る。

この方法は、高温に曝されると駄目になる培地、例えば、容易に加水分解する炭水化物またはゼラチンを含む培地を滅菌するために用いられる。これらの培地を3日連続で毎日30～45分間蒸気に当てる。1日目で増殖型菌は死に、生き残った胞子は一晩で栄養培地で発芽し、増殖型菌を産み出すが、それも2日目、3日目の蒸気処理で死滅する。

濾過

細菌を捕捉するが、一般にマイコプラズマやウィルスは捕捉しない微細孔フィルターに通すことにより、液体から微生物を取り除くことができる。この方法は、実験室で使用するための血清、抗生物質溶液、熱で変性する特殊な培地などを滅菌するために用いられる。この方法はまた、液体培地内で細菌が発育して産生する溶解性産物（例えば、毒素）を分離するためにも用いられる。

現在はまれにしか使用されていない歴史的に興味のあるフィルターとしては、ベルケフェルト（キーゼルグール製）、シャンベラン（素焼きの磁器製）、ザイツ（アスベスト）、焼結ガラスが挙げられる。これらのフィルターの詳細は古い細菌学の教科書に掲載されているかもしれない。今ではこれらのフィルターに代わって薄膜フィルターが使用されている。

＊薄膜フィルター

このフィルターは、セルロース・エステル（セルロース・アセテート、セルロース・ナイトレート、コロジオン等）を素材としている。気孔の大きさが様々なものを入手できる。細菌用フィルターの気孔の大きさは0.75μm未満である。薄膜とそれを使えるように保持する器具は高圧蒸気滅菌機にかけて滅菌する。

使用するためには、上部と下部のファネル（漏斗）の間に密閉されているステンレス製で有孔の基盤の上に、無菌操作の注意を払いつつ、無菌薄膜を張り付ける。濾過は、フィルターの入口側に陽圧をかけるか、または出口側に陰圧をかけることによって達成される。

少量の液体（例えば、1 ～ 5ml）を濾過するための小さいフィルターも入手可能である。液体は遠心分離機で遠心力によってフィルターを通り抜けるか、または注射器から出されてフィルターを通り抜ける。

薄膜フィルターと様々な目的に適合するフィルター保持器も入手可能であり、幾つかの製造業者が自社製品についての役に立つ小冊子や広告チラシを提供している。

化学的消毒

消毒剤の中には健康に対する危険を引き起こすものがある（表4-2）。希釈する際には目と手を保護する物を着用することが望ましい。

多くの種類の化学材料が使用でき、それらはまとめて消毒剤またはマイクロ殺菌剤と呼ばれている。本書では前者の用語を用いる。普通の試薬であるものもあれば、商品名を付けて市販されている特殊な製剤もある。消

表4-2　消毒剤の性質

	以下のものに対して活性がある							以下のものに不活化される					毒性		
	真菌	細菌 G＋	G－	マイコバクテリア	芽胞	脂質ウイルス	非脂質ウイルス	タンパク質	自然物質	合成物質	硬水	合成洗剤	皮膚	目	肺
植物フェノール成分	+++	+++	+++	++	−	+	V	+	++	++	+	C	+	+	−
ヒポクロライト	+	+++	+++	+	++	+	+	+++	+	+	+	C	+	+	+
アルコール	−	+++	+++	+++	−	+	V	+	+	+	+	−	−	+	−
ホルムアルデヒド	+++	+++	+++	+++	+++[a]	+	+	+	+	+	+	−	+	+	+
グルタルアルデヒド	+++	+++	+++	+++	+++[b]	+	+	NA	+	+	+	−	+	+	+
ロドフォルス	+++	+++	+++	+++	+	+	+	+++	+	+	+	A	+	+	−
QACs	+	+++	++	−	−	−	−	+++	++	+++	+++	A(C)	+	+	−

出典：Collins and Kenndy(1999)
＋＋＋：良い　＋＋：まあまあ良い　＋：わずか　－：無し　V：ウイルスの種類に依る
a ＞ 40℃、b ＞ 20℃、C：陽イオンの　A：陰イオンの　NA：適用不可
QACs：第4級アンモニウム化合物

毒剤は、器材類の「滅菌」目的で用いてはならない。また物理的方法が利用可能なときにも用いてはならない。ある状況下、例えば、食品を扱う施設では、中性洗剤による洗浄の方がよい。消毒時間、温度、pHや消毒する器材の化学的・物理的性質の影響、さらには消毒の場に存在する有機物の影響が十分に考慮されていない場合がしばしばある。

消毒剤の種類とその実験室での使用

消毒剤に対する微生物の感受性にはおよその範囲がある。最も感受性の高いのは、増殖型細菌、真菌および脂質含有ウィルスである。マイコバクテリアと脂質非含有ウィルスは感受性が低く、胞子は一般に耐性がある。

消毒剤の毒性と皮膚、目、呼吸器にそれらが与えるどのように有害な影響に対しても考慮を払わなければならない。

ここでは実験室で使用される消毒剤だけについて述べる。その他の情報および使用法については、Gardner-Abbate (1998)、Russel *et al.* (1999)、Ayliffe *et al.* (1999) を参照のこと。

実験室作業で最も普通に使用されている消毒剤は透明なフェノール類と次亜塩素酸塩である。アルデヒドは使用が限られており、アルコールとアルコール混合液はあまり普及してはいないが、最も注目に値する消毒剤である。ヨードフォアと第4アンモニウム化合物（QACs）は英国よりも米国で普及している。しかし、水銀化合物は最も使用されていない。これらの消毒剤の性質は以下の項目および表4-2に要約されている。エチレンオキシドやプロピオラクトンのような他の材料も市販されていて、病院や実験室で使用する無菌器具を準備する際に使われている。これらの化学材料は実験室で普通は使用されないが、病院では医療器具用に使用するところがある。市販されている器具がこの目的のために利用可能である。

＊透明なフェノール類

これらの化合物は、増殖型細菌（マイコバクテリアを含む）と真菌に対して効果があるが、胞子と脂質非含有ウィルスに対しては活性がない。ほとんどのフェノール類はかなり多量のたんぱく質の存在下で活性を示すが、ゴム、木、プラスチックによってある程度不活化される。フェノール類は陽イオン系合成洗剤と一緒に使用することはできない。実験室では、廃棄物容器［廃棄物を最終処分前に中に入れて消毒する瓶タイプのゴミ箱］に消毒剤を入れて用いることと表面の消毒に用いることがある。製造業者は、「汚い状況」、すなわち比較的多量の有機材料が存在する状況では、透明なフェノール類を最高の濃度で使用することを勧めなければならない。これは通常2～5%である。それに対し、タンパク質があまり多く存在しない「きれいな」状況では1%である。希釈した溶液は毎日作り、希釈したフェノール類を実験室での使用のために24時間を越えて貯蔵してはならない。ただし、希釈した透明なフェノール類の多くは、7日間を超えて効果があるだろう。

皮膚と目は保護しなければならない。

＊次亜塩素酸塩

次亜塩素酸塩の消毒活性を引き起こすのは塩素である。塩素はマイコバクテリア以外の増殖性細菌、胞子、真菌に対して非常に効果がある。次亜塩素酸塩はタンパク質によってかなり不活化され、自然の非タンパク性材料やプラスチックによってある程度不活化される。また次亜塩素酸塩は陽イオン系合成洗剤と併用することはできない。次亜塩素酸塩の使用法としては、廃棄物容器に入れて用いることと表面の消毒に用いることがある。次亜塩素酸塩によって腐食される金属もあるので、注意する必要がある。遠心分離機や他の機械の金属部分のうち使用中に圧力を受けやすいものには次亜塩素酸塩を使用してはならない。

英国で産業用および実験室用に販売されている次亜塩素酸塩には、10万ppmの有効な塩素が含まれている。次亜塩素酸塩は次のように希釈しなければならない。

・かなりきれいな表面:100倍希釈して100ppmの塩素濃度にする
・ピペットと廃棄物容器:40倍希釈して2500ppmの塩素濃度にする
・血液のこぼれ:10倍希釈して10,000ppmの塩素濃度にする

家庭用次亜塩素酸塩（例えば、赤ん坊の哺乳瓶洗浄に使用されるもの）のなかには、1万ppmの塩素を含むものもあるので、希釈して使わなけれ

ばならない。英国および米国で普及している家庭用「漂白剤」は、5万ppmの有効な塩素を含んでいるので、20倍および5倍に希釈するのがよい。

次亜塩素酸塩は使用しているうちに急速に効力が衰えるが、供給される製品は安定している。希釈された溶液は24時間後に取り替えなければならない。着色剤が加えられている市販の次亜塩素酸塩があるが、これは次亜塩素酸塩であることを確認するための着色であり、現に活性があることを示すためのものではない。

次亜塩素酸塩は皮膚、目、肺の炎症を引き起こす場合がある。

ジクロロイソシアヌル酸ナトリウム（NaDCC）は、塩素を放出する固体材料である。ベンチに置く廃棄物容器を準備するには錠剤が役に立ち、漏出、特に血液のこぼれに対処するには粉末が便利である。

＊アルデヒド

ホルムアルデヒド（気体）とグルタルアルデヒド（液体）は良い消毒剤である。これらは、（マイコバクテリアを含む）増殖型細菌、胞子、真菌に対して活性がある。これらは、タンパク質の存在下でも活性を有し、自然または合成材料、また合成洗剤によってもあまり不活化されない。

ホルムアルデヒドは、20℃未満の温度ではあまり活性を示さず、さらに少なくとも70%の相対湿度が必要である。ホルムアルデヒドは気体として供給されるのでなく、パラホルムアルデヒドという重合体の固体として、また37～40%のホルムアルデヒドを含むホルマリンという液体として供給される。両者は、加熱すると気体（ホルマリン蒸気）が放出される。この気体は安全キャビネットや実験室のような閉鎖された空間を消毒するために用いられる。10倍に希釈されたホルマリンは、4%のホルムアルデヒドを含む溶液となり、物体表面を消毒するのに使われ、また場合によっては培養物を消毒するために使われる。ホルムアルデヒドを放出する固体化合物は、現在市販されており、実験室で使うことはできる。、しかし、この目的での評価はまだされていない。ホルムアルデヒドは、主として安全キャビネットや実験室を除染するために使用されている。

グルタルアルデヒドには、多量の液体と一緒に供給される活性剤を必要とするものがある。ほとんどの活性剤は、グルタルアルデヒド製剤が活性化されていることを使用者が確認できるように色素を含んでいる。活性化後の効果と安定性は製品によって様々であり、これについては製造業者の文献を参照しなければならない。

アルデヒドは有毒ある。ホルムアルデヒドは、目に影響を与え、呼吸困難を引き起こすので特に不快である。特別な予防策が必要である（以下を参照）。

グルタルアルデヒドは、中程度の毒性があり、また特に目、皮膚、上気道にとっては刺激物である。

＊アルコールとアルコール混合液

水中濃度が約70～80％のエタノールとプロパノールは、増殖型細菌に対してゆっくりではあるが効果がある。これらは胞子と真菌に対しては効果がない。タンパク質と他の材料または合成洗剤は特にこれらを不活化することはない。

70％のアルコールに10％のホルマリンを添加するか、または2,000ppmの有効な塩素を出す次亜塩素酸塩を添加することによってアルコールの消毒効果は高まる。

アルコールとアルコール混合液は、器材表面の消毒に役立つ。またアルコールと次亜塩素酸塩の混合液は例外だが、アルコール混合液は遠心分離機の懸架容器（バケツ）のバランスを保つのにも役立つ。

これらは、皮膚には比較的無害だが、目に炎症を起こす場合がある。

＊第4級アンモニウム化合物

第4級アンモニウム化合物は、QACsまたはquats（第4化合物）と呼ばれている陽イオン系合成洗剤であり、増殖型細菌とある種の真菌に対して効果があるが、マイコバクテリアと胞子には効果がない。第4級アンモニウム化合物は、タンパク質や様々な自然材料およびプラスチック材料および陰イオン系合成洗剤や石鹸によって不活化される。それゆえ第4級アンモニウム化合物の実験室での使用は限られているが、安定していて金属を腐食しないという明確な利点はある。第4級アンモニウム化合物は、表面の洗浄には通常1～2％に希釈して用いられ、これらの洗剤としての性質ゆえに食品衛生関係の研究所で非常に普及している。

QACsは毒性がなく、皮膚と目には無害である。

＊ヨードフォア

塩素化合物と同様に、沃度剤（ようどざい）は（マイコバクテリアを含む）増殖型細菌、胞子、真菌、脂質含有ウィルスと脂質非含有ウィルスに対して効果がある。これらの沃度剤は、タンパク質によって急速に不活化され、自然材料やプラスチック材料によってもある程度不活化され、また陰イオン系合成洗剤と一緒に使用することはできない。廃棄物容器内での使用や表面の消毒のためには、75～150ppmの沃度濃度になるように希釈しなければならない。手洗い用や殺胞子剤としては1,600ppmの沃度濃度になるように50%のアルコール内で希釈しなければならない。市販のヨードフォアは通常合成洗剤を含んでおり、標示薬を入れてある。すなわち、ヨードフォアは茶色または黄色である間は活性がある。ヨードフォアは、皮膚と表面にしみをつけるが、そのしみはチオ硫酸ナトリウム溶液で除去される。

ヨードフォアは、ある程度目を刺激することはあるが、皮膚には比較的無害である。

＊水銀化合物

増殖型細菌に対する活性は弱く、水銀剤は胞子には効果がない。水銀剤は、1／500から1／1000までの濃度でウィルスに活性があり、また飽和溶液としてマイコバクテリアの顕微鏡観察の準備を安全に行うために限定的に用いられる。

水銀化合物は有益性が限られ、毒性が強いために、実験室での使用には適していない。

消毒剤の使用の際の注意事項

上述のように、ある種の消毒剤は皮膚、目、呼吸器に望ましくない影響を与える。例えば、貯蔵容器から注出したり、目的とする希釈溶液を作るなどして強い消毒剤を扱っている人は、誰もが使い捨て手袋と安全めがね、ゴーグルまたはバイザーを着用しなければならない。

消毒剤の試験

幾つかの国と組織は消毒剤の「公式」の試験法を採用している。それらの試験法は、製造業者によって使われている。しかし、臨床検査室や公衆衛生研究所では受け入れられておらず、まれにしか用いられていない。なぜなら、試験のときの再現性が問題となるからである。ある種の試験法、例えば、リディアル・ウォーカー試験法とチック・マーチン試験法は似ていないものの比較に用いられたために評判を落とした。非病原性であると主張されている菌株であるチフス菌（*Salmonella typhi*）を用いる試験法は、全く断念しなければならない。したがって、現行の「公式」の試験法の詳細は本書では述べず、原則だけに触れることとする。

黄色ブドウ球菌（*Staphylococcus aureus*）や緑膿菌（*Pseudomonas aeruginosa*）をml当たり既知のコロニー形成単位（CFU）だけ含む懸濁液を作り、それを試験製品の様々な希釈溶液に加える。あらかじめ決めておいた接触時間の後に、既知量の混合液を消毒剤を不活性化にする中和液に移す。それから、コロニーを形成している単位のうち生き残っている単を算定する。満足のいく消毒剤は、コロニーを形成単位を1時間以内に5ログ単位だけ減らすことが期待できるだろう。

＊実験室での試験

標準的または公式の試験は、最も良いことに、製造業者に任されているが、「使用中」の試験という簡単で役に立つ試験がある。

＊「使用中」の試験

液体の消毒剤の試料は、実験室用の廃棄物容器、床用モップの懸架容器（バケツ）、モップの絞り水、清掃用器材やトイレブラシが入れられている消毒液、中央無菌器材補給部内の消毒剤、使用済み器具容器、希釈された消毒剤の貯蔵溶液から採取される。目的は、消毒液が生きた細菌を含んでいるか否か、また含まれている細菌の数がどれ位かを決定することである。どの実験室でも使用するために、試験（Maurer, 1972）の内容をここで詳述する。というのは、それぞれの実験室の状況に照らしてはじめて有意義な成果が得られるからである。

1. 消毒溶液の試料を1ml、各ポットまたは懸架容器（バケツ）から別々の無菌のピペットを用いて採取する。
2. 一般的な無菌の容器または25mlのスクリュー栓付きの瓶の中で、各試料に9mlの希釈剤を加えて、よく混ぜる。消毒剤が属するグループに適合した希釈剤を選ぶ（表4-3）。
3. 4時間以内に別々のパスツールピペットで少量の消毒剤・希釈剤を吸引して、2つの良く乾燥した寒天栄養平板のそれぞれに別々に10滴注ぐ。
4. 一方の平板を32℃または37℃で3日間培養し、他方の平板を室温で7日間培養する。ほとんどの病原性細菌にとって最適な温度は37℃であるが、消毒剤で損傷した細菌はしばしば32℃で容易に再生する。
5. 培養後に平板を調べる。

一対の平板の一方または両方に細菌のコロニーが発育すれば、それは試料を採取した特定のポットの中で細菌が生き残っている証拠である。平板の上にできた1、2個のコロニーは見逃しやすい。消毒剤は滅菌剤ではないので、ポットの中に数個の生きた細菌が存在することは予期できる。

1枚の平板に5個以上のコロニーが発育していれば、消毒は万事必ずしも上手くいっていない疑いがある。平板上のコロニー数とポットの中の生菌数との関係は容易に計算できる。なぜなら、消毒剤の試料は10倍に希釈され、50滴ピペットは1ml当たり50滴を滴下するからである。すなわち、もし10滴の消毒剤希釈剤から5個のコロニーが発育すれば、1滴の消毒剤に5個の生菌が存在したことになり、したがって1mlの消毒剤の中には250個の生きた細菌が存在したことになる。

表 4-3「使用中」試験の中和希釈剤

希釈剤	消毒剤グループ
栄養肉汁培養液	アルコール
	アルデヒド
	次亜塩素酸塩
	フェノール類
栄養肉汁培養液 +	次亜塩素酸 + 合成洗剤
Tween 80,3%（w/v）	合成洗剤
	ヨードフォア
	フェノール類 + 合成洗剤
	QACs

QACs：第4級アンモニウム化合物

感染器材の除染と処分

いかなる感染器材も実験室から出してはならないというのが鉄則である。

この原則（Collins *et al.*, 1974）は今なお有効である。微生物を含んでいる実験室廃棄物は専門的に言うと厳密には臨床廃棄物である（Health Services Advisory Committee or HSAC, 1999）。生きた微生物を含んでいる廃棄物は何であれ、他の人に危険を及ぼすかもしれないときには、絶対に実験室の建物から出さないようにすることが明らかに実験室管理者の責任である。したがって、廃棄物は、最終処分前に発生現場で安全なものにしなければならない。そのための最良の方法は、廃棄物を高圧蒸気滅菌機にかけることである。この処理は、適切に設備を備え、よく管理されている実験室では何の問題も起こさない。

消毒剤だけを使用してはならない。消毒は第1線防御である。例えば、廃棄された実験台用器具の場合には、消毒は一時的な処置であり、その後できるだけ早く高圧蒸気滅菌機処理をせねばならない。

表 4-4（Collins and Kennedy, 1993 に掲載の表から編集）は、感染性があると

みなされ、それゆえ、高圧蒸気滅菌機にかけなければならないものを列挙している（焼却を考える場合には、112頁を参照）。

表 4-4　臨床・生物医学実験室の廃棄物の分類案

鋭利な物以外の処分可能なもの
試験に提出される検体と検体の容器残存物：血液、糞便、唾液、尿、分泌物、浸出液、濾出液、他の正常なまたは病気に起因する液体を含む。ただし組織は含まない。
これらの検体から直接または間接的に作られるすべての培養物
不要になった他のすべての保存微生物
使用済みの診断用具（ガラス、プラスチック、化学材料、生物学的製剤を含む）
使用済みの使い捨て植えつき環（白金耳）、植えつき棒、プラスチック製パスツールピペット
化学分析で用いられる使い捨てキュベットと容器
生物学的製剤、標準器および品質管理器材
食中毒の発生時に検査用に提出する食品試料
実験台と器具を拭き、手を乾かすために用いるペーパータオルとティッシュ
使い捨て手袋と上衣
鋭利な物
皮下注射針（習慣で必要ならば注射筒の付いたもの）
使い捨てナイフ、外科用メス、刃物、はさみ、鉗子、探針
ガラス製パスツールピペット：スライドとカバーグラス
割れたガラス、アンプル、小瓶
組織と動物の死体
動物用ケージの床敷き
Collins and Kennedy（1993）の表を編集

廃棄された感染器材の容器

実験室には廃棄された感染器材の容器を重要なものとして次の5種類を揃えなければならない。

1．検体と培養物用の色彩標示された有蓋廃棄物容器とプラスチック製の袋
2．スライド、パスツールピペット、小さい使い捨て器具を入れるための廃棄物用広口瓶
3．目盛り付き（再利用可能な）ピペット用の広口瓶
4．汚染されるかもしれない検体を入れた箱と包装紙のような可燃物用の色彩標示されたプラスチック製の袋
5．皮下注射針・注射器用の色分けされた鋭利物容器

英国（HSAC, 1999）で推奨される色は次の通りである。

・黄色：焼却用
・淡青色または青色文字の記された透明：高圧蒸気滅菌機処理用（しかしその後に焼却される）
・黒：普通の家庭ゴミ - ただし地方当局は収集を拒否する
・白または透明なプラスチック：染みの付いた綿製品（例えば、オーバーオールの実験用胸当て作業ズボン）

ゴミ箱とゴミ袋

ゴミ箱は底が固く絶対に漏れないようになっていなければならない。さもないと、汚染物が漏れ出るかもしれない。蒸気に浸透しやすくするために、これらの容器は浅く（せいぜい深さが20cm）、また幅は高圧蒸気滅菌機に余裕を持って入る程度でなければならない。これらの容器には決して器材を満杯に入れてはならない。特にこの目的に作られたものではないが、適当なプラスチック製（ポリプロピレン）容器が市販されている。ステンレス製のゴミ箱を好む機関もある。

プラスチック製の袋は普及しているが、この目的のために作られたものしか使用してはならない。これらの袋は懸架容器（バケツ）かゴミ箱の中に入れて用いる。手荒く扱うとどんなに丈夫な袋でも破れる。新しいEUの法律では、堅い容器の方がプラスチック製の袋に勝るだろうとされている。

準備室へ安全に移送するためには、ゴミ箱は蓋が必要であり、袋は針金で閉じる。

ゴミ箱とゴミ袋は色で標識されて、すべての実験室作業者がそれらを感染材料を含んでいるものと認識できるようにはっきりと標示しておかなければならない。

廃棄物容器

実験台の上に置かれ、使用済みのスライド、パスツールピペットやその他の廃棄物を捨てる消毒剤入りの広口瓶またはポットは、長い間おろそかにされ乱用されてきた歴史がある。あまりにも多くの実験室で、廃棄物容器は、ときに未知の消毒剤希釈液で満たされ、また消毒液の上に浮かぶタンパク質と器材で満ち溢れ、またまれに空の状態になっている。このような訳で、内容物が正しく消毒されることはめったに無い。

＊容器の選択

古いジャム用の広口瓶やインスタントコーヒー用の広口瓶は適していない。ガラス製の広口瓶は割れやすく、割れたガラスは、特に汚染されている可能性がある場合には、本来ならあってはならない実験室災害となる。廃棄物容器は、頑丈で、高圧蒸気滅菌機処理が可能なものでなければならず、最も役に立つ廃棄物容器は、1l（リットル）のポリプロピレン製のビーカーまたはスクリュー栓付きのポリプロピレン製のジャーである。これらは、廃棄される可能性のある物の大部分が消毒液の中に沈められるほどの深さがあり、かなり壊れにくく、何回も高圧蒸気滅菌機にかけても耐えられる。これらは、時間がたつと濃い茶色に変色するが、変色しても使用には影響しない。これらのうちでは、スクリュー栓付きのポリプロピレン製のジャーの方が優れているが、それは使用後に蓋を付けて、内容物（器材）がすべて必ず消毒剤に浸されるように逆さにすることができるからである。また消毒液が器材に触れるのを妨げる気泡を除去できるからでもある。

＊正しい希釈

1l（リットル）の廃棄物容器は、希釈した消毒剤を 750ml 入れることができ、移動するときに消毒剤があふれたり漏れたりする危険がないように、入れた消毒剤の上部にいくらかのスペースができるようにしなければならない。各ジャーには 750ml のラインを示すマークを付けなければならない。塗料はペンキが望ましい（グリースペンシル［顔料と油脂でできた鉛筆］とフェルトペンのマークは消えやすい）。「汚い状況」に必要なこの量（750ml）を作るために水に加える純度 100% の消毒剤の正確な量は、製造業者の説明書の指示に従い計算できる。この量を、例えば、エナメル鉄製の計量用水差しに印づける。または大型容器から消毒剤を分注するためにプラスチック製の分配器はロックする。消毒剤をビーカーに加え、水を750mlのラインまで加える。

＊適切な使用法

実験室の監督者は、不適切な器具が廃棄物容器に入れられないようにしなければならない。このような容器に入る紙やティッシュの量には合理的な限界がある。消毒液に浮く器具は、蓋をつけて時々逆さにしてすべてを消毒液に沈めることができない限り、消毒剤を入れたジャーには不適である。消毒剤を希釈するために多量の液体を加えてはならない。ビーカーの上部にぴったり接続される漏斗を通じて注がれる遠心分離上澄みのような液体には、通常の量の純度100%の消毒剤を含んだ廃棄物容器が供給されている。この容器は、液体が跳ね散らすエアロゾルの拡散を防ぐことができる。1日の終わりに水を750mlのラインまで加え、その混合液を一晩置いておく。多量のタンパク質を含んでいる材料は消毒剤に加えてはならず、高圧蒸気滅菌機にかけるか焼却しなければならない。

＊定期的にジャーを空にすること

どのような物でも廃棄物容器内に24時間以上入れたままにしてはならない。さもないと、生き残っている細菌が発育するかもしれない。したがって、すべての容器は、毎日1回空にしなければならないが、空にするときを1日の終わりか翌朝にするかどうかは各機関が選択する問題である。この時間中に器材がほとんどまたは何も入れられなかった溶器も空にしなければならない。

消毒液を入れていない廃棄物入れ

消毒剤を入れた容器の代わりに、廃棄された注射器とその針を入れるためのプラスチック製容器を置く場所が設けられている実験室もある。これらの容器にはパスツールピペット、スライド等が入れられ、容器ごと高圧蒸気滅菌機にかけるか焼却される。

ピペットジャー

再利用可能なピペットを入れるための容器はポリプロピレン製またはゴ

ム製でなければならない。これらの素材の方がガラスより安全である。これらの容器の高さは、消毒剤が溢れ出ることなくピペットを完全に沈められるほどでなければならない。後の段階でのピペットの洗浄を容易にするために、適合する合成洗剤を消毒剤に加えなければならない。深い容器は背の低い人には不便なので、彼らはピペット容器を床の上に置きがちであるが、これは危険である。底の四角いゴム製の容器は、箱の中または便利でより安全な架台の上でも傾く場合がある。

可燃物用のプラスチック製袋

これらは着色しなければならない。

処理および始末手順

汚染し、廃用となった実験器材と廃棄物の処理の実際のやり方には次の3種類がある。

1．高圧蒸気滅菌処理
2．化学的消毒
3．焼却

どれを選択するかは器材の性質によって決まる。すなわち、器材が使い捨てか再利用可能か。再利用可能な場合には、加熱により影響を受けるかどうか。例外はあるが、これらの方法のいずれも他の方法と両立する。目盛り付きの再利用可能なピペットだけには、消毒剤のみが望ましい。焼却炉が実験室職員の管理下におかれている場合に限っては、焼却のみが望ましいことは図4-3から分かるだろう。

*処理の組織化

廃棄実験器材を処理するための準備室には、高圧蒸気滅菌機、排水路、公共下水道に配管で接続されている廃棄物処分設備、深い流し、ガラス製品洗浄機、乾燥器、滅菌器、大型の作業台が備えられていなければならない。

これらの設備は、汚染された器材と除染された器材が混ざり合う可能性がないように配置しなければならない。したがって、実験室の設計者は、微生物学の専門家が調製したフローチャートまたは決定経路チャートに従って設計しなければならない。

このようなチャートは図 4-3 に示されている。汚染された器材は、作業台の上またはもっぱらこの目的に指定され使用される区域に置かれた着色容器に入れられる。それから、これらの器材は着色された色の種類に従って類別され、焼却炉に送られるか高圧蒸気滅菌機にかけられる。いかなる器材もこの経路を迂回しない。高圧蒸気滅菌機処理の後、容器は類別するための作業台に運ばれ、そこで内容物は以下のように分別される。

- 焼却用廃棄物。着色された容器の中に入れる。
- ゴミ捨て場行きの廃棄物。これも様々に着色された容器の中に入れる。
- 排水路または廃棄物処理ユニットに適した廃棄物。
- 洗浄と再滅菌用に次の区域または部屋に通される再利用可能な器材。この部屋には別の高圧蒸気滅菌機が備えられていなければならない。汚染廃棄物と再利用または再配布するための器材は同じ高圧蒸気滅菌機で処理してはならない。

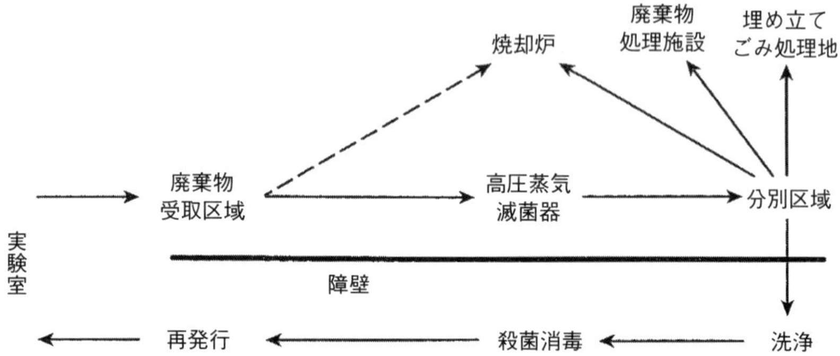

図 4-3　準備室（ユーティリティルーム）のデザイン。感染性実験廃棄物と再利用可能器材の処理の作業工程図

様々な品目の処理手順

廃棄物入れの蓋は、高圧蒸気滅菌機にかける前に取りはずし、それから高圧蒸気滅菌機の中に、蒸気の浸透を妨げないようにして入れなければならない。プラスチック製の袋はひもを取り外し、袋口を十分開いてゴミ箱や懸架容器（バケツ）の中に入れる。

＊汚染したガラス製品

高圧蒸気滅菌機処理後に、培地は注ぎ出したり、すくい取ったりして捨てる。管や瓶等は適当な合成洗剤で、手洗いするか機械洗浄する。使用する液体洗剤や粉末洗剤は、供給される水の硬度と洗浄方法次第である。数社の合成洗剤製造業者に助言を求めなければならない。

忙しい実験室ではガラス器材洗浄機が必要である。この機械のどれか1種を購入する前に、数種類を検討して、他の実験室にどの機種が満足のいくものだと思ったか尋ねるのが最善である。蒸留水もしくは脱イオン水の十分な供給が必要条件である。

再利用器具を手洗いする場合には、洗浄とすすぎのために2台の流しが必要であり、それに加えて、蒸留水または脱イオン水で最後のすすぎを行うためのプラスチック製またはステンレス製の鉢が必要である。蒸気配管とは分離してストリッパー蒸留器から出る蒸留水は、微生物学実験にはまれにしか満足のいくものではない。

スクリュー栓からゴムの裏地を取り外し、裏地と蓋を別々に洗い、両者を再び結合する。ポリプロピレン製の水切りや篩がこの作業には役立つ。

新しいガラス製品は、ホウケイ酸塩や類似の材料でできたものを除けば、中和を必要とするかもしれない。液体はソーダガラス製の管または瓶の中で高圧蒸気滅菌機にかけられると、アルカリが放出してpHを変えるかもしれない。2～3%の塩酸の中に数時間浸せば通常は十分であるが、中性水に数滴の適当な指示薬を加えた液体で満たして高圧蒸気滅菌機にかけることによって試料を試験することが望ましい。

＊廃棄物容器

消毒剤が効くよう一晩置いた後で、容器の内容物をポリプロピレン製の水切りを通して注意深く注ぎ落とし、排水路のシンクに勢いよく流さなければならない。それから、水切りとその内容物をゴミ箱に入れて高圧蒸気滅菌機にかける。この作業にはゴム製の手袋を着用しなければならない。空になった廃棄物容器は、再使用するため実験室に戻す前に、高圧蒸気滅菌機にかけなければならない。また汚染が残っている場合もある。

＊再使用可能なピペット

一晩消毒剤（例えば、2500ppm の有効な塩素を含む次亜塩素酸塩—陰イオン合成洗剤を追加してよい）に良く浸した後、手袋を着用した手でピペットを取り出さなければならない。

ピペットを洗浄する前に、綿栓を取り外さなければならない。これは、給水栓に取り付けられたゴム管の中に先端を挿入することにより行うことができる。取り外しが難しい綿栓は、小さい鈎針で外すことができる。水圧とサイフォン作用を利用する優れたピペット洗浄機が数機種製造されているが、最後のすすぎは蒸留水または脱イオン水で行わなければならない。

＊ 24 時間尿

微生物学実験室では稀であるが、他の病理学部門では病原体を含んでいる可能性があることを理由に、尿を廃棄処分のために送り出すことがある。理想的には、尿は関係部門で次のように処理しなければならない。

使用希釈濃度になるに十分な量の消毒剤（例えば、次亜塩素酸塩）を加えなければならない。一晩置いた後、尿を注意深く流しまたは排水路にこぼして、公共下水道で類似の廃液と合流するようにしなければならない。それから、普通はプラスチック製である容器を、着色された袋に入れて、焼却する。

＊焼却

高圧蒸気滅菌機にかけられなかった感染性廃棄物のこの処分法に関する問題は、必ず廃棄物を焼却炉に持って行き、効果的に焼却・滅菌し、燃えなかった物は何も煙突から漏れ出ていないことを保証することにある。焼却炉が実験室職員の管理下にあることは稀である。焼却炉は時には病院または研究所の職員の管理下にないことさえあり、いくらか離れた場所にあるから、汚染・感染材料は焼却炉まで公共高速道路上を搬送しなければならない。古い焼却炉の中には非効率的なものもある。

灰の中には、燃えていない物も見出される。その外見から、それは微生物を殺すほど十分に加熱されていなかったと推論できる。われわれは、毛皮や羽を含む燃え尽くされていない動物の残骸を焼却炉から収容したことがある。炉に入れた焼却物が大きすぎたり、炉内での配置の仕方が悪かったりすると、空気の上昇により微生物が煙道から出て、大気中に入る場合もある。

英国では、感染した実験室廃棄物を含む臨床廃棄物の焼却に関する厳格な規則（Collins and Kennedy, 1999 を参照）があって、効率の悪い焼却炉は段階的に廃止されている。ACDP（1995）は、すべての廃棄物は処分前または焼却炉に移動する前に安全にしておかなければならないと述べているが、HSAC（1991）は、「廃棄物が安全に包装され」焼却炉が「汚染された廃棄物を扱う適切な安全作業手順に精通しているオペレーターの監督下にある」という条件で、廃棄物を焼却炉に搬送することを許可している。感染した実験室廃棄物、特に廃棄された培養物はすべての臨床廃棄物の中で最も危険性があるので、またすべての評判の良い微生物実験施設は高圧蒸気滅菌機を備えているので、このような方法には反対すべきである。廃棄物を実験施設から出す前に、高圧蒸気滅菌機にかけることによって安全にしておかなければならない（Collins *et al.*, 1974; Collins and Kennedy, 1993, 1999; Collins, 1994; ACDP, 1995）。病院廃棄物の焼却には、英国規準協会実施規則（BS3316）がある。

[参考文献]

Advisory Committee on Dangerous Pathogens (ACDP) (1994) Precautions for Work with Human and Animal Transmissable Spongiform Encephalopathies. London: HMSO.

Advisory Committee on Dangerous Pathogens (1995) *Categorization of Pathogens according to Hazard and Categories of Containment*. London: HMSO.

Ayliffe, G. A. J., Babb, J. R. and Taylor, L (1999) *Hospital Acquired Infections*, 3rd edn. Oxford, Butterworth-Heinemann.

Bowie, J. W., Kelsey, J. C. and Thompson, G. R. (1963) The Bowie and Dick autoclave tape test. *Lancet* i: 586-587.

British Pharmacopoeia (1993). London: HMSO.

British Standards Institution (BSI) (1987) BS 3316 Part 4. Code of Practice for the design, specification and commissioning of incineration plant for the destruction of hospital waste. London: British Standards Institution.

British Standards Institution (BSI) (1998) BS EN 61010-2-043:1998. Safety requirements for electrical equipment for measurement, control and laboratory use. Particular requirements for dry heat sterilizers using either hot air or hot inert gas for the treatment of medical materials and for laboratory processes. London: British Standards Institution.

Collins, C. H. (1994) Infected laboratory waste. *Letters in Applied Microbiology* 19: 61-62.

Collins, C. H. and Kennedy, D. A. (1993) *Treatment and Disposal of Clinical Waste*. Leeds: Science Reviews.

Collins, C. H. and Kennedy, D. A. (1999) *Laboratory Acquired Infections*, 4th edn. Oxford: Butterworth-Heinemann.

Collins, C. H., Hartley, E. G. and Pilsworth, R. (1974) *The Prevention of Laboratory-Acquired Infections*. PHLS Monograph No. 6. London: HMSO.

Gardner-Abbate, S. (1998) *Introduction to Sterilization and Disinfection*, 3rd edn. London: Churchill Livingstone.

Health Services Advisory Committee (HSAC) (1991) *Safe Working and the Prevention of Infection in Clinical Laboratories*. London: HMSO.

HSAC (1999) *Safe Disposal of Clinical Waste*. London: HMSO. Kennedy, D. A. (1988) Equipment-related hazards. In: Collins, C. H. (ed.), *Safety in Clinical and Biomedical Laboratories*. London: Chapman & Hall, pp. 11-46.

Maurer, I. M. (1972) The management of laboratory discard jars. In: Shapton, D. A. and Board, R. G. (eds), *Safety in Microbiology* Society for Applied Bacteriology Technical Series No. 6, London: Academic Press, pp. 53-59.

Medical Devices Agency (MDA) (1993/1996) *Sterilization, Disinfection and Cleaning of Medical Equipment*. London: HMSO.

Russell, A. D. (1999) Microbial susceptibility and resistance to chemical and physical agents. In: Collier, L., Balows, S. and Sussman, M. (eds), *Topley and Wilson's Microbiology and Microbial Infections*, 9th edn, Vol. 2, *Systematic Bacteriology*. London: Arnold, Chapter 7.

Russell, A. D., Hugo, W. B. and Ayliffe, G. A. J. (1999) *Principles and Practice of Disinfection, Preservation and Sterilization*, 3rd edn. Oxford: Blackwell Scientific.

第5章

培地

先進諸国では、医学微生物学実験室自身で原料から培地を作ることはまれである。さらに、瓶、試験管、平板に入ったすぐに使用可能な培地が中央の供給業者や商業的供給源から調達可能になってきたので、乾燥原料からの培地の再構成でさえも個々の実験室ではほとんど行われなくなっている。

このように培地調製の熟練技術が失われてきたことは残念であるが、インヴィトロ試験管内診断についての法制定の重要性が増しているために実験室での独自の製造は規制の難関になっている。培地製品を作るすべての人にとって、活性、ラベル、用法指示、品質保持期限、使用時の安全注意事項を点検するために、さらに2人の職員が必要となるだろう。供給物の集中化のひとつの結果は、入手可能な調製培地の種類が不可避的に減少することである。製造業者は、毎年彼らの培地のリストを見直し、各種の培地の売上高を監視している。彼らは売上高が指定値を下回った時には製造中止を決定するかもしれない。中央組織の非商業的な供給任務者は、受け取る側の実験室へ供給できる培地の種類に関して、相互に合意決定した限定リストに基づいて製造するだろう。このことは、サー・グラハム・ウィルソンが、英国の微生物学者は自分の特定の培地を使用するくらいなら同僚の歯ブラシを借りた方がましだとかつて述べてから長い歳月が過ぎたことを意味している。

にもかかわらず、市販されていない特殊な目的のための培地は常にあることだろう。したがって、本書で言及されている培地の成分・組成と作り方は本書に組み込んである。自ら培地を調製することに決めた実験室作業者は、作製方式等を商業用のカタログとハンドブックならびに本書の旧版で見つけることができる。

現在ではすべての培地は、成分組成を記し、含まれている個々の組成成分の量を1l当たりのg数で示したラベルを表示しなければならない。供給元が異なっても同じ培地のラベルは同一であるように思われるが、それぞれのラベルは、成分組成に若干の違いがあっても性能基準に合致するよう作ることができるとも述べているだろう。このような但し書きのおかげで、調製方式を変更して、標準的な性能結果を達成するために使用される原料の変化に対応することができる。培地には商業的に保護されている名称を持つものもある。そのような培地は、製造業者が異なっても同じ成分組成を持つ場合もある。しかし、他方で、保護された名称を使用することができない培地もある。

培地の組成成分と性能に関するその他の詳細事項については以下の文献を参照。MacFaddin（1985）, Baird *et al.*（1987）, Baarow and Feltham（1993）and Bridson（1994）。またBBL, Difco, LabM, Oxoidのマニュアルとカタログは有益な情報源である。

細菌のインヴィトロ培養

フランスにおけるパスツール（Gieson, 1955）と彼の同僚の研究は、ドイツにおけるローベルト・コッホと彼の同僚の研究（Brook, 1988）とともに、19世紀後半に微生物のインヴィトロ培養の基礎を築いた。培養は不可欠であった。なぜなら、個々の細胞の形態研究を別として、細胞の代謝と生化学を決定し、細胞の独立した固有性を類別する研究には生命のこの極小単位を別々に研究することはできず、数百万個の細胞を使用しなければならなかったからである。この状況は、分子生物学が進歩したにもかかわらず、今なお支配的である。感染症の因果関係の証拠を明示したのは培養というこの不可欠の土台であった。

医学微生物学上重要なすべての微生物は、有機分子からエネルギーを得ているので、化学有機物親和性と呼ばれている。培養のため使われた初期の培地の構成材料は、漠然とした、複雑な有機混合物であった。これが医学微生物学の今日まで続いているもう1つの特徴である。パスツールは、単純な有機溶液から始め、次いで尿と血液に移行し、最後には生きた動物を使用した。コッホは、彼が研究した最初の病原微生物である炭疽菌（*Bacillus anthracis*）の分離のために、肉のシチュー（肉の抽出物）から始めた。彼はこれを普遍的な培地とはみなさず、血液、血清、卵でも実験した。ベルリンにおけるコッホと彼の同僚は、それからヨーロッパのすべての主要な感染症の原因である細菌を分離・同定するにいたった。この研究は、1880～1900年の20年間にわたり完成した。

この偉大な成果の達成は2つの重要な発展がもたらしたものであった。第1に、コッホは、凝固財としてはじめはゼラチンを後には寒天を用いて、「注ぎいれ・平板」という、彼の調製した肉の抽出液をもとに固型培地構成を作り出した。彼は、1個の細胞が同一の細胞の1個のコロニーを形成するという原則を確立した。この原則は、パスツールの液体培養物を用いた希釈から消滅へ至る方法の大きな改良であった。第2に、コッホの同僚のレフラー（Loeffler）がコッホの肉の抽出物にペプトン（タンパク質加水分解物）を補充した。この補充の完全な意味合いは、20世紀末になってようやく明らかになった。

20世紀前半の微生物学の主要な成果は、原核細胞の代謝の研究であった。すなわち、エネルギーを生産する異化経路とエネルギーを消費する生合成の同化経路である。それと同時に、細菌の発育の動力学的研究により、ゆっくりとした発育（遅滞発育）と急速な発育（指数関数的発育）、ならびに細菌培養の閉鎖系で典型的に見られる定常的発育と衰退といった段階が明らかになった。20世紀の後半には、抗生物質が開発され、DNA・RNAの遺伝暗号が解読され、生命の分子段階の統御の複雑さが解明された。

医学微生物学用培地の共通の構成要素

培地の調製方法の検査により普通は、数個の重要な栄養成分と別々のグループの細菌または菌種の選択や同定のために加えられた数種の他の構成要素が明らかになる。

すべての生命は水の存在に依存し、微生物が細胞材料を合成しエネルギーを得る源である全栄養素は水溶解していなければならない。細菌の細胞の簡単な化学分析によって、11 個の主要栄養素（マクロ元素）—炭素、水素、酸素、窒素、硫黄、燐、カリウム、ナトリウム、カルシウム、マグネシウム、鉄—とマクロ元素の中の不純物としてしばしば見出される多くの微量栄養素、例えば、マンガン、モリブデン、亜鉛、銅、コバルト、ニッケル、バナジウム、ホウ素、セレニウム、珪素、タングステンが明らかになった。この簡単な分析は特定の培地の製造にはあまり役に立たないので、構成成分を１つかそれ以上の機能部分に分割した方がよい。

＊アミノ窒素栄養素

タンパク質加水分解物（ペプトン）の浸出液または抽出物。これらの栄養素は、普通の医学細菌の発育にとり必要な唯一の成分になるのに十分なエネルギー豊富な分子と微量元素をしばしば含んでいる。

＊エネルギー源

エネルギー源は通常はグルコースであるが、他に容易に利用できる炭水化物でも代用できる。ペプトン、とりわけ植物に由来するペプトンも炭素エネルギーを供給する。

＊発育要素

発育の難しい微生物の中には、発育を刺激するために易熱性補助栄養素、例えば、血液、血清、ビタミン複合体を必要とすると思われるものもある。さらに研究した結果、*Bordetella*、*Neisseria*、*Campylobacter*、*Legionella* 属の菌種に関しては、血液の本質的な役割は、補助栄養素として役立つよりも有毒な酸素基に対する保護因子として役立つことであることが判明した。

＊緩衝塩

発酵性の微生物が発育しているときにpHの安定性を維持するため、普通可溶性ナトリウムまたはリン酸マグネシウム、酢酸塩またはクエン酸塩が炭水化物を含む培地に加えられる。しかし、これらの緩衝塩は本質的な金属、特にFe_2^+をイオンに配位結合することができる（Munro, 1968）。発育要素のなかには毒性を持つものもある（例えば、脂肪酸）ので、発育と生存を可能とするような形または構成で（例えば、アルブミンとともに、または中性洗剤として）加えなければならない。

＊鉱物塩と金属

塩類や金属の補足物は通常、合成（確定）培地に限って添加される。非確定培地は、キレート材料の作用を克服するために追加補充が必要とされない限り、または好塩性の微生物を選択するために過剰のNaClが加えられない限り、自らの成分だけで足りる。

＊選択因子

毒性化学材料、抗生物質、抑制性色素が、別々にまたは組み合わされて、培地に使われてきた。選択因子は特定の培地構成と選択微生物のために正確な効力を持つことが不可欠である。すべての選択培地にとって妥協の原理がある。すなわち、選択培地ではすべての不要な微生物が発育を抑制されるわけではないし、また望んだ微生物がすべて発育するわけでもないのだ（Miller and Banwart, 1965; Bridson, 1978）。抗菌性因子（例えば、水銀や抗生物質）の活性濃度は、培地の成分によって（例えば、アルブミンによって）影響を受けるかもしれない。

＊指示薬の色素

発育中および発育後におけるpHの値の変化を指示するために、フェノールレッド、ニュートラルレッド、ブロモクレゾールパープルのような色素が培地に加えられる。無色の色素も中にはあり（例えば、塩化トリフェニルテトラゾリウム）、それらは電子受容体として作用する。またそれらの還元した形態（例えば、トリフェニルホルマザン）は着色しており（赤）、非可溶性であるので、寒天培地内のコロニーの周辺に色素沈殿物が発生する。また肉汁培地では発育の証拠として培養液が赤く変色する。通常は調合培地には発酵性の炭水化物が加えられる。使用された色素は、感受性の高い細胞またはストレスに曝されている細胞には毒性を発揮することもあり得るが、この事実は、発育が見られない場合には心に留めておく必要がある。

＊ゲル化剤

寒天は、ゼラチンとアルギン酸塩に比べて自然の利点があるため、培地に最も普通に使用されるゲル化剤である。寒天は、培地の不活性な構成成分というわけではない。それは金属、無機材料、硫酸塩、ピルビン酸塩を補給することができる。寒天はまた、水分を蓄えておくことができ、微生物の発育を抑制することができる。

確定（合成）培地と非確定（複合）培地

19世紀の最後の20年間におけるコッホと彼の同僚の偉大な成功は、実験室のキッチンで作られた全く非確定で（今われわれが知っているように）非常に複雑な組成のスープとシチューによって達成された。ヒト結核菌（*Mycobacterium tuberculosis*）を例外として、広範囲の病原微生物がコッホとレフラーにより最初に記述されたと同じ栄養素の肉汁培養液・寒天培地で分離された。小さな修正を経て、この処方は今日まで引き続き細菌学者の役に立ち続けている。しかし、微生物学者たちが彼らのもっともらしい料理技術を恥ずかしく思った時期があった。1950年代に、細菌学者の仲間である生化学者たちは、エネルギーを産生する合成代謝経路に関する新しい知識を急激に獲得し、この知識を自動化された迅速微量分析の技術と結合した。細菌学者たちは、コッホやパスツールが仮に平均的な臨床細菌学実験室に入ったとしたら、臨床細菌学実験室は彼らにとってすぐに我が家のように感じられるであろうということに気が付いた。このように、確定（合成）培地のための25年間の研究が始まり、確定培地はスープとシチューに取って代わることになった。その当時に確定培地が発展した妥当な理由として次の2つが挙げられる。

1．既存の（大部分は個々の実験室で製造されている）非確定培地は、異なる実験室間および同じ実験室内でも大幅に異なる結果を出した。
2．確定培地を使用した微生物の代謝の探求がますます盛んに行われたことは、再現可能な結果が合成培地を使って始めて生じたということを示唆した。

次の 25 年間に、積極的な研究が非常に多くの公表論文で報告されたが、それはほとんど現実よりもむしろ希望を示したものだった。栄養寒天や肉汁は、臨床上重要な微生物のほとんどすべての属を発育させることができるし、また 1 つか 2 つの補助栄養素を加えると他の微生物の大部分を発育させることができるだろう。この中にはすべての種ならびに属の亜変異株が含まれる。公表された合成培地組成成分はどれもこの基準を満たすことができなかった。ほとんどの研究者は、デービスとミンギオーニの合成鉱無機塩培地（1950）から始めた。この培地は以下のものを含んでいた。

炭素源	2g
K_2HPO_4	7g
KH_2PO_4	3g
$MgSO_4$・$7H_2O$	0.1g
$(NH_4)2SO_4$	1g
Na クエン酸塩・$3H_2O$	0.5g
水	1/ litre
（寒天）	（15g）
pH	7.0

この組成は、豊富な接種材料からの大腸菌（*Escherichia coli*）の発育を可能とした。もっと骨の折れる作業を要する微生物を発育させるには、アミノ酸、ヌクレオチド、ビタミン、微量金属等の補給が必要だった。病原性ナイセリアのような微生物のためには、補助栄養物のリストはかなり増えた。淋菌（*Neisseria gonorrhoeae*）のための確定培地 1 個には 10 成分の原液プラス 5 つの別の成分、合計で 15 成分が必要であった。この培地について

述べているキャトリン（Catlin, 1973）の論文によると、すべての乾燥成分を水に沈め、沸騰させてそれらを溶解し、最後に混合物を高圧蒸気滅菌機にかけるというやり方では再現可能な確定培地を調製することはできない。非常に大きく予測不可能でかなり複雑な構成成分間の相互作用が発生するからであり、それは同じ培地のあらゆる製造グループで再現可能とは限らないからである。さらに、原液でさえも光酸化反応と化学酸化反応から保護しなければならなかった。経験が示すところでは、さほど困難な作業を要しない属の辺りを目標に作られたより簡単な確定培地では、他の属の発育はまれにしか見られず、さらに補助栄養素を与えなければある属のすべての種が発育しない場合がしばしばある。

一般的な臨床細菌学実験で使用できる確定（合成）培地のための研究は、1970年代半ばに徐々に退潮した。研究が断念されたのは以下の主な2つの理由による。

1．1970年代半ばまでは、ほとんどの細菌学実験室は、市販のすぐに使用できる乾燥培地を購入していた。異なる実験室間および同じ実験室内での培地の質の大きな不均等は無くなった。
2．1966年に、エルナーらはコロンビア寒天に関する研究結果を発表した。彼らは、1ペプトン培地が多くの微生物でよい結果を示せば、複数のペプトンでも良い結果が出るだろうと主張した。彼らは最後に4つの種類の異なるペプトンを合体させ、医学細菌学実験用の一般目的培地を調製したが、これは今でも性能に欠陥はない。この驚くべき成功の理由は、様々なタンパク質を消化する様々なタンパク質分解酵素から産み出されたポリペプチドの複雑な混合にある。その結果、コロンビア処方はストレスに曝されている微生物の少量の接種材料から発育を回復させられることが明らかになった。

ストレスを受けた微生物と蘇生

外科医が患者の「賞賛に値する」膿を見て喜んだ臨床細菌学初期の時代

には、すべての病原微生物は攻撃的で活力のある細胞であると考えられていた。活力ある微生物でもストレスに曝されることがあるかもしれないから特別な栄養が必要であるとの考えは、過ぎさったその頃の時代の細菌学者にはばかばかしく思われた。

乾燥、加塩、高温加熱、氷による冷却、酢やスパイスを使用して酸性にする等による食品の保存法は、微生物の存在が知られるよりかなり前から経験的に発展していた。パスツールは、今日「低温殺菌」と呼ばれる加熱処理を理論的に説明し、なぜ「高圧蒸気滅菌機による」食品の缶詰化という新しい方法が室温貯蔵の際の腐敗を克服する作用をするのかを説明することができた。上述の食品保存法では食品中のすべての生きた微生物が死滅する可能性はない。しかし、生き残った微生物は、おそらく発酵や腐敗がかなり遅れる程度まで損害を受けただろう。またこのような損害を受けたかまたはストレスを受けた微生物は、食物を食べる人々の胃内での酸による消化の時期を生き延びることはないだろう。生きたまま小腸内に逃げ込んだ微生物は、他の防御機構に出会うだろう。しかし、不完全な世の中では、すべての消費者が同じ免疫系を持っているわけではないので食中毒は今日でも相変わらず災害である。食品微生物学者は、彼らの産物（食品）が損傷を受けた（ストレスを受けた）微生物を含んでいることに気づいて、これらの微生物を再生させるためには特別な対策を講じる必要があることをはじめて認識した。処理前後に食品試料内にいる微生物の数を計算することは、食品を安全に処理するために必要な持続時間と温度について判断するために必要不可欠である。

ストレスを受けた細胞の蘇生処理による再生

化学的、物理的、生物学的抑制因子によって引き起こされた細菌の致死寸前の損傷を検出するための伝統的な試験は、細菌の発育を通常は支えるはずの選択培地上では細菌が発育できないことを認識することである(Mossel and Ratto, 1970; Hackney *et al.*, 1979)。だがしかし、抑制因子が存在しなければ細菌の発育は起こる。この選択・非選択培地の試験は損傷した細胞を探すことに役立つが、それは必ずしも完全には信頼できない。損傷した細胞は、再生（修復）過程が行われるまでは全く発育することはできないだろう（Walker, 1966; Dukan *et al.*, 1997）。1960年代に、ピルビン酸塩またはカタラーゼを培地に加えるとコロニーの数が多くなることが認識された。次の30年間を通じて徐々に、培地での酸化・還元の効果と微生物の発育に対する酸化・還元の影響が完全に認められた。酸化作用は、「生存能力はあるが培養不可能な」（VBNC）微生物の原因と考えられた（Bloomfield *et al.*, 1998）が、この仮説には異議が唱えられた（Barer and Harwood, 1999）。

ストレスを受けた細菌が回復する際の本質的な要素は、意外なことだが、接種材料に存在する微生物の数と関連して発育遅滞期の長さが大幅に変化するという発見であった。ステフェンズら（Stephens, *et al.*, 1997）は、接種材料が1個の細胞から10の7乗個の細胞まで存在する蘇生用肉汁培養液の中で、加熱ストレスにさらされたサルモネラ菌の時間と発育を測定するために自動発育分析システムを使用した。ストレスにさらされた細胞1個の接種材料は、様々な蘇生用肉汁培養液の中で、6時間から36時間にわたる遅滞期を示した。非加熱細胞1個の遅滞期は、同じ蘇生用肉汁培養液では6から8時間にわたった。100個の細胞の接種材料では、加熱損傷の細胞と非加熱損傷の細胞の双方とも6～8時間の似たような遅滞期を産み出した。ストレスを受けた多数の細胞が発育再生を試みるときには、1個の細胞では利用不可能な何らかの保護活動が存在するのだ。還元剤は有益である。その理由は、後の研究でステフェンズ（Stephens, 1999）が、最も抑制力の高い肉汁培養液は、より高い水準の過酸化物を有すること、および抑制力の高い培地に還元剤を加えること、ストレスを受けた1個の細胞に関しては長い遅滞期が克服されることを証明したからである。

様々な方法により致死寸前の損傷を受けた細菌の事前強化と蘇生のためのただ1つの最適再生培地は存在するか。経験の示すところでは、複雑な不確定培地の方が化学的に確定された培地または緩衝塩溶液よりも好ましい。重要な要因は、ポリペプチドの存在と還元されたEh培地である。1977年に調製された文献一覧の中に、培地に加えるとストレスを受けた微生物の再生を助けることができる再生因子が以下のように列挙されている（Mossel and Corry, 1977）。

1. 損傷を与える残留化学材料の影響を抑えるための中和材料（例えば、ベータラクタマーゼ、サルファイド化合物、湿潤剤）
2. 「死んだ」胞子の発芽を助けるライソザイム
3. カタラーゼまたは過酸化物を除去するための全血
4. 細胞膜損傷からの再生を改善するためのピルビン酸塩と他のクエン酸サイクル中間体
5. RNAと細胞膜を安定させるためのマグネシウム
6. 一般的な再生因子：酸素基除去材、全血、活性炭

選択培地と制限培地

選択的増菌の概念は、培地の歴史の初期に発展した。胆汁と胆汁塩は、とりわけ *Salmonella taphi* を、一般的には大腸菌群を選択することが判明した。共役結合した（タウリンまたはグリシンと結合した）胆汁塩は、遊離胆汁酸（デオキシコール酸とコール酸）ほど毒性が強くない。選択剤の有毒活性は正確に決定されなければない。構成分に加えられる選択剤の量を算定し、新しい各培地群を同じ構成分の標準的な参照群と共に試験して点検しなければならない。

化学的選択培地

典型的な化学的選択培地は以下の通りである。

1. 無機塩：アジド、ビスマス、リチウム、亜セレン酸塩、亜テルル酸塩、タリウム
2. 染料：ブリリアントグリーン、マラカイトグリーン、クリスタルバイオレット
3. 表面活性剤：胆汁、セトリミド、ラウリル硫酸、テルギトル（Bridson, 1990）およびTween80
4. その他：ディクロラン、イルガサン、フェニルエチルアルコール

化学的な選択剤は、作用が比較的粗雑なので、ほとんどの状況では、使用すべき最適濃度を定めるために試験して線を引かなければならない。不要な微生物を100%死滅させかつ、目的とする微生物を100%生存させる理想的な濃度の培地は入手不可能である。目的とする微生物を優勢に生存させしかも不要な微生物を最大限に死滅させる濃度の限定範囲（経験によりあらかじめ決定される）を、選んだ培地用の最適の濃度として使うことにする。化学的選択培地に関するその他の情報に関しては、オクソイド出版物（Bridson, 1994）を参照。

抗生物質選択培地

1929年にFlemingは、*Haemophilus*種を分離するために粗製のペニシリンを使用して、培地における抗生物質の選択作用をはじめて証明した。この研究は、1950年代に市販のペニシリンが入手可能になるまでは繰り返し行うことはできなかった。レイシー（Lacy, 1954）は、フレミングの技術に戻り、*H. pertussis*を分離するためにペニシリンを使用した。しかし、その時までに、ペニシリン耐性の出現はごく普通になっていたので、他の選択培地の使用が必要とされた。

ナイセリア（*Neisseria*）種を分離するためのTheyerとMartin（1966）の培地は、抗生物質をはじめて使用した培地というわけではないけれども、最も広く知られた初期の例である。これらの培地は、「新しく」て「困難な」微生物を分離するための機会を見出す道を切り開いた。多くの珍しい微生物が今では普通のどのような微生物学実験室でも発見され、培養されるようになった。それらの珍しい微生物は、例えば、*Campylobacter*（*Helicobacter*）、*Legionella*、*Gardnerella*、*Listeria*、*Mycoplasma*、*Yersinia*種、*Clostridium difficile*である。

1種の抗生物質を用いたこれらの培地による初期の研究は見込みがあった（例えば、サルモネラ菌にはノボビオキン、嫌気性微生物にはネオマイシン）が、2種類以上の抗生物質の混合物は抗生物質耐性の汚染微生物に対してはより良い長期的な見通しがあった。抗生物質の種類は非常に多いが、これらの作用の基礎的なメカニズムは、以下の通り数少ない。

・細胞膜の変質
・タンパク質合成の阻害
・核酸合成の阻害
・細胞壁合成の阻害
・反代謝活性または競合的拮抗作用

抗生物質を混合してこれら5つの阻害作用のうち少なくとも2つを統合させることによって、耐性発現の可能性は大きく減少する。

市販培地の供給業者は、抗生物質選択培地を供給するよう要請された。クロラムフェニコールとカナマイシンの2種類の抗生物質だけを、乾燥培地に加えることで十分安定した結果を得ることができた。しかし、顧客や製造職員が抗生物質を含む埃を吸引する危険はあまりに大きいとみなされた。不安定な抗生物質を調製した培地に加えておくことは、個々の抗生物質の活性が、培地調製の日から使用される時までに低下するだろうということを意味する。最良の解決策は、別々の瓶に入れた無菌の凍結乾燥した抗生物質混合物をバイアル瓶に入れておき、再水和（再度、水を加えること）させる準備を済ませ、それをあらかじめ無菌にしておき冷却した規定量の培地に加えることである。凍結乾燥した抗生物質の補助栄養素の商業生産が1977年に（Skirrow, 1977）始まったが、それは *Campylobacter* 種の分離のためのスキローの培地であった。カンピロバクターは、比較的短期間に英国で、無名の存在から食中毒の最も一般的な原因として同定されるようになった。その時以来、さらに60～70種類の抗生物質の混合物が微生物学実験室に入手可能になった。

制限培地

選択培地は過剰な栄養物を含むので、不要な微生物の発育を制限するために抑制剤を加え、それにより特定の属や種を選択するようにする。それに対して、制限培地は、最小限の栄養成分を含むように調製して、微生物の限定されたグループだけが発育することを可能にする。制限培地は、ストレスを受けた微生物の蘇生に効果がないので、医学微生物学実験には使用されない。Reuter（1985）は、乳酸菌のための制限培地について記述し、選択と制限の例を挙げた。

不確定培地における複雑なポリペプチドの意義

元来の栄養肉汁液寒天培地組成が120年後にもほとんど変えられなかったことを保証したのは、コッホの細菌培養システムにペプトンを加えたレフラーの貢献であった。この時代のほとんどの期間を通じて、ペプトンの役割は、栄養補助栄養素としてであると見られていたが、その複雑なペプチド構造は、ジスカ（Ziska, Bridson, 1994を参照）の研究が1967～68年に発表されるまでほとんど分からなかった。ジスカの研究は、エルナーら（Ellner *et al.*, 1966）の研究と結びついて、ストレスを受けた微生物の再生にポリペプチドが特別な役割を有している可能性があることを明らかにした。コロンビア寒天は、数多くの遊離アミノ酸に加えて50～2個のアミノ酸からなる広範囲のペプチドを有しており、1個のペプトンしか含まない培地よりも性能が優れている。アミノ酸の確定混合物よりも不確定のポリペプチドが優れている理由は以下の1つまたはそれ以上の仮説に帰せられるかもしれない。

ポリペプチドが酸化還元剤として作用する可能性

ストレスを受けた数多くの微生物は、1個または数個で存在する細胞よりも再生しやすいことが知られている。このような保護的な効果は、直接の細胞環境内における培地のEhの減少であるかもしれない。ポリペプチドは、培地のEhを低下させることで類似の保護効果を有しているかもしれない。ライト（Wright, 1933）は、「有毒な」（酸化した）ペプトンが肉の粒子とともに加熱することによって減少する可能性があることを証明した。彼は、このように減少したペプトンがその後に少数の扱いにくい肺炎連鎖球菌（*Streptococcus pneumoniae*）株を再生させる可能性を見出した。

ペプチドの使用がアミノ酸より効果がある可能性

生きた細胞内でのタンパク質の形成には、特異的なアミノ酸の集合列による形成、次いでそのアミノ酸列が折り畳まれての2次、3次、4次構造を形成する過程が含まれる。タンパク質が構造的機能か触媒機能かいずれを持つことになるかを決定するのは、シャペロン・タンパク質により補助されたアミノ酸列の3次元構造である。タンパク質の形成は、ストレスを受けた微生物細胞にとっては重荷である。というのは、アミノ酸の産出と重合は、利用可能な細胞エネルギーの75%を消費するからである（Stouthamer, 1973）。それはまた、ストレスを受けた細胞内には存在しないと思われる完全な機能の一連の流れを必要とする。ストレスを受けた細胞にとっては、適切なポリペプチドが供給されると、細胞はこれらの拘束を克服することができるかもしれない。

ポリペプチドの輸送

アミノ酸とペプチドの細胞内への輸送はエネルギーを費やす。1個のアミノ酸または1個のペプチドを輸送するには1個のプロトン陽子が必要である。ペプチド輸送の方がアミノ酸輸送よりエネルギー上の大きな利点がある。

どれほど大きいポリペプチド（テトラペプチドより大きい）が細胞膜を横断するのかについてはいまだ推測の域を出ない。シャペロン分子が、大きいペプチドを捕らえ、輸送し、必要ならば再折り畳みすることができるだろう（Clarke, 1996）。ストレスを受けた細胞は、熱ショックタンパク質（Hsp.）としてのシャペロンタンパク質ならびにその他のSOSタンパク質分子の産生量を増加させる。そしてこれらのタンパク質は決定的に重要な輸送の役割を有しているかもしれない（Martin and Hartl, 1997）。

ポリペプチド混合物とリボザイム

現在の技術では、単一の細胞の蘇生の複雑な化学的経路は明らかにし得ない。微生物の生化学的経路に関して現在述べられているすべての事柄は、数百万個の細胞の分析平均値に基づいている。しかし、実際は、重い損傷を負った細胞が、正常の代謝と分裂とを開始できるようにするためには、非常に多種の酵素と構造タンパク質を産生しなければならない。

生物進化の道筋ではDNA以前にRNAが発展したという学説がある。これらの学説は、DNAのヌクレオチドサブユニットは修飾されたRNA分子であるという事実、および多くの酵素はRNA分子またはその近縁物である補酵素を必要という事実に基づいている。1982年に、触媒能力を持つRNA分子（リボザイム）が原虫と細菌で発見された。リボザイムは、分子交雑分子、部分的ペプチド、部分的「遺伝子」である。その分子は、ペプチド腕部の「適合性」によって選択され、それから付着した「遺伝子」で増幅される。それらの分子はDNA螺旋を切断するために用いられ、合成器の中で複製できる。コピー中に「エラー」が発生することがある合成器を使用して複製された場合、変異酵素はDNA切断効率を100%に増加させることができる。この発見は、ダーウィン進化論の次の3つの柱に適合している。

・分子に変異体を導入するメカニズム
・ある変異体を他の変異体に対して有利にさせる選択圧または「適合」圧
・有利になった変異体の発育を促す発育メカニズム

ストレスを受けた細胞を数百万個のポリペプチド変異体に曝すことによって、それらの細胞にリボゾームとの結合の「適合度合」によりポリペプチドを選択させることができる。これらのRNA・ポリペプチド分子は、非リボソーム経路の中で重要な酵素タンパク質と構造タンパク質の合成開始分子として使用されているのかもしれない。

これらの理論的で興味深い仮説については、ブリドソン（Bridson, 1999）がより詳しく議論している。

調製した培地の貯蔵と環境因子からの保護

高品質の培地の生産に多くの科学と注意が費やされても、その産物が悪化するような条件の下に貯蔵しておくだけの結果に陥ることは、珍しくない逆説的な話である。商業的供給源または中央組織の供給源から供給された培地は、今では品質保持期限、貯蔵温度範囲、光防護因子に関する正確な指示書が添付されている。微生物学実験室は、これらの貯蔵と使用に関する指示を遵守している証拠を示すよう期待されている。良いワインと同様に、培地は、凍らせずに最も良い冷たさに保ち（2～8℃）、暗い場所に置かなければならない（光酸化作用はワインも肉汁培養液も台無しにする）。すべての瓶は、内容物を示すラベルを貼り、調製期日、品質保持期限、製造群番号、有効期限を表示しなければならない。培地は有効期限を厳格に守って使用し、有効期限を過ぎたものは廃棄しなければならない。また実行可能な幾つかの基礎的遵守事項がある。透明度が少なく着色により暗くなった瓶（特に液の上層）は拒絶し、pH の値は酸化傾向を調べるために点検しなければならない。

培地は高圧蒸気滅菌機の中で大きな損傷を受ける場合がある。もし粉末培地を瓶に加えたり、水を単に規定量まで注いだり、瓶を殺菌のために高圧蒸気滅菌機内に置いたりした場合には、高圧蒸気滅菌機を開けるときに問題が見つかるかもしれない。例えば、瓶の底に栄養物の暗褐色の凝縮物が付着している。瓶を振ると、色は一様に淡黄色になるが、損傷ができている。生物学的凝縮物を加熱しすぎると、アミノ酸、リン酸塩、遊離金属イオンの複雑な相互作用が起きる。これにより培地の栄養価が低下し、産物の品質保持期限が短縮される。作成されたすべての培地は、貯蔵してはじめて悪化することのある成分の動的な複合体である。最良の貯蔵条件は、悪化の程度を最小限にまで減少させることである。攪拌培地調製器の方が静止型高圧蒸気滅菌機より好ましい。

調整済み平板の保護

微生物学実験室で使用される調製済み培地のなかで最も不安定なものは、ペトリ皿に存在する栄養ゲル平板である。微生物学的成績の急速な低下を引き起こすものは何か。化学酸化作用や光酸化作用も1つの役割を演じているが、最も重大な影響を及ぼすのは表面の水分である。現今の1.2% w / vの寒天は、堅いゲル内に水を保つ。しかし、アガロース重合体には、ゲルから自然に水を絞り出す収縮率がある。これは離液と呼ばれている。蓋をした平板培地を開放型実験台の上に放置しておくと、寒天中の水が蒸発し、寒天の表面の「皮膚」は通水性が少なくなる。失われる水分量が多ければ多いほど、蒸発抑制効果のある寒天表面の「皮膚」はそれだけ厚くなる。離液と蒸発の2つの力がともに作用すると、皿の表面に非常に堅い寒天の薄層ができる。寒天の表面上にある微生物接種材料は、直近の場所で入手できる栄養物を使用する。そして微生物接種材料は今や、栄養物が厚い寒天を通じてまたは接種材料の周辺から拡散して、微小コロニーによって摂取された栄養物に取って代わる間、待ねばならなくなる。栄養物のこの流れを減速させるものはどんなものでも細菌の発育を遅らせるが、寒天の「皮膚」は溶質をあまり拡散させない。すべての細菌はこのような状況下で被害を受ける。それが産み出すコロニーは通常はより小さいが、それよりも重大な事実は、ストレスを受けた細胞は特に傷つきやすく、全く発育することができないかもしれないことである。

細菌の発育に重大な影響が及ぶまでには、培地からどのくらいの量の水が無くならなければならないか。何年も前に、ストレスを受けた細胞がほとんど理解されていなかった頃にオクソイド社の実験室で行われた試験によると、調製済み平板が貯蔵中に、新鮮重量に比べて、全重量（ペトリ皿プラス寒天層）の5%以上を失った場合には、ストレスを受けていない細胞のコロニーの大きさの縮小が検出されるであろう。これは全く少量の水分ではある。しかし、微生物と寒天との間のかなり重要な表面から水を取り除くことになる。

このような知識を身に着けて、現在商業的に調製されている平板の成績を30年前頃に個々の実験室で調製された平板のそれと比較することは可能だろうか。現在の平板の方が過去の平板よりもずっと優れていると言いたくなるだろう。過去の時代に作られた7日前調製の平板は、現代の商業的に調製されている7日前調製の平板より性能は劣っている。けれども、その当時は7日前調製の平板はほとんどの実験室で使用されていなかった。しばしば午前中に平板培地が調製され、その日のうちに使用されていた。この調製されたばかりの平板はおそらく、成績の点で今日流通している商業供給源または中央組織の供給源で寒天を注いだ平板に匹敵しているだろう。

包装は非常に重要な要素であるが、それは唯一の解答ではない。蓋に付着している水滴と調製済み平板の包装物の包装の仕方を見ることは可能である。この問題は温度の変化によって発生するもので、ポリスチレンの包装物に関し可能な限り安定的に平板の温度を保つことに大きな注意が払われている。残念なことに、寒天はいったん水を失うと、その溶解温度（80℃）に上昇させない限り水を再吸収することはできない。湿気が飽和状態になった空位とともに、接種された平板を密閉容器の中に置くことによって微生物の発育を促進することは可能であるが、水分はほとんどまたは全く寒天に補給されないだろう。

寒天平板内に水分を保つための最も良い方法は、寒天の表面上に無菌のプラスチック製フィルムをかぶせることである。こうすれば、表面からの水分のロスが最小化することによって、平板の耐用期間は延びるだろう。これを証明する簡単な試験は、2個の無菌の栄養寒天皿を35℃で48時間培養することである。これらの平板を培養器から取り出し、無菌の外科用メスの刃で一方の平板の寒天の凹凸を切り取る。それを逆さにして蓋の中に入れ、すばやくベンチの上に置く。すると寒天の厚板が蓋に落ちるだろう。それから両方の平板に黄色ブドウ球菌（*Staphylococcus aureus*）（オックスフォード株）NTCC 6571の懸濁液を接種する。16時間の培養後に、従来の仕方で空気に曝された寒天では、プラスチック製の皿で保護されて逆さになった表面よりも細菌の発育は鈍いだろう。発育が鈍いことは水分活性（aw）の減少を表しており、やや高い程度の水分活性の減少でもストレスを受けた細胞の発育を完全に抑制することができる。

培地の品質管理と性能試験

培地の品質管理（TQM）全般については、Bridson（1994）の著述の134-146頁で議論されているが、臨床研究室は、末端利用者としての対照試験のみを必要とするだろう。それらの試験は、実験室における貯蔵施設と培地の品質保持期限を点検したり、ある供給業者の培地を他の供給業者の培地と比較することである。統計的目的には、量的試験だけを利用しなければならないが、微生物学実験に関する非常に多くの詳細なデータは、例えば、色調、半透明性、光の表面反射率、色素拡散、コロニーの大きさの種類、カプセル形成等のようなコロニーの質的特徴から得られる。ある種の微生物の同定には、このような特徴は非常に重要であり、これらの特徴が欠けていたり変異したりすると、特定の製造群または他の供給業者の製品は役に立たなくなる。つまり利用者の品質基準を満たすことができなくなる。

臨床実験室は、自ら培地を作っていたときには、その培地を実験室貯蔵の菌株と患者から採取した臨床検体を用いて試験した。培地供給業者は、臨床診断で使用するための培地を製造し始めたときには、製造した培地を外部の病院実験室が臨床検体を用いて試験することを要請したら、地方の病院実験室に診断材料の提供を求めた。この両方のやり方は実行されはしたが、コントロールするのが等しく困難だった。産業における安全規則がますます厳格になったために、臨床材料を製造施設へ輸入するのは非常に難しくなった。現在では、食品微生物実験が増加した。それで、食品微生物実験用に作られたすべての培地は国の収集センター、例えば、ATCC（米国標準微生物株収集センター）またはNCTC（英国標準微生物株収集センター）からの特定の標準的な凍結乾燥株で試験せねばならないということで、食品産業からの標準菌株の需要が増えた。

食品産業の安全規準には、食品の損傷と病原微生物汚染の双方が含まれていたので、培地製造業者は、臨床分離株を敬遠し、すべての試験に安定した再生可能な凍結乾燥標準株を使用した。残念なことに、このような変化により製造業者と医学実験室の間に排水溝が広がった。製造業者は標準的な微生物の定量的な分離回収に関して多くの詳細な結果を提供することができたが、顧客である臨床実験室は患者からは標準的な微生物を分離したことはなかった。製造業者の仕事は、免疫や抗生物質の攻撃にさらされた敵対的な環境から分離された非常に不幸な微生物を、おそらくかなり少数の菌を、すなわち数個のかなりストレスを受けた菌を育てることだった。これら2者間の試験状況の違いは選択培地の使用によって増幅された。Bartl（1985）はこの問題を議論した。その論文で彼は選択培地上の「野生株」と「保存標準株」を比較したのだ。しかし、彼は、任意の再生不可能な「野生」株を使用するから不確定な事態が発生したことを認めた。より良い解決策が必要だった。答えは、厳格に管理された条件下で標準株にストレスを与えること、例えば、それらの株を20分間52℃および30分間マイナス20℃（またはこの両端の温度の範囲内のどの温度でも良い）のような高温か低温に一定時間さらすことであると思われる。市販されている多種類の凍結乾燥菌のストレス条件を標準化するため、また適切なストレスを与えられた菌を使用して様々な培地を試験するために、さらに多くの研究が必要である。

一方、様々な種類の培地試験法が使用されている。「微生物学実験用培地の品質保証（QA）と品質管理（QC）」（National Committee for Clinical Laboratory Standards or NCCLS, 1996）の付録Aを参照することを勧める。

- 商業的に調製される培地のためのNCCLSの品質保証基準（NCCLS, 1996）は、適切な管理微生物と米国の培地製造業者が使用すべき試験手順について述べている。これらの基準が満たされれば、顧客である米国の実験室はそれ以上の試験を免除される。2種類の培地製品がNCCLSの基準を満たすことができなかった（MacFaddin, 1985）。すなわち、カンピロバクター用寒天培地と病原性*Neisseria*種用選択培地である。これらの培地を使用する際には、顧客である実験室は適切な品質管理試験を実施しなければならない。
- 英国基準BS 12322:1999（BSI,1999）は、使用される用語、性能評価基準、使用される管理株、品質基準、製造業者が提供すべき情報に関する簡潔な記述と定義である。

・DD　ENV　ISO 110133-1;2000:（DD, 2000）は、数十の見出し付きの広範な用語法に関する草稿の出版物である。しかし、各見出しの下の小さい印刷は、CEN/TC 275（CEN, 2001）ほど有益ではない。

・培地の性能試験についての実践的なガイドラインに関するCEN/TC275N489（2001）は上述の2つの基準よりもずっと詳しい。ただし、両基準は注意深く読まれるべきだ。試験微生物を併記された汎用の培地、培養条件および予想される反応等の一覧表は特に有益である。

・BS 6068-4, 12;1998（ISO, 11731）（BSI, 1998）は、水の品質と特に *Legionnela* 種の検出と目録に関するものである。この基準は、GVPC（グリシン・バンコマイシン・ポリミクシン・サイクロヘキサミド）入り緩衝炭酵母抽出寒天培地（BCYE）の使用を推奨している。BCYE-GVPC培地の発育促進性を点検するための *L. pneumophila* の保存株の使用に対して特別な警告が与えられている。*Legionnela* の「野生」株を含んでいる既知の陽性の水の試料は好ましい。

Corry *et al.*（1995）は、食品微生物学のための培地に関する彼らの1987年の出版物を改訂した。それは、各培地について、簡単な歴史の他に物理的性質、品質保持期限、接種法、結果の読み取りと解釈、品質評価（生産性と選択性）等を完全に記述し、適切な参考文献が添えられている。

最後に培地の培養温度に関してコメントしなければならない。すべてのヨーロッパの基準は、米国の基準が35℃であるのに対して、37℃を平均の培養温度として指定しているが、これは悲しくも持続してきた間違いである。立ち入り式培養器は通常は上記の平均温度のプラスマイナス2℃の範囲で作動する。ストレスに曝された微生物は、35℃と39℃の間よりも33℃と37℃の間での方が良く再生し発育する。

従来型培地に未来はあるか

新しい微生物検出法と同定法が現れては消えていったために、この質問は過去最近30年間にわたって尋ねられてきた質問である。核酸増幅に基づいた方法を例外として、多くの「代替」試験の1つの弱点は、これらの試験が適用されるまでに高濃度の微生物を必要とすることである。新しい方法が使用できるようになる前に、培地とそのすべての関係する問題が未だに解決を要するのだ。また新しい培地での実験は、従来型の培地での実験と比べて非常に高価な場合がしばしばある。

患者に病原性微生物が存在するために迅速な診断試験を行うことは、高い費用がかかるけれども、以下のような状況下では正当化できる。

・培地の中の疑わしい微生物の発育が非常に遅いかまたは不確かである場合
・救命措置を執れるようにするために、同じ症状を引き起こす病原因子の非常に早期の診断と鑑別を必要する場合：例えば髄膜炎
・障壁内看護または病棟からの隔離のために、潜在的な患者の迅速なスクリーニングを必要とする場合
・病原体の非常に特殊な抗原変異株の同定が緊急に求められる場合

価格がそれほど問題でなければ、その他の状況も挙げることができるだろう。残念なことに、医療サービスは、「ブラックホール」が材料を消費するのと同じ貪欲さでお金を消費する。ほとんどの健康サービスに共通に見られる「借金をして借金を返す」状況では、最高の価値のある解決策が常に求められる。

微生物を培養する従来型の方法がこれからもかなり長い期間存続するとみるもっともな理由はある。それは以下の通りである。

・突発出現する思いも寄らない微生物または「新規の」微生物（例えば、レジオネラ）

・使用される方法が非常に経済的であること。つまり培地が包装されている小型の培養様式が高速の機械で生産され、これによって培養方法の経済性が改善されることが予想できる。
・世界には悲しいことに今日でも微生物診断業務体制が存在しない地域が多い。簡単な病理学サービスでも恵まれない人々には大きな恩恵となるだろう。
・最も重要な点として、広範囲の病原菌に使える培地だけが、全く予想しなかった微生物を育て培養することができる。組織が発する危険信号を正確に解釈することが可能になるまでは、発熱性で低血圧で非常に具合の悪い患者は、偏見のない心と従来型の微生物学的試験を含む無差別の検査を必要とする。

科学と医学は加速度的に進歩しているので、患者の重要な微生物感染を同定するための全く新しい信頼できるシステムがいつ出現するかを予想しようとすることはばかばかしい。寒天平板は約120年の歴史があり、多くの人が今にも消滅すると予言しているにもかかわらず、現在では以前より多く生産されている。寒天平板は今でも発育の対数期にあるように思われる。科学技術は、明らかに優れたものに取って代わられるまでは廃れないということは経験が証明している。微生物学者たちは、優れた微生物診断方法の出現を大きな関心を持って待っている。

実験室が調製した培地

本書で言及した培地の大部分は市販されているが、そうでないものも幾つかあるので、これらの培地の調製方法を以下に示す。その他幾つかは適切な章で扱う。

アルギニン肉汁培養液

アルギニン肉汁培養液は、ある種の連鎖球菌とグラム陰性桿菌を同定するのに役立つ。

トリプトン	5g
酵母抽出物	5g
リン酸水素二カリウム	2g
L－アルギニン塩酸塩	3g
グルコース	0.5g
水	1000ml

熱で溶解させ、pH7.0 に調節する。5 ～ 10ml ずつ分注し、115℃で 10 分間高圧蒸気滅菌機にかける。

乳酸桿菌によるアルギニンの分解のために、クエン酸アンモニウムの代わりに 0.3% の塩酸アルギニンが含まれている MRS 肉汁培養液を使用する。

炭水化物発酵試験と酸化試験

これらの培地の幾つかは、以前は「ペプトン・ウォーター・シュガー」という名で知られていたが、今ではもっと栄養があり、非常に厄介な微生物を培養する場合を除いては、血清の追加を必要としない。液体、半固体、固体の基本培地が市販されており、適当な指示薬、例えば、アンドレード（pH 5-8)、フェノールレッド（pH 6.8-8.4）またはブロモチモールブルー（pH 5.2-6.8）を含んでいる。

何種類かの無菌の炭水化物溶液（グルコース、麦芽糖、スクロース、乳糖、ダルシトール、マンニトール、サリシン）が市販されている。その他の炭水化物溶液は 10% の水溶液に調製し、濾過滅菌する。水で戻した無菌の基本培地各 100ml 入りの試験管に 10ml の炭水化物溶液を無菌にして加える。炭水化物の培地を加熱してはならない。ダーハム管（発酵管）をグルコース入りの試験管にだけ加える必要がある。他の基質から出る気体は診断には重要ではない。

これらの培地はある種の微生物には適していない。各種の培地を以下に示す。

＊アンモニウム塩「糖」

シュードモナスと有胞子菌はペプトン水からアルカリを産出するが、指示薬は変色しないかもしれない。代わりに、ここに記す基本合成培地を使用すること。

無水リン酸アンモニウム	1.0g
塩化カリウム	0.2g
硫酸マグネシウム	0.2g
寒天	10.0g
水	1000ml

加熱して溶解し、0.2% のブロモチモールブルーを 4ml 加え、最後に 1% の無菌の（フィルター処理した）糖液（ただし 0.1% のエスクリン、0.2% 澱粉は蒸気滅菌する）を加える。

＊嫌気性の糖

ペプトン水または血清、ペプトン水、糖培地は、嫌気状態の下でも、嫌気性微生物の反応を試験するために低い酸素圧を与えられる必要がある。滅菌前に各試験管にきれいな丸くぎを加える。発育が見られる後までは、指示薬を加えてはならない。

＊ベアド・パーカーの炭水化物培地

ブドウ球菌とミクロコッカスの糖反応を生じさせるためには、Baird-Parker（1966）の調製培地を使用する。

酵母抽出物	1g
無水リン酸アンモニウム	1g
塩化カリウム	0.2g
硫酸マグネシウム	0.2g
寒天	12g
水	1000ml

溶解し、pH7.0 に調節するために蒸気処理する。2% のブロモクレゾールパープルを 20ml 加え、95ml の分量を瓶に入れる。115℃で 10 分間滅菌する。使用するためには、10% の無菌炭水化物溶液 5ml を加える。

＊乳酸菌発酵培地

乳酸桿菌の糖反応を生じさせるためには、Lab-Lemco とグルコースなしの MRS 基礎培地を作り、pH 6.2-6.5 に調節する。100ml の分量を瓶に入れ、115℃で15分間高圧蒸気滅菌機にかける。100ml を溶かして、10% の無菌の（フィルター処理した）糖液を 10ml 加え、0.2% のクロロフェノールレッドを 2ml 加える。無菌で分注する。

＊ロビンソンの血清—水—糖

微生物の中にはペプトン—水—糖の中では発育しないものもある。ここに示す Robinson の血清—水—培地の方が Hiss の血清—水—培地よりも優れている。

ペプトン	5g
リン酸 1 水素 2 ナトリウム	1g
水	1000ml

15 分間蒸気処理し、pH を 7.4 に調節し、250ml のウマ血清を加える。20 分間蒸気処理し、アンドレード・指示薬を 10ml、適当な糖の 1% 溶液（もしくは 0.4% の澱粉液）を加える。

非加熱血清はでんぷん糖化酵素を含んでおり、かつまた少量の発酵可能な炭水化物を含んでいるかもしれないので、特に澱粉発酵試験では緩衝剤を使うことが望ましい。

グルコン酸塩肉汁培養液

腸内細菌の識別のためには、以下に示す肉汁培養液を調製する。

酵母抽出物	1.0g
ペプトン	1.5g

リン酸水素二カリウム	1.0g
グルコン酸カリウム	40.0g
(またはグルコン酸ナトリウム	37.25g)
水	1000ml

加熱して溶解し、pHを7.0に調節し、必要であれば濾過し、5～10mlずつ分注し、115℃で10分間高圧蒸気滅菌機にかける。

ヒュー・ライフソン（Hugh and Leifson）の培地

ペプトン	2.0g
塩化ナトリウム	5.0g
リン酸水素二カリウム	0.3g
寒天	3.0g
水	1000ml

加熱して溶解し、pH7.1に調節し、0.2%のブロモチモールブルーを15ml、無菌の（フィルター処理された）グルコースを最後に濃度が1%になるよう加え、細い（直径1cm未満）試験管を用いて8～10mlずつに無菌で分注する。

＊ブドウ球菌とミクロコッカスのためのベアド・パーカー（Baird-Parker, 1966）の修正培地）

トリプトン	10g
酵母抽出物	1g
グルコース	10g
寒天	2g
水	1000ml

蒸気処理して、pH7.2に調節する。0.2%のブロモクレゾールパープルを

20ml 加え、細い（12mm）試験管で 10ml の分量を分注し、115℃で 10 分間滅菌する。

ドノバン（Donovan）の培地

これはもともとクレブシエラ菌を識別するために考案された培地である、乳糖発酵性のグラム陽性桿菌を選別するのに役立つ。

トリプトン	10g
塩化ナトリウム	5g
塩化トリフェニルテトラゾリウム	0.5g
硫酸鉄アンモニウム	0.2g
1% のブロモチモールブルー水溶液	3ml
イノシトール	10g
水	1000ml

加熱して溶解し、pH を 7.2 に調節する。4ml ずつ分注し、115℃で 15 分間高圧蒸気滅菌機にかける。使い残しを置いておくことができる。

ドーセット（Dorset）の卵培地

6 個の新鮮な卵を石鹸水で洗浄し、滅菌したボウルに殻を割って卵内容を入れる。無菌のフォークでかき混ぜ、無菌のガーゼを通して濾し、測定シリンダーに入れる。3 分量の卵に 1 分量の栄養肉汁培養液を加える。混ぜて、試験管か瓶に入れ、斜めに倒して 80-85℃で 45 分間濃縮させる。望むなら 5% のグリセロールを加えても良い（グリフィス（Griffith）の卵培地は肉汁培養液の代わりに食塩水を使用する。それは保存培養物を貯蔵するのに役立つ）。

卵黄塩肉汁培養液と寒天

以下はレシチナーゼ試験に適している。

栄養肉汁培養液または血液寒天培地	10ml

卵黄乳剤	1ml
NaCL（5%）	0.2ml

レプトスピラのためのEMJ培地

調製方法はウェイトキンス（Waitkins, 1985）によって明らかにされているが、市販のものも入手できる。

選択的EMJH／5FU培地（Waitkins, 1985）

1gの5-フルオロウラシル（5FU）を1mol／lの水酸化ナトリウム水溶液約50mlの中で弱い熱（56℃を超えない）を加えて溶解する。1mol /lの塩酸でPhを7.4-7.6に調節し、100mlまで希釈し、膜フィルター（0.45マイクロメーター）に通して滅菌する。1mlずつ分注し、マイナス4℃で貯蔵する。

1mlを56℃で解かし、それを100mlのEMJ培地（5FUの最終的な濃度は1ml当たり100μgになる）に加える。

修正されたアルカリペプトン水

これはコレラ菌（Vibrio cholerae）を分離するために用いられる。

塩化ナトリウム	10.0g
塩化マグネシウム六水和物	4.0g
塩化カリウム	4.0g
トリプトンペプトン	10.0g

pHを8.6に調節し、分注し、高圧蒸気滅菌機にかけて滅菌する（Robert et at., 1995）。

N培地（Collins, 1962）

これはマイコロバクテリアの識別に用いられる。

NaCL	1.0g
$MgSO_4 \cdot 7H_2O$	0.2g

KH_2HPO_4	0.5g
Na_2HPO_4・$12H_2O$	3.0g
(NH_4) $2SO_4$	10.0g
グルコース	10.0g

フェニルアラニン寒天

DL- フェニルアラニン	2g
酵母抽出物	3g
Na_2HPO	1g
NaCL	5g
寒天	20g
蒸留水	1000ml

加熱して溶解させる。115℃で 10 分間滅菌し、試験管に入れ斜面にする。

フェノールフタレインリン酸塩の寒天

ホスファターゼ試験用：フェノールフタレインリン酸塩 1% 水溶液 1ml を栄養寒天または市販されている血液寒天培地 100ml に加え、平板に注ぐ。

フェノールフタレイン硫酸塩寒天

アリールサルファターゼ試験用：0.64g のカリウム・フェノールフタレイン硫酸塩を 100ml の水（0.01mol /l）の中で溶解させる。ミドルブルック培地の 1 つを 2.7ml ずつ分注し、各試験管にフェノールフタレイン硫酸塩水溶液 0.3ml を加える。

SPS（ポリミキシンスルファダイアジン亜硫酸塩寒天）

ペプトン（カゼイン由来）	15.0g
酵母抽出物	10.0g
クエン酸第二鉄	0.5g
亜硫酸ナトリウム	0.5g

スルファダイアジンナトリウム	0.12g
寒天	13.9g
25℃での pH	7.0

出典 :Angelotti *et al.*（1962）

チロシン寒天—キサンチン寒天

溶解した栄養寒天 100ml に 5g のチロシンまたは 4g のキサンチンを加え、30 分間蒸気処理する。アミノ酸を懸濁させるために良く混ぜてから平板に注ぐ。

水気の多い寒天（クレイギー管）

0.1-0.2% の寒天を含む肉汁培養液では運動性微生物の移動は可能であるが、対流の流動は起きない。このため、クレイギー管では運動性微生物を非運動性微生物から分離することが可能になる。

水気の多い寒天をスクリュー栓付き瓶の中の 12ml ずつ分注する。それぞれの試験管に長さ 50mm、直径 5 ～ 6mm のガラス管を入れる。メニスカスが形成されないように試験管の上端と培地の表面の間には十分な隙間がなければならない。またガラス管は試験管の底まで達していなければならない。

でんぷん寒天

10% の溶解性でんぷんの水溶液を調製し、1 時間蒸気処理する。この溶液 20ml を溶けた栄養寒天 100ml に加え平板に注ぐ。

希釈剤

＊食塩水とリンゲル（Ringer）液

微生物と同じ浸透圧を有する生理食塩水は、0.85% の塩化ナトリウム水溶液である。リンゲルの溶液は、陰イオンの有毒な作用を互いを中和するようにイオンのバランスが取れているので、細菌の懸濁液を作るには生理食塩水よりも良い。それは元来の食塩濃度の 4 分の 1 で使用される。

塩化ナトリウム（AnalaR）	2.15g
塩化カリウム（AnalaR）	0.075g
無水塩化カルシウム（AnalaR）	0.12g
チオ硫酸ナトリウム五水和物	0.5g
蒸留水	1000ml

pH は 6.6 にする。

両者ともタブレットで購入できる。

＊カルゴン・リンガー

表面の綿棒の計算で使用されるアルギン酸塩ウールは次の溶液に溶解する。

塩化ナトリウム	2.15g
塩化カリウム	0.075g
塩化カルシウム	0.12g
炭酸水素ナトリウム	0.05g
ヘキサメタリン酸ソーダ	10.00g
pH	7.0

カルゴン・リンガーは便利なことに錠剤で購入できる。

＊チオ硫酸塩リンゲル液

チオ硫酸塩リンゲル液は、残余塩素が存在するかもしれないゆすぎ液の希釈に好んで用いられるかもしれない。これも便利なことにタブレット状に製造されている。

＊最大再生希釈液（MRD）

希釈液の中で最も安全で最も致死性の少ないものは 0.1% のペプトン水である。

＊緩衝ペプトン水

緩衝ペプトン水は、食品から出たサルモネラ菌の増菌のための役に立つ前増菌培地である。

ペプトン	10.0g
塩化ナトリウム	5.0g
リン酸水素二ナトリウム	3.5g
リン酸二水素カリウム	1.5g
蒸留水	1000ml

pHは7.2にしなければならない。

＊リン酸塩緩衝生理食塩水

リン酸塩緩衝生理食塩水は、pHが7.3の役に立つ一般的な希釈剤である。

塩化ナトリウム	8.0g
リン酸二水素カリウム	0.34g
リン酸水素二ナトリウム	1.21g
水	1000ml

pHの調節

水を加えて戻した培地や実験室で調製した培地のpHは、pH計で点検しなければならないが、実用目的では、BDHロビボンド、比色箱のような器具で十分である。

10mlの培地をピペットで2本の152 × 16ミリメーターの試験管のそれぞれに入れる。一方の試験管に0.04%のフェノールレッド溶液を0.5ml加える。これらの試験管を、フェノールレッドの色彩盤の後ろに空の試験管（指示薬の入っていない）を置いてあるロビボンド比色箱の中に置き、色彩盤は適当なスクリーンと共に使用しなければならない。開口窓を通して見た色調が合うまで色彩盤を回転させる。培地のpHは、測定値用開口部で読み取ることができる。必要なpHの数字が得られるまで色彩盤を回転させ、0.05mol / l の水酸化ナトリウム溶液または塩酸を指示薬を入れた培地の試験管に加え、必要な pH の数字が得られるまで混ぜる。

加えた量から、全量の培地に加えなければならない 1 または 5mol / l のアルカリまたは酸の量を計算する。それらを加えた後、再び pH を点検する。

例えば、pH6.4 の培地 10ml は、求める pH7.2 にするため、0.05mol / l の水酸化ナトリウム溶液を 0.6ml 添加する必要がある。したがって、全量の培地は、

［0.6 × 100］/20=3.0ml 1mol / l NaOH / litre（1mol / l の NaOH3.0ml）
を必要とする。

他の pH 範囲の色彩盤も入手可能である。

pH のすべての最終的読取は、室温の培地で行わなければならない。というのは、熱い培地では、ある種の指示薬は間違った反応を出してしまうからである。使用した酸とアルカリの量を書き留めておき、以前の使用したグループの培地と比べる。pH または緩衝能力の大きな相違は、原料の含有量の計算間違いまたは変化を示しているかもしれない。

一般的な注意事項

高圧蒸気滅菌機、準備品類、分配器具を含むすべての設備・備品類を定期的に調整し、良好な状態に維持しておくようにしなければならない。

培地を加熱し過ぎてはならない。さもないと品質が損なわれる。凝縮物は、事前に加熱して溶す前に高圧蒸気滅菌機にかけてはならない。さもないと凝縮物は容器の底に溜まっていまうだろう。部分的にしか処理していない培地は一晩放置してはならない。スクリュー栓、アルミニウムまたはプロピレン製の蓋は、綿栓よりも良い。

汚染

汚染は、培地の損失の主要な原因であり、不十分な加熱処理または分注装置の滅菌を怠ったことにより発生する。貯蔵後、培地の上に数個のコロニーが発生することは、環境が好ましくない結果である。これは、自動平板分注機の使用や層流式清浄空気・キャビネット内で培地を分注することにより、減少さらには除去することができる。

分離と選択培地：平板技術の効率

培地の新しい製造群は、かなり品質にバラツキがあるので、以下の方法で試験しなければならない。

その培地に発育するかまたは発育を抑制される様々な微生物の培養物の10倍連続希釈液、例えば、10のマイナス2乗からマイナス10のマイナス7乗まで連続希釈液を作成する。$10^{-2}-10^{-7}$の例えば、DCAを試験するときには、*S. sonnei*、*S. typhi*、*S. typhimurium*、その他の数種のサルモネラ菌、大腸菌を使用する。微生物ごとに被験培地の良く乾燥した平板を少なくとも5枚、既知の申し分のない対照培地と非選択培地、例えば、栄養寒天のそれぞれ少なくとも2枚の平板を使用する。これらの平板を用いて、微生

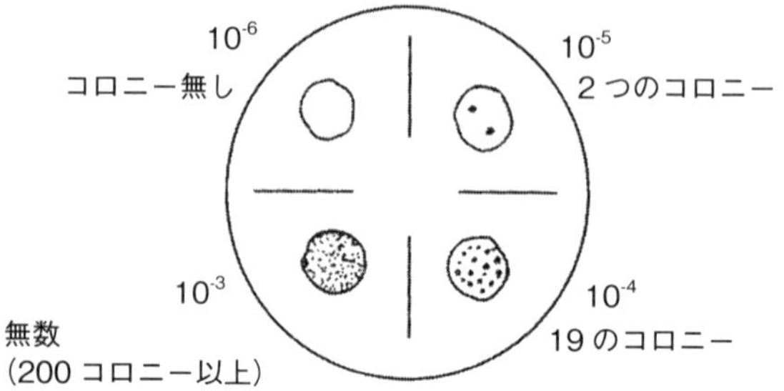

図5-1　マイルズとミストラのカウント

物の連続希釈液でマイルズ（Miles）とミストラ（Mistra）の微量計数を行う。各平板は幾つかの希釈液に使用されるようにする（図5-1）。

コロニーを数え、結果を表示して、様々な培地の成績を比較する。これらの方法により、特殊な培地の新しい製造群では、ある種の成分の割合を変更することが必要であることが分かる。

しかし、貯蔵培養物は、「損傷した」微生物の自然材料からの発育を助けないような培地でしばしば発育する。したがって、このような材料の希釈液または懸濁液を使用することが最善である。

ある種の培地に関しては、表面張力が減少するためにこれらの滴下計数法は満足の行く結果をもたらさない。それで別の手順が勧められる。

ペトリ皿の上にちょうどかぶさるように、ボール紙の覆いを作り、その覆いの真ん中に25mm平方の正方形の孔を切る。覆いを試験平板の上にかぶせ、培地の上の正方形の穴を通して懸濁液を1滴落とす。落とした懸濁液を覆いで囲まれた範囲に広げる。この方法はコロニーの個数計算を行いやすくする利点があるが、もちろん、より多くの平板を試験しなければならない。

これらのEOP（Efficiency of Plating Technique）試験に加え、コロニーの大きさと発生を比較するために普通の平板法を使用しなければならない。

同定培地

同定試験で陽性または陰性反応を示すことが判っている微生物の貯蔵培養物を、日常的に使用するために維持しておく。同じ微生物をしばしば多くの試験のために使用する場合がある。新しい同定培地の製造群が予想されるときには、若い活力のある培養菌が利用できるように適当な貯蔵株を継代培養する。この培養菌で新しい培地を試験する。

遭遇する可能性のある菌種の貯蔵培養を保存しておく。つまり、必要なときまで凍結乾燥して保存しておく。培地の新しい製造群を試験するためにこれらの保存菌を継代培養する。

注意：ハザードグループ3の細菌は、レベル3の実験室で試験を行うことができなければ、使用してはならない。

［参考文献］

Angelotti, R., Hall, H. E., Foter, M. J, et al. (1962) Quantitation of *Clostridium perfringens* in foods. Applied Microbiology 10: 193-199.

Baird, R. M., Corry, J. E. L. and Curtis, G. D. W. (eds) (1987) Pharmacopoeia of culture media for food microbiology. *International Journal of Food Microbiology* 5: 187-229.

Baird-Parker, A. C. (1966) An improved diagnostic and selective medium for isolating coagulase-positive staphylococci. *Journal of Applied Bacteriology* 25: 12-19.

Barer, M. R. and Harwood, C. R. (1999) Bacterial viability and culturability. *Advances in Microbial Physiology* 41: 93-137.

Barrow, G. I. and Feltham, R. K. A. (eds) (1993) *Cowan & Steel's Manual for the Identification of Medical Bacteria*, 3rd edn. Cambridge: Cambridge University Press.

Bart] V. (1985) Choice of test strains. *International Journal of Food Microbiology* 2: 99-102.

Bloomfield, S. F., Stewart, G. S., Dodd, C. C. *et al.* (1998) The viable but non-culturable phenomenon explained? *Microbiology* 144: 1-3.

Bridson, E. Y. (1978) Problemen by de standaardisatie van selective stoffen voor isolatie media voor Enterobacteriaceac. In: *Van Monster tot Resultaat*. Wageningen: Nederlands Society for Microbiology. pp. 58-67.

Bridson, E. Y. (1990) Media in Microbiology. Review of Medical Microbiology 1: 1-9.

Bridson, E. Y. (1994) *The Development, Manufacture and Control of Microbiological Culture Media*. Basingstoke: Oxoid Ltd.

Bridson, E. Y. (1999) Quantal microbiology: the interactive effect of chaos and complexity on stressed cell recovery. PhD Thesis, University of the West of England.

British Standards Institution (BSI,) (1998) ,British Standard 6068-4.12:1998 (ISO 11731:1998) Water quality - Part 4: Microbiological methods - Section 4.12: Detection and enumeration of *Legionella*. London: BSI.

BSI (1999) British Standard BS EN 12322:1999. *In vitro* diagnostic medical devices - Culture media for microbiology - Performance criteria for culture media. London: BSI.

Brock, T. (1988) *Robert Koch: A life in medicine and bacteriology*. Madison, WI: Science Technical Publications.

Catlin, B. W. (1973) Nutritional profiles of *Neisseria gonorrhoeae, N. meningitides* and *N. lactamica* in chemically defined media and the use of growth requirements for gonococcal typing. *Journal of Infectious Disease* 128: 178-181.

CEN (2001) CEN/TC 275 N489:2001. *Microbiology of food and animal feeding stuffs-Guidelines on preparation and production of culture media* - Part 2: *Practical guidelines on performance testing of culture media*. Brussels: EEC.

Clarke, A. R. (1996) Molecular chaperones in protein folding and translocation. *Current Opinions in*

Structural Biology 6: 43-60.

Collins, C. H. (1962) The classification of `anonymous' acid fast bacilli from human source. *Tubercle* 43: 293-298.

Corry, J. E. L. , Curtis, C. W. D. and Baird, R. M. (eds) (1995) Culture Media for Food Microbiology. In: *Progress in Industrial Microbiology*, Vol. 34. Oxford: Elsevier Science.

Davis, B. D. and Mingioli, E. S. (1950) Mutants of *Escherichia coli* requiring methionine or vitamin B,. *Journal of Applied Bacteriology* 60: 17-21.

DD (2000) DD ENV ISO 11133-1:2000. *Microbiology of food and animal feeding stuffs - Guidelines on quality assurance and performance testing of culture media. Part 1: General guidelines.* Brussels: EEC.

Donovan, T. J. (1966) A *Klebsiella* screening medium. *Journal of Medical Laboratory Technology* 23: 11194-11196.

Dukan, S., Levi, Y. and Touati, D. (1997) Recovery of culturability of an HOCI-stressed population of *Escherichia coli* after incubation in phosphate buffer: resuscitation or regrowth? *Applied and Environmental Microbiology* 63: 4204-3209.

Ellner, P. D., Stossel, C. I., Drakeford, E. *et al.* (1966) A new culture medium for medical microbiology-*American Journal of Clinical Pathology* 45: 502-507.

Gieson, G. L. (1955) *The Private Science of Louis Pasteur.* Princeton: Princeton University Press.

Hackney, C. R., Ray, B., Speck, M. L. (1979) Repair detection procedure for enumeration of faecal coliforms and enterococei from seafoods and marine environments. *Applied and Environmental Microbiology* 37: 947-953.

Lacey, B. W. (1954) A new selective medium for *Haemophilus pertussis* containing diamidine, sodium fluoride and penicillin. *Journal of Hygiene* 52: 273-303.

MacFaddin, J. F. (1985) *Media for theIsolation-Cultivation- Identification-Maintenance of Medical Bacteria*, Vol. 1. Baltimore, MA: Williams & Williams.

Martin,]. and Hard, F. U. (1997) Chaperone-assisted protein folding. *Current Opinions in Structural Biology* 7: 41-52,

Millar, V. R. and Banwart, G. J. (1965) Effect of various concentrations of brilliant green and bile salts on salmonella and other organisms. *Applied Microbiology* 13: 77-80.

Mossel, D. A. A. and Corry, J. E. L. (1977) Detection and enumeration of sublethally injured pathogenic and index bacteria in foods and water processed for safety. *Alimenta* 16: 19-34.

Mossel, D. A. A. and Ratto, M. A. (1970) Rapid detection of sublethally impaired cells of Enterobacteriaceae in dried foods. *Applied Microbiology* 20: 273-275.

Munro, A. L. S. (1968) Measurement and control of pH values. In: Norris JR, Ribbons DW. (eds), *Methods in Microbiology*, Vol. 2. London: Academic Press, pp. 39-89.

National Committee for Clinical Laboratory Standards (NCCLS) (1996) *Quality Assurance for Commercially Prepared Microbiological Culture Media*, 2nd edn. Approved Standard. 1996. CCLS M22-A2, Vol. 16, No. 16. Villanova, PA: NCCLS.

Reuter, G .(1985) Elective and selective media for lactic acid bacteria. *International Journal of Food Microbiology* 2: 55-68.

Roberts, D., Hooper, W. and Greenwood, M. (eds) (1995) *Practical Food Microbiology*. London: Public Health Laboratory Service, p. 155.

Skirrow, M. B. (1977) Campylobacter enteritis - a `new' disease. *British Medical journal* ii: 9-11.

Stephens, P. J. (1999) Recovery of stressed salmonellas. PhD Thesis, University of Exeter.

Stephens, P. J., Joynson, J. A., Davies, K. W. *et al.* (1977). The use of an automated growth analyser to measure recovery times of single heat-injured salmonella cells. *Journal of Applied Microbiology* 83:445-455.

Stouthamer, A. H. (1973) The search for a correlation between theoretical and experimental growth yields. In: Quayle JR (ed.), *International Review of Biochemistry and Microbiological Biochemistry*, Vol. 21. Baltimore, MA: University Park Press, pp. 1-47.

Thayer, J. D. and Martin, J. E. (1966) Improved medium selective for cultivation of *Neisseria gonorrhoea* and *N. meningitidis. Public Health Reports* 81: 559-562.

Waitkins, S. (1985) Leptospiras and leptospirosis. In: Collins, C. H. and Grange, A. M. (eds), *Isolation and identification of Micro- organisms of Medical and Veterinary Importance*. Society for Applied Bacteriology Technical Series No. 21. London: Academic Press, pp. 251-296.

Walker, G. C. (1966) The SOS response of *Escherichia coll*. In: Neidhardt FC (ed.), *Escherichia coli and Salmonella*, Vol. 1. Washington DC: ASM Press, pp. 1400-1416.

Willis, A. T. and Hobbs, B. (1959) A medium for the identification of clostridia producing opalescence in egg yolk emulsions. *Journal of Pathology and Bacteriology* 77: 299-300.

Wright, H. D. (1933) The importance of adequate reduction of peptone in the preparation of media for the pneumococcus and other organisms. *Journal of Pathology and Bacteriology* 37: 257-282.

第6章

培養法

一般的な細菌フローラ

微生物学的検査の検体や試料は、多くの異種の微生物が混ざりあっている場合がある。どんなものからの試料であれ、その全体の細菌叢を観察するためには、非選択培地を用いる。どの培地でも、どの温度でも、ありとあらゆる種類の微生物の発育を促進するようなことはしない。それぞれ異なる微生物群を好む幾つかの培地を使用し、様々な温度で好気的および嫌気的に培養することが最善である。使用される培地の pH の値は検査される材料の pH の値に近くなければならない。

細菌の場合には、代表的培地は、栄養寒天、グリコース・トリプトン寒天、血液寒天であり、糸状菌と酵母の場合には、麦芽寒天、サブロー寒天である。

細菌の数を推定する方法は第 10 章で示されており、その目的のために用いられる希釈法は、以下に示す技術で用いる接種材料を作るために使用することができる。ここでは平板培養のための 3 つの方法を列挙する。これらの方法は、それぞれの細菌が独立したコロニーとして発育するように細菌の塊または集合体を分離することに基づいている（ただし、第 10 章を参照)。次いでこれらの操作の結果生じるコロニーをさらに検査するために継代培養する場合もある。

平板分注法

それぞれ培地を15ml入れた数本の試験管を溶かす。冷やすためにそれらを45～50℃の水槽内に入れる。試験をするために0.1%のペプトン水で材料を乳状にする。同じ希釈剤で10^{-1}、10^{-2}、10^{-3}の希釈液を作製する。溶けた寒天の15mlにそれぞれの希釈液を1ml加え、両手のひらの間で試験管を回転させ、ペトリ皿に注ぐ。異なる温度で培養するために各希釈液の分注平板を数枚作る。培地をセットし、平板を裏返して培養する。この方法は、平板計数法で用いられる方法よりも、コロニーを上手く分布発育させるが、寒天内で希釈された接種材料が試験管内にいくらか残るので、コロニーの分布計数目的には使用できない。

スプレッダー法

適当な培地の平板を乾燥させる。乳化させた材料の希釈液を上述のように作製する。約0.05ml（1滴）の希釈液を平板の中心に落とし、平板を回転させながら硝子拡散棒を前後方に押すことによって希釈滴を培地全体に広げる。ペトリ皿の蓋を元に戻し、上述のように裏返しにして培養する前に1～2時間乾燥させるために放置する。水分を含んだ平板は、細胞が表面の液体内で発育するため、所々で密集して発育を生じさせるかもしれない。

白金耳で広げる方法

上述のように材料の希釈液を作る。通常は薄めてない生の乳液とその10分の1の希釈液で十分である。1白金耳量の材料を平板の縁の近くの培地上に置き、それを培地の1部区画全面に広げる（図6-1aを参照）。白金耳に炎を当て、材料の平行の筋を作って、筋が重ならないように注意して材料を区画Aから区画Bに広げる。白金耳に炎を当て、区域Cに広げ、順々に同じ事を行う。白金耳で広げるたびに接種材料は希釈される。平板を裏返して培養する。

白金耳で広げる方法を用いるときには、2本の白金耳が役に立つ。一方を使用している間に他方は冷えるからである。

これらの表面平板法は、分注平板よりも嫌気性微生物の分離が上手くできると言われている。

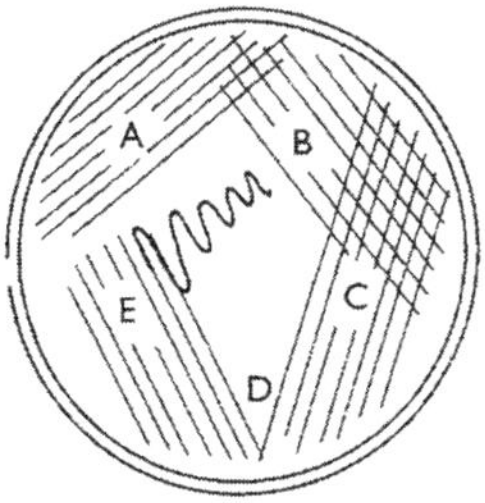

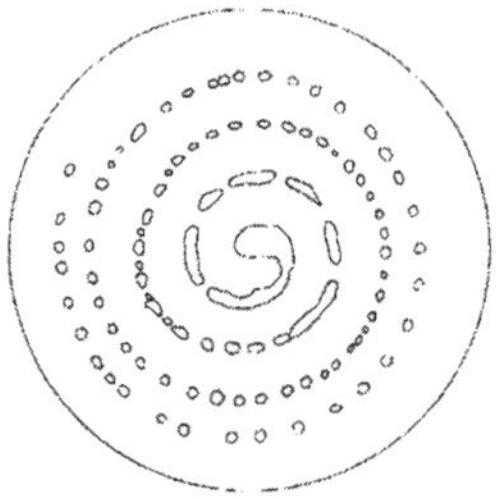

図 6-1　(a) 平板上で「広げること」または「白金耳で広げること」
(b) 回転型平板

螺旋型または回転型平板処理

螺旋型プレ平板法は、食品産業、製薬産業、化粧品産業、水産業で細菌の算定するために広く用いられている。従来の方法と比べると螺旋型平板処理の利点としては、最短の準備時間、連続希釈列を不要にする、69%まで労働を節約する、培養するために必要なスペースの 3 分の 2 の減少による消費コストと実験室廃棄物の減少等が挙げられる。それから、培養された平板は、用手法、あるいは必要なソフトウェアでの画像分析システムを使い自動的に算定することができる。

初期の螺旋型平板塗布器は全く機械的なものだが、現今世代の平板塗布きは、マイクロプロセッサーを使って、回転する寒天平板上への液体試料の沈殿過程のすべての局面をコントロールする。スタイラスアームは、アルキメデス・スパイラル形に試料を分注塗布する。つまり、平板の全面に一様に、あるいは 1 個の平板の全面に千倍相当までの希釈液を作り出して持続的に減少する量の液体試料を分注する。あらかじめプログラムされた選択条件で、10 ～ 400ul の液体試料を使用し、様々な仕方で液体試料を分注することが可能になる。WASP システム（Don Whitney Scientific Ltd, UK）の 1 つのすばらしい特徴は、試料を詰め込んで、平板に接種し、それから

1回のキー打ちでスタイラスをきれいにする能力である。この器具には自動洗浄サイクルも備わっている。これは不可欠な貯蔵容器からの消毒液と、高圧蒸気滅菌機処理の可能な容器に含まれている無菌の水とを使用する。経験の少ない使用者が不正確な結果を得ることになるリスクを最小限にしてこの器具を操作できるようにするために、使用者が選択可能なパラメーターを選んで固定することができるようになっている。マイクロプロセッサーは絶えず作業行程および注射器と運搬台と回転盤の相対的な位置をチェックするが、これらについては修理技術員から直接情報を得ることができる。それでその結果を工場での設定と比較し、今日の品質基準に不可欠な器具の貴重な較正データが得られる。

手動の平板塗布器（電動式の回転盤を装着している）もまた入手可能である。回転盤の蓋を開けた平板を置く。細菌を含ませた白金耳で回転する平板の培地の中心部に触れて、白金耳を外周部の方にゆっくりと引く。ばらばらなコロニーを示す培養結果が得られた後、螺旋型に最近のコロニーの発育が見られる。

マルチポイントイノキュレーター

マルチポイントイノキュレーターは、多くの複製培養が必要なときには便利な道具である。これは完全自動または半自動化の器具で、非常に多くのペトリ皿培養をすばやく植えつけることができる。多数のピンが単独の貯蔵容器から接種材料を、または例えば、マイクロタイアー平板内の窪みから様々な接種材料を採取し、1枚または数枚のペトリ皿の培地にすばやく接種する。マルチポイントイノキュレーターには、直径90mmのペトリ皿には36本までのピン用のヘッドを、それより大きい皿には96本のピン用のヘッドが備わっている。これらの器具は様々な種類が市販されている。とりわけこの器具は、組み合わせ抗生物質感受性試験、最小抑制濃度試験、培地の品質管理、非常に多くの試料（例えば、尿、食品）の細菌の汚染評価のために役立ち、例えば、ブドウ球菌や腸内細菌のような幾つかの菌の同定作業でも役に立つ。

英国の公衆衛生臨床検査局サービスは、マルチポイントイノキュレーターに関する優れた手引きを出版している（Faiers *et al.*, 1991）。

混和混釈培養

これらは、特に嫌気性または微好気性の微生物の高層寒天培地内のコロニー形成の観察に役立つ。

培地、例えば、グルコース寒天またはチオグリコール酸寒天を直径20-25ミリメーターの瓶または試験管に15～20ml分注する。溶かして45℃近くまで冷やす。約0.1mlの接種材料を1本の試験管に加え、両手のひらの間で試験管を回転させることによって混ぜ、もう1本の試験管に1白金耳量の接種材料を植え継ぐ同様の作業を続ける。接種済み試験管をそろえ、接種する。隠れていたコロニーが出現し、次のように分布するだろう。すなわち、偏性好気性細菌は培地の上部にだけ発育し、偏性嫌気性細菌は培地の底部にだけ発育する。微好気性菌は培地の上部ではなくその近くで発育する。そして通性微生物は培地全体に一様に発育する。培地の寒天濃度を0.5～1.0%（「水分の多い寒天」）に減少させることにより、酸素濃度に応じた発育帯の形成が観察できるかもしれない。

穿刺培養

穿刺培養は運動性、気体の産生、ゼラチン液化を観察するために用いることができる。直径12.5mmの試験管または瓶に培地を5ml分注し、接種材料を付着させた針金を寒天の中心部に穿刺して培養する。

継代培養

平板培養コロニーを低倍率の双眼顕微鏡の下に置き、調べるコロニーを選択する。炎に当てた真っ直ぐな針金（白金耳ではない）でコロニーに触る。掘り起こしたりこすったりする必要はない。というのは、過度に激しく扱うと、近くのコロニーや選択したコロニーの下にあるコロニーで汚染されてしまうからである。

接種材料を付着させた針金で他の平板培地に触り、次いでその白金耳を炎に当て、それから白金耳を使って培養物を広げて個々のコロニーを形成させる。これにより純粋な培養物が出来るはずであるが、手順は繰り返す必要があるかもしれない。

試験管や斜面培地に接種するためには、同じ手順に従う。接種材料を付着させた針金を一方の手に、試験管を他方の手にほとんど水平に持つ。白金耳を持っている手の小指でつかんで試験管の蓋または栓をはずす。試験管の口をブンゼンバーナーに通し、培養物に入り込むかもしれない微生物を死滅させ、次いで、白金耳を斜面培地に沿って引くか、または培養液の表面に触れるかして、接種する。蓋または栓を取り替えて、白金耳に炎を当てる。白金耳に接種材料を再度付着させないでも連続して数本の試験管に接種することができるだろう。

嫌気性培養

嫌気性ジャー

今日の嫌気性ジャーは、金属製または透明なポリカーボネート製であり、シュレーダー弁で換気し、「冷温」触媒を用いる。したがって、これらは初期の型よりも安全である。というのは、内部の温度と圧力が低いからである。より多くの触媒を使い、水素と空気の混合気体を発火させることができる触媒の小さい粒子の漏出を防ぐ。にもかかわらず、触媒は乾燥状態を保たねばならず、使用後は乾燥させ、頻繁に取り替えなければならない。

普通の臨床実験室作業では、水素と水素 - 二酸化炭素の混合気体を入れておくのに市販の小袋が便利である。最近、水素を発生させずに確実な嫌気状態を達成する小袋が発明された。最終大気は 1% 未満の酸素を含み、二酸化炭素が補充されている。

平板を「逆さに」置く、すなわち培地を平板の底に置いた状態でひっくり返す。適切に培養されている場合、圧力が減少すると培地が蓋の中に落ちて入ることがある。そのときには触媒のカプセルを炎に当てて乾燥させ、蓋を取り替える。

純粋な水素の使用を好む研究者もいれば、また 90% の水素と 10% の二酸化炭素の混合気体を使用することを好む研究者もいる。10% の水素と 10% の二酸化炭素と 80% の窒素の非爆発性混合気体の方がより安全である（Kennedy, 1988 を参照）が、入手するのが難しい国もあるだろう。これらの気体の入ったシリンダーを水平状態で保存するという間違った観念が広まっているが、これらのシリンダーは垂直状態で安全に保存できる。

90% 以上の水素を含む混合気体の排出・取替に関するジャー技術では、圧力計を交差させ真空ポンプをジャーに付着させ、圧力が水銀柱で約マイナス 300mm になるまで空気を抜く。真空を混合気体と取替え、両方の試験管の接続を解き、触媒が作用するにつれ 2 次真空が出来るようにする。10 分間放置し、圧力計を再び接続して、水銀柱で約マイナス 100mm の 2 次真空になっていることを確かめる。これにより、ジャーが密閉されて気体を堅く封じ込めており、触媒が正しく機能していることが判る。一部の真空部分を大気圧になるまで気体と取り替える。

混合気体が水素を 10% しか含まない場合には、ジャーの中の圧力が少なくとも水銀柱でマイナス 610mm になるまでジャーから気体を抜かなければならないことに留意する。そうすれば、触媒と水素が残りを除去するに十分な酸素が除去される。

嫌気生活のインジケーター

メチレンブルーとレサズリンに基づいた「レドックス（Redox）」インジケーター（指示薬）が市販されている。培養中に嫌気生活が行われていることを証明するための簡単な試験がある。すなわち、血液寒天平板で *Clostridium perfringens*（ウェルシュ菌）を培養し、その上に 5μg のメトロニダゾールのディスクを置くことである。この細菌は、嫌気生活にあまり厳しい条件は求めず、次善の条件下でも発育するだろう。発育ゾーン周囲の抑制ゾーンは、嫌気条件は薬が作用して十分に低下しているが、嫌気生活は適切に行われていることを示しいている。緑膿菌（*Pseudomonas aeruginosa*）を陰性の対照菌として用いることを勧める必要はほとんどない。*C. tetani* のような陽性対照菌が発育できなくても、そのことは必ずしも不十分な嫌気生活条件であることを示しているとは限らない。

嫌気性キャビネット

嫌気性ジャーの開発は大きな進歩であることが判明した。とは言っても、嫌気性ワークステーションが出現するまで微生物学者は試料を大気の酸素に曝さずに容易に処理し、培養し、調べることができなかった。嫌気性微生物の分離率が嫌気性ワークステーションの使用によってかなり増加したことは確かに認められる。ロンドン病院で研究しているレン（Wren 1977）は、嫌気性微生物の分離率が、検査のために 24 時間および 48 時間開けたジャーを使用したときの 9.7% から、開ける前 48 時間放置した時には 28.1% に上昇し、さらに嫌気性ワークステーションを使用したときには 35.7% に上昇したことを示した。レンは、「嫌気性培養を 48 時間中断せずに行ったことにより嫌気性微生物の分離率が実質的に上昇した」と結論付けた。それから 10 年後に、ニューキャッスル総合病院でのシソンズら（Sissons, 1987）による研究は、嫌気性ジャーの使用目的で 43.6% の分離率が達成されたが、嫌気性ワークステーションの使用によってその分離率が 56.4% に上昇したことを示した。これらの相違が生じた原則的な理由は単純である。すなわち、嫌気性ワークステーションは、試料の操作と培養の全期間を通して無酸素の空気を直ちにかつ持続的に供給するからである。さらに、嫌気性ジャーは、有毒な触媒の結果として、またはジャーをセットするとき用いる技術が下手な結果として、嫌気状態でない場合がしばしばある。嫌気性微生物実験を上手にする上で基本的なことは、採取後に試料を決して酸素に曝さないようにすることである、ということにはもちろん言及しておかなければならない。言うまでもなく、酸素への曝露は試料に存在する最も培養の難しい嫌気性微生物の培養可能性を低下させるだろう。

二酸化炭素の下での培養

酸素圧が低下しているときに最も良く発育する微好気性菌が幾つかある。好二酸化炭素性菌（Capnophile）は二酸化炭素を必要とする。ある目的では、キャンドルジャーが適当である。それは 2.5% 近くの CO_2 を供給する。培養物を点火したロウソクまたは常夜灯の備わった缶またはジャーの中に置く。次いで蓋をかぶせる。酸素の大部分が除去されてその代わりにCO_2が占めたときに火が消えるだろう。

別の方法としては、0.1mol /l の塩酸 25ml コンテナー内に置いた 100ml のビーカーに入れ、蓋を閉める前に数個の大理石片を加える。

市販されているCO_2入りの小袋、水素—CO_2の混合気体入りの小袋または円筒に入ったCO_2を嫌気性ジャーで使用できるだろう。ジャーから空気を除去して圧力を水銀柱でマイナス 76mm にまで低下させ、代わりにサッカーボール用の空気袋からCO_2を入れる。この方法は、発育を始めさせるために 10 ～ 20% のCO_2を必要とする *Capnophile* には最善であるが、嫌気性の実験を行う場合には、CO_2恒温器が非常に役に立つ。純粋のCO_2の代わりに窒素とCO_2の混合気体を使用することもできる。

今では多くの臨床実験室は、あらかじめ設定されたCO_2濃度と湿度を自動的に維持する「CO_2恒温器」を購入している。

微生物の培養

恒温器については第 2 章で論じられている。ほとんどの臨床実験室では、維持すべき通常の温度は 35 ～ 37℃である。水の入った皿を恒温器の底部に置かなければならない（ペトリ皿に置かれた培地の乾燥を防ぐために空気が循環している場合には特に）。20 ～ 22℃で培養するためには、冷却コイルが取り付けられた恒温器が必要だろう。または、培養物をベンチの上に置いてもいいが、隙間風が入るのを避けることができるので、戸棚の方が良いだろう。最高最低温度計が必要である。窓が開いていたり、夜に暖房のスイッチが切れているときには周囲の温度はしばしば大幅に変動する。

低温菌（*Psychrophile*）は通常 4 ～ 7℃で培養される。この場合も恒温器には冷却コイルが必要であるが、過度に頻繁に扉を開けなければ家庭用の冷蔵庫を使用できる。好熱細菌は 55 ～ 60℃の温度が必要である。

ペトリ皿を逆さにして、すなわち培地を上にして培養する（嫌気性容器の場合は除く）。そうしないと、凝縮物が培地の表面に集まり、分離した状態のコロニー形成を妨げる。

ペトリ皿培養物を数日間培養することが必要であれば、粘着テープでそれらを密閉するかプラスチック製の袋やプラスチック製の食品容器の中に入れる。

コロニーと培養物の外観

コロニー外観の認識は今ではしばしば「旧式」であるとみなされるけれども、研究者が特定の培地上のコロニーの外観に精通すれば、細菌の同定作業で多くの時間と労力が節約されるかもしれない。これらの外観とそれを表すために用いられる言葉は図 6-2 に示されている。

斜面上のコロニーとその発育を虫メガネで調べる。または平板顕微鏡で調べるほうがよい。

コロニーの上だけでなく表面の下にもある色素形成状態を観察し、色素が培地に拡散しているかどうかに注意する。液体培養物の場合には、藻膜状に表面で発育が起きるかもしれない。

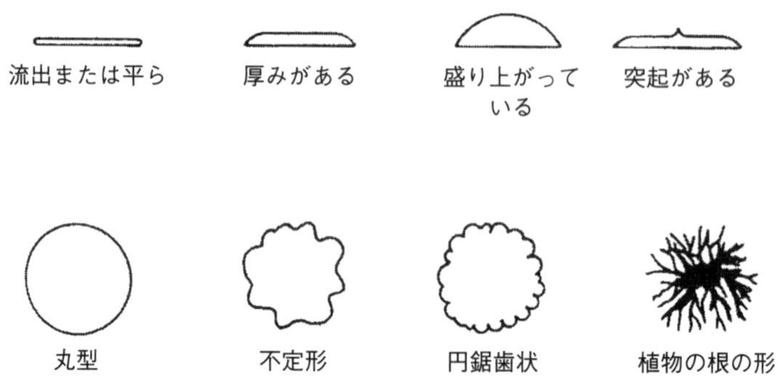

図 6-2　コロニーの形状

匂い

特徴的な匂いを出す培養物もあるが、匂いを嗅ぐ前に注意が必要である。培養物の匂いを嗅いだ結果、例えば、ブルセラのような感染症に罹ってしまった実験室作業者もいる（*Collins and Kennedy,* 1999）。

しかし、匂いは細菌の存在に気づく上で役に立つ。例としては、緑膿菌（*P. eruginosa*）の「ブドウのような」匂いや、*Alcaligenes faecalis* の緑色リンゴに似た「果物のような」匂いが挙げられる。その他のかなりはっきりした匂いを出す微生物としては以下のものが挙げられる。*Proteus*（プロテウス）属に菌種と *Providencia*（プロビデンシア）属の菌種（*Proteus* の匂いに似ているが、幾分甘い）、*Serratia odorifera*（通常はカビ臭いとされる、またはカビの生えたジャガイモと比べられる）、*Streptcoccus milleri*（キャラメルに似ている）、クレブシエラ菌（*Klebsiella* 属の菌）種（魚のようなアミンの匂い）、エンテロバクター（*Enterobacter*）種（カビの生えたオレンジの匂いに似ている）、*Nocardia* 種（土くさい）、シトロバクター（*Citrobacter*）属の菌種（糞便のようにかなり不快な匂い）。これらの匂いの幾つかについては、マリーら（Murray *et al.*, 1999）が述べている。

オキサノグラム

オキサノグラムは、細菌やカビ類の栄養必要条件を調べるために使用される。例えば、どのアミノ酸やビタミンが“厄介な菌株”に必要かとか、どの炭水化物を炭素源としてその微生物が利用できるとかを検討するために使われる。

試験すべき微生物の最少接種材料をリン酸塩で中和した生理食塩水に分注する。遠心分離機にかけて、再びリン酸塩で中和された新しい生理食塩水に分注する。同じ仕方で再び洗浄し、1ml を指示薬とともに数個の 15ml の鉱物塩培地に加える。次いで平板に注ぐ。それぞれの平板の上に直径 5mm の紙フィルターのディスクをのせて、紙フィルターの上に 1 白金耳量の適当な炭水化物の 5% 溶液を付着させる。恒温器に入れ発育を観察する。

このようにアミノ酸とビタミンという栄養必要条件のための試験を行うときには、グルコースを加えた基礎培地を用いる。それぞれ異なるアミノ酸を含む数個のディスクを 1 枚の平板に使用することもできる。

市販用に調製されたディスクとオキサノグラム・キットは入手可能である。

貯蔵培養物

ほとんどの実験室は、培地を試験したり、ある種の試験を統制するために、微生物の「標準株」の貯蔵培養物を必要とする。そしてその結果、研究者は培養コロニーの外観やその他の性状に精通するようになれるだろう。これらの貯蔵培養物は生かしておくために定期的に継代培養しなければならないが、その結果、汚染のリスクはあるだろう。より重要なことは、検査作業に従事している実験室では、この継代培養は意図せずして変異株を選択することになる。その理由は、いわゆる「標準株」または「基準培養菌」の振る舞いが変異して実験室によってしばしば異なってくるからである。

このような困難を克服するために、細菌、真菌、酵母やその他の医学的および産業上の重要性を有する微生物の基準培養菌のコレクションを政府とその他の実験施設が保持している。これらの機関および施設では、培養物は凍結乾燥した状態で保存されている。貯蔵されている過程で、培養物は標準的な菌株に関する公式の記述に一致していることを認めるために試験される。

英国ではこれらの標準株のコレクションは、英国国立基準培養菌収集センター（UKNCC）の指導の下で、幾つかの研究所に分配されている。様々な標準株のコレクションが保存されている場所はウェブサイト（www.ukncc.co.uk）で見つかるだろう。米国では、米国基準培養菌収集センター（ATCC）があり、住所はPO Box 1549, Manassas, VA20108, USAである。

時たま使われるかまたはめったに使われない菌株は、必要とするときに入手し、実験室に保存してはならない。常時使用される菌株は、短期間の保存には継代培養を連続して行い、長期保存には乾燥方法の1つを用い、また無期限保存には凍結乾燥を行う。しかし、乾燥または凍結乾燥した貯蔵培養物を更新する必要があるときには、研究所自身の貯蔵物を永続させるよりも、国立収集センターから分配される培養物で再び貯蔵を始めることが望ましい。

連続的な継代培養

培養物を生かしておくためにできるだけ頻度少なく継代培養し、変異株の出現と選択を避けるために対数発育期のできるだけ早い時期に発育を止めることが原則である。細菌の貯蔵培養物を保存するのに有益な培地は、ドーセット卵、培養条件の厳しい嫌気性培地、ロバートソンの調理肉、リトマスミルクである。真菌はサブロー培地で維持できる。これらの培地はスクリュー栓付きの瓶の中に入れておかなければならない。淋菌のように発育させるのが非常に煩わしい種類の微生物の培養物は維持することが難しいので、液体窒素（以下の記述を参照）に貯蔵するのが望ましい。

2本の試験管に接種し、発育が明白で活発になるまで、例えば、腸内細菌、他のグラム陰性桿菌、ミクロコッカスでは12-18時間、乳酸菌では2～3日間培養する。培養物を冷やし、冷蔵庫に1～2ヶ月貯蔵する。

これらの培養物のうちAを貯蔵物として保存し、他方のBを実験室の目的に使用する。

培養物の保存

培養物の乾燥

2つの方法が満足のいくものである。スタンプの方法で乾燥させるため、栄養肉汁液に10%のゼラチンを少量作り、0.25%アスコルビン酸を加える。培地がゲル状になる前に（1ml当たり約10の10乗個の微生物を含む最終濃度を得るために）微生物の濃厚な懸濁液を加える。数枚の紙をワックスに浸し、乾燥させてセットする。懸濁液をワックスに浸した紙の表面に落とす。真空乾燥器に入れて五酸化リンの上で乾燥させる。スクリュー栓付きの瓶の中で形成されたディスクを冷蔵庫に貯蔵する。20%のシリコンを含む軽油溶液を塗って熱風オーブンで乾燥させたペトリ皿を、ワックスに浸した紙の代わりに使用することもできる。

レイソンの方法は少し違っている。10% の血清肉汁液またはゼラチン肉汁液を使用する。その培養液をセロファンから切り取り、ペトリ皿で滅菌した直径 10mm のディスクに滴下する。真空乾燥器に入れ、五酸化リンの上で乾燥させる。スクリュー栓付きの瓶の中に入れ冷蔵庫に貯蔵する。

再構成するためには、殺菌したピンセットで 1 枚のディスクを肉汁培養液を入れた試験管の中に移し培養する。

凍結

スクリュー栓付きの瓶の中の 0.5ml の水道水またはスキムミルクで細菌の濃厚な懸濁液を作り、それをマイナス 40℃に置く。またはマイナス 70℃に置けばさらによい。このようにすると、多くの微生物は長期間生きしたままでいる。

30% のグリセロールを含んだ 1% のペプトン水（保存用培地）の中に濃い懸濁液を作り、バイアル瓶に分注する。それをマイナス 70℃（マイナス 20℃でもよい）で凍結する。調製された溶球を入れたバイアル瓶に懸濁液を加える市販方式（例えば、英国のプロラボ）がある。余分な液体を取り除き、バイアル瓶を凍結する。必要に応じ溶球 1 個を培地に移動する。

懸濁液は、アンプルに入れてデュワー瓶（魔法瓶）の中の液体窒素の上の気相の中で貯蔵してもいい。注意すべきは、これを液体窒素の中に入れてはいけないことである。液体窒素が密閉の不完全なアンプル内に入り込んでしまうと、アンプルはデュワー瓶から取り出したとき破裂してその内容物が拡散し、液体窒素は急速に膨張して気相に変わる。また、アンプルが破裂すると、液体窒素は微生物で汚染される可能性がある。

凍結乾燥

グルコース 30% の栄養肉汁液 1 容に対し、市販のウマ血清を 3 容の割合で混合した液で細菌懸濁液を凍結し、それから真空下で蒸気乾燥する。この方法は細菌を無期限に保存する凍結乾燥として知られている。酵母、

cryptococci、*nocardias*、放線菌（*streptomycetes*）は、5%の蔗糖で栄養価を高められた無菌の脂肪乳の中で濃い懸濁液を作ることで凍結乾燥できる。この簡単な保護培地は、スクリュー栓付きの5ml入りの瓶の中に、たとえば3mlのような便利な分量を入れ高圧蒸気滅菌機にかけることによって滅菌できる。

数種類の機械も入手可能である。最も簡単なものは、固体の二酸化炭素とエタノールが混ざって入っている1つの金属室から成っている。細菌の懸濁液を、ラベルが貼られたアンプルまたは試験管の中に0.2ml入れ、これらのアンプルまたは試験管を、凍結するまで約マイナス78℃の凍結剤の中に入れておく。それからこれらを水銀柱0.01mm未満まで圧力を低下させることができる真空ポンプの多岐管に装着する。真空ポンプと多岐管の間には、通常は凍結容器の一部である金属製の容器がある。その溶液内で固体の二酸化炭素と五酸化リンの混合物が試験管から出てきた水分を凝縮させる。次いで試験管やアンプルを火吹き管で密閉する。

凍結と乾燥を同時に、遠心分離作用により懸濁液の泡立ちを防ぐことのできる遠心分離凍結乾燥機により実施できる。

[参考文献]

Collins, C. H. and Kennedy, D. A. (1999) *Laboratory Acquired Infections*, 4th edn. Oxford: Butterworth-Heinemann.

Faiers, M., George, R., Jolly, J. and Wheat, P (1991) *Multipoint Methods in the Clinical Laboratory*. London: Public Health Laboratory Service.

Kennedy, D. A. (1988) Equipment-related hazards. In: Collins C. H. (ed.), *Safety in Clinical and Biomedical Laboratories*. London: Chapman & Hall, pp. 11-46.

Murray, P. R., Baron, J. 0., Pfaller, M. A. *et al.* (1999) *Manual of Clinical Microbiology*, 7th edn. Washington: ASM Press.

Sisson P. R., Ingham H. R- and Byrne P. O. (1987) Wise anaerobic station: an evaluation. *Journal of Clinical Pathology* 40: 286-291.

Wren, M. W. D. (1977) The culture of clinical specimens for anaerobic bacteria. *Journal of Medical Microbiology* 10: 195-201.

第7章

同定法

一般に、微生物の同定には顕微鏡検査と培養試験の両方が必要である。また血清学的試験も必要である。純粋培養物が不可欠であり、それを得るための方法は第6章で述べられている。しかし、1種類だけの微生物が存在するよう平板培地で継代培養を繰り返すことが必要であろう。一般目的で使われる培地が、問題となっている微生物の発育を促進するならば、それを使用すべきである。選択培地から取られたコロニーは、発育が培地成分により抑制されている微生物を含んでいるかもしれない。

同定のため培養物は、まずはじめに顕微鏡で調べなければならない。フィルムに染みがあるのは培養物が混ざり合って存在することを示しているだろう。

顕微鏡検査

顕微鏡検査のための薄膜の調製

ほとんどの細菌の形態を湿った着色しない状態で観察することは、明るい、暗視野または位相差顕微鏡による検査でも簡単ではない。以下のように作成した微生物の薄膜を着色した方がよい。

ごく微量の生理食塩水または水を76 × 25mmのガラス製マイクロスライドの中心に垂らす。発育した少量の細菌を接種用針金または白金耳で取り、その細菌をスライド上の液体の中で乳状にし、それを約1, 2cm^2に広げる。すべての染色に際しては、細菌の塊ではなく個々の細菌を調べられることが重要である。というのは、細菌の塊は正しい着色反応を示さない場合があるからである。このような訳で、最少量の細菌材料をスライドの表面に移すのだ。空気に曝して乾燥させるか、または手の甲で持っていられないほど熱くならないように注意しながら、ブンゼンバーナーの上の高い位置で横に振って乾燥させる。フィルムのある側を下にして「固定する」ために一度だけスライドをブンゼンバーナーの炎に通す。これによって細菌のタンパク質が凝固し、フィルムが染色中に浮いて離れる可能性は少なくなる。しかし、これによってすべての微生物が死滅するわけではないから、フィルムはまだ感染源とみなさなければならない。染色法は以下に示す。染色後、新しいきれいな濾紙で水分と汚れを取り、ブンゼンバーナーの炎の弱い熱に当てて乾燥させる。

今ではほとんどの実験施設は、染色剤を乾燥した材料としてではなく、すぐに使用できるように溶液になった状態または高濃度の水溶液として購入する。幾つかの染色剤の作り方を以下に示す。使用する染色溶液が粒子状物を含まないようにする。必要であれば濾過する。

米国では生物学的染色剤協会で認証された染色剤のみを使用しなければならない。英国ではこれに相当するシステムはなく、専門家組織の 1 つが調製した染色剤を購入しなければならない。

ほとんどがアニリン色素であるが、これまで非常に多くの染色剤が使用され記載されてきた。しかし、実践目的で必要なのは、1 つまたは 2 つの簡単な染色法である。つまり、グラム染色法、抗酸性染色法だけで、それに真菌用の染色法が 1 つ加えられる。ここでは莢膜と胞子を染色する方法を含めて、数種の染色法について述べる。

＊メチレンブルー染色

0.5% のメチレンブルーまたはレフラー・メチレンブルーの水溶液で 1 分間染色する。レフラーのメチレンブルー水溶液は 30ml のメチレンブルー飽和水溶液に 0.1% 水酸化カリウム溶液 100ml を混ぜたものである。時折振って長く貯蔵すると、血液フィルム中の *Bacillus anthracis*（炭疽菌）へのエムファディーン（M'Fadyean's）反応で「多色の」メチレンブルーが発生する。

＊フクシン染色

以下の手順で30秒間染色する。1gの塩基性フクシンを95%のエタノール100mlに溶かす。24時間放置する。濾過して900mlの水を加える。またはフェノール生理食塩水で1:10の割合で希釈した石炭酸フクシン（「抗酸性染色剤」の項を参照）を使用する。

＊グラム染色剤

グラム染色剤には多くの作り方がある。ここに示すのは、ジェンセン（Jensen）の作り方である。

1．0.5gのメチルバイオレットを100mlの蒸留水に溶かす。
2．2gのヨードカリを20mlの蒸留水に溶かす。細かく砕いた1gのヨードを加え、一晩放置する。溶けたら300mlになるまで蒸留水を加える。
3．1gのサフラニンまたは1gのニュートラルレッドを100mlの蒸留水に溶かす。

メチルバイオレット溶液で20秒間染色する。洗い流して代わりにヨード液をかける。1分間放置する。ヨード液を95%のアルコールまたはアセトンで洗い流し、数秒間だけ放置する。フクシンまたはサフラニンで30秒間対比染色する。洗浄して乾燥させる。

妥当な度合いに脱色させるために、グラム染料では何らかの工夫をする技量が必要である。アセトンはアルコールよりずっと速く脱色する。

アメリカの実験施設ではハッカー（Hucker）法が一般に用いられている。

1．2gのクリスタルバイオレットを95%のエタノール20mlに溶かす。0.8%のシュウ酸アンモニウムを80mlの蒸留水に溶かす。これらの2つの溶液を混ぜて、24時間放置し、濾過する。
2．ジェンセンのグラム染色剤に関して述べた方法を用いて、2gのヨードカリと1gのヨードを300mlの蒸留水に溶かす。
3．0.25gのサフラニンを、95%のエタノール10mlとともにモルタル状に砕く。フラスコに流し入れ、蒸留水で 100ml まで希釈する。

クリスタルバイオレット溶液で 1 分間染色する。水道水で洗う。ヨード溶液で 1 分間染色する。もはや消える色素が無くなるまで 95% のエタノールで脱色する。水道水で洗う。

サフラニン溶液で 2 分間染色する。洗って乾燥させる。

＊抗酸性染色剤

ジール・ニールセン（Ziehl-Neelsen）法は、カルボニールフクシン、酸性アルコールおよび青または緑の対比染色剤を用いる。色の判別できない研究者はピクリン酸対比染色剤を使用しなければならない。

1．	塩基性フクシン	5g
	結晶フェノール（要注意）	25g
	95% のアルコール	50ml
	蒸留水	500ml

暖かい水槽の上でフクシンとフェノールをアルコールに溶かして、それから水を加える。

使用する前に濾過する。

2．	95% エチルアルコール	970ml
	濃縮塩酸	30ml

3．0.5% のメチレンブルーまたはマラカイトグリーン、または 0.75% のピクリン酸の蒸留水溶液

カルボニールフクシンをスライドに注ぎ、蒸気が発生するまで注意深く加熱する。3 ～ 5 分間染色し、乾燥させてはならない。次いで水でよく洗う。それから、酸性アルコールで 2 回変えながら、10 ～ 20 秒間脱色し、数分間メチレンブルー、マラカイトグリーンまたはピクリン酸で対比染色する。

20% の硫酸の後に 95% のアルコールを用いる元来の脱色手法を好む研

究者もいる。

ノカルディア（*nocardias*）またはらい菌（*leprosy bacilli*）を染色するときには、1%の硫酸を使用し、アルコールを使わない。

冷却染色法を好む研究者もいる。ミューラー・チェルマック（Muller-Chermack）法では、1gのヘプタデシル硫酸ナトリウム（Tergitol 7）をカルボニールフクシン25mlに加え、ジール・ニールセン染色剤の場合と同様の手順を行う。

キンヨウン（Kinyoun）法では、次のように石炭酸を作る。

塩基性フクシン	4g
溶けたフェノール（要注意）	8g
95%エタノール	20ml
蒸留水	100ml

フクシンをアルコールに溶かす。水を加えながら軽く振る。それからフェノールを加える。ジール・ニールセン染色の場合と同じ手順を行うが、加熱はしない。1%の硫酸水溶液で脱色する。

＊抗酸菌のための蛍光染色

蛍光染色は数種類在る。次のオーラミン・フェノール染色が適していることが分かった。

1．	フェノール結晶（要注意）	3g
	オーラミン	0.3g
	蒸留水	100ml
2．	濃塩酸	0.5ml
	食塩	0.5g
	エタノール	75ml

3.0.1%の過マンガン酸カリウム水溶液

通常の仕方でフィルムを調製し、固定する。オーラミン・フェノールで4分間染色する。水で洗う。酸性アルコールで4分間脱色する。過マンガン酸カリウム溶液で洗浄する。過マンガン酸塩は漂白作用があるので、脱色し過ぎないように注意する。

＊コリネバクテリアの染色

この微生物の縞状またはの数珠状の外観と異染性顆粒とを示すために、アルバート（Albert）染色のレイボーン（Laybourn）の修正法を使用することができる。

1.0.2g のマラカイトグリーンと 0.15g のトルイジンブルーを、100ml の水と 1ml の氷酢酸と 2ml の 95% アルコールの混合液に溶かす。

2.0.2g のヨードカリを 50 〜 100ml の水に溶かす。細かく磨砕したヨードを 2g 加え一晩放置する。蒸留水で 300ml まで希釈する。

溶液（1）で 4 分間染色する。洗浄し、汚れを拭き取り、乾燥させて、溶液（2）で 1 分間染色する。顆粒は黒く染まり、縞のある細胞質は薄緑色と深緑色に染まる。

＊胞子染色

厚いフィルムを作り、熱い石炭酸フクシン（ジール・ニールセン）で 3 分間染色する。洗浄し、30% の塩化第二鉄水溶液で 2 分間洗い浸す。5% の亜硫酸ナトリウム溶液で脱色する。洗浄して、1% のマラカイトグリーンで対比染色する。フレミング（Flemming）の技法では、対比染色にニグロシンを用いる。別のスライドの縁でニグロシンをフィルム全体に広げる。

胞子は赤く染まる。細胞全体は緑色である。フレミングの方法では灰色の背景に透明な胞子が見られる。

＊莢膜染色

インドインクの小滴を 1 滴スライドに置く。その中に白金耳量の細菌培養物または懸濁液を混ぜ入れる。空気の泡が発生しないように注意しつつ、小滴の上にカバーグラスをかぶせ、吸い取り紙でしっかりと押す。高倍率のレンズで調べる。（消毒液に吸い取り紙を捨てる。）

乾燥標本のためには、スライドの一方の端に滴下した 5% グルコース溶液の中で、1 白金耳量のインドインクと 1 白金耳量の接種懸濁液とを混ぜる。

別のスライドの縁でこの混合物を広げ、乾燥させ、次いで固定のためにフィルム全体にメチルアルコールを数滴注ぐ。数分間メチルバイオレットで染色する（ジェンセンのグラム溶液 No.1）。菌体はブルーに染まって見え、カプセルはコロナ状に現れる。

ギームザ染色法も使用できる。フィルムを純メタノールで3分間固定する。ギームザ染色液を垂らし、それがほとんど乾燥するまで放置する。水で、次にリン酸緩衝液（0.001mol / l, pH7.0）ですばやく洗浄する。汚れを拭き取り、乾燥させる。莢膜は桃色に染色され、細菌の体は青く染色される。

＊鞭毛染色

以下は、リュー（Ryu）の方法（Kodaka *et al.*, 1982）の改良である。

1．	タンニン酸粉末	10g
	5%のフェノール水溶液（要注意）	50ml
	硫酸アルミニウムカリウムの12水飽和溶液	50ml
2．	クリスタルバイオレット	12g
	エタノール	100ml

（1）と（2）を10対1の割合で混ぜ、使用前に3日間放置する。

若い培養を使い、それをわずかに濁る程度まで水で希釈する。炎にあてた非常にきれいなスライドの上にその小滴を落とす。それを広げ、空気に曝して乾燥させる。15分間染色し、洗って乾燥させる。

＊マイコプラズマのためのディーン（Diene）の染色剤

メチレンブルー	2.5g
アズールⅡ	1.25g
重炭酸ナトリウム	0.15g
麦芽糖	10g
安息香酸	0.2g

100ml の蒸留水に溶かす。

培養手順

細菌の同定には、「伝統的」方法、「キットによる」方法、「自動化された」方法の 3 種がある。伝統的方法の多くは、ほとんどの臨床研究室ではペーパーディスクとペーパーストリップおよび試験群キットに取って代わられているので、ここではこれらのキットによる方法が第 1 に考慮されるだろう。自動化された同定方法については第 8 章で述べられる。

対照微生物群

第 2 章で示したように、品質管理は重要である。したがって、既知の微生物を保存培養することが試験手順の中に含めなければならない。NCTC および ATCC のカタログ番号が付いたふさわしい微生物株が表 7.1 に示されている。

細菌学のためのキット

この方法は、時間と労力の節約といったある種の利点がある。しかし、従来の試験とこの新しい方法との間で、また入手できる数個の製品の間で、任意の選択をする前には、以下の要素を考慮しなければならない。

1. 「汎用のキット」は存在しない。この方法では同定できない微生物もある。
2. 結果の解釈に際しては注意が必要である。キットを用いた結果、ペスト菌（*Yersinia pestis*）、マルタ熱菌（*Brucella melitensis*）、鼻疽菌（*Pseudomonas mallei*）のようなあまりありそうにない微生物であることを示唆するかもしれない。これらの微生物に関する無思慮な報告は大損害を引き起こすかもしれない。

表 7-1 同定作業の管理試験で使用する細菌株

細菌株	NCTC	ATCC
Acinetobacter		
calcoaceticus	7844	15308
Iwoffi	5866	15309
Aeromonas hydrophila	8049	7966
Alkaligenes faecalis	415	19018
Bacillus		
cereus	10876	7464
subtilis	6633	10400
Clostridium		
histolyticm	19401	503
perfringens	13124	8237
Edwardsiella tarda	10396	19547
Enterobacter		
aerogenes	13048	10006
cloacae	10005	−
Enterococcus faecalis	29212	−
Escherichia coil	25922	10418
Mycobacterium		
fortuitum	10349	6841
kansasii	10268	14471
phlei	8151	19249
terrae	10856	15755
Nocardia		
braziliensis	11274	19296
otitidiscaviarum	1934	14629
Proteus		
mirabilis	10975	−
rettgeri	7475	−
Pseudomonas aeruginosa	27853	10662
Serratia marcescens	13880	10218
Staphylococcus		
epidermidis	12228	−
aureus	25923	6571
Streptococcus		
agalactiae	13813	8181
milleri	10708	−
pneumoniae	6303	−
salivarius	8618	7073

3．キットは新奇な微生物の発育に適した培地を用いていないかも知れない。もし異なる培地を使用したい場合には、結果および結果の解釈が必ず同じ特徴または活性を測定するための他の方法と一致するようにしなければならない。
4．従来のペーパーストリップ法とペーパーディスク法では、使用者は試験を自身で選択することが可能である。しかし、キット方法ではそれはできない。というのは、キット法では、使用者が必要とするか否かに関わらず、10 ～ 20 の試験結果が出てしまうからである。
5．従来のペーパーストリップとペーパーディスクの方法による微生物の同定では、通常使用者の判断が必要となる。キット方法では、結果はしばしば数表またはコンピューターによって解釈される。
6．最終的な同定が血清学に基づく場合には、通常は数回のスクリーニング試験で十分である。同定が生化学試験に基づく場合には、より多くの試験法を使用すればするだけ、結果の信頼性は増すだろう。それから、キット法は、キット製造業者のサービスが特に有用であるときには、とりわけ珍しい微生物に関する場合と疫学検査において最適の方法となるかもしれない。
7．技術によって危険度の度合いは異なる。ピペット操作に関する技術は、エアロゾルを拡散する危険と環境汚染の危険を増す。注射と注射針を用いる技術は、自己接種の危険を増す。
8．1 回の同定当たりの費用が方法によって大幅に差がある。
9．医学的に重要な細菌を同定するために考案されたキットでは、産業的に重要な微生物を同定するために使用された場合には明確な答えが出ないかもしれない。

以上から、同定方法の選択は、検査の性質、研究者の専門知識と熟練度合、実験室の予算の規模にしたがって行わなければならないということになる。以下に述べる個々の製品の相対的な価値は、ここでは断言できないが、10 種類の市販のキットを 1000 株以上の細菌株で試験した諮問グループの調査は役に立つかもしれない。キットの製造業者は、求めに応じて他の参考資料も提供してくれるであろう。

従来の試験

本書で言及された方法だけがここに含まれる。

エスクリン加水分解

エスクリン培地またはエドワード（Edward）の培地に接種し、一晩培養する。エスクリンを加水分解する微生物は培地を黒くする。

陽性対照菌には霊菌（*Seratia marsescens*）、陰性対照菌にはエドワージェラ・タルダ（*Edwarsiellatarda*）を用いる。

アンモニア試験

栄養肉汁液またはペプトン肉汁液の中で 5 日間培養する。濾紙の小片をネスラー（Nessler）試薬で湿らせ、それを培養試験管の上部に置く。その試験管を 50 ～ 60℃の水槽内で暖める。アンモニアが存在すれば、濾紙は茶色か黒に変色する。

アルギニン加水分解

培養物をアルギニン肉汁液の中で 24 ～ 48 時間培養し、ネスラー試薬を 2,3 滴加える。

茶色に変色すれば、加水分解されたことを示す（乳酸菌に関しては、132 頁を参照）。

陽性対照菌には : エンテロバクター・クロアカエ（*Enterobacter cloacae*）、陰性対象菌には : プロテウス・レットゲリ（*Proteus rettgeri*）を用いる。

CAMP 試験

この試験はその創始者の頭文字をとって名づけられた（Christie, Atkins and Munch-Petersen、1944）。羊血の血液寒天平板（栄養寒天の上に載せるのが好ましい）に黄色ブドウ球菌（*Staphylococcus aureus*）を 1 筋を接種すると、黄色ブドウ球菌はその血液寒天平板の直径に沿ってβ毒素（NCTC 7428）を産出する。平板に対し正しい角度で試験微生物を筋状に接種する。*Staphylococcus* の接種筋には触れないようにする。一晩 37℃で好気的に培養し、恒温器から取り出した後直ちに調べる。CAMP 反応陽性では、接種材料が出会う場所に透明地帯が生ずる。

炭水化物の発酵と酸化

液体培地、半固体培地、固体培地については 130 頁で述べられている。これらの培地は、酸の産生を示すために、発酵可能な炭水化物、アルコール、グルコシドならびにインジケーターを含んでいる。ガスの産生を証明するために、裏返しにした小さい試験管（デダーラム管（Durham）またはガスガスチューブと称す）を液体培地内に置く。固体培地（穿刺チューブ、83 頁を参照）では、ガスの産生は、泡と培地の破壊から明らかになる。通常は、ガス発生は、グルコースの試験管でのみ記録される。他の炭水化物の試験管で起きるすべてのガス産生現象は、反応の初期に形成されるグルコースでの発酵の結果である。

- ほとんどの細菌には、ペプトン培地または肉汁基礎培地を用いる。
- 乳酸桿菌（*Lactobacillus*）種には、グルコースも肉エキスも入れてないMRS培地を使用し、pH 6.2-6.5に調節する。クロロフェノールレッド・指示薬を加える。
- *Bacillus* 属と *Pseudomonas* 属の菌種には、アンモニウム塩培地を用いる。これらの細菌はペプトンからアンモニアを産生し、これが酸の産生を隠す。
- *Neisserias* 属菌種と他の発育困難な菌には、固体培地と半固体培地を用いる。*Neisseria* は液体培地を好まない。フィルデス（Fildes）のエキス（5%）またはウサギの血清（10%）で養分を強化する。ウマの血清は、発酵可能な炭水化物を含むので、間違った結果をもたらす。ロビンソン（Robinson）の緩衝血清砂糖培地はこの問題を克服したもので、*Corynebacterium* 種にとって最適の培地である。

すべての嫌気性微生物を発育困難な微生物として扱う。指示薬は培養中に脱色するかもしれないので、培養後にさらに指示薬を加える。無菌の鉄釘を液体培地に加えると、嫌気性状態を改善するかもしれない。

指示薬を含む固体培地で試験を行っても良い。培地に多めに接種する。接種した菌を培地表面全体に広げ、炭水化物ディスクを表面の上に載せる。酸の産生は、ディスク周辺の培地の変色によって分かる。1個の平板に4枚以上のディスクを載せないことを勧める。

カゼイン加水分解

スキムミルク寒天培地を使って、カゼイン加水分解性微生物のコロニー周辺の透明化を観察する。乳糖発酵菌による酸の産生で邪魔されないように、スキムミルクは透析しなければならない。これによって起きる誤った透明化を見つけるためには、20%塩酸中の10%塩化第2水銀溶液（要注意）を、この培地の上に注ぐ。透明化した区域が消滅すれば、カゼインは加水分解されていないことになる。

陽性対照には:*Nesseria braziliensis*を、陰性対照には:*N. otitidiscaviarum*を用いる。

カタラーゼ試験

次の幾つかの方法がある。

1. スクリュー栓付き瓶に入ったTween 80の1%水溶液0.5mlの中で培養物の適量を乳液化する。20-vol（6%）の過酸化水素（要注意）0.5mlを加え、蓋を取り替える。泡立ちによってカタラーゼの存在が分かる。泡立ちはエアロゾルを発しさせるので、この試験は蓋をしていないスライドの上で行ってはならない。低炭水化物培地での培養は最も信頼できる結果を示す。
2. 等量の1%Tween 80と20-vol（6%）の過酸化水素の混合液を斜面寒

天の上の発育した菌に加える。5 分後に泡立ちを観察する。

3．ウェイン（Wayne）の方法でマイコバクテリアを試験する。マイコバクテリアだけでなく他の細菌に関しても、水素を含む泡を形成させるためには、カタラーゼは細胞内に存在する酵素であるので、過酸化物が細胞内に入らなければならない。

4．栄養寒天上に発育する微細なコロニーをブルースライド試験によって試験する。等量のメチレンブルー染色剤と 20-vol（6%）の過酸化水素の混合液を 1 滴スライドの上に垂らす。試験すべきコロニーの上に細長いカバー小片をかぶせ、しっかりと下に押して圧痕の染みを作る。細長いカバーを取り除き、それをメチレンブルーと過酸化物の混合物の上に置く。30 秒以内に現れるきれいな泡はカタラーゼの活動を示している。

陽性対照には *Staphylococcus epidermidis*、陰性対照には *Enterobacter faecalis* を用いる。

クエン酸塩の利用

固体培地（Simmons）または液体培地（Koser）に真っ直ぐな白金耳で接種する。接種材料が多いと偽陽性の結果が出るかもしれない。30 ～ 35℃で培養し、発育を観察する。

陽性対照には *P. rettgeri*、陰性対照には *S. epidermidis* を用いる。

凝固酵素試験

黄色ブドウ球菌（*Staphylococcus aureus*）と他の数種の微生物は血漿を凝固させる。

陽性対照には *S. aureus*、陰性対照には *S. epidermidis* を用いる。

デカルボキシラーゼ試験

ファルコウ（Falkow）の方法はほとんどのグラム陰性桿菌に使用できるが、メーラー（Moaller）の方法は *Klebsiella* 属の種と *Enterobacter* 属の種に関しては最良の結果をもたらす。市販されているファルコウの培地はリジン脱カルボキシル酵素の試験だけが可能であるのに対して、メーラーの培地ではリジン、オルニチン、アルギニンの試験に使うことが可能である。

ファルコウの培地に接種し、37℃で24時間培養する。グルコースの発酵の結果として、指示薬（ブロモクレゾール・パープル）が黄色から青色に変わる。黄色のままであれば、試験は陰性であるが、次いで紫色に変われば、試験は陽性である。

メーラーの培地を使うときには、アミノ酸を含まないコントロール試験管を入れる。接種の後、嫌気状態を確保するために液体パラフィンで密閉し、37℃で3～5日間培養する。ブロモチモルブルーとクレゾールレッドという2種類の指示薬がある。グルコースが発酵すれば、色は黄色に変わる。脱炭酸化は紫色によって示される。コントロール試験管は黄色のままのはずある。

対照。アルギニン：*E. cloacae*、陰性：*E. aerogenes*
　　　リジン—陽性：*Serratia marcescens*、陰性：*P. rettgeri*
　　　オルニチン—陽性：*S. marcescens*、陰性：*P. rettgeri*

DNA 分解酵素試験

DNA 分解酵素寒天の上に多量の微生物の筋または斑点を付ける。一晩培養し、平板に 1mol／l の塩酸を満たすと、不変の核酸が沈殿する。接種材料の周囲のきれいな光輪は陽性反応を示してる。

陽性対照には *S. marcescens*、陰性対照には *E. aerogenes* を用いる。

ゼラチンの液化

1．栄養ゼラチン培地に穿刺接種し、室温で7日間培養し、消化を観察する。ゼラチンが液状のときの温度でしか発育しない微生物の場合には、接種されていない対照を組み入れ、培養後に2本の試験管を一晩冷蔵庫の中に入れておく。コントロール試験管は凝固するはずである。この方法は完全な信頼性があるわけではない。

2. 栄養肉汁液に接種する。培地内に変性ゼラチン・チャーコール小盤を置き培養する。ゼラチンの液化は、チャーコールの顆粒が放出されて試験管の底に沈殿することによって示される。
3. すばやく実験を行うためには、0.01mol / l の塩化カルシウム 1ml を生理食塩水に入れて使用する。多量に接種する（斜面またはペトリ皿から全体的に発育）。ゼラチン・チャーコールディスクを加え、37℃の水槽の中に入れておく。3 時間の間 15 分おきに調べる。
4. ゼラチン寒天培地に接種する。37℃で一晩培養し、それから平板を硫酸アンモニウム飽和溶液で満たす。ゼラチン分解酵素を産生する微生物のコロニーの周囲には斑点が現れる。

陽性対照には *Aeromonas hydrophila*、陰性対照には . *coli* を用いる。

グルコン酸塩の酸化

グルコン酸塩の肉汁液に接種し、48 時間培養する。等量のベネディクト（Benedict）の試薬を加え、10 分間沸騰した水槽内に入れておく。オレンジ色または茶色の沈殿物ができればグルコン酸塩が酸化されたことを示す。

陽性対照には *E. cloacae*、陰性対照には *P. rettgeri* を用いる。

馬尿酸塩の加水分解

馬尿酸塩肉汁液に接種し、一晩培養し、過剰な 5% の塩化第二鉄を加える。褐色の沈殿物が生じれば加水分解されたことを示す。

陽性対照には *Steptococcus agalactiae*、陰性対照には *S. salivarius* を用いる。

ヒュー・ライフソン（Hugh and Leifson）試験（酸化発酵試験）

これは「オックスフェルム」試験という名でも知られている。微生物の中にはグルコースを酸化的に代謝するものがある。すなわち、酸素は究極的な水素受容体であり、したがって、培養は好気的にしなければならない。他の微生物はグルコースを発酵させる。その場合は水素受容体は、酸素以外の物質である。この材料は酸素と関係ないので、培養は好気的でも嫌気的でもよい。

培地の入った２本の試験管を、沸騰した湯の中で10分間加熱して酸素を追い出し、冷やして接種する。一方の培地は好気的に培養し、他方の培地は嫌気的に培養するか、または嫌気的な状態を作り出すため、2cm厚さに融けたワセリンまたは寒天で培地表面を密閉する。

・酸化的代謝：好気的な試験管だけで酸産生

・発酵代謝：好気的および嫌気的な試験管の療法で酸産生

Staphylococci と *micrococci* を試験するためには、ベアードパーカー（Baird-Parker）修正技法を用いる。

酸化対照には *Acinetobacter calcoaceticus* を、発酵対照には *E.coli*、無反応対照には *Alkaligenes faecalis* を用いる。

硫化水素の産生

1．栄養肉汁液の入った試験管に接種する。酢酸鉛指示薬を染み込ませた濾紙片を試験管の上部に置き、綿栓でそれを固定する。培養し、濾紙の黒変を調べる。
2．鉄または酢酸鉛培地の１つに接種する。培養し、濾紙が黒くなるのを観察する。

TSI（Triple Sugar Iron）寒天とそれに類似した培地は、シュクロース発酵性のある微生物では満足の行く結果をもたらさない。指示薬紙（酢酸鉛）は最も感受性の高い方法であり、塩化第一鉄培地は最も感受性の低い方法である。けれども後者は、おそらくサルモネラ属の菌の同定と、硫化水素の産生量が種によって異なる細菌グループの区別には最適な方法である。

陽性対照には *E. tarda*、陰性対照には *P. rettgeri* を用いる。

インドールの形成

ペプトンまたはトリプトン肉汁液の中で微生物を2～5日間発育させる。

1．エールリッヒ（Ehrrlich）の方法

4gのρ-ジメチルアミノベンズアルデヒド（DMAC）（要注意）を80mlの濃塩酸と380mlのエタノールの混合液の中に溶かす（産業用のアルコールを使用してはならない—これを使用すると黄色い溶液の代わりに茶色の溶液が現れる）。肉汁中の培養にキシレンを数滴加え、軽く振る。次いでこの試薬を数滴加える。ローズピンク色が出ればインドール陽性を示す。

2．コバック（Kovac）の方法

5gのp-ジメチルアミノベンズアルデヒドを75mlのアミルアルコールと25mlの濃硫酸との混合液の中に溶かす。この試薬を肉汁培養物に数滴加える。ローズピンクの色はインドール陽性を示している。

3．斑点試験（Miller and Wright, 1982）

1gのρ-ジメチルアミノベンズアルデヒド（DMAC）（要注意）を10%の塩酸100mlに溶かす。濾紙をそれに浸す。血液寒天または栄養寒天にできたコロニーの上に濾紙をこする。青緑色は陽性であり、ピンクは陰性である。この試験はコロニーに直接適用できるが、MacConkey培地またはCLED培地上のように炭水化物を含む場合には信頼性がない。

陽性対照には *P. rettgeri*、陰性対照には *S. marcescens* を用いる。

レシチナーゼ活性

1．卵黄・塩肉汁および寒天に接種し、3日間培養する。レチナーゼを産出するコロニーは不透明な部分に囲まれる。
2．卵黄・塩肉汁に接種し、3日間培養する。レチナーゼを産出する微生物は肉汁を乳白色にする。13時間後に濃厚な混濁を呈する微生物（例えば、*Bacillus cereus*）もある。

陽性対照には *B. cereus*、陰性対照には *B.subtilis* を用いる。

レバンの産生

5%のシュクロースを含む栄養寒天培地に接種する。レバンを産出する微生物は、24～48時間の培養後に大きい粘液状のコロニーを作る。

陽性対照には *Streptococcus*、陰性対照には *S.milleri* を用いる。

脂肪分解活性

トリブチリン寒天に接種する。25～30℃で48時間培養する。脂肪を分解する微生物のコロニーの周囲には透明な部分が現れる。この培地は酪農製品の中の脂肪分解菌を算定するために使用できる。

陽性対照には *S. epidermidis*、陰性対照には *Proteus mirabilis* を用いる。

マロン酸エステル試験

マロン酸エステル肉汁の1つに接種し、一晩培養する。細菌が発育し藍色が現れるのはマロン酸エステルが利用されたことを示す。

陽性対照には *E. cloacae*、陰性対照には *P.rettgeri* を用いる。

運動性

小さい（2mm）の接種用白金耳で液体培養物の極少量の1滴を、16mm^{2}のNo.1カバーグラスの中心に垂らす。カバーグラスのそれぞれの隅に少量の水を1滴垂らす。中心がくぼんだマイクロスライド—「ウェルスライド」—をカバーグラスの上で裏返しにする。カバーグラスはスライドに固着し、スライドが裏返しにされたときに懸滴はスライドのくぼみで懸濁状になる。

「ウェルスライド」を使う代わりに、ワセリンの輪をスライドグラス上に作ってもいい。ワセリンは折り畳める試験管に入れて提供するかまたは皮下注射筒から絞り出すかのどちらかである。

懸滴の端または水シール内の空気泡に16mm レンズの焦点を定め、それから高倍率の乾燥対物レンズにより運動性を観察する。

細菌の運動性は、ブラウン運動と区別しなければならない。運動の活発な微生物に関しては通常困難はほとんどないが、運動の不活発な細菌については個々の細胞を長時間かけて観察をする必要がある。

懸滴を注意深く調べると、運動性のある微生物が極性の鞭毛—素早く動くジグザグ運動—を有するか、それとも周毛性の鞭毛—あまり活発でなくどちらかと言えば振動性の運動—を有するかどうかが分かる。

嫌気性微生物の運動性を調べるためには、それらを適切な液体培地の中で発育させる。長さが60 ～ 70mm で口径が約0.5 ～ 1mm の毛細管で培養物に触れる。若干量の培養物が毛細管に入る。毛細管の両端をブンゼンバーナーに当てて密閉し、プラスティシーン（塑像用粘土）に包埋し、それを顕微鏡試料台に載せる。懸滴の場合と同じように調べる。

＊クレーギー管法

クレーギー管は懸滴培養物の代わりに使用できる。内部の管の培地に接種する。培養し、外側の管から毎日継代培養する。運動性のある微生物だけが水分の多い寒天を通り抜けて発育する。

ナグラー（Nagler）試験

これはレシチナーゼの活性の試験であるが、この言葉は、Clostridium peringens のための抗毒素半平板試験を意味するようになった。フィルデス（Fildes）の栄養強化成分を含む卵黄寒天またはウィリス・ホッブス（Willis and Hobbs）培地はこの試験で満足のいくものである。

陽性対照には *C. perfringens* を用いる。ただし抗毒素の存在下では活性はない。

硝酸還元酵素試験

1．硝酸塩肉汁培地に接種し、一晩培養する。
2．適当な肉汁で微生物を発育させる。1%の硝酸ナトリウム溶液を数滴加え、4時間培養する。

1mol / lの塩酸数滴で酸化させ、0.2%のサルファニルアミド溶液と0.1%のナフチルエチレンディアミン塩酸塩（**要注意**）をそれぞれ0.5ml加える。(それらの2つの試薬は冷蔵庫に保存して毎月新たに調製しなければならない)。ピンクの色は硝酸還元酵素の活性の存在を示している。しかし、亜硝酸塩をさらに還元する微生物もいるので、何の色も現れない場合には、亜鉛粉を極少量加える。存在するどの硝酸塩も亜硝酸塩に還元され、ピンク色になる。すなわち、試験のこの部分でのピンク色は、硝酸還元酵素活性がないことを示し、また全く色がないことは、硝酸塩が完全に還元されたことを意味する。後者の点は重要である。なぜなら、亜硝酸塩がないことは硝酸還元酵素がないことを必ずしも意味しないからである。亜硝酸塩がないことはむしろ、亜硝酸塩還元酵素による亜硝酸塩の急速な還元の結果である可能性がある。同化型硝酸塩還元酵素はアンモニアまたはアミノ窒素の存在下では産出されないかもしれないし、また異化型硝酸塩還元酵素は好気的な状態の下では産生されないかもしれない。

陽性対照には *S. marcescens*、陰性対照には *Acinetobacter lwoffii* を用いる。

ONPG（o-nitrophenylgalactoside（o-ニトロフェニル・ガラクトシド））法

乳糖は、β-ガラクトシダーゼとパーミアーゼが存在するときにのみ発酵する。後者が欠乏すると発酵は遅くなる。真の非乳糖発酵体はβ-ガラクトシダーゼを含有していない。

試験微生物のコロニーを乳化させてある0.5%塩化ナトリウム（生理食塩水）の0.1mlの中にONPGのディスクを入れる。6時間培養する。β-ガラクトシダーゼガ存在すれば、o-ニトロフェノールの遊離の結果として黄色が現れる。何の色も現れない場合には、乳糖発酵体を検出するために一晩培養する。

陽性対照には *S. marcescens*、陰性対照には *P. rettgeri* を用いる。

オプトチン試験

肺炎球菌は感受性があるが、連鎖球菌はオプトチン（*ethylhydrocupreine hydrochloride*）に抵抗性がある。

血液寒天に微生物の筋（すじ）を付け、表面にオプトチンのディスクを載せる。一晩培養し、ディスク周辺の地帯を調べる。

陽性対照には *S. pneumoniae*、陰性対照には *S. milleri* を用いる。

オキシダーゼ試験（サイトクロムオキシダーゼ試験）

1．濾紙の小片を1％の含水テトラメチル-ρ-フェニレンジアミン二塩酸塩またはシュウ酸塩（この方が長持ちする）に浸す。青く変色する濾紙もあるが、これらは使ってはならない。乾燥させるか湿ったまま使う。新鮮で若い培養の少量をきれいな白金針金またはガラス棒ですくい取り（汚れた針金またはニクロム針金は擬陽性を出す）、濾紙にすり込む。10秒以内に青色へ変色した場合はオキシダーゼ試験陽性を示す。古い培養での試験結果は信頼性がない。亜テルル酸塩は、発酵可能な炭水化物と同様にオジシダーゼを抑制する。炭水化物から酸を産出した微生物は糖を含有していない培地で継代培養しなければならない。

2．培養物を栄養寒天斜面培地で24時間当該菌株に最適な温度で培養する。作製したばかりの1％の含水p-アミノジメチルアニリンシュウ酸塩と1％のα-ナフトールエタノール溶液のそれぞれを数滴加える。この混合物を発育している菌の上に溢れ流す。藍色になれば陽性反応である。

陽性対照には *Pseudomonas aeruginosa*、陰性対照には *A. lwoffii* を用いる。

酸化力のあるまたは発酵性のグルコース代謝

先述のヒュー・ライフソン試験を参照。

フェニルアラニン試験（PPA または PPD 試験）

フェニルアラニン寒天に接種し、一晩培養する。10% の塩化第二鉄溶液を数滴発育している菌の上に注ぐ。緑色は、フェニルアラニンのフェニルピルビン酸への脱アミノ化を示す。腸内細吉菌科の中では、Proteus 種と Providencia 種の株だけがこの性質を持っている。

陽性対照には *P. rettgeri*、陰性対照には *E. cloacae* を用いる。

ホスファターゼ試験

S. aureus のような数種の細菌は、リン酸エステルを分解することができる。フェノールフタレインリン酸寒天平板に接種し、一晩培養する。培養物をアンモニア蒸気（**要注意**）に曝す。ホスファターゼ産生性のコロニーは桃色に変色する。リン酸塩はホスファターゼの合成を妨げるかもしれない。

陽性対照には *S. aureus*、陰性対照には *S. epidermidis* を用いる。

タンパク質分解

調理肉培地に接種し、7 ～ 10 日間培養する。タンパク質分解は、肉が黒く変色することと消化（量が少なくなる）によって示される。チロシン結晶が現れる。

陽性対照には *C. histolyticum*、陰性対照には *Cl. Perfringens* を用いる。

でんぷんの加水分解

でんぷん寒天に接種する。3 ～ 5 日間培養し、次いで希釈したヨード液を満たす。加水分解は、発育した菌の周囲に透明帯が現れることによって示される。変化しないでんぷんは、青色になる。

陽性対照には *B. subtillis*、陰性対照には *E. coli* を用いる。

スルファターゼ試験

エステル硫酸を分解できる微生物（例えば、マイコバクテリアの幾つかの種）がある。0.001mol／lのフェノールフタレイン二硫酸カリウムを含む培地（マイコバクテリアにはMiddlebrook 7H9）で微生物を14日間発育させる。アンモニア溶液（**要注意**）を数滴加える。桃色は、遊離フェノールフタレインの存在を示す。硫酸塩はスルファターゼの合成を妨げるかもしれない。

陽性対照には *Mycobacterium fortuitum*、陰性対照には *M. phlei*（3日間試験のみ）を用いる。

酸化テルル鉱還元

マイコバクテリアの中には亜テルル酸塩をテルルに還元するものがある。

陽性対照には *M. fortuitum*、陰性対照には *m. terrae* を用いる。

Tweenの加水分解

マイコバクテリアにはTween（ポリソルベート）80を分解して、指示薬の色を変える脂肪酸を放出しているものがある。この試験はほとんどマイコバクテリアに関して用いられる。

陽性対照には *M.kansasii*、陰性対照には *M.fortuitum* を用いる。

チロシン分解

チロシン寒天の平板に平行な筋状に接種し、3～4週間培養する。低倍率の顕微鏡で発育菌の周りに結晶が出現するかどうか定期的に調べる。

陽性対照には *N. braziliensis*、陰性対照には *otitidiscaviarum* を用いる。

ウレアーゼ試験

尿素培地の1つに多量に接種し、3～12時間培養する。水槽で培養する場合には、液体培地の方がより速く結果を出す。ウレアーゼが存在すれば、尿素は分解してアンモニアを発生し、指示薬の色が黄色からピンクに変わる。

陽性対照には *P. rettgeri*、陰性には *S. marcescens* を用いる。

フォーゲス・プロスカウエル（VP）

これは、グルコースからのアセチルメチルカルビノール（アセトイン）の産出の試験である。これは試薬により酸化されてジアセチルとなり、ジアセチルは培地中のグアニジン残基で赤く変色する。

グルコース燐酸肉汁に接種し、30℃で5日間培養する。接種量を非常に多くしたら、6時間培養で十分である。次の方法の1つで試験する。

1. 5%のα-ナフトールアルコール溶液3mlと40%の水酸化カリウム溶液3mlを加える（バリット（Barritt）法）。
2. 微量のクレアチンと40%の水酸化カリウム溶液3mlを加える（オミーラ（O'Meara）法）。
3. 40mlの水酸化ナトリウム飽和溶液と10%の水酸化カリウム溶液960mlとに1gの硫酸銅（青色）を溶かした混合液の5mlを加える（APHA法）。

　5分で現れる鮮やかな桃色つまりエオジン赤色は陽性反応である。*Bacillus* 種の細菌では、培地に1%食塩を加える。

陽性対照は、*S.marcescens*、陰性対照は *P. rettigeri* を用いる。

キサンチン分解

キサンチン寒天平板の上に平行な筋状に接種し、3 ～ 4 週間培養する。低倍率の顕微鏡で発育菌の周りのキサンチンの結晶が消失するかどうか定期的に調べる。

陽性対照には *N. otitidiscaviarum*、陰性には *N. braziliensis* を用いる。

凝集試験

凝集試験は小さい試験管（75 × 9mm）で行う。希釈は、生理食塩水で、ゴム製乳頭（単列試験用）を用いてコントロールする目盛り付きピペット、またはほぼ 0.5ml の位置に油鉛筆で印をつけたパスツールピペットで行う。自動ピペットまたはピペッターは数多くの試験を行うのに役立つ。

標準的な抗原懸濁液と凝集素血清は市販されている。抗原懸濁液は、関連ある数種の微生物によって引き起こされる腸チフスおよびブルセラ症の血清学的診断法で主に使用される。

標準的な凝集素血清は、未知の微生物の同定に用いられる。

標準的な H 抗原懸濁液と O 抗原懸濁液に対する未知の血清の試験

＊単一の懸濁液を試験する

0.2ml の血清を 1.8ml の生理食塩水に加えて、10 分の 1 の血清希釈液を調製する。7 本の小さい試験管を 1 列に立てる。2 番～ 7 番の試験管に 0.5ml の生理食塩水を加え、1 番と 2 番の試験管に 10 分の 1 の血清希釈液を 0.5ml 加える。生理食塩水を数回吸い込んだり吹き出したりしてピペットをすすぐ。2 番目の試験管の内容物を混ぜ、その 0.5ml を 3 番目の試験管に移す。ピペットをすすぐ。希釈液を順次倍加し続けるが、6 番目の試験管の 0.5ml を捨て去り、それを 7 番目の試験管には加えない。各希釈ごとにピペットをすすぐ。これで希釈液は、1: 10 から 1: 320 までの系列となる。

標準的な懸濁液を 0.5ml 各試験管に加える。血清を含んでいない最後の試験管は懸濁液の安定性を試験する。希釈系列は、今では1: 20から1: 640までになる。

＊数種類の懸濁液で試験する

幾つかの検査では、例えば腸チフスの検査では、数種類の懸濁液が使用されるだろう。6本の大きい試験管（152 × 16mm）を立てる。1番目の試験管に9mlの生理食塩水を、2番～6番目の試験管に5mlの生理食塩水を、1番目の試験管に1mlの血清を加える。混ぜて、1番目の試験管の5mlを2番目の試験管に移し、それからこれと同じ手順を続け、各希釈液ごとにピペットをすすぐ。

試験すべき各懸濁液用に7本の小さい試験管（75 × 9mm）を1列に立てる。大きい試験管の0.5mlをそれぞれ対応する小さい試験管に移す。右から左へ作業する、すなわち、不必要なピペットのすすぎを省くために最も薄い希釈液から最も濃い希釈液へと移っていく。最終的な希釈系列は、今では1: 20から1: 640までになる。

＊培養温度と培養時間

O抗原が存在する試験菌懸濁液を37℃で4時間水槽で培養し、それから一晩冷蔵庫の中に放置しておく。

水槽にH抗原が存在する試験菌懸濁液を50 ～ 52℃で（55 ～ 56℃ではない。というのは抗体が部分的に破壊されるから）2時間培養する。試験管の中の液体の約半分だけが水の表面より下になるように水槽の水位を調節しなければならない。これにより試験管での対流が促進され、内容物が混和される。

＊ブルセラ菌の凝集反応

前地帯現象から生じる擬陰性の結果を避けるために、少なくともさらに3本以上の試験管で希釈を倍加する。すなわち、1: 20から1: 5120の希釈にする。

＊凝集反応の読取

各試験管を別々に右から左へ、すなわち、陰性のコントロールから始めて調べる。拭いて乾かし、虫メガネを使う。試験管が傷ついていたら、キシレンに浸す。血清の滴定濃度は、凝集反応が低倍率の拡大鏡で容易に見える希釈度である。

既知の血清に対する未知の微生物の試験

＊ O 抗原懸濁液の調製

平滑型の菌でなければならない。寒天斜面上で 24 時間発育させる。フェノール生理食塩水で洗い落とし、凝集菌塊を定着させる。懸濁液を取り除く。不透明試験管法により、1ml 当たり 1 × 10 の 9 乗個近くの細菌が存在するように凝集菌塊を希釈する。60℃で 1 時間加熱する。この抗原を貯蔵したい場合には、0.25% のクロロフォルムを加える。

K 抗原が疑われる場合には、懸濁液を 100℃の水槽内で 1 時間加熱する（ただし、B 抗原は耐熱性を有する）。

＊ H 抗原懸濁液の作製

微生物が運動性を有するかどうか点検して、それを栄養肉汁培養液の中で 18 時間、またはグルコース肉汁培養液の中で 4 ～ 6 時間発育させる。細菌が急速に発育過ぎるから、一晩の培養にはグルコース肉汁培養液を使用してはならない。最終的な濃度を 1.0% にするためにホルマリンを加え、30 分間放置して菌を死滅させる。50 ～ 55℃で 30 分間加熱する（懸濁液をすぐに使用したい場合には、この手順は省いても良い）。不透明試験管法により 1ml 当たり 1 × 10^9 個近くの細菌が存在するまで希釈する。

＊凝集試験

「未知の血清に対する試験」の表題の下で述べた技術と同じ技術を用いるが、ほとんどの血清は少なくとも 1:250 の滴定濃度で提供される（そしてそのように表示される）ので、1:640 以上に希釈する必要はない。実際には、標準的な血清はかなり特異性があり、しかもひとつの微生物は数種の血清に対する試験を行わなければならないので、75 × 9 ミリメーターの試験管の中で血清 1 滴を約 1ml の懸濁液に加えることによって選別するのが通常は便利である。凝集反応を生じさせる血清だけを力価測定にまわす。

＊スライド凝集反応

スライド凝集は、O 血清に関して選別するための通常の手順である。

1 白金耳量の生理食塩水をスライドの上に垂らし、その隣に 1 白金耳量の血清を垂らす。真っ直ぐ白金耳でコロニーを採取し、生理食塩水の中で乳化させる。コロニーが粘着性を有するか粒状であるか、または自動凝集性を有する場合には、試験は行うことができない。懸濁液が滑らかである場合には、針金で血清を混ぜ入れる。凝集が起きるならば、急速かつ明確であるだろう。疑わしいスライド凝集反応は無視すべきである。

O血清だけを使用しなければならない。固型培地上の発育菌がスライド凝集用に使用される。なお、固形培地は鞭毛の形成には最適ではない。斜面培地上に液体がなければ、H血清で偽陰性の結果が得られるかもしれない。

R型微生物の懸濁液は、1:500の含水アクリフラビン溶液で凝集する。

蛍光抗体法

蛍光抗体法の原理は、血清抗体を含むタンパク質は、その生物学的または免疫学的性質を変更または阻害されことなく、化学結合によって蛍光色素で標識されるということである。蛍光標識されたタンパク質は、蛍光顕微鏡検査により検体中に見られるだろう。

検体は紫外線光または紫外線の青い光により照らし出される。検体が放出するどの蛍光も対象物の上の障壁フィルターを通り抜ける。このフィルターは目に見える放出蛍光だけを通す。この目的に適した顕微鏡は今では容易に入手でき、また標準的な顕微鏡を蛍光作業に転用することも簡単である。普通の色素の代わりに蛍光色素が用いられるのは、蛍光色素はかなり低い濃度でも識別可能だからである。蛍光色素は、結合手順がかなり単純化された形態のもので入手できる。現在頻繁に使用されている蛍光色素はフルオレセインイソチオシアネート（FITC）とリサミンローダミンB（RB200）である。これらのうち、FITCは最も一般的に使用されている。これは、青リンゴ色の蛍光を発する。

蛍光標識は、伝統的な血清学試験と並んで、あるいはそれに代わって微生物学実験と免疫学実験でしばしば用いられる。蛍光色素と結合した免疫血清グロブリンは、微生物学検査において対応する抗原の位置を確定するために通常用いられる。

技術的な指示書を添付された試薬が市販されている。

微生物の型別

微生物を類分けする理由

微生物の型別をしたり、またはまたは微生物の指紋を取ったりすることの主な理由は、感染症流行の追跡を可能にすること、または感染爆発の起因微生物を同定することである。すなわち、一群の患者から採取した分離株の指紋は、それらが特定の種の同一または異なるクローンを共有しているかどうかを決定するために用いられる。異なる個体から採取した分離株が同一の指紋または型を共有している場合には、それらの個体が単一の起因微生物から感染したことを示している。食物に関係していると考えられる病気の発生では、型別は感染微生物を同定するために用いられる。また、指紋法（例えば、多産位酵素電気泳動またはMLEE）は、微生物の集団遺伝学的叙述のために用いられる（Selander *et al.*, 1986, 1987）。

型別の標的特性

型別法または指紋法は標的特性分子に基づいて2つの部類に分類される。ひとつの部類は、細胞表面抗原のような微生物の表現型の特徴、例えば、タンパク質または多糖類（すなわち、血清型型別）、酵素活性の特徴（バイオタイピング）、酵素多型の特徴（MLEE）、またはバクテリオファージ（すなわち、ファージ型別）または抗生物質（すなわち、耐性記録）に対する感受性の型を用いる。残念ながら、これらの特徴の表現は、発育状態によって影響を受ける可能性があり、そのためこれらの特徴は変異を受けやすい。特定の型別標的特性が存在しないという以外の理由で、型別できない菌株があることもまた普通のことである。例えば、型別法が抗血清での凝集を利用する場合には、自然発生的に凝集する細胞は型別できない。

型別法のもうひとつ別の部類では、DNAが標的である。反復配列、例えば、挿入配列（IS）または繰り返し配列のような転移遺伝因子が、一般に標的として用いられる。DNAに基づいた指紋法はまた、制限エンドヌクレアーゼでの切断によって発生し、パルスフィールドゲル電気泳動（PFGE）によって分離された大きいゲノム断片の比較によって行うことができる。すべての細胞はDNAを含んでいるので、発育状態は、DNAの溶解と放出に抵抗する細胞になってしまわない限り、必ずしも結果に影響は与えない。また、制限エンドヌクレアーゼ（制限断片長多型またはRFLP）の使用を含むDNA指紋法は、特定のDNA配列の切断を妨げることができるDNA修飾酵素の存在により影響を受けることがあり得ることを覚えておくことも重要である。

型別と指紋法にとっての標的の必要条件

型別や指紋法の原理についての優れた叙述（Maslow *et al.*, 1993）と型別データの優れた解釈（Tnover *et al.*, 1995）とが発表されてきた。第1に、型別または指紋法は非常に多くの分離株でその正当性が立証されなければならないことを指摘しなければならない。さらに、感染爆発の調査に際しては、非常に多くの分離株を試験しなければならない。小さい試料からの検査結果は偶然に影響されうるので、母集団全体を反映していないかもしれない。型別の目的がクラスター（共通感染源を意味する）を同定することである場合には、小さい試料ではクラスターの中の菌を見逃してしまうかも知れず、またクラスター化の程度が過小評価されるだろう（Muury, 2002）。

標的の第1の必要条件は、すべての分離株がその標的の特性を表現しているかまたは持っていなければならないことである。特定の標的特性を欠いている（すなわち、型別できない）分離株はありえない。母集団が示す多様な特徴やパターンがなければならない。しかし、意味のある結果をもたらすだけ十分な多様性を備えた標的特性を選ぶよう注意しなければならない。例えば、分離株の中の標的特性にほとんど多様性がなければ、すべての分離株は少数の異なった種類に属していると考えられるだろう。このような標的特性を使用すると、分離株の誤ったクラスター化または潜在的な源泉菌への誤った関連付けが行われるかもしれない。このような標的特性は、型別標的特性としてよりもむしろ種別マーカーとして役立つかもしれないだろう。他方で、研究されている細菌母集団の内部にあって過度に多くの多様性を示す標的特性を使用することがありうる。このような標的特性を用いた型別法または指紋法は、結果としてクラスター化が存在しないという誤った判断または潜在的な原因菌への誤った関連付けが生じる。転移遺伝子が非常に高い割合で転移をしやすいときがこのような場合であろう。このような場合には、ほとんどすべての分離株が個々の集団に、極端な場合には1つの分離株が1つの集団に属していると考えられるであろう。

多様な型別法ないしは指紋法のパターンが存在しなければならないという必要条件の別の表現の仕方は、役に立つ標的特性は高い識別度を有するということである。識別指数は、元来は生息場所あるいは生物界での種の多様性の叙述のために開発されたシンプソン（Simpson）の多様性指数を用いて計算できる。この指数を使って、*Candina albicans* の分離株の型別に使われた様々な方法の識別力を比較することが可能となった（Hunter and Gaston, 1988）。明らかに、型の数は識別指数に直接影響する。異なる型の数が多ければ、それだけ識別指数は高くなる。幸いに、この方法は、多くの分離株が単一の集団に属しているときには、識別指数の減少を考慮に入れる（McHugh and Gillspie, 1998）。例えば、組み込みにとって有利な場所（「反応陽性部位」）が存在する結果として、ヒト結核菌（*Mycobacterium tuberculosis*）で IS6110 の挿入場所のきちんとした分布状態が存在するときである。

型別法は、簡単で、素早く、安価で、職員の技術的熟練でこなせる範囲内のものでなければならない。型別法は、実験室で用いられる他の方法の場合と同様に、標準株を使用する品質管理と品質評価を含まなければならない。タンパク質（例えば、MLEE）や DNA 断片（例えば、RFLP、PFGE、または RAP-PCR）のどちらかの電気泳動での分離を含む方法のためには、2つの分離株においてたんぱく質や DNA 鎖の電気泳動移動度が同じか異なるかを決定するための判断基準を、反復測定によって確定しなければならない。例えば、異なるゲルにおいて同一のバンドの電気泳動移動度が約プラスマイナス5%の範囲で変動することに気づくことは珍しくない。このように、2つの異なる分離株内の各バンドの電気泳動移動度の違いが、5%以内ならば、その分析においては同一だと計算されるだろう。最後に、使用者（例えば、臨床医や公衆衛生担当医）に意味のある情報を提供する簡単で分かりやすい方法がなければならない。基本的にその目的は、分離株が単一のクローンに属しているかどうかを決定することである。分離株が同一のクローンの構成要素でない場合には、相互の近縁性が決定されなければならない。分離株間の近縁性を推定する1つの方法は、ダイス（Dice, 1945）の類似度係数を計算することである。その値は、共有するバンドの数を2つの分離株内のDNAバンドの総数で除した数の2倍に等しい（Dice, 1945）。

血清型型別

血清型型別は、微生物の型別の最も古い方法の1つであり、食物関連感染の原因菌の追跡に広く用いられている。特定種の異なる分離株に対する抗血清を作製し、細菌の凝集反応に使用する。血清型型別の標的物質は、菌体表面の多糖類またはタンパク質の可能性がある。標的特性に十分な多様性があり、かつまた多数の分離株が用いられるならば、分離株の分類（すなわち、血清型）を識別できる抗血清のパネルは確定できる。交差反応を防ぐためには、抗血清を種類の異なる分離株と混ぜ、抗血清（吸収血清）を作り出すために使用された標的株に対して反応する抗体だけを残存させる。血清型型別を広範に応用できるか否かは、抗血清を生産し貯蔵する必要があるため限定されてしまう。細菌の発育状態如何で、抗血清の標的特性が無くなったりまたは変化する可能性がある（偽タイプ）。特定の標的特性の存在の証拠が凝集反応に基づいている場合には、自然発生的に凝集することができる分離株の菌体は型別できない。

ファージによる型別

ファージによる型別は、細菌がいろいろな異なるウィルス（つまり、バクテリオファージ）による感染を受けやすいこと、そしてこれらのウィルスは菌体に接着するため様々な細胞表面分子（すなわち、受容体）を認識するという発見の後に行われた。ファージによる型別のために、個々の分離株の薄布にウィルスを含む溶解物で斑点を作り、それぞれのウィルスに対する感受性（すなわち、生地の溶解）に点数をつける。すべての型別法の場合と同様に、分離株間の十分に区別できるように、様々な受容体を認識する多数の様々なウィルスおよび細胞表面受容体の十分な変異（存在するかしないか）が存在しなければならない。血清型型別の場合と同様に、細菌の発育状態のために、特定の受容体が無くなったり、分離株が擬タイプと判別される可能性がある。

多座酵素電気泳動法

多座酵素電気泳動法は、細胞タンパク質のアミノ酸組成の変化に基づいている（Selander *et al.*, 1986）。それは、*E.coli*（Whittam *et al.*, 1983）、*Legionella pneumophila*（Selander *et al.*, 1985）、およびその他の様々な細菌（Selander *et al.*, 1987）の集団を特徴付けるために用いられた。微生物の集団は、突然変異体（個体）を含んでいる。それはアミノ酸組成が異なっていて異なる活性酵素を表わす。いくつかの例では、アミノ酸の違いは電気泳動移動度の変化を引き起こす。酵素の移動度は、電気泳動分離と in situ 酵素活性（例えば、非溶解性の着色産物の生産）の検知によって測定される。MLEE（多座位酵素電気泳動）の識別力は、集団内に移動度の様々な突然変異体が存在することに基づく。さらに、多数の様々な酵素の移動度を測定することは、識別指数を増すことになる。MLEE は、その活性がゲル内で検知できる非常に多様な酵素の確実に発現させるために、細菌の発育状態を選ぶことを必要としている（Selander *et al.*, 1986）。MLEE は、時間を要し、労働集約的で、複雑な設備および熟練技術を必要とするけれども、分離株の型別のための強力な方法である。

パルスフィールドゲル電気泳動法

パルスフィールドゲル電気泳動法は、ゲル電気泳動により大きんな

DNA断片の分離を可能にする（Schwarz *et al.*, 1983）。DNA断片は制限エンドヌクレアーゼでゲノムDNAを分断することによって生じる。その酵素はあまり多くの配列を認識せず（例えば、8-12塩基の配列）、典型的には100と1000kbの間くらいの断片を生成する（Allardet-Servent *et al.*, 1989）。大きなDNA制限酵素断片の分離と純化の方法は、SeldenとChory（1987）によって発表されている。制限酵素断片の大きさの変化、したがってまたその移動度の変化は、酵素の認識部位の獲得または損失をもたらす突然変異に基づいて起きる。このような大きなDNA断片は、溶液ではせん断されて断片化されやすいので、菌体はアガロースブロックの中に固定化し、その後に続いて細胞溶解を生じさせ、またせん断力を減少させるために制酵素により放出されたDNAを消化させる。アガロースブロックをアガロース電気泳動槽に挿入し、パルスフィールドゲル電気泳動法（PFGE）を行う。PFGEは事実上、あらゆる微生物種の型別に使うことができる。だが、残念なことには、PFGEは応用可能性が広いにもかかわらず、必要な手順の数が多いために時間がかかる。さらにPFGEは高価な設備と複雑な技術的補助を要する。

特定の制限酵素により生じさせられるDNA断片の平均的な数と大きさの期待値と微生物のグアニン＋シトシン・パーセンテージ（%G+C）とを計算することは可能である。多数のDNA断片を産み出す制限酵素を選べば、ずっと大きな識別力がもたらされる。認識部位の切断を妨げる修飾メチラーゼが存在する結果としてパターンの違いが生じないように、注意しなければならない。PFGEのパターンの解釈のための手引きが出版されている（Tenover *et al.*, 1995）。DNA鎖が同一であるか異なっているかを決定するために用いられる判断基準は、限られた数の菌株の消化産物を繰り返し測定することによって確立されねばならない。DNA断片のパターンの簡単な目視検査に加えて、類似度のダイス係数が計算できるし、また系統樹を作ることもできる（Fitch and Margoliash, 1967; Felsenstein, 1985）。ゲルを走査し、分離株間の関連性を計算できる市販のソフトウェアプログラムも幾つかある。

制限酵素切断断片長多型

RFLP 分析には、挿入配列とか反復配列を含むいろいろな標的特性が選ばれてきた。また、RFLP 分析のための DNA は、さまざまな分離菌株から回収され、制限酵素によって処理される。制限酵素によって切断された DNA 断片は、ゲル電気泳動で分離され、標識された核酸プローブが雑種化標的の配列を含むバンドを検出するために使われる。DNA 分離法、つまり、制限酵素による切断、ゲル電気泳動、ブロッティング（例えば、サウザーン法）および雑種形成等はすべてサムブルックら（Sambrook *et al.*, 1989）により記述されている。DNA 指紋法が広く行われる例、例えば、結核の疫学では、標準的な方法が出版された（Van Embden *et al.*, 1993）。

役に立つ標的に共通している特性は、ゲノムの多くのコピー（10 個以上）が存在しているということである。多数のコピーのうちの遺伝的要素を検出するひとつの方法は、いろいろな制限酵素で切断し、かつゲル電気泳動でその切断片を分離するというやり方である。しばしば、反復配列は、エチディウム・ブロマイドで染色されると、普通より濃いバンドとして出現する。そして、配列決定のためクローニングできる。PFGE に関しても事情は同じなので、バンドの変異は、反復遺伝要素の脇または内部にある制限酵素認識配列の突然変異により引き起こされる。変異はまた、挿入配列の位置変換の結果でもある。

PFGE の場合のように、PFLP 分析での標的も DNA である。ごく少数の分離株は型別できないことが判った。これは、十分量の DNA を回収することが不可能なためである。RFLP と PFGE は両方とも品質管理と品質保証計画を受け入れやすい方法である。分析方法やデータ提示方法に違いがないように、RFLP のパターンの解釈基準も、PFGE で用いられる基準と違わない。電気泳動、ブロッティングおよび雑種化といった別々の段階が必要である結果、RFLP 分析は時間を要し、かなり金がかかり、技術的複雑さを要する。

ポリメラーゼ連鎖反応指紋法

＊挿入配列間への配列の PCR 増幅

ポリメラーゼ連鎖反応（PCR）を用いて、挿入配列間の DNA または反復遺伝要素を増幅することが可能である。これに成功するためには、ゲノム内に非常に多くの標的配列（すなわち、10 より多い、好ましいのは 20）が存在しなければならない。多くの異なる細菌の間で非常によく保存されている反復配列の 1 つの例は、反復遺伝子外回文（REP）配列である（Versalovic *et al.*, 1991）。標的配列（または関連する標的配列）を増幅するためにプライマーを選ぶ。そしてプライマーが 1 つの要素に結合し、第 2 のプライマーがもう 1 つの要素に結合することによって、標的の間の配列の増幅が生じる。2 つの標的が PCR 増幅の成功を妨げるほど離れすぎていない（例えば、5kb 未満）場合には、増幅された産物が産生されるだろう。この方法の 1 つの長所は、指紋法に必要な手順の数が減り、必要な DNA の純度水準が引き下げられることである。この方法の 1 つの短所は、それが RFLP（制限酵素断片長多型）分析ほど識別力がないことである。*Micobacterium avium* での IS1245 指紋法との比較では、RFLP で見られる DNA バンドの数と比べて、増幅される DNA 断片が少ない（Picardeau and Vincent, 1996）。REP 配列のためのコン感知器スプライマー用いての PCR に基づく指紋法は、*Citrobacter iversus*（Woods *et al.*, 1992）、*Neisseria gonorrhoeae*（Poh *et al.*, 1996）および *Acinectobacter* 属の種（Snelling *et al.*, 1996）を含む広範囲の細菌の疫学的研究のために用いられた。REP-PCR を行うための市販キットが入手可能である（Bacterial BarCodes, Inc., Houston, TX）。

＊任意配列プライマー PCR 法とランダム増幅多型 DNA

DNA の塩基配列を増幅するために単一のプライマーを用いる PCR に基づく技術を使用して、微生物を型別できる（Welsh and McClelland, 1990; Williams *et al.*, 1990）。この方法は、任意配列プライマー PCR 法（AP-PCR）またはランダム増幅多型 DNA と呼ばれる（RAPD）。この方法の長所は、ゲノムの特徴に関する知識なしでプライマーをスクリーニングでき、したがって広範囲の微生物に関してこの技術を用いることができることである。スクリーニングにより、多量の増幅産物を再生産的に産み出す単一のプライマーが選ばれる。多様な微生物の指紋法へのAP-PCRの応用例も提示した詳細な方法が公表されている（Williams *et al.*, 1993）。分離株を識別することではAP-PCRの方がMLEE（位酵素電気泳動）よりも敏感であることが、E. coliの分離株を用いて判明した（Wang *et al.*, 1993）。AP-PCRからのデータ（すなわち、DNAバンドのパターン）は、PFGEまたはRFLP分析からのバンドとして扱うことができ、さらにこのデータはヌクレオチド配列の相違を推定するために用いることができる（Clark and Lanigan, 1993）。PCRに基づいた技術すべてに特徴的なことであるが、汚染しているDNAの増幅と、標的ではないが関連している配列の増幅とを避けるように十二分に注意しなければならない。

結論

PFGEおよびRFLP分析の顕著な長所の1つは、ゲルをスキャンでき、系統樹を調製でき、関連係数をコンピューターで計算できることである。このようなデータは、病院の臨床医または離れた場所にいる他の検査員に利用可能である。

どの疫学調査においても望まれる識別水準を選択することは可能である。識別力が過度に低いために分離株を誤って分類してしまう結果をもたらす方法を選択しないように注意しなければならない。それに比べて、識別指数の高い指紋法は、本当は同じグループに属する分離株を別型と判定してしまうかもしれない。MLEEデータを用いた場合、特定の酵素に関して移動度が同じの分離株は、同じ対立遺伝子（すなわち、DNA配列）を共有するということが推測される。しかし、これは必ずしも事実ではない。というのは、分離株は異なる対立遺伝子を持っているかもしれないからである。したがって、E. coliの分離株にとっては、AP-PCRの方がMLEEよりも識別力があることは驚くことではない（Wang *et al.*, 1993）。最も識別力のある方法が型別のために最良の方法であると結論すべきではない、ある方法、例えば、MLEEは、大きい関連グループが世界中に見出される証拠を提供するだろう（Whittam *et al.*, 1983）。より識別力のある方法はこのようなパターンを見逃すことだろう。

[参考文献]

Allardet-Servent, A. N., Bouziges, M. J., Carles-Nurit. G. *et al.* (1989) Use of low-frequency-cleavage restriction endonucleases for DNA analysis in epidemiological investigations of nosocomial bacterial infections. *Journal of Clinical Microbiology* 27: 2057-2061.

Bennett, C. H. N. and Joynson, D. H. M. (1986) Kit systems for identifying Gram- negative aerobic bacilli: report of the Welsh Standing Specialist Advisory Working Party in Microbiology. *Journal of Clinical Pathology* 39: 666-671.

Carle, G. F., Frank, M. and Olson, M. V. (1986). Electrophoretic separations of large DNA molecules by periodic inversion of the electric field. *Science* 232: 65-68.

Christie, R., Atkins, N. E. and Munch-Petersen, E. (1944) A note of the lyric phenomenon shown by Group B streptococci. *Australian Journal of Experimental Biology and Medical Science* 22: 197.

Clark, A. G. and Lanigan, C. M. S. (1993) Prospects for estimating nucleotide divergence with RAPDs. *Molecular and Biological Evolution* 10: 1096-1111.

Dice, L. R. (1945) Measures of the amount of ecological association between species. *Ecology* 26: 297-302.

Felsenstein, J. (1985) Confidence limits on phylogenies: an approach using the bootstrap. *Evolution* 39: 783-791.

Fitch, W. M. and Margoliash, E. (1967) Construction of phylogenetic trees. *Science* 155: 279-284.

Hunter, P. R. and Gaston, M. A. (1988) Numerical index of the discriminatory ability of typing systems: an application of Simpson's index of diversity. *Journal of Clinical Microbiology* 26: 2465-2466.

Kodaka, H., Armfield, A. Y., Lombard, G. and Dowell, V. R. (1982) Practical procedure for demonstrating bacterial flagella. *Journal of Clinical Microbiology* 16: 948.

McHugh, T. D. and Gillespie, S. H. (1998) Non-random association of IS6110 and *Mycobacterium tuberculosis*: implications for molecular epidemiological studies. *Journal of Clinical Microbiology* 36: 1410-1413.

Maslow, J. N., Mulligan, M. E. and Arbeit, R. D. (1993) Molecular epidemiology: application of contemporary techniques to the typing of microorganisms. *Clinical Infectious Disease* 17: 153-164.

Miller, J. M. and Wright, J. W. (1982) Spot indole test: evaluation of four methods. *Journal of Clinical Pathology* 15: 589-592.

Murray, M. (2002) Sampling bias in the molecular epidemiology of tuberculosis. *Emerging Infectious Diseases* 8: 363-369.

Picardeau, M. and Vincent, V. (1996) Typing of *Mycobacterium avium* isolates by PCR. *Journal of Clinical Microbiology* 34: 389-392.

Pob C. L., Ramachandran, V. and Tapsall, J. W. (1996) Genetic diversity of *Neisseria gonorrhoeae* IB-2 and IB-6 isolates revealed by whole-cell repetitive element sequence-based PCR. *Journal of Clinical Microbiology* 34: 292-295.

Sambrook, J., Fritsch, E. F. and Maniatis, T. (1989) Molecular Cloning: *A laboratory manual*, 2nd edn. New York: Cold Spring Harbor Laboratory Press.

Schwartz, D. C., Saffron, W. J. Welsh, W. J. et al. (1983) New techniques for purifying large DNAs and studying their properties and packaging. *Cold Spring Harbor Symposium on Quantitative Biology* 47: 189-195.

Selander, R. K., McKinney, R. M., Whittam, T. S. *et al.* (1985) Genetic structure of populations of *Legionella pneumophila. Journal of Bacteriology* 163:1021-1037.

Selander R. K., Caugant, D. A. Ochman, H. *et al.* (1986) Methods of multilocus enzyme electrophoresis for bacterial population genetics and systematics. *Applied and Environmental Microbiology* 51: 873-884.

Selander, R. K., Musser, J. M., Caugant, D. A. *et al.* (1987) Population genetics of pathogenic bacteria. *Microbiology and Pathology* 3: 1-7.

Selden, R. F. and Chory, J. (1987) Isolation and purification of large DNA restriction fragments from agarose gels In: Ausubel, F. M., Brent, R., Kingston, R.E. *et al.* (eds), *Current Protocols in Molecular Biology*. New York: Greene Publishing and Wiley-Interscience, pp. 2.6.1-2.6.8.

Simpson, E. H. (1949). Measurement of diversity. *Nature* 163: 688.

Snelling, A. M., Gerner-Smidt, P., Hawkey, P. M. *et al.* (1996) Validation of use of whole-cell repetitive extragenic palindromic sequence-based PCR (REP-PCR) for typing strains belonging to the *Acinetobacter calcoaceticus-Acinetobacter* (p109) *baumanii* complex and application of the method to the investigation of a hospital outbreak *Journal of Clinical Microbiology* 34: 1193-1202.

Tenover, F. C., Arbeit , R. D., Goering, R. V. et al. (1995) Interpreting chromosomal DNA restriction patterns produced by pulsed-field get electrophoresis: criteria for bacterial strain typing. *Journal of Clinical Microbiology* 33: 233-2239.

Van Embden, J. D. A., Cave, M. D., Crawford, J_ T. et al. (1993) Strain identification of Mycobacterium tuberculosis by DNA fingerprinting: recommendations for standardized methodology. *Journal of Clinical Microbiology* 31: 406-409.

Versalovic, J., Koeuth, T., McCabe, E. R. et al. (1991) Distribution of repeated DNA sequences in eubacteria applied to fingerprinting of bacterial genomes. *Nucleic Acid Research* 19: 6823-6824.

Wang, G. T., Whittam, S., Berg, C. M. *et al.* (1993) RAPD (arbitrary primer) PCR is more sensitive than multilocus enzyme electrophoresis for distinguishing related bacterial strains. *Nucleic Acids Research* 21: 930-5933.

Welsh, J. and McClelland, M. (1990) Fingerprinting genomes using PCR with arbitrary primers. *Nucleic Acids Research* 18: 7213-7218.

Whittam, T. S., Ochman, H. and Selander, R. K. (1983) Multilocus genetic structure in natural populations of *Escherichia coli. Proceedings of the National Academy of Science of the* USA 80: 1751-1755.

Williams, J. G. K., Kubelik, A. R., Livak, K. J. *et al.* (1990) DNA polymorphisms amplified by arbitrary primers are useful as genetic markers. *Nucleic Acids Research* 18: 6531-6535.

Williams, J. G. K., Hanafey, M. K., Rafalski, J. A. *et al.* (1993) Genetic analysis using random amplified polymorphic DNA markers. *Methods in Enzymology* 218: 704-740.

Woods, C. R., Versalovic, J., Koeuth, T. *et al.* (1992) Analysis of relationships among isolates of

Citrobacter diversus by using fingerprints generated by repetitive sequence-based primers in the polymerase chain reaction. *Journal o f Clinical Microbiology* 30: 2921-2929_

第8章

自動化された方法

医学、農業および工業の微生物学実験においては、検体または試料の受領と報告書の発行の間の時間を短縮する「迅速な方法」が絶えず必要とされている。この結果、通常はオートメーションという名で知られ、常時の監視が必要なく、一晩継続することができ、したがって「ウォークアウェイ（ほおっておく）」という名称を得た器械装置類が開発された。このようなオートメーションは、機械的手順、電気的手順、電子的手順の単独または結合した働きを利用し、そうすることで直接的な人間活動の必要を無くす器械装置の作動であると述べることができるだろう。

ここで述べる設備は文字通りオートメーションとみなすことができ、広く利用できる。言うまでもなく、本書にはこのような設備のすべてが含まれているわけではない。また使用法や操作に関する詳細も示されていない。それらは製造業者の指示マニュアルに見出すことができる。

同定と抗菌剤感受性

純粋培養は必須の前提条件である。したがって、使用者は広い選択肢を持っている。ほとんどのシステムは、抗菌剤試験の選択肢を組み入れている。

VITEK

VITEKは、BioMerieux社（フランス）によって1976年にはじめて自動化システムとして導入されたものであり、プラスチックカード内のマイクロウェルの中での微生物の発育を検出することに基づいている。この独創的なカードは、尿中分離株の同定のために調製され、重大な細菌汚染尿を決定するために最確数（MPN）法を用いた。次いで純培養菌の同定と抗菌剤感受性試験のためのカードも入手可能になった。VITEKは、即日平均2〜6時間の所要時間で迅速に結果を出す完全自動化された器械装置である。このシステムはランダム処理または製造群処理を可能にし、完全なデータ管理システムを備えた品質管理モジュールを内蔵している。5種類のVITEKモデルが入手可能であり、そのすべてが同じ分析法で迅速に結果を出し、処理するカードの数が違うだけである。すなわち、その数は、32、60、120、240、480である。

同定カードからの結果は自動的に解釈される。抗菌剤感受性試験の場合には、40以上の抗菌剤が入手可能である。また、各試験の結果には補間推定された最小発育阻止濃度（MIC）ならびに米国臨床検査標準委員会（NCCLS）の感受性、中間、耐性という3種類のブレークポイント（耐性限界値）（NCCLS, 2000）が含まれている。

VITEKのテストカードはトランプの札と同じ大きさであり、30または45個のマイクロウェルがあり、同定される菌体または抗生物質が入れられる。VITEKは、実験室で遭遇するほとんどの微生物の同定と感受性試験のための多様なカードを用意している。テストカードは、密閉された容器であるので、エアロゾルは発生せず、それによって職員の感染の可能性を低くする。マイクロタイター法よりも、処分可能な廃棄物はおそらく80%以上減少する。現在の試験の範囲は表8-1に要約されている。

表 8-1　VITEK: 試験の範囲

プロダクトカード	同定される微生物
GNI+ Card V1311	*Enterobacteria, vibrios, P.aerugnosa* と他の非発酵菌
GPI Card V1305	*Streptococcus, Staphylococcus, Enterococcus, Listeria, Corynebacterium* 種
YBC Card V1303	ほとんどの臨床に関連がある酵母
ANI Card V1309	80 種以上の嫌気性菌
NHI Card V1308	*Nesseria, Haemophilius* 種と他の培養の難しい微生物
UID-3 V1102	9 種の尿病原体
UID-1 V1106	9 種の尿病原体

VITEK は、注入・封鎖単位、読み取り培養器、コンピューター、プリンターから成る統合モジュラーシステムであり、その他の実験室情報管理システム（LIMSs）に接続できる。接種材料を所定の培地から調製し、MacFarlane 1 または 2 の基準に調整した後、充填モジュールが真空サイクル状態の間に、懸濁液は自動的にテストカードに移される。それからカードを皿の中で 35℃ で培養する。光学濃度を毎時間モニターする。最初の読み取りによりベースラインが確定し、その後発育または生化学反応によって起きる光の減少が記録される。

VITEK は、標準化された接種材料での同定および感受性試験分析を行う完全自動化システムである。このシステムは、抗生物質感受性試験を、菌耐性に対する戦いにおいて検出力があり、有用な性能の良い道具に変えるために、補完的技能と高度に発達した技能を結合するものです。

VITEK 2 は、臨床関係の市場向けの製品であり、同定と抗生物質感受性試験の結果を得るまでの時間を短縮すると主張される。VITEK 2 は、初めの VITEK よりも広範な分析メニューを提供している。また分析能力の向上のために 64 個のウェルから成る小型のカード・フォーマット用消耗品類（10cm × 6cm × 0.5cm）が益している。

同定は蛍光技術に基づいている。その技術は臨床に関連するほとんどの微生物の確実な同定に幅広い分析結果を提供する。

データ分析は、正確な試験結果を保証するために様々なパラメーターと試験状態を見るためのアルゴリズムを使用している。それは品質保証目的の「アドバンスト・エキスパート・ルール・システム」と結びついている。

最初の分離の後、微生物懸濁液を生理食塩水の試験管の中で調製し、濃度計で確認する。それから接種材料の入った試験管を棚に入れる。接種材料番号をバーコードまたはキーパッドを介してスマートキャリアに入力し、各試験コードの供給バーコードに電子的に連結させる。特定の実験室の必要を満たすために、同定（ID）試験カードと抗菌剤感受性試験（AST）カードをカセットの中で混ぜて組み合わせることができる。実験台で入力されたすべての情報は、カセットに接着されているメモリーチップの中の器具に送られる。カセットは作業台から報告書に引き出される明確なテキストを供給する。初めから終わりまで、すべての処理手順が完全に自動化され、標準化され、コントロールされ、点検されている。

光学システムは15分毎に64個のすべてのウェルを読み取る。この動的な監視は、VITEK 2が迅速に結果を出せるようにする分析と解釈のための広範なデータベースを提供する。

新興および低レベルの耐性微生物出現の結果、抗菌剤感受性試験はますます必要とされ複雑化しているので、エキスパート・システムは、臨床的な治療結果を最も正確に予測するため、様々な水準の結果の信頼性、有効性の検証や徹底的分析を提供する。

「エキスパート」は以下の事柄を可能にする。

1. 技術的な観点からする結果の質の生物学的な検証
2. 臨床結果の改善のための修正を促進する結果の解釈
3. 実験室が医師に伝えたいと望んでいる勧告の系統的な追加。これらの勧告は、実験室が操業している国の国家基準、例えば、米国臨床検査標準委員会（NCCLS, 2000）、英国抗菌剤化学療法協会（BSAC: Philips *et al.*, 1999）または使用者の実験室により定められた特定の勧告に付属した脚注から取ることができるだろう。

VITEKは、VITEKまたはVITEK 2が生み出す試験データを監視する情報管理システムであるDataTracasを導入した。情報は集められ、様々な報告書に合わせて書式設定を施される。さらに、分析のためにデータをパソコンベースの他のソフトウェアプログラムに送ることもできる。CARプログラムの追加により、VITEKとVITEK 2の使用者は、接続すれば、患者報告書において有毒で不適切な、もしくはより費用のかかる抗菌剤の報告を止めさせる特定の条件を列挙して、簡単に規則を作ることができる。

品質管理モジュールは、すべてのVITEKのカードの結果を貯蔵する能力を実験室に与え、それによって管理性能の質を突き止めることができるようになる。特別に印をつけられた例外があったり、例外だけしかないどんな結果をも列挙する累積品質管理報告書は、容易に調製される。

双方向のコンピューター・インターフェース（BCI）パッケージにより、VITEKは患者情報を、実験室情報管理システム（LIMS）から直接受け取り、微生物学試験データをLIMSに直接伝えることができる。このパッケージは、試験データを自動的にLIMSに転送しながら、キー打ちやデータ転記の誤りを最小化する。

このシステムは多くの研究者に評価されてきた。ヨルゲンセン（Jorgensen）らは、VITEK 2は、一連の難題と*Streptococcus pneumoniae*の分離株に関して感受性カテゴリーの迅速で信頼できる決定を可能にすることを示した。感受性試験結果を出すための平均時間は、8.1時間である。ハンセン（Hansen, 2002）等は、同定し、BACTECシステムで判定された陽性血液培養に関する感受性試験を行うために、VITEKのGN1+GAとGN1-GAカードを使用した。彼らは、直接的なVITEK法は、6時間以内に同定と感受性パターン判定とを正しく報告し、グラム陰性細菌による菌血症の発現の3分の2近くに関して即日報告を可能にできると結論した。

ジョイエーンズ（Joyanes, 2001）らは、*Pseudomonas aeruginosa*、*Acinetobacter baumannii*、*Stenotrophomonas maltophilia*の同定と感受性試験でVITEK2を評価し、VITEK 2は*S. maltophilia*株、*P. aeruginosa*と*A. baumannii*分離株の大部分を迅速に同定することができると結論した。VITEK 2はまた、これらの微生物に対して用いられる抗菌剤の多くに関する信頼できる感受性試験を達成した。

抗菌剤耐性試験の読み取り解釈に関するVITEK 2の「アドバンスト・エクスパート・システム」の多施設での評価においては、リバモア（Livermore, 2002）らは、かなり高い水準の正確度と標準化された耐性製造元ニズムを検出しかつ解釈するこのシステムの能力を証明した。ヨーロッパの10ヶ所の研究施設が行った963の解釈のうち食い違っていたのは64（6.6%）だけであった。これら食い違っていた解釈の半数は、以前の方法によりペニシリンに中程度耐性である *S. pneumoniae* 分離株に関するものだった。カントン（Canton, 2001）らは、「アドバンスト・エクスパート・システム」についての同様な評価において、それが広範な作用スペクトルのβ-ラクタマーゼ、または腸内細菌科の菌によって産出される阻害剤耐性のTEMβ-ラクタマーゼの探索にとり信頼できる手段であることを示した。

自動細菌同定システム（SENSITITRE）

センシティブシステム（Trek Diagnostic Systems社）は、幾つかの種々様々な構成要素から成っており、同定と感受性試験のための完全な自動化装置である。測定基準システムは、自動接種器、平板読み取り器からなる。つまり完全に自動化された「自動読取培養システム（ARIS）」と、「自動同定管理システム（SAMS）」から成っている。

自動同定システムは、蛍光に基づく技術を使用している。基質は、4-メチルウンベリフェロン（4MU）または7-アミノメチルクマリン（7AMC）のような蛍光発生体に結合される。基質の蛍光発生部分は通常は非蛍光性であるが、特定の酵素の存在下で、蛍光発生部分は基質と切り離されており、そのとき非結合4MUまたは7AMCは紫外線（UV）の光の下で蛍光を発するようになる。

試験培地は、多くの反応のための特別に設計されたプローブを含んでいる。炭水化物の使用は、蛍光指示薬でpHの変化をモニターすることによって検出できる。試験ウェル内のpHがアルカリの時には、指示薬は蛍光を発するが、炭水化物が酸化または発酵して、酸を産生するにつれ、蛍光は減少し、炭水化物陽性反応を示す。また炭素源の使用およびデカルボキシラーゼとウレアーゼ反応は、蛍光指示薬によるpH変化の監視に基づいている。細菌酵素試験は、ペプチダーゼ、ピラノシダーゼ、ホスファターゼ、グルクロニダーゼを含む様々な酵素の産生を検知する。酵素は、阻止帯された蛍光部分を分割し、蛍光を発生させるその能力によって検知される。例えば、蛍光性の配糖体であるエスクリンは、非蛍光性のエスクレチンとグルコースに分解する。したがって、非蛍光性は陽性の結果を指示している。異化酵素のトリプトファーゼによるトリプトンの脱アミノ反応は、黒ずんだ色が発生して蛍光信号を抑え、陽性の結果を指示する共役反応を引き起こす。

蛍光エンドポイント法の真の利点は、発光が敏感に検出され、したがって、従来の色調の変化や濁度の読み取りによるよりも反応がずっと早く観察できることである。また蛍光法は、培養での色素形成により起きる分解能の低下、不十分かまたは変化しやすい発育および不透明または着色したサプリメントの使用といった従来の方法に関連する問題点のいくつかを克服する。

このシステムは、標準的な96ウェルのマイクロタイター皿（微量力価測定皿）に基づき、自動接種器、平板読み取り器、データ処理器から成っている。0.5マクファーレン（McFarlane）基準に等しくなるように、コロニーを分離培地から無菌の蒸留水に移し、内蔵されている比濁計の助けを借りて接種材料が調製される。接種器で50μ を各試験ウェル内に分注する。培養後に試験平板を読み取る。光源は、高出力光のマイクロ秒パルスを発する広帯域のキセノン・ランプ（360nm［ナノメートル］）である。この光は、干渉フィルターと波長選択コーティングをした光線分割キューブを透過してレンズに到達する。そしてレンズは試験ウェルと検出器にこの光の焦点を当てる。検出器は、生の蛍光データをコンピューターに伝える光電子増幅管である。平板を読み取るには30秒近くが必要であり、作り出されたバイオコードは自動細菌同定システムのデータベースに整合する。試験を追加して行う必要のある場合があるし、同定の確率が全くないか低いときには、5時間で再培養の必要も生じる。各試験の結果は印刷され、各同定の質が計算された確率値に基づいて決定される。自動読取培養システム（ARIS）は、64枚の平板を収容する能力があり、それによって使用者は、1個の器具で192の起こりうる試験を結び付けるためにすべてのMIC平板、ブレークポイント（遮断点）平板または同定平板を積み込むことができる。

Stager and Davis（1992）は、自動細菌同定システムの性能報告書を概観して、このシステムの限界はオフライン培養の基準と幾つかのパネルの再培養の必要性である、と論評した。グラム陽性細菌を迅速に同定するためのシステムが開発されれば、その有用性は拡大するだろう。

自動器械装置における実際の発展の1つは、データ管理ソフトウェアの導入だった。自動細菌同定システムは例外ではなく、広範なデータ追跡能力と報告能力を備えている「自動細菌同定管理システム（SAMS）」ソフトウェアを導入した。広範な調査設備により、疫学、統計学、仕事量データを含むカスタマイズ（設定変更）可能で自動的にフォーマット（配列）される多様な報告書の調製が可能となった。品質管理モジュールは、品質管理範囲を自動的に点検し、報告書に「合格」、「不合格」を示す。あらかじめ定められたNCCLSの基準への違反が起きたときには、「エキスパート・システム」はそのことを伝達する。自動バックアップは、毎夜の自動データ・バックアップを計画化することを可能にし、自動インターフェース（共通領域）は、結果の自動的な伝達を計画化することを可能にする。

Biolog

Biologは、完全に自動化されたOmniLog IDシステムであるけれども、多くのシステムのオプションを利用できる。Biologは、便利な96ウェルのフォーマットでBiologの独自の炭素源使用試験方法を用いている。微生物をあらかじめ選択された様々な炭素源に導入すると、Biologは、すぐに特徴的なパターンまたは「指紋」を作り出し、それは広範なデータベースと比較される。他のシステムとは違い、Biologの結果は、6～8の異なった種類の炭素源からの95の反応に基づいている。Biolog技術は、混合培養または汚染された菌体を検出することができ、また環境微生物や発育の難しい微生物を同定することもできる。敏感で正確な技術のおかげで、Biologは、環境微生物、家畜関係の微生物、植物の病原体、ヒトの病原体を含む広範なデータベースを構築することができた。

OmniLogシステム独自の特徴は、ユーザーが定める培養温度である。OmniLog IDシステムは、非常に様々な微生物を同定するために考案されたが、それらの微生物は、正確な同定結果を得るために最適の温度で培養されなければならない。培養を行い同定試験パネルを読み取るためのその他の自動化システムは、1つの設定温度、つまり通常は37℃で培養する。このようなものとして、これらのシステムは、環境モニタリングを行っているとき分離されるような細菌を同定することは必ずしもできない。特別な培養環境（例えば、高CO_2または極端な温度）を必要とする微生物の場合には、このシステムにより使用者は、ミクロ平板を、解釈のため読み取り器に置く前に、「オフライン」で［コンピューターと接続を切断した状態で］培養することができる。

OmniLogシステムは、Biologのマイクロ平板の培養、読み取り、解釈を同時に行うことができる（表8-2参照）。OmniLogシステムは、連続して試料を処理するが、試料の出し入れの最中に使用者はいつでも完全にアクセスすることが可能である。試料は、他のまだ処理中の試料の邪魔をすることなく用意できたら器械に負荷させ、完了したら取り出すことができる。読み取り器の内部には25個の皿がある。各皿には2個のマイクロ平板がある。したがって、読み取り器は全体で50株の分離菌を培養し読み取る能力を持っている。

表8-2　OmniLogシステムの微生物同定過程

手順1	純粋培養物をBiolog培地に分離。
手順2	グラム染色を行い、試験プロトコルを決定。
手順3	特定の細胞濃度で接種材料を作成。
手順4	マイクロ平板に接種し、読み取り器に置く。
手順5	プリンターから同定結果を得る。

使用者は、適当なマイクロ平板に接種する前に、マイクロ平板の情報をOmniLogのソフトウェアに入力する。次いで使用者は、ソフトウェアの指示にただ従って、OmniLog読み取り器のドアを開け、各マイクロ平板を、ソフトウェアが指示する適当な皿の指定位置に入れる。いったんすべてのマイクロ平板に試料が載せられ、読み取り器のドアが閉じられると、OmniLogソフトウェアが、培養、結果の読み取り、保存、印刷の責任を一切

引き受ける。

OmniLog ID システムは、マイクロ平板が読み取り器に入れられて4時間後にマイクロ平板の読み取りを始める。そのパターンは同定用データベースと比べられ、十分な陽性反応が出たら、同定結果が呼び出される。次いでこの結果は読み取り器のメニュースクリーン（機能一覧表示）に示され、コンピューターのメモリーに貯蔵され、同定レポートが印刷される。6時間後に何の結果も得られない場合には、装置は自動的にマイクロ平板の培養を続け、16時間後および24時間後までの間に再び読み取りを始める。

OmniLog ID システムは、Windows ベースのソフトウェアを使っている。すべての試料の状態は、OmniLog ID システムのソフトウェアの読み取りのメニュースクリーンを見ることで簡単に観察できる。特定のマイクロ平板に関するすべての情報は、このスクリーンの1行に含まれている。このシステムは、いったん特定のマイクロ平板に対する最終的な同定を決定すれば、その状態をチェックマークのアイコンで示す。まだ培養中の試料に関しては、同定結果が未決定なので、時計のアイコンが用いられる。

OmniLog の「プラス」版には、酵母、嫌気性菌、糸状菌を同定するための能力が追加されている（表8-3）。

表8-3　Omnilog および追加 Omnilog：試験範囲

	OmniLog	OmniLog Plus
グラム陰性菌 500種	レ	レ
グラム陽性菌 500種	レ	レ
酵母 250種		レ
嫌気性細菌 350種		レ
糸状菌 500種		レ

今日の規制された環境の下では、微生物の同定システムと統制状態の管理と検証は、規制順守の2つの重要な要素である。検証の専門家と協力して、Biolog は Omnilog システムのための包括的な検証パッケージを開発し

た。検証プロトコルマニュアル（検証計画手引き）は、システムの各要素のために設置資格認定と操作資格認定を行うための枠組みを提供している。また検証パッケージは、システムの性能を検証するために Omnilog で使うことができる試験株を含んでいる。また Biolog は、オペレーターとのやり取りを制御し、データファイルの構築と修正のためのやり取りを制御するために、自由に選択できるソフトウェアを提供している。この新たな性能は、Biolog がその顧客の持続的なニーズに絶えずどのように応えているかを示している。

オペレーターは、Biolog のデータベースの 1 つを使用するかまたはユーザー限定のファイルを調製することができる。それで、未知の生化学的性状を、データベースか限定ファイルとデータベースの両者の結合のどちらかと比較することができるだろう。他の内蔵ソフトウェアには、ライブラリーの中にあるすべての種、菌株や菌種間の関係を証明するための系統樹または 2 次元か 3 次元図表のクラスター分析プログラム、およびグラム陰性菌データベースの臨床部門と環境部門への引き離しに関するオンライン情報が含まれている。

Biolog が他と区別されるのはこれらの最後に挙げた情報である。というのは Biolog は、他のシステムが埋めることのできなかった市場での位置をこの情報によって確保したからである。Biolog は、その当初のデータベースの特徴部分として非臨床的な分離株を含んでおり、それによって環境研究者と生物医学研究者の特別な要求に応えている。この点は、大腸菌（*Escherichia coli*）と *Salmonella* 属の種の異なる株の特徴づけや同定、変異株の特徴づけ、組換えプラスミドを運ぶ *E. coli* と *S. typhimurium* 株に関する品質管理試験のために ES マイクロ平板が考案されたということを考えてみれば最も良く説明される。

Phoenix

Phoenix システムは、臨床に関連ある細菌の迅速な同定と感受性試験のための新しい自動化された短期培養システムである。Phoenix は、一度に 100 枚までの ID と AST のコンビネーションパネルを試験することができる。Phoenix システムは、AST のために至適比色分析の酸化還元指示薬を用い、細菌の ID のために様々な比色分析および蛍光分析の指示薬を用いる。136 個のマイクロウェルがあり密封されていて自己接種する成型ポリスチレン製皿が、Phoenix ID/AST に組み合わされた使い捨て部品として役立つ。

Phoenix システムには、パネル機構・接種場所と恒温器・成績読み取り器の回転棚・モジュールが付いた装置が含まれている。回転棚には 26 のパネルキャリアーからなる 4 つの水平層が収容され、この水平層には層に特有の標準パネル 1 枚と Phoenix パネル 25 枚が収容されている。

Phoenix パネルは、同定のためには 51 個までのマイクロウェルを使用し、5 種類の濃度での 16 種の抗菌剤の感受性試験および 1 抗菌剤当たり 3 種類の濃度での 26 種以上の抗菌剤の感受性試験のためには 85 個までのマイクロウェルを使用する。

酸化還元指示薬と最適な接種液を含むミューラー・ヒントン（Mueller-Hinton）肉汁培地が AST のための接種材料と ID（同定）のための接種材料にそれぞれ使用される。

グラム陰性またはグラム陽性細菌を同定するためには、マクファーランド標準濃度 0.5 にほぼ等しい細菌接種濃度が必要である。感受性試験は、比色分析の酸化還元指示薬を使い、1ml 当たり $3 \sim 7 \times 10^5$ コロニー形成単位（cfu）の接種濃度で行う。赤色、緑色、青色および蛍光の読み取りを通じた個々のマイクロウェル内の生化学反応の動力学的測定値を収集し、それを Phoenix のデータベースにより比較分析する。

結果が出るまでの平均時間は、グラム陽性菌の場合は 6 時間、グラム陰性菌の場合は 6 ～ 12 時間である。この装置は、解釈された試験結果を統合エキスパートシステム（BDXpert）により提供する。そのシステムは、オプションのワークステーション（Epicenter）を提供して、Phoenix の結果を、疫学、ユーザー決定の報告方式およびアドバンスト BDXpert の能力を含む特色あるデータ管理機構で補完する。

Midi 微生物同定システム

Midi（Microbial ID 社、米国）は、300 を超える炭素数 9 ～ 20 個の脂肪酸メチルエステルを分離し、区別し、分析することができる完全に自動化され、コンピューター化されたガスクロマトグラフィー（GC）である。この種の分析の価値は、脂肪酸の組成が分類群内で高度に保存されている安定した遺伝形質であるということにある。

システムのソフトウェアには、操作手順、自動最高値指定、データの貯蔵およびパターン認識アルゴリズムを使用して未知の性状をデータベースと比較することが含まれている。データベースは、腸内細菌科の代表的な菌種や *Pseudomonas*、*Staphylococcus* および *Bacillus* 属の種を含む 10 万を超える菌株の性状を含んでいる。それはまた、マイコバクテリア、嫌気性菌および酵母を含んでいる。

代表的な分離株は、メチルエステルの調製前に合成培地で継代培養しなければならない。その後は全過程が自動化されて進む。システムは、直鎖脂肪酸の混合物によって目盛を調整される。これは 10 個の試料の分析後に必要であり、またこれによって試料注入量の変化とガス流速の変動が補正される。調整用試料は自動的に仕立てられる。試料自動採取装置は、最長 2 日間の分析能力があるから、真に自動的とみなしてよいだろう。

ガスクロマトグラフィー分析は、嫌気性微生物実験室では十分に確立した手段である。この分野では、特に科学技術専門学校およびヴァージニア州立大学の嫌気性微生物実験室において広範な研究が行われてきた。マカリスター（McAllister）らの報告（1991）によると、Midi システムは試験された嫌気性微生物の 97% を正確に同定したという。

Midi のデータベースは、専門家と培養菌コレクションから得た菌 10 万株を超える分析から成っている。培養菌は、地理的な偏りが生ずる可能性を避けるために世界中から収集された。データの入力には、可能な場合、1 つの種または亜種の 20 以上の菌株が分析された。脂肪酸性状に関するサブグループが分類群内で見つかったときには、各グループの特徴を描き出すためにより多くの菌株が獲得された。

このシステムは 1 日当たり約 45 試料を分析するだろう（二重のタワーを

使用すれば、1日当たり90試料が分析できる)。1人の技術員は1日当たり75試料を採取できるので、1試料当たりオペレーターの所要時間は平均で約6分である。

同定システムの評価

ステージャーとデービス (Stager and Davis, 1992) は、2つまたは3つのシステムの正確さを比較した5つの研究を検討した。その結果、正確度の割合は、最低で35%から最高で99.2%であることが分かった。しかし、この種の研究はいくらかの限定的価値しかない。なぜなら、正確な同定にとって当然のことであるが、基本的なデータベースの品質に関して特に、企業は絶えずシステムを改善しているからである。この点は、ケリーら (Kelly *et al.*, 1984)、スティーブンスら (Stevens *et al.*, 1984)、トルーアントら (Truant *et al.*, 1989) の研究で最も良く見られるが、彼らは皆、異なった地理的地域に由来する個々の菌種のバイオタイプの多様性が性能のバラツキの部分的な原因かもしれないとの証拠を提出した。この点は、製造業者と使用者の双方、特に購入を考えているときには使用者が、考慮すべき点である。

血液培養器械装置

BACTEC

一連のBACTEC器械装置 (Becton Dickinson, USA) は、一般的には血液培養に関連しているが、他の用途もある。血液、脊髄、滑膜、胸膜やその他の無菌の体液をBACTECのバイアル瓶に注入する。培地からの二酸化炭素の産生によって微生物の発育が検出される。血液培養システムの最初のものとして、この製品の開発は考慮するに値する。試料を収集するために使用される試料採取針の滅菌が不十分である場合には、試料の間で交差汚染が起きる可能性があるという事実に、使用者は注意しなければならない。

BACTEC 460

この初期のBACTECシステムは、^{14}Cで標識された基質を含んでいる製造元指定の培地を使用している。この装置に60本のバイアル瓶を入れて、それらに5mlの試験液を接種する。それからこの装置はバイアル瓶上部空間中の$^{14}CO_2$の放射能を1時間ごとに自動的に測定し、その結果を印刷する。活動が事前設定基準値を超えた場合には、血液培地は陽性であるとみなされる。

BACTEC NR-660、NR-730およびNR-860

NRシリーズは、二酸化炭素を検出するために赤外線（IR）分光分析を用いることによって、放射性基質を使わずに済むようにした。赤外線光は、試験細胞の中の二酸化炭素によって吸収され、検出器まで通過する量が記録される。増幅器がこの伝導度の測定値を電圧に変換し、電圧は読み出し数値に変換される。発生した二酸化炭素の量と検出されたIR光の量との間には反比例関係が存在する。これは、発育数値（GV）を出す計算で説明される。

試験中に2本の針がバイアル瓶の隔壁を貫通すると、バイアル瓶上部空間のガスがこれらの針の1つを通じて検出器に引き込まれる。他方の針は、好気生活条件または嫌気生活条件に適したガスに取り替えられるよう外部のガスシリンダーに接続してある。NRシリーズの様々な型は異なった赤外線光IRシステムを用いる。NR-860では、もし、GVつまり、2つの連続した測定値間の差が、あらかじめ設定された閾値を上回った場合には、培養陽性との結果が標示される。バイアル瓶の上部空間も測定し、それが初期設定を上回ったときには、試料は潜在的に陽性であるとして標示される。バイアル瓶での試験は、自動的である。つまり自動皿移送装置が皿を接種器と赤外線感知器の間で左右に動かす。バーコード・スキャナーが試料のラベルを読み取る。NR-860は、8つの引き出しの中に480個の試料を収容する。最も新しい好気性培養を入れた一番下の2つの引き出しは、軌道付振り出し器に載せる。作業能力は、5日間の試験プロトコルで1日当たり48個の新しい培養物を処理する。陽性試料が同定されたときには、それらはさらに別の検査のために除けておく。

マイコバクテリア用のBACTEC 460/TB

BACTEC 460装置は、マイコバクテリアの検出と感受性試験のために460／TBに修正された。460／TBでは上蓋が、強制再還流空気供給装置とエアロゾルの実験室への拡散を防ぐためのHEPA（高性能エア）フィルターとを装着したフードに取り替えられた。このBACTEC 460／TB器械装置は、放射能の代わりに赤外線分光分析によって二酸化炭素を検出するように引き続き改修され、喀痰培養の中の結核菌の早期検出やマイコバクテリア属菌の抗菌剤耐性の早期検出に非常に役立った。

BACTEC 9000シリーズ

9000シリーズの装置は、ますます高い感受性を持つと評判されている蛍光をベースとした楽に進行する検出システムである。また、この装置は非侵襲的であるので、高水準の微生物学的安全性が本来備わっている。換気が全く必要ないので、試料は真空血液収集セットで収集できる。感知器内の色素が二酸化炭素と反応し、それによって感知器内の蛍光物質によって吸収される光の量を調節する。光検出器は蛍光を測定するが、その蛍光は培養物の中で放出される二酸化炭素の量に関連がある。試験開始でこの装置はまず診断の所定の順序を進むが、その後、持続的で自動化されたオンライン試験を始める。すべての棚の試験サイクルは、10分ごとに絶えず監視されていて、陽性の培養はこの装置の前面の光によって合図され、モニターに表示される。

BACTEC 9240は、6個の棚に配列された240本の培養バイアル瓶を監視できる。バイアル瓶は、かき混ぜて35℃で培養する。作業能力は、5日間の試験プロトコルで1日当たり24個の新しい培養セットである。またBACTEC 9120も利用可能であるが、これは120個の培養バイアル瓶をモニターする。BACTEC 9050は、毎月150個未満の血液培養セットを処理する実験室のために導入された。BACTEC 9050は、小型であるため、必要なスペースは最小である。最小とは言っても、この装置は完全に自動化されていて、非侵襲的で持続的に菌発育を蛍光モニタリングするのが特徴である。それは4.5平方フィート（1m^{2}の半分未満）の実験台スペースしか占めない。ソフトウェアと操作系統が完全に内蔵されているので、より多くのスペースと複雑な操作が必要な外部のコンピューターは不要である。この装置は､1日当たり5血液培養まで処理する実験室のために考案された。技術員は、ただ装置のドアを開け、「バイアル・エントリー」キーを押し、バイアル瓶のバーコードを固定式のバーコード・読み取り器でスキャンし、バイアル瓶を指定された位置に入れるだけでよい。いったんドアが閉まれば、処理が自動的に始まる。

ベクトン・ディキンソン（Becton Dickinson）は、大きい実験室または集合実験室群のために20台のBACTEC装置をネットワーク化する能力に加えて、血液培養装置のBACTEC 9000シリーズのためのデータコントロールセンターであるBACTEC VISIONソフトウェアを導入した。

このソフトウェアは、Windowsの動作環境下で、広範なデータ管理、全体の報告体系および柔軟な分類を可能にする。

＊その他のBACTEC 9000データ管理システム

・BACTEC水準Ⅰ:作業の流れの効率を上げるためにバーコードアイコン・インターフェースを用いる。標準検体で装置内部の状態、記録および報告を監視する。

・BACTEC水準Ⅱ:水準Ⅰに加えて、ASTM標準で書かれたすべてのインターフェースへの接続性を含む。患者情報を基幹コンピューターに直接ダウンロードする双方向の能力を提供し、技術員の時間を省き、結果の報告を速める。標準検体の中で装置の状態、記録および報告を監視し、患者情報と検体情報を記録する。

注：BACTEC VISIONは、レベルⅢシステムであり、レベルⅠとレベルⅡにあるすべての項目を含んでいる。

BacT/Alert

BacT/Alertシステム（Biomerieux）は、完全に自動化されたシステムとして、したがって、半自動的な放射分析と IR（赤外線）システムの代替物として 1990-91 年に導入された。これは、BACTEC と同様、二酸化炭素の産生を利用するシステムであり、好気性および嫌気性血液培養瓶底に置いた新型の比色測定感知器を用いる。その感知器は、二酸化炭素が発生すると色を変化させる。色調変化率を反射率計が検出し、そのデータはコンピューターに送られる。コンピューターの計算は、血液細胞による二酸化炭素の持続的な産生と陽性血液培養からの二酸化炭素の加速的な産生を識別することができる。感知器はイオン除外膜に覆われているが、この膜は、二酸化炭素に対して透過性があるが、遊離水素イオン、培地の構成要素、全血に対しては透過性がない。水分が浸み込んだ感知器内の指示薬分子は、アルカリの状態では暗緑色で、pH が低下するにつれて徐々に黄色に変化する。陽性培養から発生する二酸化炭素は、膜を透過して、以下の反応を起こす。

$$CO_2 + H_2O \rightarrow HCO_3^- + H^+$$

遊離水素イオンは、指示薬分子と反応して、感知器に色調を変化を検知させる。この検知は、赤い光を出すダイオードによってなされ、固体素子利用検出器によって測定される。

好気性および嫌気性の培養瓶は入手可能であり、培養を容易にするために陰圧に保つ。成人試料の適量は、1 本の瓶に付き 5 ～ 10ml である。好気性の瓶は時おり通気することが必要である。通常の実験室時間勤務外に採取された培養材料は、実験室外で培養し、翌日に実験室のシステムに入れてもよい。システムは最大 240 本の瓶を収容し、それぞれの瓶にそれ自身用の検出器が付いている。最大 4 基のデータ検出器が同じコンピューターで接続され、1 つのシステムはどんな時でも 1 度に 960 瓶の最大処理能力を発揮する。1 個の検出単位には 24 個のウェルから成る 10 個のブロックがあり、各ブロックは独立して作動する。それによって移動除去が簡単にでき、また日常的な点検が可能となる。各システムにはリフレクタンス（反射率）標準装備が提供されており、それによって使用者は品質管理のために目盛較正および試験をすることができる。パソコンは、すべてのデータを分析して、増殖曲線が陽性か陰性かを解釈する。そのパソコンはまた、完全な患者ファイルを保存することが可能であり、既存の組織内システム接続できるであろう。

このシステムは、放射測定システムの BACTEC 460 と比較評価され、それに匹敵する結果を出すことが示された（Thorpe *et al.*, 1990）。ウィルソンら（Wilson *et al.*, 1992）もまた、非放射測定システムの BacT / Alert と BACTEC 660 / 730 は、bacteraemia（菌血症）または fungaemia（真菌血症）の成人患者から臨床的に有意な微生物を、同程度に回収することができると結論付けた。しかし、BacT / Alert は、BACTEC よりも早期に微生物の発育を検出し、擬陽性結果もかなり少なかった。標準的な BacT / Alert システムに加えて、MB / BacT が、従来の方法または放射分析法に比べて一層簡単で費用効果の高いマイコバクテリア検出のための方法として導入された。MB / BacT は、非血液検体の持続的で非侵襲的モニタリング用の完全自動化システムであり、また、独自の比色分析技術に基づいており、速度、正確さ、使用の容易さおよび費用効果の点で同等の便益をもたらす。

さらに発展したものが、BacT / ALERT 3D であり、これは 1 つの装置の中で血液検体、体液検体、マイコバクテリア検体の試験を結合して試験するシステムである。その柔軟性のある測定単位は、それぞれが瓶 240 本を収容できる 1 ～ 6 個の培養単位から成り、接触スクリーンで作動させる統御操作単位によって指示される。これによって、テキスト不要の熟練したユーザーは、試験試料をより直接、任意に速く取り付けたり取り外しすることができるようになる。統御操作単位は、培養器単位の感知器の読み取りを監視し、意思決定アルゴリズムを管理して、所定の瓶が陽性かどうか決定する。

BacT / VIEW は、BactT / ALERT や MB / BacT とともに使用するための完全なデータ管理プログラムである。これは、覚えやすく操作しやすい接触スクリーンのインターフェースを備えている。患者データの収集、日常的作業の開始、試料瓶、報告書式の改変は、非常に簡単にできる。指示操作や定式操作を覚える必要はない。BacT / VIEW を用いた 1 つのコンピユーターシステムは、微生物学実験ユニットを9つまでコントロールすることができる。さらに、BacT / VIEWは、BacT / LINKを用いている実験室情報管理システム（LIMS）に直接接続することができる。

ESP

ESP（Trek Diagnostic System社）は、一台の器械装置で日常的血液培養、マイコバクテリア検出、Mycobacterium tuberculosis（結核菌）の感受性試験を行うための完全に自動化された培養システムである。これは閉鎖されたシステムデザインであり、それによって実験室全体にわたって全検体の安全な取り扱いが可能になる。

大量の試験材料を効率よく収容できるシステムになるように器械装置の配備を設定することができる。1920の試験場所が1台のパソコンで監視でき、それによってコストが減少し、効率が改善される。

ESPは、すべてのガスの消費と産生を測定することによって多くの種類の微生物を検出することができる。この技術は微生物の検出を二酸化炭素の強制産生に頼るものではない。培養瓶の上部空間内の圧力変化を非侵襲的に測定し、微生物の発育を効果的かつ迅速に検知できる。陽性検体を入れる前と除いた後に培養瓶からエアロゾルを含まぬ通気が自動的に発生する。結合部にある疎水性膜により、エアロゾルの実験室環境内への漏出を防ぐことができる。

専用培地は非常に広範な微生物の発育を促し、添加物を何も含まないすべてのタイプの検体に有効である。不可欠な発育要素が含まれているために、かなり少ない量の血液からでも菌培養可能である。米国食品医薬品局（FDA）は、採血の難しい人のためにわずか0.1mlの量の使用を認めた。したがって、小児用瓶はESPに関しては必要ない。最適化された血液は次のとおりである：肉汁での希釈割合は、抗生物質や他の発育阻害物質の効果を中和する程度とする。これは、樹脂や強化培地（fan media）を必要としないことを意味している。

非放射分析のM. tuberculosis検出システムが供給されている。ESP培養システムⅡは、マイコバクテリアを含むと疑われる検体を接種された培養瓶を自動的に培養し持続的にモニターする検出システムであり、液体培地と発育補助剤と（汚染されている恐れのある検体のための）抗生物質補助剤を結合させる。ESPは、培養瓶上部空間での酸素の消費率を（24分ごとに）自動的にモニターすることによってマイコバクテリアの発育を検知し、その発育反応を目に見える積極的な表示で報告する。

3種類の第1選択抗結核薬―リファンピン、イソニアジド、エタンブトール―から成るESP Myco感受性キットが入手可能である。ESP感受性試験システムの全体は、それぞれのESP Myco感受性キットでの使用に適したESP培地の特定の製品ロットから構成されている。補充されたESP Myco瓶に一次選択薬を注入する。試験すべきM. tuberculosis分離株の接種材料は、固型培地に発育したコロニーから、あるいは種株の入った瓶から作成することができる。接種材料を抗生物質を入れた瓶と入れてない対照の瓶に加える。対照の瓶は陽性対照として用いる。発育があるかないかは、ESP装置によって自動的に判定される。微生物が薬に感受性がある場合には、その発育は検出されないかまたは薬を含まない対照瓶に比べてかなり遅くなるだろう。微生物に薬剤耐性がある場合には、微生物の発育は対照瓶に比べて3日以内の遅れで検知されるだろう。

安全性への取組は、通気孔探査に際しての怪我の危険と可能性を除去し、安全で非侵襲的な通気供給をする埋め込み式探針を備えた使い捨てのプラスチック製連結具を使用することで行われた。危険なエアロゾルの実験室内への漏出を防ぐ0.2μmの疎水性膜が連結具内に存在する。非放射分析のマイコバクテリア用肉汁の使用により、放射活性物質の潜在的な危険性が除去され、放射性物質の廃棄や使用料が不要になる。

現今のすべての器具・装置類の場合と同様に、データ管理システムが、培養システムの機能性を拡大するために開発された。そのデータ管理システムは、マイクロソフト・アクセスを用いた特徴の明確なWindows NTをベースとしたデータ管理システムである。カスタムレポートは、標準レポートと容易に統合されて、疫学、結果の質、作業場の効率、コスト阻止帯に関する豊富な情報を提供する。インターフェースにより、検体を受け入れた患者の情報を取り込み、試験結果を実験室情報管理システム

(LIMS) に移送することが可能になる。ESPのデータは、マイクロソフト・アクセスの互換版を用いて、ネットワーク上のどのコンピューターからも取り出すことができる。

尿検査

尿分析を自動化する試みはこれまで数多くなされたが、いずれも重要な商業的成功を収めるに至らなかった。ザマンら (Zaman *et al.*, 2001) は、UF-100 尿流量細胞測定器 (Merck, Eurolab) を検討し、その技術は尿の培養結果を正確に予測しないから、尿路感染症の尿試料を安全にスクリーニングするには適していないと結論した。

Trek Diagnostic System 社は、尿スクリーニングへの迅速で完全に自動化された最初の方法を提供すると言われるセレニウム・システム (Cellenium System) を導入した。専用の高度ロボット操作を用いて、各尿試料の一定量をセレニウムのカセットに分注し、蛍光性の核酸染色剤を加える。カセットは、セレニウムの膜と自動的に連動する。真空濾過によって、膜の上に染色された微生物の単一の層が生じるが、この微生物をコンピュータ化された蛍光顕微鏡像によって検査する。結果は、標準培養物の ml 当たりのコロニー形成単位に対応する。

このアプローチは、陰性試料の培養をしないで済む。尿中の細菌を検知し数え上げるとともにグラム染色の情報を提供する。陽性の検体に関して、細菌は、グラム陽性球菌、グラム陰性桿菌またはグラム陽性桿菌として記録される。さらにこの方法は、酵母と白血球を検知するためにも使用でき、グラム染色での形態学的情報を提供する。

この装置は、30 分以内に尿中の病原微生物を検出し、菌数を数え、分類することができる。こうして陰性の検体を培養する必要は無くなる。したがって、この装置は、従来の培養法より 1 日早く陰性結果を報告することができる。

患者の検体データは、本装置の入力ステーションを通じて、バーコードまたはスライド式入力法で入力することができる。Windows NTをベースとした直観式ソフトウェアは、試薬の詰め込みを導き、実験室の職員がいつでも試験過程をモニターすることを可能にする。専用試薬は、特別に調製する必要を無くすためにすぐに使用できる形で供給される。装置は連続的に作動（1日24時間）して、1時間当たり最大70個の検体を分析することができる。

報告作業は、紙印刷や検体を陽性、陰性、不確定として分類する図形マップを含む幾つかの方法、または実験室情報管理システム（LIMS）への接続によって行うことができる。

インピーダンス（交流回路抵抗）装置類

次の4つのシステムが一般に入手可能である。Bactometer（BioMerieux, France）、Malthus（Radiometer, Denmark）、RABIT（Don Whitley, UK）、Bactrac（Sy-Lab, Austria）。これらはすべて同じ原理で作動する。

インピーダンスは、交流電気が伝導体を通る時のその流れに対する抵抗として定義できる（詳細な理論については、Eden and Eden, 1984; Kell and Davey, 1990を参照）。2つの金属電極が伝導性流体に浸されているときに、このシステムは、直列接続した抵抗器やコンデンサとしてまたは並列接続した伝導体やコンデンサとしてのいずれかのように振舞う（Kell and Davey, 1990）。システムが直列接続されているときには、交流の正弦波電位の効果は、システムのインピーダンス、Zによる電流を発生させる。Zは、その抵抗R、静電容量Cおよび適用周波数Fの函数である。このようにして、以下の等式が成り立つ。

$$Z=\sqrt{R^2+(\frac{1}{2}\pi FC)^2}$$

ここでは抵抗の逆数として定義される電気伝導度、つまり静電容量のどれほどの増加であれ、それは、インピーダンスの減少と電流の増加をもたらす。交流回路における電気伝導度に等しいのは電流の疫動性であり、逆数として定義され、測定の単位はシーメンス（S）である。

微生物の代謝は通常、電気伝導度と静電容量の双方の増加をもたらし、インピーダンスの減少とそれに引き続きアドミッタンスの増加を引き起こす。インピーダンス、電気伝導度、静電容量および抵抗といった概念は、試験システムをモニターする際の異なった仕方の表現に過ぎず、相互に関連している。しかし、重要な要素は、これらすべてが交流の周波数に依存しており、また現実の部分と想像上の部分の双方を含んでいるという点で複雑な量であるということである（Kell and Davey, 1990）。実際問題として、使用者は、電気応答は周波数に依存しており、伝導性と容量性の構成要素を持っており、かつまた温度に依存していることを良く知っておかなければならない。どのインピーダンスシステムでも温度コントロールは決定的に重要である。1℃の温度の上昇は、平均0.9%の静電容量増加と電気伝導度の平均1.8%の増加をもたらすであろう（Eden and Eden, 1984）。またこのことから、10分の1度未満の温度の揺れ動きでも検出の間違いが生じる可能性があると計算できる。興味深いことに、上述の4つのシステムのうち3つは温度コントロールの異なった方法を採用していることに気づく。すなわち、Bactometerは熱風オーブンを、Malthusは水槽を、RABITとBacTracは固体ブロック加熱方式を用いている。

これらは、培地の伝導性の正味変化を測定するシステムである。試験は絶えず監視され、伝道度の変化率がユーザーのあらかじめ設定した判断基準値を上回ったときには、システムは菌が発育していることを報告する。検知時点に達するのに要する時間は、「検出までの時間」（TTD）であり、最初の微生物数とその発育速度と培地の性質との函数である。所定の実験計画にとっては、TTDは、試料にはじめにどれくらいの微生物が存在しているかに反比例する。検知時点では、試料にml当たりほぼ10^6コロニー形成単位（cfu）の目的微生物が存在するであろうと一般に考えられる。この数値は微生物の種類、発育培地の種類などによって異なるであろうが、確定した試験条件下では、発育しているどの微生物の場合でも一定であろう。

重要なシステムの属性は表 8-4 にまとめられているが、この表は測定様式に相違があることを示している。Bacrometer には電気伝導度かまたは静電容量のどちらかの測定選択肢があり、Malthus は電気伝導度を測定する。また RABIT の主要な信号成分は電気伝導度であるが、ただし、静電容量成分も存在する。静電容量の利点は、正常な代謝が培地の電気伝導性の正味増加を全くもたらさないような微生物を検知する試みで最も良く例証されている。しかし、このことは Malthus と RABIT とをこの分野での応用から除外するものではない。なぜなら、両者は二酸化炭素の産生によって電気信号を発生させる間接的技術（Owens *et al.*, 1989）を利用することができるからである。またこの技術は、試料と塩分の含有量の多い試験培地とを十分に両立させられるという利点を持っている。なお、この点は Bacrometer には当てはまらない。またこの間接的技術は、電気的応答にではなく単に標的微生物の発育に最適化させればよいので、使用者は培地の幅広い選択が可能である。

表 8-4　3 つの主要なインピーダンスシステム（Bacrometer、Malthus、RABIT）の比較

	Bacrometer	Malthus	RABIT
試験容量	512	480	512
モジュラーシステム	有り	無し	有り
システム当たりの温度選択肢	8	1	最大で 16
細胞量	最大で 2ml	2ml と 5ml	2-10ml
細胞フォーマット	16 から成る組	単独	単独
再利用可能・使い捨て	使い捨て	再利用可能および使い捨て	再利用可能
培地入手可能性	有り	有り	有り
測定様式	電気伝導度または静電容量	電気伝導度	電気抵抗
間接様式	無し	有り	有り
試験期間中での細胞への完全なアクセス	無し	無し	有り
温度コントロール	熱風オーブン	水槽	乾燥加熱ブロック

アデノシン三リン酸（ATP）測定

スチュワート（Stewart）とウィリアムズ（Williams）（1992）は、ルシフェリン・ルシフェラーゼ反応に媒介されたアデノシン三リン酸（ATP）のための生物発光分析のメカニズムを論した。ルシフェリン・ルシフェラーゼ複合体は、生存細胞中のATPと特異的に反応し、ATPの存在量に比例して光信号を発する。ATPと平板上の菌数の間には比例関係が存在する（Stannard and Wood, 1983）。試料中のATPは、生細胞と他の源泉（体細胞ATP）に由来する。それゆえ、この技術を微生物学的試験で使用する場合には、これら両者を区別しなければならない（ただし、この区別は、食品工業の場合のように、速やかに衛生監視するためには必要ない）。一般に用いられる2つの方法は、ATPの抽出前に試料から微生物を分離することと事前に体細胞ATPを破壊することである。

Bactofoss

Bactofoss（Foss Electric社、デンマーク）は、試料から出る雑音情報を除去するために上述の原理を結合した独特の完全自動化された装置である。すべての機能は中央の処理ユニットで監視され、メッセージはスクリーンに表示される。Bactofossは、5分以内に結果を出す簡単な押しボタン式器械装置である。

試験試料は自動的に採取され、温度を統御されたファネル（漏斗）に載せられ、そこで数回の濾過と前処理により体細胞ATPが除去される。微生物を濾紙の上に残し、次いで濾紙を抽出室の中に置く。微生物のATPを抽出するために抽出試薬を加えるが、抽出試薬の添加量は、ルシフェリンとルシフェラーゼを加えた後の発光度の測定によって決まる。すべての試薬類は、製造業者によって供給され、この装置は、1時間当たり20検体の分析を行うことができる。ライモンド（Limond）とグリフィス（Griffiths）（1991）によると、この装置は、肉と牛乳の試料に応用可能であり、検出の感度は、肉では1g当たり3 × 10^4-3 × 10^8cfuで、牛乳では1ml当たり1 × 10^4-1 × 10^8cfuである。

直接落射式蛍光技術

直接落射式蛍光技術（DEFT）は、もともと生乳中の細菌の算定するために開発された（Pettipher *et al.*, 1980, 1989）。これは、30分以下の時間を要し、膜濾過と落射型蛍光顕微鏡を用いる。急速な濾過と膜上への細菌分解を容易にするには試料の前処理が必要だろう。適合する蛍光色素は、自動算定システムに連結された落射型蛍光顕微鏡により破片類と容易に識別して、微生物を示す。

直接落射式蛍光技術は、数年間、用手法（マニュアルモード）または半自動法（セミオートマチックモード）で使用されてきたが、新しいコブラ（Cobra）・システム（フランス）は完全に自動化されている。

バクトスキャン（Bactoscan）

バクトスキャン（Foss Electric社、デンマーク）は完全に自動化されていて、DEFT原理を利用する装置であるが、細菌数の直接計数による牛乳の品質管理を専門としている。

タンパク質と体細胞を分解するために、牛乳試料2.5mlを溶解液で処理する。それから勾配遠心分離によって、細菌を牛乳から分離する。細菌懸濁液に蛋白分解酵素を混ぜて微粒子状の蛋白質を分解し、それからアクリジン・オレンジで細菌懸濁液を染色する。染色された微生物は、染料摂取状態によって屑片類と識別され、持続的に機能している落射型蛍光顕微鏡によってカウントされ、その結果はスクリーンに表示される。1時間当たり80検体がスクリーニングされる。このシステムは、各検体の処理ごとにゆすぎ液で洗い流される。試験が終了すると、機械は自動的に洗浄される。

蛋白質分解酵素液は毎日作成しなければならないが、その他の試薬は1日おきに作るだけでよい。開始処理には約30分を要する。、それには目盛補正、レンズ点検、算定モジュールの識別水準の設定を含む。牛乳試料は特別の棚に置き、40℃に加熱して装置に負荷される。試料の識別番号は、手でキー入力するかまたはバーコード・リーダーで読み取り、入力する。結果はスクリーンに表示される。バクトスキャンでの測定結果は、標準的な平板での算定結果と良く相関する。したがって、等価1ml当たりのコロニー形成単位に変換してよい。

フローサイトメトリー

研究で広く用いられてきたフローサイトメトリー（流れ式細胞分類測定法）は、今では日常的な産業目的でも使用されるものに発展した。この技術は、試験試料の細胞ごとの分析を可能にし、一連の蛍光標識を併用して、微生物を検出し微生物の代謝状態を調べるための迅速な自動化された方法を提供している。試料は、「鞘」状の液体に注入され、流体力学集束フローセルを通って対物レンズの下を通過する。鞘状の液体は絶えずフローセルを通り抜け、それによって試料の流れを細長い直線状の流れに集束させる。それから試料は光束を通り抜ける。その光束は標識細胞に蛍光波動を放出させる。各蛍光波動が検出され、それに続く分析によって蛍光波動は別々の数として認識され、蛍光の強度に関して等級分けされる。

現在入手可能なシステムにはChemunex（AES Laboratoire）の一連の製品がある。それらは今では単一の細胞水準で検出することができる。結果はハードコピーとして印刷されるかまたはコンピューターに移送されるだろう。類別と計数には1試料当たり30分未満かかる。Coulter ElectronicsやBecton Dickinsonのような会社の他の製品も入手可能である。

細胞の大きさ、蜜度および識別標識に基づいて細胞を分析し、それぞれ明確な母集団に分類するというフローサイトメトリーの能力は、微生物学上の強力な新しい手段である

熱分解質量分析法

熱分解質量分析法（PMS）は、細菌の同定、分類、型判定を行う上で相当な潜在能力を持っている（Magee *et al.*, 1989; Freeman *et al.*, 1990; Sisson *et al.*, 1992）。RAPyD-400の実験台設置型の自動化されたPMS（Horizon Instruments社、英国）では、熱分解管の中に置かれたV字型のニッケルー鉄・熱分解ホイルの上に試料を広げる。それから試料を真空内でキュリー点（強磁性体が磁性を失う温度）技術により加熱すると、それによって統制された再現可能な仕方で熱分解が起きる。産生したガスは、分子線束を通過し、迅速スキャニング四重極型質量分析計で分析されると、12-400Daの広範囲にわたって初めの試料の指紋が生じる。データは、内蔵してある多変量統計手順によって分析される。それは主要な構成要素の分析、判別関数分析、クラスター分析および要素スペクトルを提供する。システムは完全に自動化され、試料装填、抽出、次の試料のインデックス調製およびデータ収集がコンピューターで管理される。日常的な修理と保守整備は最小ですむ。日常的な分析には1試料当たり約90秒かかり、1回に300試料処理する。

微生物は当初、ストレスとその結果生じる表現型の変化を起こさない培地で培養することが重要である。というのは、表現型の変化により分離株間の関連性があいまいになるかもしれないからである。分析の前に、ある種の表現型の出現を容易にすることが望ましい。とういのは、それによってこの技術は、関連性のない菌株の間の識別、例えば、毒素産生株と毒素非産生株との間の識別することができるようになるからである（Sisson *et al.*, 1992）。英国の公衆衛生研究所での経験が示すところでは、PMSの速さ、運転経費の低さおよび汎用性は、PMSを感染爆発時の当初のスクリーニングに適するものにしている。

分子微生物学

分子微生物学の進歩は、主として DNA プローブまたはポリメラーゼ連鎖反応（PCR）を用いる診断技術の発展をもたらした。

プローブに基づいた技術

DNA プローブは、相補的な DNA 配列を認識し、その結果それと分子交雑することができる一本鎖の DNA 断片である。またプローブは、ハイブリッドを「照らし出す」標識を持っている。白金耳ロープは、細胞の全 DNA、短鎖のオリゴヌクレオチドまたはクローン化 DNA 断片から作られ、それらの特異性は評価されている。。多くの分析方式が存在するが、すべての分析方式は、標的微生物の二重らせん鎖を加熱またはアルカリによって分離し、プラスチック製膜上に固定するという同じ原理に従っている。固定化は、相補的な DNA 鎖が再び分子交雑するのを防ぎ、プローブが接近するのを可能にする。

プローブで処理した後、膜を洗浄してすべての非結合プローブを除去すると、出来上がっている交雑分子が目に見えるようになる。ドットブロット分析は、標的 DNA を膜上に固定させ、交雑分子を着色した斑点として目に見えるようにする。コロニーブロット分析は、細胞を平板から取り上げて無菌の膜の上に載せ、それによってその平板の複製を形成させる。それからその細胞を溶解させて DNA を放出させる。放出された DNA はプローブによって固定され、処置される。液体分子交雑方式は、溶解した細胞に直接添加されている化学蛍光標識を持つプローブを用いる。専用の試薬を加えることによって、分子交雑されていないプローブは分解される。測定される蛍光の量は、標的微生物の数に直接比例する。パドル・アンド・ビーズ方式は、その固い表面の上にプローブを保持している。分子交雑の後に非結合プローブを洗い流すと、結合したプローブを目視で検知できるようになる。この型の検査用には数種の市販キットが入手可能である

(例えば、Gen-Probe 社、カリフォルニア州サンディエゴ)。

DNA 指紋法

DNA 指紋法は、まだ完全には自動化されていないので、本書の他の箇所で考察される。

DNA 指紋法は、別に制限酵素断片長多型(RFLP)分析という名でも知られているが、プローブ技術と制限酵素技術を結合させたものであろう。分析方式は、一般にサザンブロッティングという名で知られている。制限酵素は、ある短い特徴的な塩基配列を認識し、その場所で DNA を切断する。その結果、長さの異なる数個の DNA 断片が生じる。この断片の数と大きさは、1 つの種内部でも個々の微生物によってかなり異なる。この断片を大きさに従って区分し、電気泳動法によって直接転写させることができる。そして固定された断片を調べ、その結果もともとの DNA に特有な DNA 指紋を得ることができる。

PCR 技術 :DNA 増幅技術

最も確立した DNA 増幅法は、ポリメラーゼ連鎖反応法である。これは、二本鎖 DNA の変性、一本鎖の相補オリゴヌクレオチドのアニーリングおよび DNA コピーを形成するためのオリゴヌクレオチドの拡張という 3 つの単純な反応の反復的なサイクルに基づいている。これらの反応のための条件は、培養温度を変えることだけであり、すべての過程が同じ試験管内で段階的に出現する。したがって、反復的なサイクルが自己完結しており、プログラム可能な熱サイクル器の中で自動化できる。第 1 段階は、二重らせんの水素結合が千切れるにつれて融解する元来あった DNA の熱変性である。それから一本鎖になった DNA は相補配列の DNA と再び結合することに使える。第 2 段階は、低下した温度で行われる。2 本の短い DNA プライマーは鋳型の反対側相補配列に結合し、それによって増幅されるべき DNA 領域の側面に接することになる。それらのプライマーは、DNA ポリメラーゼの作用開始点として機能し、その結果増幅されるべき DNA 領域を確定する。第 3 段階では、新しい相補 DNA の合成が、過剰なデオキシリボヌクレアーゼ三リン酸の存在下でTaqポリメラーゼの作用によりそれぞれの結合したプライマーの拡張を通じて行われる。形成された新しいDNA鎖は、対応する鋳型のヌクレオチドに相補的な一続きの連結したヌクレオチドになり、5'の末端で終わるプライマーから成っている。この増幅過程の本質的な特徴は、以前のサイクルで合成されたすべての産物がその次のサイクルの鋳型として役立ち、その結果幾何級数的に増幅するということである。時間しか要しない20のサイクルによって標的DNAは百万倍に増加し、この増幅されたDNAは、電気泳動と臭化エチジウムによる染色またはDNAプローブの使用によって目に見えるようになる。

分子機器の成功は、主として適切な試料抽出と純化技術に依拠している。システムが成功するためには、自動化された高処理能力の抽出操作基盤を下流部分検出システムと統合する必要がある。多くのシステムは非常に有望である。QIAmp 96DNA血液キットとBioRobot 9604（Qiagen Valencia社、米国）は、血液、血漿、血清、骨髄および体液からのDNAの分離を自動化して行う。これらの自動化過程は、核酸の分離のためにシリカ・ゲル膜技術を用い、その膜への核酸の選択的結合や核酸の洗浄および溶離を可能にする緩衝系を用いている。

BioRobotは、2時間以内に96個までの試料をマイクロウェル平板フォーマットの中で処理すると報ぜられている。それは2次汚染を避けるためにチップ自動交換システムを用い、試料確認のためにはバーコード・リーダーを用いている。

全血DNAの磁気ビーズ捕捉法によるベックマン・コールター（Beckman Coulter）社（Fullerton、米国カリフォルニア州）のBiomek 2000Laboratory Automation Workstationおよびダイナル（Dynal）社（Oslo、ノルウェー）のDNA DIRECT Auto 96は、もう一つの有望な高度情報処理・システムである。ベックマン・コールターのシステムでは、10分間で最大96個の試料を同時に処理できる。

他の製造業者は、自動DNA抽出システムを販売している。オルガノン・テクニカ（Organon Teknika）（Durhan、米国ノースカロライナ州）は、核酸に結合する二酸化ケイ素微粒子状の固相法を用いている。オートジェン

（Autogen）（Framingham、米国マサチューセッツ州）は、伝統的な核酸抽出化学に基づいたDNA・RNA自動抽出システムを数種類生産している。

しかし、核酸抽出には多くの難題がある。自動化された器械装置は、その抽出技術を日常的に実施できるようになる前に、品質管理の必要条件を考慮する必要があるだろう。また高度情報処理能のあるPCRシステムに接続する能力が重要な要素になるだろう。ロシュ・モレキュラー・バイオケミカルズ（Roche Molecular Biochemicals）（Indianapolis、米国インディアナ州）とアプライド・バイオシステムズ社（ABI; Foster City、米国カリフォルニア州）は、PCRとPCRのプロダクトディテクションの自社製の対応システムに接続する自動核酸抽出システムを発売する計画を発表した。ABI PRISM 6700の装置は、ABI PRISM 5700との統合の見込みがあり、Roche MagNApureは、RocheのLightCycler PCR装置との統合をするであろう。これらのシステムは、核酸抽出とPCRとの双方を自動化するようプログラムすることができ、多量迅速抽出技術の基準になっている。

ポリメラーゼ連鎖反応技術は、絶えず改良されていて、今ではサイクルの所要時間は以前よりずっと短くなっており、交叉汚染の発生率を少なくし、PCR産物を検知するための改良されたフォーマットを用いている。

これらの特徴は、市販分析システムの幾つかに組み込まれている。半自動的なCOBAS AMPLICORシステム（ロシュ・ダイアグノスティックス社（Roche Diagnostics Corp.、米国）は、適切な試薬とプローブを入れたマイクロウェル平板を使用し、ビオチン標識・酵素結合の方法に基づいて、多数のサーモサイクルの手順により増幅された核酸を検知する。このシステムは、約4時間で1回の連続稼動を完了する。そしてC型肝炎ウィルス（HCV）、*Mycobacterium tuberculosis*、*M. avium*、*M. intracellulare*、*Chlamydia trachomatis*、*Neisseiria gonorrhoeae*の定性試験、およびサイトメガロウイルス（CMV）、B型肝炎ウィルス（HBV）、C型肝炎ウィルス（HCV）、HIVウィルス1型（HIV-1）の定量試験のために用いられている。LivengoodとWrenn（2001）は、このシステムが*Chlamydia trachomatis*と*Neisseiria gonorrhoeae*の検出のための正確で速く、コスト効率と労働効率の良い方法であることを示した。

「リアルタイム」のPCR分析

「サイクルの速いリアルタイムのPCR」は、数種の装置が市販されており、現在入手できる。そのなかには、Roche Applied ScienceのLightCycler、Cepheid in Sunnyvale（米国カリフォルニア州）のSmart Cycler、Applied BiosistemのGeneAmp 5700とその最新版のPrism 7700がある。サイクルの速いその他の装置も入手可能であるが、今のところそれらの微生物学試験への応用に関して公表されている臨床データはほとんどない。リアルタイムのPCRの主な長所は、増幅産物の形成をリアルタイムで定量化し監視できることである。このシステムの感受性が高く所要時間が短いことは、患者のケアにすぐに影響を及ぼす可能性がある。正確さが改善され、結果が迅速に入手でき、それによって感染症をより速く診断し、患者のケアを改善し、患者のケアを施す全体的なコストを減らす可能性が生じる。

マイクロアレイ技術

マイクロアレイ技術は、ゆくゆくは臨床微生物学実験室に利用できるようになるだろう。またこの技術によって微生物の同定や薬剤耐性のパターン判定のために多数の遺伝子標的を検知する試験ができるようになる可能性がある（Marshal and Hodgson, 1998; Tomb, 1998; Kozian and Kirschbaum, 1999; Diehn *et al.*, 2000）。その基本技術は、固い表面上のあらかじめ決められた位置に配置されていて顕微鏡量で発現している当面重要な遺伝子に相補的なDNAを中心に展開する。試料から取られたDNAは固体表面全体にわたって溶離し、相補的なDNAが結合し、通例は励起の後に蛍光によって検出される。

遺伝子チップは現在、幾つかの製造業者から入手可能である。GeneChipアレイ（Affymetrix Sanata Clara、米国カリフォルニア州）は、オリゴヌクレオチド・プローブの配列を1平方cmのガラスチップの基板に付着させてある。それぞれの特徴あるプローブはプローブ・アレイ上の特定できる区域に置かれている。GeneChip装置システムは、流体工学ステーション、ハイブリダイゼーションオーブン、放出光の測定用のAgilent GeneArray、パソコンの作業台、GeneChip Data Analysis Suiteのソフトウェア等と一緒に購入することができる。オリゴヌクレオチドは、様々な技術によってチップの上に置くことができ。

マイクロアレイ技術の現在の限界は、この装置および使い捨て用品類が高価であること、またこの技術によって入手できる莫大な量の情報を分析する能力が現在のわれわれには無いことなどである。生産コストは将来数年間にわたり減少するだろうが、この技術がすぐ近い将来に臨床診断微生物学分野で重要な役割を果たす可能性は無いであろう。マイクロアレイの供給業者についての完全な概観については、Cummings and Rehman（2000）を参照されたい。

[参考文献]

Canton, P-V. M., Perez-Vazquez, M., Oliver, A. et al. (2001) Validation of the VITEK2 and the Advance Expert System with a collection of Entero-bacteriaceae harboring extended spectrum or inhibitor resistant β -lactamases. *Diagnostic Microbiology and Infectious Disease* 41: 65-70.

Cummings, C. A. and Relman, D. A. (2000) Using DNA microarrays to study host-microbe interactions. *Emerging Infectious Diseases* 6: 513-525.

Diehn, M., Alizadeh A. A. and Brown P. O. (2000) Examining the living genome in health and disease with DNA microarrays. *Journal of the American Medical Association* 283: 2298-2299.

Eden, R. and Eden, G. (1984) *Impedance Microbiology*. Herts: Research Studies Press Ltd.

Freeman, R., Goodfellow, M., Gould, F. K. *et al.* (1990) Pyrolysis mass spectrometry (Py-MS) for the rapid epidemiological typing of clinically significant bacterial pathogens.*Journal of Medical Microbiology* 23: 283-286.

Hansen, D. S., Jensen, A. G., Norskov-Lauritsen, N. *et al.* (2002) Direct identification and susceptibility testing of enteric bacilli from positive blood cultures using VITEK (GNI+/GNS-GA). *European Society of Clinical Microbiology and Infectious Diseases* 8: 38-44.

Jorgensen J. H., Barry A. L., Traczewski M. M. *et al.* (2000). Rapid automated antimicrobial susceptibility testing of *Streptococcus pneumoniae* by use of the BioMerieux VITEK 2. *Journal of Clinical Microbiology* 38: 2814-2818.

Joyanes P., Del Carmen Conejo M., Martinez-Martinez L. *et al.* (2001) Evaluation of the VITEK 2 System for the identification and susceptibility testing of three species of nonfermenting Gram-negative rods frequently isolated from clinical samples. *Journal of Clinical Microbiology* 39: 3247-3253.

Kell, D. B. and Davey, C. L. (1990) Conductimetric and impedimetric devices. In: Cass, A. E. G. (ed.), *Biosensors: A practical approach*. Oxford: Oxford University Press, pp. 125-154.

Kelly, M. T., Matsen, J. M., Morello, J. A. *et al.* (1984) Collaborative clinical evaluation of the Autobac IDX system for identification of Gram-negative bacilli. *Journal of Clinical Microbiology*

19: 529-533.

Kozian, D. H. and Kirschbaum, B. J. (1999) Comparativegene-expression analysis. *Trends in Biotechnology* 17: 77.

Limond, A. and Griffiths, M. W. (1991) The use of the Bactofoss instrument to determine the microbial quality of raw milks and pasteurized products. *International Dairy journal* 1: 167-182.

Livengood 111, C. H. and Wrenn, J. W. (2001) Evaluation of COBAS AMPLICOR (Roche): accuracy in detection of *Chlamydia trachomatis* and *Neisseria gonorrhoeae* by coamplification of endocervical specimens. *Journal of Clinical Microbiology* 39: 2928-2932.

Livermore D. M., Struelens M., Amorim J. *et al.* (2002) Multicentre evaluation of the VITEK2 Advanced Expert System for interpretive reading of antimicrobial resistance tests. *Journal of Antimicrobial Chemotherapy* 49: 289-300.

McAllister, J. M., Master, R. and Poupard, J. A. (1991) Comparison of the Microbial Identification System and the Rapid ANA II system for the identification of anaerobic bacteria. The 91st General Meeting of the American Society for Microbiology 1991 [abstractl. Washington DC: American Society for Microbiology.

Magee, J. T., Hindmarsh, J. M., Bennett, K. W. et al. (1989) A pyrolysis mass spectrometry study of fusobacteria. *Journal of Medical Microbiology* 28: 227-236.

Marshall, A. and Hodgson, J. (1998) DNA chips: an array of possibilities. *National. Biotechnology* 16: 27-31.

National Committee for Clinical Laboratory Standards (2000) *Performance Standards for Antimicrobial Disc Sensitivity Tests.* Document M2-A7, Vol. 17, No. 1. Villanova, PA: NCCLS.

Owens, J, D., Thompson, D. S. and Timmerman, A. W. (1989) Indirect conductimetry; a novel approach to the conductimetric enumeration of microbial populations. *Letters in Applied Microbiology* 9: 245-249.

Pettipher, G. L., Mansell, R., McKinnon, C. H. *et al.* (1980) Rapid membrane filtration epifluorescent microscopy technique for direct enumeration of bacteria in raw milk. *Applied and Environmental Microbiology* 39: 423-429.

Pettipher, G. L., Kroll, R. G., Farr, L. J. and Betts, R. P. (1989) DEFT: Recent developments for food and beverages. In: Stannard, C. J., Pettit, S. B. and Skinner, F. A. (eds), *Rapid Microbiological Methods for Foods, Beverages and Pharmaceuticals* Society for Applied Bacteriology Technical Series No. 25. Oxford: Blackwell, pp. 33-46.

Phillips, I., Andrews, J., Bint, P. et al. (1999) A guide to sensitivity testing. Report of a Working Party on Antibiotic Sensitivity Testing of the British Society for Antimicrobial Chemotherapy. *Journal of Antimicrobial Chemotherapy* 22(suppl D): 1-50.

Sisson, P. R., Freeman, R., Magee, J. G. and Lightfoot, N. F. (1992) Rapid differentiation of *Mycobacterium xenopi* from mycobacteria of the *Mycobacterium avium*-intracellulare complex by pyrolysis mass spectrometry. *Journal of Clinical Pathology* 45: 355-370.

Stager, C. E. and Davis, J. R. (1992) Automated systems for identification of microorganisms. *Clinical Microbiology Reviews* 5: 302-327.

Stannard, C. J. and Wood, J. M. (1983) The rapid estimation of microbial contamination of raw beef meat by measurement of adenosine triphosphate (ATP). *Journal of Applied Bacteriology* 55: 429-438.

Stevens, M., Feltham, R. K. A., Schneider, F. *et al.* (1984) A collaborative evaluation of a rapid automated bacterial identification system: the Autobac IDX. *European Journal of Clinical Microbiology* 3: 419-423.

Stewart, G. S. A. B. and Williams, P. (1992) *Lux* genes and the applications of bacterial bioluminescence. *Journal of General Microbiology* 138: 1289-1300.

Thorpe, T. C., Wilson, M. L., Turner, J. E. *et al.* (1990) BacT/Alert: an automated colorimetric microbial detection system. *Journal of Clinical Microbiology* 28: 1608-1612.

Tomb, J-F. (1998) A panoramic view of bacterial transcription. *National Biotechnology* 16: 23.

Truant, A. L., Starr, E., Nevel, C. A., Tsolakis, M. and Fiss, E. F. (1989) Comparison of AMS-Virek, MicroScan, and Autobac Series II for the identification of Gram-negative bacilli. *Diagnostic Microbiology and Infectious Diseases* 12: 211-215.

Wilson, M. L., Weinstein, M. P., Reimer, L. G. *et al.* (1992) Controlled comparison of the BacT/Alert and Bactec 660/730, Nonradiometric blood culture systems. *Journal of Clinical Microbiology* 39: 323-329.

Zaman, Z., Roggeman, S. and Verhaegen, J. (2001) Unsatisfactory performance of flow cytometer UF-100 and urine strips in predicting outcome of urine cultures. *Journal of Clinical Microbiology* 39: 4169-4171.

第9章

真菌学的方法

直接的検査

顕微鏡検査は、ほとんどの真菌感染症診断プロセスにとり不可欠な役割を持つ。臨床試料中の真菌成分素の観察は、それに続いて起きる酵母つまりカビの分離の意義を大いに高めることができる。さらに、このような検査により、陽性の培養結果が得られるよりも数日前に迅速な推定診断がしばしば可能になる。生検材料や爪・皮膚の垢のような組織検体では、菌糸の存在が診断に役立つけれども、病原体の正体を確認するためには試料を培養することが重要である。真菌性病原体は培養基で発育できない場合があり、そのような時には顕微鏡検査の結果が真菌を原因と見ることの唯一の証拠となるだろう。

スライドの上の1滴のマウント液（以下を参照のこと）の中に髪の毛、皮膚または爪の断片を入れる。カバーグラスをかぶせ、検査試料が柔らかくしかも、「透明」になるまで数分間、または爪の検体の場合には最長30分間放置する。それから顕微鏡検査のために細胞が単分子層になるようカバーグラスの上に弱い圧力をかける。

生検試料の組織小片および遠心分離されスプータゾル処理された唾液、気管支肺胞洗浄液（BAL）、腹膜透析液やその他の体液の残渣に関しても、同じ手順を用いる。より永久的な標本が必要な場合には、水酸化カリウム（KOH）とグリセロールの等量液中で膿またはその他の滲出物の濡れたフィルムを作る。脳脊髄液（CSF）の沈殿物を50%のグリセロールまたは墨汁と等量の2.5%のニグロシンに混ぜる。グリセロールは溶液の中でカビ類の発育を妨げ、被膜の輪郭をよりくっきりと描き出させ、薄くなければならない検査試料が乾燥するのを防ぐ。粘膜カンジダ症の患者のぬぐい液は、ガラスのスライドに塗沫し、グラム染色法で染色する。*Histoplasma capsulatum* の小さい発芽しかけた酵母細胞は湿った包埋標本の中では検出するのが難しいので、カルコフルオールホワイトの0.1%蒸留水を加えるか、またはギムザで染色し試料を調べる。

蛍光顕微鏡検査

真菌の細胞壁の自然蛍光を高めるためにカルコフルオールホワイトのような光学増輝剤を使用するとよい。光学増輝剤は、等量の水酸化カリウムと混ぜられると、真菌の細胞壁のキチン質に結合するので、検体の顕微鏡検査が容易になる。紫外線（UV）光源、適切な励起、バリアフィルターを内蔵した蛍光顕微鏡で標本を調べる。

マウント液と染色剤

＊水酸化カリウム

真菌菌糸や酵母細胞がより見えやすくなるように水酸化カリウムの20%水溶液を用いて検体を「透明」にする。

＊ラクトフェノールコットンブルー

これは市販品を購入するかまたは以下のように調製することができる。

＊ラクトフェノール

フェノール結晶	20g
乳酸	20ml
グリセロール	40ml
蒸留水	20ml

弱く加熱して溶解させる。

＊ラクトフェノールコットンブルー

コットンブルー	0.075g

ラクトフェノール	100ml

直射日光が当たらない場所に貯蔵する。

＊ラクトフクシン

酸性フクシン	0.1g
乳酸	100ml

直射日光が当たらない場所に貯蔵する。

食品のカビの少量を水の中、またはこの試料が撥水性を有する場合にはコットンブルーを含むか含まないラクトフェノールの中に入れる。

＊ポリビニールアルコール包埋液

ポリビニールアルコールの顆粒	17g
85%の乳酸	80ml
蒸留水	20ml

ポリビニールアルコール（PVA）を、55℃の水槽内で蒸留水に入れてよくかき混ぜて加熱する。乳酸を加え、沸騰水槽に移して、時おりかき混ぜる。その結果生じる透明な粘着性のある液体は数年間室温で保存しておいてもよい。

Pneumocystis carinii（Pneumocystis jiroveci）のための直接法

吸引された痰またはBAL（bronchoalveolar lavage 気管支肺胞洗浄液）の試料の中の*P. carinii*の嚢胞は、グロコット（Grocott）のメテナミンシルバー（方法については原論文を参照のこと：Grocott, 1955）、トルイジンブルー-O、クレシルバイオレットで染色できる。栄養体は、これらの染色剤ではなかなか染まらないので、代わりにGiemsa、Diff-Quik、Gram-Weigartという染色剤を用いる。現在、*P. carinii*用に作られたモノクローナル抗体を用いる間接免疫蛍光染色法のための幾つかのキットが入手可能である。それらは良く機能するけれども、交差反応の結果としてある程度擬陽性例が出るかもしれない。

この微生物の検出のために分子的方法が発展しているところである。

組織学的検査

生検材料の組織学的検査は、ヒアロヒホ真菌症（ヒアリンまたは無色の菌糸を持ったカビへの感染症）や菌糸が幅広く無隔壁である接合菌症や酵母感染症を識別するのに役に立つ。顕微鏡画像の外観の質を高めるために用いることのできる染色剤が幾つかある。グロコット（Grocott）のメタナミンシルバー染色剤（Grocott, 1955）が最も役に立つ。これは真菌の細胞壁をこげ茶色または黒に染色し、それに対して宿主組織は緑色に対比染色される。ヘマトキシリンとエオシン（H and E）染色は、真菌と宿主細胞の区別をあまり明瞭にはできないが、接合菌綱の識別には役立ち、また菌腫顆粒の染色においても役立つ。メイヤー（Mayer）のムシカーミンは、*Cryptococcus neoformans* の莢膜の多糖類を特異的に染色する。クリプトコッカス属の染色にはパス染色（PAS）も用いられる。接合菌綱の菌糸は、その他のカビの菌糸と違い、クレシルファストバイオレットによって特異的に染色される。Giemsa 染色剤は、*Histoplasama capsulatum* の染色に役立ち、新鮮な検体に対しても使用される。細胞壁抗原に結合するように作製された抗体による真菌の免疫染色法もまた、免疫蛍光（薄緑色）または免疫ペルオキシダーゼ（深緑色）を用いて行うことができる。このような染色法は、原因微生物がまだ分離されていないときまたはホルマリン固定組織だけしか入手できないときに診断目的に役立つ。

食品や他の腐敗しやすい材料でのカビ類の発育の直接検査

発育を阻害する前に、胞子の配置等をあるがままに見るために虫めがねまたは低倍率の顕微鏡で調べる。針金か針で菌糸の小片を取る。針の端が適当な角度に曲がっていて短く鋭いフックができていると役に立つかもしれない。針の先端を使って、胞子形成がちょうど始まっている菌糸端の近くの発育片を切り取る。それをスライドの上の 1 滴のラクトフェノールコットンブルー、ラクトフクシンまたは PVA 包埋液に移し、カバーグラスを乗せ、30 分後に染色剤が菌糸に浸み込んだときに調べる。泡がある場合には、徐々に暖めて泡を取り除く。

カビ類と酵母の分離

一次分離

大部分の真菌は、その栄養の要求条件が特に厳しいというわけでもなく、多くの細菌の寒天培地でかなり容易に発育するだろう。しかし、真菌の分離のために最も一般的に用いられる培地は、100ml 当たり 0.5g のクロラムフェニコールを含んでいるグルコース・ペプトン寒天（サブロー寒天）である。この培地を皮膚糸状菌の分離のために使いたい場合には、カビ類を汚染することによって異常発育を抑えるためにサイクロヘキシミドを加える。グルコース・ペプトン寒天、麦芽寒天または適切な培地の 1 つを用いる。しかし、これらの培地はほとんどの真菌、特に皮膚糸状菌のコロニーの発育に著しい影響を及ぼすことや、同定マニュアルの多くはグルコース・ペプトン寒天のコロニーの発育について述べているかまたは説明していることにも注意すること。培地表面に毛髪または皮膚片を約 20 片置く。寒天の中にそれらを押し入れてはならない。培養の前に、切り取った爪を外科用メスで小片に切る。加熱された接種用の針をはじめに培地の中に押し入れて湿らせておけば、皮膚、髪の毛の小片または粉状の爪はより容易に拾い上げることができるだろう。

膿、脳脊髄液、唾液または気管支肺胞洗浄沈殿物もしくは侵入性真菌症を疑われた患者由来の生検材料を、クロラムフェニコールを含むグルコース・ペプトン寒天の斜面の上に広げる。この寒天を入れた医療用平箱を使用してもよい。というのは、平箱は分離の可能性を増やすためにより広い表面を使えるからである。平板を用いることもできるが、平板は環境常在カビ類の汚染をより受けやすく、予期しなかったハザードグループ 3 の病原体の分離に際しあまり十分な保護作用を示さない。培養環境における汚染カビ類の存在に注意を払わせるための試料として、純粋培養物を同時に作製しておくことも役に立つ。組織を小片に切断する。それらを均質化してはならない。というのは、均質化すると真菌の菌糸体が発育能力の無い断片に分解してしまうからである。これは特に接合菌綱の場合に然りである。というのは、接合菌綱は、菌糸が顕微鏡検査で見えたときでもそれを壊死組織から培養するのは困難な場合があるからである。

培養前にほとんどの汚染物を除去するために、菌腫粒子を生理食塩水で数回洗浄する。

培養物を28℃で培養するが、試料が体の奥深い場所からのものである場合には、病原体の発育を早めるために37℃でも培養する。ほとんどの酵母は、2～3日で発育するが、*Cryptococcus* 種は、最長で6週間の培養を必要とするだろう。普通のカビ類も数日で発育するだろう。皮膚糸状菌に関しては、1週間後には大部分は同定可能であるけれども、培養物は2週間置いておかなければならない。すべてのカビ類培養物は1週間に1、2度調べ、十分に通気を確保することが良いやり方である。

＊二形性のハザードグループ3の病原体

ハザードグループ3の病原体を含んでいる疑いのある検体は、適切な封じ込めレベル3の実験室で扱わなければならない。上記の方法を用いてよいが、分離目的には平板培地よりも斜面または医療用平箱を使用しなければならない。疑われている病原体が二形性の真菌のグループのひとつである場合には、37℃で培養した脳・心臓浸出疫斜面寒天上の追加培養物が真菌の酵母の形態を産み出し、その本体を確認するのに役立つであろう。

食品、土壌、植物試料等からの分離

クロラムフェニコールを有するグルコース・ペプトン寒天または他の選択培地の平板に接種するかまたはジクロラングリセロール（DG18）培地を用いる。

適切な培地でコーティングされている浸液スライドは、液体試料または均質化試料に役立ち、市販されている。接合菌綱は、もし存在すれば、他のあらゆる菌類よりもよく発育するが、ツァペックドックス（Czapek-Dox）寒天培地で培養されるときには発育は著しく抑制される。ジャムのような生理学的に乾燥した試料からカビ類を発育させるには、ツァペックドックス寒天のサッカロースの含有量を20%に増やす。ある種の酵母は低いpH

レベル（強酸性）に耐えることができ、融解し50℃まで冷却した後に1%の乳酸を加えた麦芽寒天で分離できるだろう。培養物を室温と30℃で培養する。

食品等のカビ類の算定

試料の10%の懸濁液を、無菌の水、リンガー希釈液またはペプトン水希釈液で作る。ストマッカーで処理する（他のミキサーは温度を上昇させ、カビを傷つける）。10倍の蒸留水を作り、選択培地（例えば、アスペルギルスフラバス寄生性寒天［AFPA］、オキシテトラサイクリン酵母抽出寒天［OGYE］、乾性耐性カビ類にとってはDG18）の上に表面平板を作る。培養し、50～100個のコロニーを有する平板上のコロニー数を算定する。1g当たりのカビの繁殖体の数を計算する。

個々の食品のための方法は第14章で述べられている。有益な情報源は、Pitt and Hocking（1985）、King *et al.*,（1986）、Krogh（1987）、Sampson and van Reenan-Hoekstra（1988）である。

カビ類の胞子のためのエアサンプリング

様々なエアサンプリング（空気採取）の装置については第19章で述べられている。安価で簡単な装置は、ポートン・インピンジャー（Porton impinger）で、これは測定された量の空気中の粒子を液体培地で捕捉し、それによって生菌数を算定する。さらに多くの情報はアンデルセン・サンプラーを用いることにより得られるが、これは、空気の速度が速いほど気流れから逃れて寒天表面にぶつかる粒子の数は少ないという原理を用いて、空中浮遊粒子を捕捉するプラスチック製ペトリ皿は、捕捉生菌数はガラス製ペトリ皿より少ないが、器械装置全体をずっと扱いやすくする。

培地の種類と培養時間は探求している微生物の種類次第である。一般的な使用では、ツァペック・ドックス寒天に関しては1回、クロラムフェニコール・グルコース・ペプトン寒天または麦芽寒天に関しても1回で役に立つだろう。好熱性の放線菌には、抗生物質を含まないグルコース・ペプトン寒天を用いる。一方のセットは40℃で、他方は50℃で培養する。

侵入性アスペルギルス症は、しばしば起きる院内感染症で、高リスクの患者は病院の環境内で潜在的に致死的な真菌の胞子を吸入しやすいので、幾つかの患者区域において真菌の胞子の存在を監視することは有用である。先に概略を示したエアサンプリング技術を使うことはできるが、その技術はサンプリング時に空中浮遊している胞子を垣間見せるだけであり、多量の空気の試料を採取しなければ検出感度に欠ける。長期的なアプローチは、真菌の胞子の存在を求めて水平面の試料を取ることである。この場合室内の一定の区域の試料を取ることにすれば、より定量的な結果になることができる。綿球を無菌の蒸留水に浸し、それで 0.5 平方 m の区域を拭き取り、次いでクロラムフェニコールを含んでいるサブロー寒天平板の上でそれを拭く。この平板の 45℃で 48 時間の培養は *Asperugillus fumigatus* の検出に適しているだろう。28℃の培養は、他の環境カビ類の発育を可能にするだろう。セトル平板法の修正法を用いてもよい。これは、入り口の口径が少なくとも 5cm あり、スクリュー栓付きので側面が高い容器（「ハチミツポット」）を、試料採取区域内の特定の場所に 7 日間蓋を開けたまま放置する方法である。その後、この容器が含むどの胞子も、0.01% の Tween 80 を含む 4ml の滅菌生理食塩水を加え、蓋を閉め、振ってからクロラムフェニコールを含むサブロー寒天培地平板に接種し、以前と同じように培養して収穫される。

カビ類の同定

ほとんどのカビ類は顕微鏡で検査をして肉眼的形態を調べることで同定できる。コロニー形態、採取場所、表面の色、色素沈着等は同定に役立つ特性であるが、顕微鏡検査は必要不可欠である。胞子が十分発育したカビ類のコロニーは、通常は容易に同定できる。胞子が目に見えない場合には、再培養または（および）他の培地で継代培養する（ポテト・サッカロース寒天、麦芽寒天、ボレリ（Borelli）のラクトリメル寒天、半コーンミール寒天はすべて胞子形成を刺激することに役立つ）。胞子形成は、近紫外光

(「黒」) 下で培養するかまたはコロニーを交互に明と暗の周期 (概日周期) に曝すことによって刺激されることもある。

胞子構造を調べる通常の方法は、針包埋やテープ包埋する方法である。針包埋するには、鋭い針でコロニーから菌糸の小片を取り、それを少しずつ1滴のマウント液の中に入れていく。次いで検体の上にカバーグラスをかぶせ、それを数回軽くたたいて、菌糸の断片を包埋液内に広げる。胞子は通常は菌糸の塊の端で最も良く目に見える。

テープ包埋は、通常の構造を破壊することなく胞子を観察できるという利点がある。セロテープを巻き具から約1.5cmの長さで切り取る。その際両面テープとプラスチック製取り出し具を使用したほうがよい。旗を形作るようにテープの片方の端を包埋針に付ける。これで発育している端の近くのコロニーの表面に触れる。光の通りを良くするために、粘着面を上にしてテープを1滴の包埋液に包埋し、さらに1滴包埋液を加え、この上にカバーグラスをかぶせる。そうすると構造はテープの層を通しては調べられないようになる。すぐに調べることにする。その理由は、テープ包埋は長期の保存には適していないからである。つまり、包埋液がセロテープを不透明にするからである。

胞子がよく発育しているコロニーの中心部には胞子しか現れないが、その場合にはコロニーの辺縁近くの材料で2つ目の標本を調製するか、または針包埋のような異なる作製技術を試すのが望ましい。逆に、胞子の発育が貧弱なコロニーではその中心部にしか胞子が現れないので、針の先端で寒天の中を掘る必要があるだろう。胞子の構造と胞子産生の正確なメカニズムをはっきり判別識別するため、数個の包埋標本を作ることがしばしば必要となるだろう。

スライド培養

スライド培養は、胞子と胞子の構造をありのままに調べることを可能にし、より決定的な検査を可能にする。適当な寒天培地を入れた平板からその小さい塊 (0.5 × 0.5cm) を幾つか切り取り、それらを無菌のスライドの中心に移す。それぞれの塊の端に十分に発育したコロニーから取った試料を接種し、その塊の上に無菌のカバーグラスをかぶせる。湿った濾紙とスライドを支えるためのガラス棒を入れたペトリ皿（ウェット釜）で培養する。いったん目に見える発育が進んだら、その進展状態を顕微鏡の低倍率の対物レンズでモニターする。典型的な構造が目に見えるようになったら、スライドを準備し、カバーグラスを1滴の包埋液で覆う。スライド培養から慎重にカバーグラスを取り外し、それを準備したスライドに載せる。寒天の塊を取り出して廃棄する。初めのスライドの上に1滴のマウント液を垂らし、もう1つの包埋標本を作る。30分後に両方の調製標本を調べる。

外抗原同定法と Gene-Probe

外抗原試験（Immuno-Mycologics 社）は、二形性の真菌病原体である *Histoplasma capsulatum*、*Coccidiodes immitis*、*Blastomyces dermatitidis* の同定を可能にするために考案された。この方法は、同定すべき分離菌株の抽出物に対してこれらの3つの真菌のそれぞれに特異な抗血清を用いる二重拡散法から成る。これらの3つの病原体のコントロール抽出物の1つとの沈降素線の産生が同定を確認する。Gen-Probe というもう一つの市販されている方法もこれらのハザードグループ3の病原体用に開発された。

分子同定法

分子同定法は「速い」という長所があり、胞子を形成しないカビ類の同定と形態学的に類似した酵母とカビ類のグループの識別を可能にするだろう。またこの方法は、培養が失敗したときまたはホルマリン固定組織切片しか入手可能でないときに、組織切片中の酵母とカビ類の同定に役立つだろう。真菌の DNA の増幅は、ポリメラーゼ連鎖反応（PCR）によって行われ、それから一連の種特異プローブまたは DNA 配列と反応させられる。例えば、真菌のゲノムのリボソーム DNA 配列の増幅のために様々なプライマーが開発された。それから種特異プローブが一致する DNA 断片配列を検知するために用いられたり、正確な塩基配列順序が決定されたり、各種真菌の保存されているデータベースの配列と比較される。これらのカビ類と酵母の同定法は、様々な発展段階にある。また、注意深い形態学的検査は、酵母の生化学的特徴の分析の場合には、同定結果を確認するための不可欠な補助手段である。

分子菌株タイピング

同じ種に属する真菌の類似性の程度の検査は、流行発生時の感染源をつきとめるための有益な手段となるだろう。またそれは、薬剤耐性菌株の時を経た一定の人口集団内での広がりを追跡するのに役立ったり、現在の感染が再感染かまたは再発かのどちらなのかを確定するのに役立つ可能性がある。表現型の特徴に基づいたほとんどの方法は失望させる結果となったので、最近の技術的発展は遺伝的関連性の評価に集中した。制限酵素断片長多型（RFLP）、ランダム増幅多型 DNA（RAPD）、多中心酵素電気泳動（MEE）、反復要素に基づくプローブ、マイクロサテライト部位の分析および電気泳動による核型分析を含む様々な方法が吟味された。数多くの出版物がそれぞれのアプローチの相対的な長所を証明している。

培養酵母の検査

顕微鏡的形態

酵母の形態を調べるためには、1% の Tween 80 を含むコーンミール寒天から成るダルマウ（Dalmau）平板を用いる。平板の培地にカビの筋を付け、無菌のカバーグラスをかぶせ、30℃で培養する。3 ～ 4 日後にカバーグラスを通して 10 倍と 40 倍の対物レンズで調べる。コロニーの色、細胞の形と菌糸・擬似菌糸・分節胞子・厚膜胞子および被膜の存否とを見る。

子嚢胞子の形成を促進するために、0.5% の酢酸ナトリウムの pH を酢酸で 6.5 に調節した酢酸ナトリウム寒天培地に接種し、それをさらに寒天で固める。マラカイトグリーン・サフラニン法で染色する。1 滴の水で塗抹検体を調製し空気に曝して乾燥させる。加熱して固定し、1% のマラカイトグリーンで 2 分間覆う。蒸気が発生するまで加熱し、水道水で洗い、1 分間サフラニンで対比染色する。洗浄し、水分を吸い取り紙で除き乾燥させる。子嚢胞子は緑色に染色され、栄養細胞は赤く染色される。

発芽管試験

真の菌糸の産生試験は、*Candida albicans* と最近特徴が明らかになった *Candida dubliniensis* を他の酵母から識別することができる。コロニーの小片（過剰接種は発芽管産生を自動的に阻止帯する可能性がある）をウマ血清0.5ml を入れた試験管に加え、37℃で3時間培養する。それから一滴取り出して顕微鏡で見る。分芽胞子からの発生の時点で、はじめ収縮無しに短い発芽管が産生されることは、これらの2つの種の診断につながる。

発酵試験

カビ類の発酵試験は、糖濃度が3%であるという点で細菌学で行われる発酵試験とは異なる。常にダーハム（Durham）管を使ってガスの発生を検出する。また酸化よりも発酵を促進するために10ml の培地が好ましい。

ブドウ糖、麦芽糖、乳糖、ラフィノース、およびガラクトースという糖類寒天のセットに接種する。25～30℃で少なくとも7日間培養する。ガスの発生は発酵が起きていることを示す。

Auxanograms（オキサノグラム法）

酵母の種を同定するには醗酵試験だけでは不十分であり、同化試験を行うべきである。同化前培地の斜面に検体を培養する。次いで、斜面に約5ml の滅菌水を加え、発育中の酵母をゆっくりと懸濁させる。酵母を洗う必要はない。炭素を含まないアルカリのオキサノグラフ用試験管（炭素同化作用用）および窒素を含まないアルカリの試験管（窒素同化作用用）の寒天を融解し、次いで45℃まで冷やす。酵母懸濁液約0.25ml を各オキサノグラフ培地20ml に加える。そして直ちに、径9cm のペトリ皿に注ぎ、平板を作る。準備されたら、炭素または窒素源のディスク5枚までを適当な培地表面によく離して置く。28℃で培養し、毎日1回7日間平板を検査して、基質の周りに発育のハロー（かさ）が形成されているか否かを見る。

普通用いられる炭素源は、ブドウ糖（対照）、麦芽糖、蔗糖、乳糖、イノシトール、ガラクトーズ、ラフィノーズ、マンニトールおよびセロビオーズである。窒素源は、硝酸ナトリウム、アスパラギンおよびエチルタミン・塩素酸塩である。代わりに、検査用糖と指示薬だけを含む基礎斜面培地（または液体入試験管）を調整する。同化前培地から採取した試験微生物を接種し、3週間発育がないかどうかを注意してみる。試験酵母の生理学的性状を確認するため、はるかに多くの種類の糖類を使うことになるかもしれない。そして、それらの結果は専門テキストを参照して分析することができるけれども、それは大部分日常的な微生物学的実験室の範囲を超えている。

酵母同定の市販キットでの試験

臨床実験室で遭遇するほとんどの酵母株の同定に申し分のない市販のキットが幾つかある。あるキットは伝統的な基準に基づく方法を用いているのに対し、他のキットは新規のアプローチに依っている。しかし、それらはすべては、データベースが限定された種のリストに由来しているので、時おり同定を誤ることがあるかもしれない。したがって、これらのキットを用いる際には、コーンミール寒天平板上の酵母の形態を調べることが重要である。というのは、酵母の多くにとっては、コンミール寒天上の形態は数多くの同定形質の重要な部分であるからである。形態の検査は同定を誤る危険性を最小化するのに役立つ可能性がある。

色源性寒天

異なる酵母種に異なるコロニーの色を産生させる発色基質を組み込んでいる市販の寒天がある。このような寒天は、限られた範囲の酵母種の同定の基礎として用いることができるし、また混合培養物の検出に特に役立つ。

マイコトシンと種子伝染性カビ類

マイコトキシン（カビ毒素）は、食品や動物の餌で発育するカビ類により産生される真菌の代謝産物である。最もひどく汚染される品物は、通常は穀物と油種子である。最も頻繁に遭遇するマイコトキシン産生性カビ類は、*Penicillium*、*Aspergillus* および *Fusarium* に属する（Moss, 1989）。*Aspergillus flavus* によって産生されるアフラトキシンを繰り返し摂取すると、最も重大で長期的な影響をもたらす。なぜなら、アフラトキシンは強力な発癌材料であるからである。

次亜塩素酸ナトリウム（0.4% の入手可能な塩素）の中に 2 分間浸すことによって種子を表面殺菌する。最大 10 個の小さい種子または 5 個の大きい種子をペトリ皿の中の DG-18 寒天上に置き、室温で培養する。コロニーからオートミール寒天（*Aspergillus*）、ツァペック（*Czapek*）酵母自己分解材料寒天（*Penilcillium*）または合成低栄養寒天（*Fusarium*）へ継代培養する。

血清学的方法

抗原産生

今では実験室が自身で抗原を作製する必要はほとんどない。なぜなら、商業的に生産され、標準化され、品質管理された抗原が、広範囲の真菌病原体に対する抗体産生のための試験をするために今や入手可能だからである。

抗体検出

抗体検出は、免疫能力のある患者では役立つが、侵襲性の病気に罹り、しばしば基礎的免疫不全を起こしている患者にとっては、ほとんど益がない。*Aspergillus* 種に対する抗体の検出は、アスペルギルス腫、アレルギー性アスペルギルス症、急性気管支肺アスペルギルス症およびアスペルギルス性心内膜炎を確認するのに役立つことができる。*Candida* 種に対する抗体の検出は、カンジダ心内膜炎に罹っている患者における唯一の最も一貫性のある診断所見であり、また外科手術後に侵襲性カンジダ感染症に罹っていて 1:8 以上の抗体力価が通常は顕在感染を示す患者においても、役立つ可能性がある。補体結合試験と免疫拡散抗体試験は、ブラストミセス症、ヒストプラスマ症およびコクシジオイデス症の診断に役立つ。酵母と *Histoplasma* の菌糸段階の抗原が用いられる。これらの試験に必要なすべての試薬は市販されている。

免疫拡散

二重拡散（DD）試験では、血清と抗原は、寒天ゲル内に切り取られたウェルから互いに他のウェルに向かって拡散することが可能となる。個々の抗体と抗原が最適の濃度で出会うところで数日後に線状の沈殿物が形成される。対向免疫電気泳動法（CIE）は、沈降素の検出のためのより迅速で感受性の高い方法である。CIE は、移動過程行プロセスを早めるために寒天ゲルの中に 90 分間電流を通すという点で DD とは異なる。CIE 試験では、等電点が緩衝液の pH よりも低いために抗原が陽極の方に移行する状態が選ばれ、そして抗体は電気浸透の結果として陰極の方に移行する。非特異反応と沈降線に似ているその他の人工産物は DD の場合よりも CIE の場合の方が普通でありはっきりしている。

寒天ベース

高圧蒸気滅菌機をかけることによって寒天（Oxiod No.1）2g を 100ml の水に溶かす。50℃に加熱した 100ml の緩衝液を加え寒天と混ぜる。50℃の水槽の中に入れておき、作成の 48 時間以内に使わない場合には廃棄する。

＊緩衝液

ホウ酸（H3BO3）	10g
ホウ砂粉末（Na2B4O7・10H2O）	20g
EDTA、ジナトリウム塩	10g
水	1000ml

pH を 8.2 にする。この緩衝液は効力が 2 倍である。緩衝液を、平板とスライド用には寒天で希釈し、電気泳動槽内での使用には等量の水で希釈する。

＊平板

プラスチック製ペトリ皿の中に30mlの寒天を入れ、金属製の留め釘で蓋の代わりに透明アクリル樹脂（Perspex）製のジグをはめ込み、図9-1に示したようなウェルの型を作る。大きいウェルは直径6mmで、小さいウェルは直径2mmである。中心部のウェルと周辺のウェルの間の距離も6mmである。

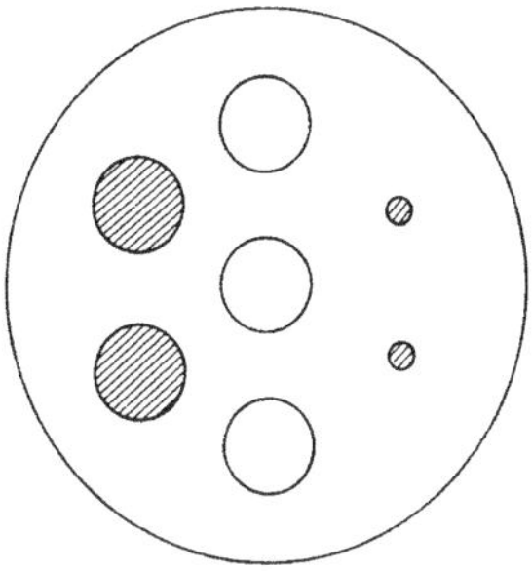

図9-1　二重拡散試験

試験血清は中心部のウェルの中に入れ、抗原は大きいウェルと小さいウェルの対（陰影で示してある）の中に、適切なコントロール血清は一番上と下のウェルの中に入れる。このように2つの抗原を試験することができ、また相対的な量（2つの穴に60μlと6μl）が寒天の内で高濃度と低濃度の勾配を作っているので、1つの溶液で十分である。またこのように準備することで試験血清とコントロール血清の間で同一反応が得られることを可能にし、こうして特にAspergillusの種間での幾つかの異常な反応を除去する。

対向免疫電気泳動法

＊緩衝ゲル

ベロナール緩衝液	4l
精製寒天	20g
アガロース	20g
アジ化ナトリウム	2g

アガロースと精製寒天を緩衝液に加え、100℃で1時間蒸発させる。2gのアジ化ナトリウムを加え、56℃まで冷やし、pHを8.2に調節する。200mlずつ分注する。

＊ベロナール緩衝液 0.05mol/l

バルビタール（要注意）	13.76g
バルビタールナトリウム（要注意）	30.28g
蒸留水	4.0l

使用前にpHを8.2に調節する。

＊生理食塩水・クエン酸三ナトリウム

塩化ナトリウム	40g
クエン酸三ナトリウム	100g
アジ化ナトリウム	1g
蒸留水	2.0l

＊バッファローブ棚染色溶液

バッファローブ棚	0.5g
蒸留水	500ml
エタノール	400ml
酢酸	100ml

＊ゲル脱染溶液

メタノール	900ml
氷酢酸	200ml
蒸留水	900ml

＊方法

Aspergillus fumigatusの沈降素（●）には2つのゲルが必要である。一方は低濃度と高濃度の菌体抗原用、他方は低濃度と高濃度の培養濾過性抗原用である（図9-2）。これらには、試験の番号に従って、1、2、3、4等のラベルを貼っておくとよい。それぞれのゲルの上部右側の隅にアルシャンブルーで標識しなければならない。

・●印を付けたすべてのウェルには適切な抗原 10μl を満たすこと。2mg / ml（低濃度）または 20mg / ml（高濃度）。
・○印を付けたすべてのウェルには患者の血清 10μl を満たすこと。
・それぞれのゲルの最初の列は陽性コントロール血清を含むこと。

図 9-2　CIE 型取り

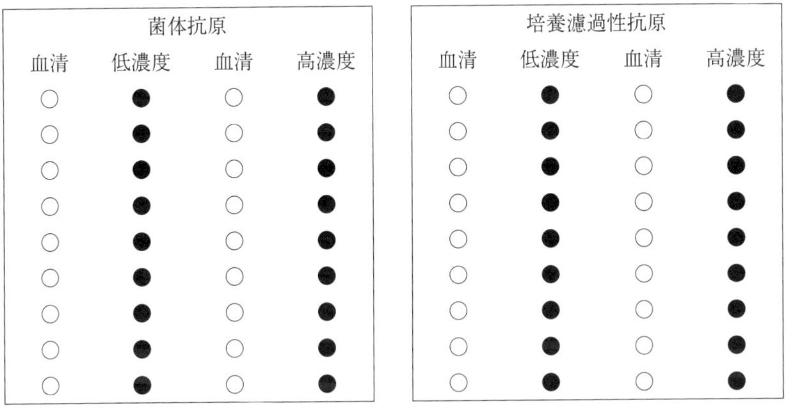

0.05mol / l のベロナール緩衝液を含む電気泳動槽の中にスライドを入れる。綿芯でスライドを緩衝液に連結し、ゲルの幅全体にわたり十分接触が保たれるようにする。抗原のウェルは電気泳動槽の陰極の近くに、血清のウェルは陽極の近くになければならない。1 スライド当たり 30 ボルトの定電圧が持続的にかかるように機器をセットし、90 分間稼動させる。

いったんゲルの電気泳動が終わったら、生理食塩水・クエン酸三ナトリウムを含んでいるペトリ皿にゲルを 18 時間（一晩）浸す。水道水でゲルを洗浄し、ゲルを湿った正方形の濾紙で覆い、ドライヤーで乾燥させるかまたは加熱した箱の中に約 1 時間入れて乾燥させる。いったんゲルが乾燥したら、濾紙を水道水で湿らして、取り除き、ゲルを洗浄する。もう一度約 10 分間乾燥させる。

沈降線を染色するために、スライドを 10 分間バッファローブ棚溶液に浸し、次いで背景が無色になるまで、脱染溶液を 2 回入れ替える。

早く結果を知りたいときには、湿ったゲルを 1 時間洗浄し、暗視野照明で調べる。これは予備的な結果であるに過ぎないので、洗浄と染色後に確認しなければならない。

試験の解釈に際しては、注意を払わねばならない。血清のウェルと抗原のウェルの間のはっきりとした輪郭の沈降線は、陽性結果を示すものであるし、また見られた線の数は、反応の強さを示すものである。必要ならば、力価を決定するためにその次に血清試料を 2 倍希釈の範囲内の一層多くの希釈度で試験することができる。というのは、2 倍希釈は、抗体・抗原の沈降素反応を目視できる最高の希釈度であるからである。ぼやけた染みとして現れる線は、重要である可能性は無い。また、ウェルの縁に現れる線も同様である。

抗体検出のための酵素免疫測定試験

酵素免疫測定（ELISA）試験は敏感な方法であり、抗体または抗原のどちらかを検出するために使用できる。抗体を検出するためには、96 のウェルのマイクロタイター平板のウェルを目的に合った抗原でコーティングする。抗原は市販されており、それには菌糸（菌体）の調製品と培養濾液の調製品が含まれている。コーティングの後、リン酸緩衝生理食塩水（PBS）-Tween で平板を 3 回洗浄し、それから PBS-Tween で 1:100 に希釈された試験血清と標準血清を、0.1ml 指定されたウェルに加える。室温で 2 時間培養した後、上述の洗浄手順を繰り返す。この段階では様々な検出方法を使うことできる。そのなかには普通はアルカリ性のフォスフェイトまたはペルオキシダーゼという酵素に結合し、1% のウシ血清アルブミンを含む PBS-Tween の中に 0.1ml 加えられ、室温で培養されたヤギまたはウサギの抗ヒト免疫アルブミン G が含まれる。2 時間後に、上述の洗浄手順を繰り返し、適切な酵素基質を 0.1ml 加えると、反応が 30 分間続く。次いで 1mol ／ l の硫酸を 50ml 加えると反応は止まる。それぞれのウェルの吸光度を測定する。結果は、コントロール血清を基準にして計算することができる。

この基本的な方法には、反応時間を速くするために 37℃で培養したり、感受性を高めるためのサンドイッチ酵素免疫測定法（ELISA）という名で知られている手順を導入したり、多くの修正がなされてきた。

市販の抗体検出法

非常に多くの真菌抗原と抗体が市販されているのに加えて、幾つかの企業は、*Candida* と *Aspergillus* のカビ種に対する抗体の検出法を開発した。市販の ELISA のキットは、血球凝集反応の原理を用いる他の ELISA のキットと同様に入手可能である。

抗原検出

Criptococcus、*Candida* および *Aspergillus* のカビ種による感染の早期診断用の市販抗原検出キットが入手可能である。クリプトコッカス抗原の検出のラテックス凝集反応のキットは 20 年以上も前から入手可能であり、これらのキットは 90% を超える感受性と選択性を有している。このキットは血清または脳脊髄液試料で使うことができる。抗原の過剰により起きる阻止帯効果に関わる潜在的な問題を克服するために、最初の試験で 10 倍希釈の少量の生の血清または脳脊髄液を試験することが望ましい。陽性反応の場合には、エンドポイントに達するまで 2 倍希釈液を試験しなければならない。力価が高いことまたは上昇していることは、感染が進行している兆候であり、幾つかの患者グループにおいては抗原力価のモニタリングは予後の有益な指標である。抗体検出は、クリプトコッカス症の最初の診断にはあまり役立たないが、感染がほとんど消滅した場合にはじめて抗原の検出が可能となる場合も多いので、予後良好の兆候である可能性がある。

ラテックス凝集試験は、感受性と選択性に欠ける難点があるので、*Aspergillus* と *Candida* のカビ種の感染の検出にはあまり成功しないことが分かった。しかし、アスペルギルス種のガラクトマンナン属とカンジダ属のオリゴマンノシドを検出するためのより感受性の高い市販のサンドイッチ酵素免疫測定法（ELISA）試験がある。この試験は、かなりの患者グループで役に立つことが判明し、幾らかの免疫不全患者の侵襲的感染の診断と確認において効果を発揮してきた。

真菌感染症の血清診断に関するさらに多くの情報については、MacKenzie *et al.*（1980）を参照のこと。

診断における分子的な方法

現在、真菌の循環するゲノム配列を検出するための分子的な方法は、侵襲的な真菌感染の診断に有効であるかどうか評価を受けているところである。ネスト化PCR、PCR-ELISA、PCRブロット、光サイクル分析を用いたリアルタイムPCRおよびPCRシークエンシング法を含む様々な検出方法で、真菌に普遍的なプライマーならびに種特有のプライマーが用いられている。検体は、全血、血清、脳脊髄液、気管支肺胞洗浄液および組織試料を含むものである。公表されたDNA抽出法は、物理的凍結・融解技術から酵素による抽出にいたるまで様々である。受容できる水準の感受性、特異性および再現性を備えた標準的な方法を案出するためには、まだ技術の発展が必要である。

抗真菌薬

抗真菌剤に対するあるカビ種の感受性を測定するための技術には、幾つかの異なったものがある。水溶性の抗真菌剤に適した最も簡単な方法は、寒天拡散法に基づいている。フルシトシン（5-フルオロシトシン）、フルコナゾールおよびボリコナゾールのためのディスク拡散法がある。この手法は市販されているE試験ではさらに改良された。近年、酵母とカビ類の感受性試験のための再現可能な標準的方法の開発に多くの努力が費やされた。米国臨床検査標準委員会（NCCLS, 2002a, 2002b）は、酵母用のM27-A2と糸状菌用のM38-Aという2つの公認された方法を産み出した。これらの2つの方法はともに、小型化でき、マイクロタイター平板の中で行うことのできる肉汁希釈方式に基づいている。試験条件は以下の通りである。

M27-A2 と M38-A のための試験条件

培地	MOPS 濃度が 0.165mol /l で pH が 7.0 の RPMI　1640
薬剤溶媒	ジメチルスルホキシド（DMSO）または水
接種量（cells/ml）	酵母用の M27-A2 $0.5 — 2.5 \times 10^3$ カビ類用の M38-A $0.4 — 5 \times 10^4$
培養温度	35℃
培養時間	48 時間（まれに 72 時間）
エンドポイントの読み取り	薬剤と微生物の組合せにより、完全な発育阻止帯、80% の発育阻止帯および 50% の発育阻止帯
品質管理と参照微生物株	*Candida albicans* ATCC 90028 *C. albicans* ATCC 24433 *C. krusei* ATCC 6258 *C. parapsilosis* ATCC 22019 *C. tropicalis* ATCC 750 *Aspergillus flavus* ATCC 204304 *A. fumigatus* ATCC 204305

薬剤溶液を調製し、試験管（最終容量は 1ml）またはマイクロタイター平板のウェル（最終容量は 0.2ml）の中に入れる。接種材料（0.1ml）を加え、試験管または平板を 35℃で培養して 48 時間後に読み取る。ただし、24 時間後に読み取ることも時には可能である。エンドポイントは、発育を完全抑制する薬剤の最低濃度（M38-A の場合にはアムホテリシン B とフルシトシン、

フルコナゾールおよびケトコナゾールを除くすべての薬剤）であるか、または薬剤を使用しない場合と比べて濁度が 80% 減少（M27-A の場合でフルシトシンとアゾール）または 50% 減少（M38-A の場合でフルシトシンとアゾール）した最低濃度である。In vitro と in vivo の相関関係に基づいて、酵母用のフルシトシン、フルコナゾールおよびイトラコナゾールにとってのブレークポイントが提案される（表 9-1）。

表 9-1　抗真菌感受性試験のための提案ブレークポイント（1l 当たりの mg）

	感受性	SDD	耐性
フルシトシン	＜ 4.0	8.0-16.0	＜ 32.0
フルコナゾール	＜ 8.0	16.0-32.0	＜ 64.0
イトラコナゾール	＜ 0.125	0.25-0.5	＜ 1.0

SDD：投薬量による感受性（中間値）

薬剤感受性試験におけるディスク法

ディスク拡散法は、阻止帯の大きさにより相対的な感受性を示すものであり、最少発育阻止濃度（MIC）を示すものではない。これらの方法は、比較的水に溶けるフルシトシン、フルコナゾールおよびボリコナゾールには今でも役に立っている。ただし、複合培地のなかにはその構成要素が抗真菌活性を鈍らせるものがあるので、基礎培地を選択する場合には注意しなければならない。

酵母形態寒天（YMA）はフルシトシンと高度溶解培地（HR）培地に使用でき、ミューラーヒントン（Mueller-HInton）寒天はフルコナゾールとボリコナゾールに使用できる。適切な対照用カビは、フルシトシンに関しては英国病原性真菌コレクション（NCPP）3234 の *Candida kefyr*、フルコナゾールとボリコナゾールに対しては米国菌株コレクション（ATCC）90028 の *Candida albicans* である。

***フルシトシン**

平板をひっくり返し、底部に引かれた線に沿ってそれを 2 等分する。滅菌綿棒を使って平板の一方の半分には対照カビを接種し、他方の半分には試験カビを接種する。その際、接種濃度は両方とも滅菌水で1ml当り細胞数を1 × 10^6個とする。いったん寒天が乾燥したら、滅菌した鉗子を用いて薬剤ディスク（1μg）をそれぞれの平板の中心に置く。その平板を30℃で48時間培養するが、明らかな耐性が認められるかどうかを24時間後に調べる。試験株の阻止帯が対照株の阻止帯の80%以上である場合には、試験株はフルシトシンに対して感受性があるとみなされるだろう。薬剤の正確な最少発育阻止濃度（MIC）を決定するためには、別の方法によって耐性分離株を試験しなければならない。真に耐性のある株は、しばしばディスクの裏面の位置まで発育するだろう。他方、中程度の阻止帯または阻止帯内に離散して形成されるコロニーは、治療中に出現した耐性である可能性を示す。

＊フルコナゾール

2%のグルコースと0.5%のメチレンブルーを補充したミューラーヒントン寒天に、0.5マクファーランド標準に調節した酵母の材料を接種する。いったん寒天が乾燥したら、25μgのフルコナゾールのディスクを中心に置く。35℃で18～24時間培養し、阻止帯を測定する。阻止帯の大きさは、米国臨床検査標準委員会（NCCLS）のブレークポイントと相関関係がある。すなわち、19mm以上は感受性であり、13～18mmは用量依存的感性であり、12mm以下は耐性である（Meis *et al.*, 2000）。品質管理株は32～43mmの阻止帯を生じさせるはずである。ボリコナゾールに対しても同様の方法を用いることができるが、まだこの薬剤に対しては確定したブレークポイントは無い。

E試験法

試験紙を寒天表面に適用することで薬剤の濃度勾配が寒天内に生じることになる市販のE試験紙では、寒天拡散法の原理がさらに改良されてきた。浸透性の活性を有する大多数の抗真菌剤でこの方法を用いることが可能になるまでテクノロジーは進化してきた。良く知られているように寒天拡散法が有効な方法ではないことを証明している大きい分子であるアムホテリシンBでさえも、濃度勾配を生じるように運搬体と錯体が形成された。E

試験法では、あらかじめ試験微生物を接種しておいた寒天平板の表面上に、抗真菌剤の濃度勾配を含んでいる試験紙を置く。培養後に阻止帯が目に見えるようになる。阻止帯が E 試験紙と交差した点で試験微生物の最少発育阻止濃度（MIC）が読み取られる。この方法は、有効であり、かつ酵母とカビ類の双方での他の標準的な方法と良く相関することが判明した。

抗真菌剤感受性試験のための他の市販の方法

マイクロタイター方式には、米国臨床検査標準委員会（NCCLS）の方法に従った市販の試験システム（センシタイター試験システムまたは酵母試験システム、TREK）があるが、それにはエンドポイントの読み取りを容易にするために発色基質が組み込まれている。薬剤パネルの各々の低濃度液と高濃度液を含んでいるウェルの中での発育または非発育のブレークポイントシステムを用いる他の試験（Fungitest、ATB Fungus）もある。

検査の方法

抗真菌剤の検査は、治療水準に到達したかを確認するため、または毒性水準に到達していないことを保証するため必要である。日常的な検査が勧められる抗真菌剤は、現在 2 種類ある。これらは、フルシトシンとイトナコラゾールであり、前者の場合は高水準に関連して発生する毒性を抑えるのに役立ち、後者では経口投与後の適量の吸収を保証するのに役立つ。

推奨すべき分析方法は、高速液体クロマトグラフィー（HPLC）である。これは他の薬剤の存在下でも抗真菌剤の絶対的な水準を検出することができる。抗真菌剤はますます組み合わせて使用されるようになってきたのでこの点は重要な長所である。さらに、HPLC 分析は、純粋な薬剤を検出するし、また平板分析とは違い、活性代謝物の予期できぬ変化にさらされることはないだろう。

＊イトラコナゾールの抽出

イトラコナゾールは , ヘプタン・イソアミルアルコールを含む 1ml の血清から抽出する。

＊イトラコナゾールのための高速液体クロマトグラフィーの条件

カラム	クロムセプハイパーシル5　ODS（100 × 3mm）（クロムパク　cat no. 28260）
ガードカラム	クロムセプ・ガードカラム 逆転相 （クロムパク　cat no. 28141）
移動相	アセトニトリル（60%）＋　0.03%のジエチルアミンを含み、オルトリン酸でpHを7.8に調節した水（40%）
流速	1分当たり0.5ml
注入量	20マイクロl
作動時間	10分
波長	263ナノm
感受性	0.04吸収固定単位（AUF）

フルシトシン（5―フルシトシン）の生物検査

＊培地

＊酵母窒素塩基グルコースクエン酸塩（YNBGC）溶液

バクト酵母窒素塩基	67g
グルコース	100g
クエン酸三ナトリウム	59g
脱イオン水	1000ml

pHを7.0に調節する。濾過殺菌し、20mlずつの容量で貯蔵する。

＊寒天

精製寒天	40g
冷たい脱イオン水	1800ml

寒天を溶かすため、沸騰するまで加熱する。それから121℃で15分間高圧蒸気滅菌機にかけ、180mlずつ分注する。

＊原液

50mgのフルシトシンを5mlの滅菌水に溶かす。濾過滅菌し、この溶液の1mlを9mlの滅菌水に加えて、1l（リットル）当たり1000mgの溶液を調製する。この原液は、-20℃で少なくとも12ヶ月間貯蔵できるだろう。1l当たり1000mgのこの溶液を用いて以下の標準的な溶液を調製する。1l当たり12.5、25、50、100、200mgのフルシトシン溶液と、1l当たり35mg、70mgの内部対照溶液。それぞれを0.5mlだけ分注し、使用されるまで—20℃で貯蔵する。これらの溶液は少なくとも12ヶ月間は安定している。

＊接種材料の作成

2mlの濃縮酵母窒素塩基グルコース・クエン酸溶液を、25mlガラス瓶に入った18mlの滅菌水に加える。酵母形態寒天（YMA）平板から培養1週間以内に採取された感受性の高い*Candida kefyr*のNCPF3234株を接種し、1ml当たり約1 × 10^7個の細胞を含む濃度を達成する（540nmの分光光度計で読んで約1.6～1.7の吸光度）。

＊検査手順

180mlの精製寒天を溶かし、80℃まで冷やし、20mlの濃縮YNBGC溶液を加える。その融解した培地を、水平面に置かれた大きい四角形の平板に注ぎ、セットする。寒天の表面全体にYNBGCの細胞懸濁液20mlを注ぐ。溢れた液を捨て、蓋を取って平板を37℃の恒温器の中に入れる。寒天の表面が乾燥するまで（約20分）放置しておく。試験番号もしくは標準番号を任意に割り当てられている30箇所の位置が記された一枚の紙（鋳型）の上に平板を置く。穿孔器で寒天に直径4mmのウェル（小さい穴）を30個（5個のウェルを6列）作り、寒天の栓を取り外す。各々のウェルの中に20μlの内部対照標準液、または患者の検体（血清）を入れる。各検体はそれぞれ3組ずつ試験しなければならず、また平板の任煮の位置に置かなければならない。

その平板を一晩（約18時間）37℃で培養する。測径器または阻止帯読み取り器を用いて、各々のウェルの周囲の阻止帯の直径を測る。手動計算を行う場合には、薬物濃度に対する5つの標準検体の平均直径を片対数グラフ用紙に描き、患者の検体と内部対照液の薬物濃度が読み取れるような標準的な曲線を描き出す。薬剤濃度は、対数縦座標に描かなければならない。

イトラコナゾールの生物学的分析

この手順は、以下のように修正を加えて上記の通り行わなければならない。

＊原液の調製

1ml のジメチルホルムアミドの中に 10mg のイトラコナゾールを溶かす。9ml のメチルアルコールを加えて、1l 当たり 1000mg のイトラコナゾールを含有する原液を調製する。この溶液の 1ml を取り、それに 9ml のメチルアルコールを加えて、1l 当たり 100mg のイトラコナゾール含有原液を作成する。この 1l 当たり 100ml の原液を用いて、次の標準溶液を作成する。すなわち、1l 当たり 0.5、1、2、8ml の溶液と、1l 当たり 3.5 および 7mg を含有するウマ血清の内部対照液。0.5ml ずつ分注し、使用するまで -20℃に貯蔵する。これらの標準液は、少なくとも 1 ヶ月は安定している。

＊接種材料の作成

指標微生物は、*Candida albicans* NCPF 3281 株である。

[参考文献]

Grocott (1955) A stain for fungi in tissue and smears using Gomori's methenamine-silver nitrate technique. *American Journal of Clinical Pathology* 25:957-959.

King, A. D., Pitt, J. I., Beauchat, L. R. and Corry, J. E. L. (1986) *Methods for the Mycological Examination of Food, Plenum*, New York. Krogh, P. (1987) *Mycotoxins in Food*. London: Academic Press.

MacKenzie, D. W. R., Philpot, C. M. and Proctor, A. G. J. (1980) *Basic Serodiagnosis Methods for Diseases caused by Fungi and Actinomyces*, Public Health Laboratory Service Monograph No. 12. London: HMSO,

Meis, J., Perrou, M., Bille, J *et al.* (2000) A global evaluation of the susceptibility of *Candida* species to fluconazole by disk diffusion. *Diagnostic Microbiology and Infectious Disease* 36: 215-223.

Moss, M. O. (1989) Mycotoxins of *Aspergillus* and other filamentous fungi. *Journal of Applied Bacteriology* 87(suppl): 69S-82S.

National Committee for Clinical Laboratory Standards (2002a) *Reference Method for Broth Dilution Antifungal Susceptibility Testing of Yeasts*. Approved Standard M27-A2, 2nd edn. Wayne, PA: NCCLS.

National Committee for Clinical Laboratory Standards (2002b) *Reference Method for Broth Dilution*

Antifungal Susceptibility Testing of Filamentous Fungi. Approved Standard M38-A. Wayne, PA: NCCLS.

Pitt, J. J. and Hocking, A. D. (1985) *Fungi and Food Spoilage*. Sydney: Academic Press.

Samson, R. A. and van Reenan-Hoekstra, E. S. (1988) *Introduction to Food Borne Fungi*. Baarn: Centraalbureau voor Schimmelcultures.

第10章

微生物数の測定

試料の中の細菌集団の規模について報告することはしばしば必要である。不幸なことに、産業界と保健当局は、測定の技術的ないしは統計的な正確さによって許容される以上に「菌数」に重要性があると考えさせられてきた。

通常は物理的な方法によって行われる総菌数計算が必要な場合には、数え上げられる微生物の多くは死んでいるかまたは他の微粒子材料と区別が付かない。培養法による生菌数計算は、1個の微生物から1個の目に見えるコロニーが発生してくるものと想定している。しかし、細菌は、その仲間の細菌から完全に引き離されて存在することはまれであり、特に活発に増殖している場合には、しばしば多数が凝集している。したがって、1個のコロニーは1個の微生物からあるいは数百個さらには数千個の微生物から発生することがあるだろう。つまり各々のコロニーは、1個の生菌単位から発生してくるのだ。希釈液を作成する場合のように、攪拌すると菌の塊の形成が止まるかまたは誘発されるかのどちらかなので、再現可能な結果を得ることは明らかに難しい。細菌は試料全体にわたって均等に分布することはめったに無く、また通常は小さい試料だけしか試験されないので、非常に大きな間違いが誘発される可能性がある。生菌数は、通常はコロニー形成単位（cfu）の数として示される。

さらに、試料中に存在する細菌の多くは、設定されたpH、培養温度、気体環境の下では、また許された時間内では、使用された培地上に発育しない場合がある。

必要でない場合にも正確さはしばしば要求される。もし、或る製品の生菌含有数が、例えば 1g 当たり 10 個未満でなければならないと決め付けられたとすると、これは、それぞれ 0.1g の生菌を接種された 10 本の試験管のうち 7 本は発育を示し、3 本では発育しないこと、またそれぞれに 0.01g の生菌を接種された 10 本の試験管では 1 本か 2 本だけで発育が見られるだろうということを示唆している。0.1g 接種の試験管のすべてまたは 0.01g 接種の試験管のうちの 5 本で発育が見られた場合には、製品の中には 1g 当たり 10 個より多い微生物が存在するだろう。20 個かまたは 10000 個の微生物が存在するかどうかは問題ではない。すなわちあまりにも数の多い微生物が存在するということである。手の込んだ計算技術を用いる必要はない。

生菌数測定法では、たとえ多くの複製平板が用いられても、大きな誤りは避けられないことが認められている。これらの誤りの中には、先に示したように、検査材料に内在するものもあれば、測定技術に内在するものもある。1ml 当たり 10000 ～ 100000 の桁数の側定数で ± 90% の誤りが起きることは、可能な限り最良の技術をもってしても稀ではない。したがって、技術面での最大限の慎重さと結果の自由な解釈とを結びつけることが必要である。1 回の試験から得られた数字には価値が無い。それらの数字は、製品が定期的に試験されていて、正常範囲の値が分かっている場合にのみ解釈が可能となる。

物理学的方法は、総菌数、すなわち、死菌と生菌の合計数を測定するために用いられる。この方法には、通常は計数装置の使用（第 8 章を参照）による直接計算、ならびに濁度測定が含まれる。生物学的方法は、生菌単位の数を測定するために用いられる。この方法には、平板計算、回転試験管計算、液滴計算、表面コロニー計算、浸漬スライド標本計算、接触板、メンブランフィルター計算および最確数推定が含まれる。

直接計算

血球計算盤法

Helber 血球計算盤は、厚さが 2 ～ 3mm のスライドで、プラットフォームと呼ばれ周囲を排水溝に囲まれている区画がその中心部にある。プラットフォームは、スライドのその他の部分より 0.02mm 低くなっている。スライド表面は、光学的に平らなカバーグラスを中心部の凹部の上に置いたときに、深さが一様になるように研磨されている。プラットフォームの上には、$1mm^2$ の区画になるに線が引かれて、その中に各々の面積が $0.0025mm^2$ の 400 個の小さい正方形がある。各々の小さい正方形の上部の容積は、$0.02 \times 0.0025mm^2$、すなわち、0.00005ml である。

菌の数を計算するために、よく混ぜた懸濁液にホルマリンを数滴加える。血球計算盤が満たされたときに小さい正方形 1 個当たり約 5 ないし 10 個の菌が存在するように懸濁液を希釈する。これを上手く行うためには最初に試行錯誤が必要である。最良の希釈剤は、0.1% のラウリル硫酸および（計算のために位相差または暗視野が用いられなければ）0.1% のメチレンブルーを含んでいる 0.1% のペプトン水である。使用前に常に濾過すること。

線を引いた区画に 1 白金耳量の懸濁液を垂らし、カバーグラスをその上にかぶせる。カバーグラスはきれいで、磨かれておかなければならない。懸濁液の量は、プラットフォームとカバーグラスの間の空間がちょうど満たされる程度でなければならず、また排水溝の中には液体が流れ込まないようにする。これを上手く行うためには練習が必要である。カバーグラスを正しくかぶせれば、ニュートン環が見られるだろう。細菌を定着させるため 5 分間放置する。

減少させた光度か暗視野または入手できれば位相差顕微鏡を用いて直径 4mm のレンズで調べる。総数が約 500 個になるよう、任意に 50 ～ 100 の正方形を選びその中の細菌を数える。数えた正方形の数で総数（500）を除する。20000 と最初の希釈倍数を乗じると 1ml 当たりの菌の総数が得られる。同じことをさらに2度繰り返して、3回の平均数を取る。連鎖球菌等の細菌の塊は単位として数えることができ、各細胞は1個の微生物として数えることができる。大きな凝集体を形成するのが正常な発育様式である微生物（例えば、マイコバクテリア）を数えることは難しい。

経験をつめば、かなり再現可能な計数値は得られるが、血球計算盤とカバーグラスは、細菌が残ってそのどちらにも付着していないよう十分きれいにし、顕微鏡で入念に調べなければならない。

生存細胞の数

環境微生物学者は、生存細胞の数を数えたり、推定したりするために様々な方法を用いる。これらの方法には、アクリジン・オレンジのような染色剤を用いての直接落射蛍光が含まれるを参照)。生菌用染色剤および死菌用染色剤は、Molecular Probes Inc.（Eugene, OR, USA）から入手できる。

不透明試験管法

ガラス粉末または硫酸バリウムを含有している国際基準の不透明試験管は、入手可能である。ブラウンの（Brown's）不透明試験管またはマクファーランド（Mcfarland）不透明試験管という名で知られている。これらは不透明度が増大していることを示す番号が付けられた細いガラス試験管であり、各試験管の不透明度を1ml当たりの微生物の数と対応させた表が添えられている。未知の懸濁液は同じ内径のガラス試験管の標準に照合させられる。未知の懸濁液を希釈することが必要となるかもしれない。これらの物理的側定方法は、ハザードグループ3の微生物に関しては用いてはならない。

高速自動法

現在では数多くの高速自動法が一般に用いられている。高速自動法は以下の方法を用いる。電子的微粒子計算、（細菌由来のの ATP アデノシン三リン酸によって測定される）生体発光、細菌の発育による pH と Eh の変化、光学的性状の変化、基質から生じた CO_2 中の ^{14}C の検出、微小熱量測定、電気抵抗と電導性の変化およびフローサイトメトリー（第8章を参照）。

生菌数の計算

この技術では、細菌を含んでいる材料を連続的に希釈し、各希釈液の幾らかを適当な培地の中に入れるかその上に注ぐ。発生してくる各コロニーは1個の生菌単位から生じたと考えられるが、その生菌単位は、先に示したように、1つの微生物あるいは多くの微生物からなる1集団であるかもしれない。

希釈液剤

ある種の希釈液剤、例えば、生理食塩水や蒸留水はある種の微生物には致死的である場合がある。希釈剤は冷蔵庫から出してすぐに使用してはならない。なぜなら、冷たいものに触れた衝撃で微生物の増殖が妨げられるかもしれないからである。「最大再生希釈液」（MRD）という名で一般に知られているペプトン希釈液は最も一般的に使用されている。消毒剤の残滓が存在している場合、例えば、Tween 80や第4アンモニウム化合物にはレシチン、塩素とヨウ素にはチオ硫酸ナトリウムのような適当な消去剤（第4章のBloomfield, 1991とClesceri *et al.*, 1998を参照）を加える。

ピペット

10mlと1mlの真直ぐな面の吹き出し型ピペットが一般的に用いられており、また法定試験用にも指定されている。使い捨てピペットは労力が省ける。口によるピペット操作は、試験される材用の性質いかんに関わらず厳しく禁じられねばならない。ピペット用ゴム乳頭の操作法は、38頁に示されている。39頁に述べられている自動ピペッターやピペットポンプを用いなければならない。これらのうちある種のものは、あらかじめ目盛りをつけることができるし、また使い捨てのポリプロピレン製ピペット先端を付けて用いることもできる。

希系列を作成する際に用いられるピペットは、非常に清潔でなければならない。さもないと、細菌がピペットの内部表面に付着し、もう一つ別の希釈の中に洗いだされてしまうだろう。疎水性の微生物（例えば、マイコバクテリアやコリネバクテリア）はガラスとプラスチックに非常に付着しやすい。シリコン加工されたのピペットは役に立つだろう。吹き出しの速いピペットの使用と勢いよく吹き出すことは避けなければならない。というのは、それによってエアロゾルが発生するからである。不適切に使用すると、0.1ml もの溶液がピペット内に残るかもしれない。

希釈液の作成

9ml の希釈液をスクリュー栓付きの瓶に分注する。これらは希釈液だけの系列である。ゆるい蓋の試験管を用いる場合には、最初にそれらの試験管を滅菌して、希釈液を無菌的に分注する。さもないと高圧蒸気滅菌機にかけている間にかなりの量の希釈液が失われてしまうかもしれない。

例えば、細菌数の計算のために使う牛乳のような液体を希釈するときには、手順は以下の通りである。試料を振って混ぜる。真直ぐな面のピペットを 0.5 インチ（1 ～ 1.5cm）の深さだけ入れて、牛乳 1ml を吸い取る。ピペットを最初の希釈液だけの試験管の中に入れて、液体の表面より約 0.5 インチ上の水準まで持ってくる。3 秒間待って、それからエアロゾルが発生しないように慎重に吹き出す。そのピペットは捨てる。新しいピペットを液体の中に 0.5 インチ（1 ～ 1.5cm）の深さだけ入れて、10 回吸い上げたり吸い出したりして混ぜるが、その際泡を出さないようにする。ピペットを取り出して、全部吹き出す。それから 1ml 吸い取り、それを次の希釈液に移す。そのピペットを捨てる。希釈液の必要な数だけこの操作を続け、ピペットはその中身を出した後に必ず捨てる。さもないと、外側に付着した液体により累積誤差が生じる。希釈液は次のようになる。

試験管番号	1	2	3	4	5
希釈度	1 / 10	1 / 100	1 / 1000	1 / 10000	1 / 100000

希釈度は 1ml の中の最初の被検液体の量を表す。

固体または半固体の材料中の細菌数を算定するときには、10gの重さだけ量って取り、それをストマッカーまたはミキサーの中に入れる。90mlの希釈剤を加え、均質化する。

別の方法としては、無菌の外科用メスで小片に切り分け、その10gを90mlの希釈液と混ぜてよく振る。しばらく静置しておく。そこで細菌は固体や液体の間に平等に分布していると仮定する。

これらの両方とも1:10の希釈率に相当する。すなわち、1mlは0.1gを含むかまたは0.1gの相当する。さらに、希釈液系列を上述のようにして作成する。希釈率は次のようになる。

試験管番号	1	2	3	4
希釈度	1 / 100	1 / 1000	1 / 10000	1 / 100000

希釈度は1gの中の最初の被検材料の重さを表す。

最初の1:10希釈液を作成するための補助機械器具が市販されている。

平板カウント

栄養寒天培地または他の適切な培地を適当な容積（通常は15ないしは20ml）の瓶または試験管の中で溶かす。それを水槽に入れて45℃まで冷やす。

ペトリ皿を、被験希釈度ごとにつき2枚以上並べ、希釈度番号のラベルを貼る。各希釈ごとに新しいピペットを用いて、希釈物を1ml適当なペトリ皿の真ん中に注ぐ。ペトリ皿は、絶対に必要である以上に長くは蓋を閉めないままに放置してはならない。1本の寒天の入った試験管の中身を順々に各々のペトリ皿に加え、以下のように混ぜる。ペトリ皿を直径約150mmの輪を描くように時計回りにゆっくりと6回動かす。時計回りと反対の方向に同じように動かす。ペトリ皿を150mmだけ6回前後に往復移動させる。今度は左右に同じように往復移動させる。次いで培地を固まらせ、ひっくり返して24～48時間培養する。

＊ピペットの節約

実際には、1ml の希釈物を次の試験管に移すために用いられたピペットは、その希釈物の 1ml をペトリ皿に注ぐために用いても良い。その代わり、希釈物が作成された後には、相当な量の繰越を避けるために、最高の希釈度ではじめ、それらを平板に注ぐために 1 本のピペットを使用しても良い。

表面カウント法

これは、食品検査の際に用いられる混釈平板法の代わりに用いられる方法であるが、特にその理由となるのは、寒天があまりにも高い温度で用いられると、ある種の微生物（例えば、シュードモナス）の発育が損なわれる場合があるからである。また、混釈平板からよりも表面平板からコロニーを継代培養する方が容易であるからでもある。

標準の（市販されている）白金耳またはマイクロピペットで、0.1ml もしくは他の適量の試料を適切な培地のよく乾燥した平板の真ん中に置き、その試料を白金耳またはスプレッダーで表面全体に広げる。培養し、コロニーをカウントする。液体が広がった培地を培養する前に、その平板が完全に乾燥していることを確かめることが重要である。液体がまだ表面に残っていると、液体が培地の中に吸収される前に微生物が液体の中で発育する可能性がある。この結果、多くの群生コロニーが出現するが、発育の速い微生物の場合には特にそうである。注いだばかりの平板を使用する場合には、培養によって表面に液体が発生し、最初に広げた量の試料でコロニー形成単位数は少なくても合体したコロニーの発育が起きる可能性がある。試料を塗り広げる前に、平板は少なくとも一晩は乾燥させるべきである。

混釈平板と表面塗布のどちらを用いても、正確で再現可能なコロニー数を得る上で、細胞の凝塊は問題を引き起こす。なぜなら、1 個の細胞の凝塊は、ピペット操作や拡散操作によって乱されなければ、単独のコロニーを産み出すからである。細胞の凝塊が表現型の異なる細胞（例えば、乳糖発酵と乳糖非発酵）で構成されている場合には、発酵指示薬培地上に結果として発生するコロニーはが混在したもの（例えば、セクター化する）になるだろう。細胞の凝塊の懸濁液が平板培地に広げられる場合には、拡散の程度（例えば、乾燥状態に至るまで）と培地の年齢（例えば、真新しいか古くて乾燥しているか）がコロニーの数に影響を与えるだろう。古くて乾燥した平板の上で液体を広げて乾燥させ、液体が無くなって、表面上でガラススプレッダーを動かすことが難しくなるまでにいたると、コロニーの数は最小になるだろう。

コロニーをカウントする場合、大きな生存単位が操作中に分解しても拡散しないときに引き起こされる小さなコロニーの分厚い「塗抹」では計数することが難しくなる。これらのコロニーは一個の単位として扱う。通常は、他のコロニーは、「塗抹」上で観察することことができ、計数することができる。幾つかの Proteus 種のような群生性の微生物に関しては問題が発生するかもしれない。この場合には、接種された平板の上全体に溶けた寒天を注ぐ。

＊混积平板上または表面平板上のコロニーの計数

簡単なコロニー計数器で計数するために、直径 2 ～ 5mm のコロニーを形成している微生物が 30 個から 300 個のコロニーのある平板を選ぶ。小さいコロニー（例えば、1mm 未満）を形成する微生物では、多くの数を数える。ふたの開いたペトリ皿を、ガラスのあるほうを上にして、照明を当てたスクリーンの上に置く。75mm の拡大鏡と手で持って操作する計数器を用いてコロニー数を数える。各コロニーの上のガラスにフェルトペンで印を付ける。数えられた平板あたりのコロニーの平均数に希釈度の逆数を乗じて ml 当たりのコロニー数または生菌数を計算する。できれば、少なくとも 2 段階の希釈度から出来たコロニーをカウントし、最初の試料の中でコロニー形成単位を加重平均法によって計算する（BSI, 1991）。「g 当たりの細菌数」または「ml 当たりの細菌数」としてではなく、「ml 当たりのコロニー形成単位（cfu/ml）」または「g 当たりの生菌数」として報告する。

すべての平板が 300 を超えるコロニーを含んでいる場合には、例えば平板の 4 分の 1 または 8 分の 1 の扇形の線を引き、この扇形の中にあるコロニーをカウントし、扇形の値を計算に含める。

作業量が多い場合には、半自動または完全自動の計数器が不可欠である。半自動計数器では、コロニー上のガラス面に印を付けるために用いられるペンを電子計数器に接続し、この計数器が計数した数を小さなスクリーンに表示する。完全自動の計数器では、テレビカメラまたはレーザー光線が平板をスキャンすると、結果がスクリーンまたは読み出し装置に表示または記録される。

試験管回転式係数法

平板を用いる代わりに、培地を入れた数本の試験管または瓶に希釈した検査材料を接種して、培地が固まるまでその試験管または瓶を水平方向に回転させる。培養後にコロニーを数える。

25mlのスクリュー栓の瓶に培地を2～4ml分注する。培地は通常より0.5～1.0%ほど多く寒天を含んでいなければならない。融解させて、水槽の中で45℃にまで冷やす。各瓶にそれぞれ0.1mlの希釈液を加え、瓶の内壁に寒天が一様な被膜状に固まるまで冷水中で瓶を水平方向に回転させる。これを正しく行うためにはある程度の練習が必要である。別の方法では、冷凍庫の製氷皿から取ってきた厚板状の氷を用いる。その氷をひっくり返して布の上に置き、算定に用いる瓶に似た瓶で温水を入れたものを氷の上で水平方向に回転させることによって氷に排水溝を作る。次いでこの排水溝の中で算定試験管を転がす。この回転試験管法を行う場合に、水槽を組み込んである市販の回転試験管装置を使用すると、しばしば多くの時間と労力が省ける。

瓶の首に凝縮した水が集まって、寒天の表面に発育しているコロニーを汚さないようにするため、回転試験管ひっくり返して培養する。コロニーを数えるためには、瓶の長軸に平行に線を引き、次いで瓶を回転させ、低倍率の拡大鏡でコロニーを数える。

ロール試験管法は、酪農業や食品産業でよく使用されている。処理速度を高め、退屈さを取り除くために、機械を利用することもできる。

瓶の中の微生物を数えるためのロール試験管法（容器の衛生）に関しては、430頁で述べられている。

滴下液による計数法

Miles と Misra（1938）によって導入され通常は彼らの名前で呼ばれているこの方法では、材料や希釈液の小液滴を寒天平板上滴下する。培養後に、接種した区域内にあるコロニー数を数える。

既知量を滴下するピペットや白金耳が必要となる。使い捨ての綿栓が付いたパスツールピペットが市販されており、それは 0.02ml の滴下液を分配するだろう。このピペットは、先端が損傷していないことを確認するために、使用直前に点検すれば、定量の分配目的を果たすには十分に正確である。しかし、蒸留水が 1g に達するまでに必要な滴下水滴数を数えることで、数本のピペットを一束にして点検することを勧めたい。

適切な培地の平板を使用前に十二分に乾燥させる。試料の各希釈液から取った少なくとも 5 滴の滴下液を（飛散するのを防ぐために）せいぜい 2cm の高さから各平板に滴下する。蓋を元に戻すが、滴下液が乾燥するまでは裏返しにしない。培養後、滴下区域内の分離していないコロニー、できれば 1 滴下液当たり 40 未満（10 ～ 20 が理想的）のコロニーが発生している平板を選ぶ。手で持つ拡大鏡を用いて、各滴下液のコロニーの数を算定する。コロニーの総数を使用した滴下液の数で除し、それに 50 を掛けて 1ml に換算し、使用した希釈液の液量をそれに掛ける。

この方法は任意の基準に向いている。例えば、試料の 5 つの滴下液の中に 10 個未満のコロニーが存在すれば、これはその材料のコロニー数が 100 個未満であることを示している。また、数え切れないほどの（40 個を超える）コロニーが存在する場合には、ml 当たりのコロニーの数は 2000 個以上であることを示す。

滴下液を広げた平板上での算定

これは、Miles と Mistra の方法を修正したものであり、食品の検査でしばしば用いられる。

皿の底に描かれた四分円の上に標準量の滴下液（例えば、0.02ml）を広げる。2 枚の皿に接種し、各々に 1ml 未満の異なる希釈液から滴下液を滴下する。50 個以下のコロニーを発生させている希釈液からの平板（通常は

2枚）で計数する。

らせん状の平板を用いる算定

らせん状の平板器具は、146頁で説明されている。この方法を用いて得られる結果は、表面に広げた平板を用いる方法による結果と比べても遜色ないといわれている。らせん状平板の上のコロニーの正確で迅速な算定には、市販の画像ベースのコロニー算定システムを利用できる。

薄膜フィルター算定

これは、最確数（MPN）算出法（150頁と Clesceri *et al*, 1998 を参照）に代わる一層正確な方法である。細菌を含んでいる液体を、微生物を停留させるフィルターに通す。それから、液体培地を含んでいる無菌の吸い取りスポンジの上または寒天培地の表面上にこのフィルターを置いて培養すれば、発育するコロニー数が数えられるだろう。

フィルターが付いた器具は、金属製、ガラス製またはプラスチック製であり、また周囲がシリコンゴム製の輪で囲まれたフリットガラス台の付いた下部漏斗から成っている。フィルタ盤はガラス台上に載っており、ゴム製の輪と上部漏斗の縁との間にあるその周辺部によって固定されている。上部漏斗と下部漏斗は、留め金で接合されている。

フィルターは、直径が様々で、厚さが120μmの薄い、多孔質の繊維素エステル製のディスクである。上層の微細孔は直径が0.5-1.0μmで、底部では直径は3-5μmに広がる。このように細菌は上部で捕捉されるが、しかし、培地は毛細管作用によって容易に細菌のところにまで上昇することができる。フィルターは、吸い取りスポンジの間に挟んで金属容器の中に入れられる。各フィルターの上側の表面上に算定を容易にするためのグリッド（方眼上の線）を引く。

薄膜フィルター器具は、再利用可能できる。もしくは薄膜の製造会社からキットとして販売されている。培地保持用の吸収パッドが入っている密閉蓋付きで底の浅い金属製の培養ボックスもまた必要である。

コロニーを数えるために最も便利な大きさの器具は、直径が47mmのフィルターであるが、それよりも大きいかまたは小さい様々な大きさのフィルターも利用可能である。

＊滅菌

フリットガラス台の上に薄膜フィルターが置かれているフィルターキャリヤを組み立て、次にフィルターキャリヤをゴムガスケットの上で平らにする。留め金の輪を締めるが、目いっぱい締め上げてはいけない。乾熱器耐性のあるプラスチック製の薄膜または箔で包み、121℃で15分間高圧蒸気滅菌機にかける。別の方法としては、フィルターキャリヤをゆるく組み立て、包み、高圧蒸気滅菌機にかける。それから、フィルターを金属容器の中で別々に吸い取りスポンジの間に挟み込み、それもまた高圧蒸気滅菌機にかけて滅菌する。連続して数多くの試料を検査したいときにはこれが最も便利な方法である。この場合には、適当な数の予備の上部漏斗を同じ方法で滅菌する。

各々にその吸収パッドが入っている培養ボックスを高圧蒸気滅菌機にかけて滅菌する。

＊培地

普通の培地または標準的な培地は、薄膜フィルターでは最適な結果をもたらさない。成分のうちの幾つかの割合を変えることが必要であることが分かった。標準的な培地を薄膜フィルター用に改めたものは、ほとんどの培地供給業者から入手できるだろう。損傷した細菌（例えば、塩素によって損傷した細菌）を生き返らせる「蘇生」培地もまたある幾つかの目的のためには望まれている。

＊方法

25 ～ 50mmの水銀柱を吸引する力を持つポンプに逆流防止弁を接続した濾過フラスコのうえにフィルターキャリヤを立てる。フィルターが適所にあるかどうか点検してから留め金の輪をきつく締める。被検液体（濃度100%または希釈液）の既知量を上部漏斗に注ぎ、吸引を行う。

培養容器またはペトリ皿の中にある径5cmのワットマン紙（No.17）、つまり吸い取りスポンジの上に培地を約2.5 ～ 3mlピペットで滴下する。これによってパッドは端まで濡れるはずだが、容器から溢れてはならない。

濾過が終わったら、圧力を慎重に元に戻す。留め具の輪を緩め、無菌の鉗子でフィルターを取り外す。気泡が捕捉されないように培養ボックスの中の濡れたパッドの表面にフィルターを取り付ける。容器に蓋をして培養する。そして次の試料用のため新しいフィルターと上部漏斗をフィルター器具の上に置いてもよい。

好気性菌の総数算定のためには、トリプトン大豆膜培地を用いる。大腸菌型細菌（「推定大腸菌」またはE. coli）菌数算定には、「水質検査」（第20章）を参照のこと。水の中のクロストリジウムの算定には、440頁を参照のこと。

嫌気性菌の算定には、同じ培地で嫌気的に培養するか、またはフィルターを転がして、融解した45℃のチオグリコール酸寒天の入った直径25mmの試験管内に沈めて固定させる。硫化物により損傷する嫌気性菌を算定するには、フィルターを転がして、42℃で融解した硫化鉄の入った試験管内に沈めて固定させる。酵母と糸状菌の算定のためには、適当なサブロー型またはツァペック型の培地を用いる。

＊計数

斜光の下で低倍率で算定する。ある種の方法（飲料水中の*E. coli*の算定）のためには、指示薬入りが入手可能であり、これを用いれば、特定の色のコロニーだけが算定される。観察するのにコロニーを染色することが必要な場合には、パッドからフィルターを取り外して、それをメチレンブルーの0.01%の水溶液に30秒間浸して、それから水を浸み込ませたパッドにそれを付ける。コロニーはフィルターよりも濃く染色される。グリッド（方眼線）により算定が容易になる。標準量（100ml, 1ml等）当たりの膜状コロニー数として報告する。

チオグリコール酸の試験管の中の嫌気性菌は、強い照明下で試験管を回転させて算定する。硫化鉄の培地の中では黒いコロニーを算定する。

＊空気中の微生物

膜フィルターは、インピンジャー式またはカスケード式試料採取器とともに使われる。方法は426頁に提示されている。

＊浸液スライド

この有益な方法は、普通は臨床検査室で尿検査用に用いられているが、現在では特に食品・飲料産業で大腸菌と酵母の生菌の算定のためずっと広く用いられている。スライドはプラスチック製で、スクリュー栓の瓶の蓋に付着している。スライドは2種類あって、一方は、寒天培地が中に入っている一面または二面皿であり、他方は、乾燥培地を含んでいる吸い取りスポンジに接着した薄膜フィルターから成っている。両方とも、プラスチックまたはフィルターのどちらかの上に罫線格子が引かれており、それによって算定が容易にできる。

スライドは、試料液の中に浸し、水分を抜き取り、それぞれ容器の中に戻し、培養する。それからコロニーを算定し、細菌数を推定する。

直接落射式蛍光濾過技術

これは、牛乳や飲物中の細菌数を推定するための速くて敏感で経済的な方法である。またこの方法は、食品がタンパク質分解酵素と界面活性剤の両方またはどちらか一方で最初に処理されている場合には、食品用にも用いることができるだろう。

製品の少量（例えば、2ml）を24mmのポリカーボネート膜に通し、それからその膜をアクリジン・オレンジで染色し、落射蛍光顕微鏡で調べる。キットは数社から入手可能である。さらに詳しいことに関しては、第8章を参照のこと。

最確数推定

最確数（MPN）推定法は、“Standard Methods for the Examination of Water and Wastewater”（Clesceri *et al.*, 1998）の中で説明されている。最確数推定は、細菌は、通常では液体の培地に分布しているという想定、すなわち、1つの原材料から繰り返し採取される同じ大きさの試料は、平均して同じ数の微生物を含んでいるとの仮定に基づいている。つまり、含まれている微生物が明らかに数個多い試料もあるし、数個少ない試料もあるという仮定に基づいている。この平均数が最確数である。微生物の数が多ければ、試料間の相異は小さいだろう。すなわち、全ての個別的な結果は、平均により近くなるだろう。微生物の数が小さければ、試料の間の相違は比較的大きいだろう。

ある液体が100mlにつき100個の微生物を含んでいる場合には、10mlの試料は、平均して10個の微生物をそれぞれ含んでいるだろう。より多くの微生物を含んでいる試料もあるだろう。たぶん1個か2個の試料は20個もの微生物を含んでいるだろう。他方で、より少ししか微生物を含んでいない試料もあるだろうが、1個も含んでいない試料が存在する可能性は極めて少ない。多くのそのような試料を適切な培地に接種すれば、全ての試料で微生物の発育が見られるものと予想されるだろう。

同様に、1mlの試料は平均してそれぞれ1個の微生物を含んでいるだろう。2個か3個の微生物を含んでいる試料もあれば、1個も含んでいない試料もあるだろう。したがって、1mlの試料を接種された多くの試験管では、全く発育を示さないものもある比率で出現するだろう。

しかし、0.1mlの試料で、10個の試料につきわずか1個の微生物を含んでいるだけと予想できるので、接種されたほとんどの試験管は、発育を示さないであろう。

このような一連の試料からの結果のあらゆる組み合わせについて100ml当たりの微生物数の最確数を計算することは可能である。以下に表（表10-1～10-4*）が提示されているが、それらは、それぞれの試料量に応じた大きさの試験管を5本または3本用いての10ml、1ml、0.1mlの試料で、そして水質検査用として、50mlの試験管を1本、10mlを5本、1mlを5本用いての10ml、1ml、0.1mlの試料での100ml当たり微生物の最確数を示している。

* 表10-1～10-3は、100mlの水のなかにある大腸菌群の推定細菌数を示している。それは検査に用いられた量でのプラスとマイナスの結果の様々な組み合わせに対応している。これらの表は、基本的にはMcGrady（1918）が最初にコンピューター処理したものを、Swaroop（1951）が一層正確な計算により若干の修正を加えたものである。他の出典から幾つかの数値がま

た表に加えられたが、それにより数値は、実際に起きる可能性のあるプラスとマイナスの結果の更なる組み合わせに対応するようになった。Swaroop は、大腸菌群の実際の蜜度が低下する限界値を表にしている。これらの推定の正確さを知る必要がある人々は彼の論文を参考にすべきである。

これらの表は、環境庁の許可により "The Microbiology of Drinking Water Supplies. Part4. Method for the isolation and enumeration of coliform bacteria and Escherichia coli（including E.coli O 157: H7）. London, 2002" から転載されたものである。

表 10-1　50ml の試験管 1 本と 10ml の試験管 5 本用いた場合の 100ml 当たりの最確数

50-ml　試験管　陽性	10-ml　試験管　陽性	100ml 当たりの最確数
0	0	0
0	1	1
0	2	2
0	3	4
0	4	5
0	5	7
1	0	2
1	1	3
1	2	6
1	3	9
1	4	16
1	5	18 +

この技術は主として大腸菌群の菌数を推定するために用いられているが、例えば、濁度や酸の産生によって発育が容易に観察できる場合には、液体試料中のほとんど全ての微生物に用いることができる。例としては、果汁やその他の飲料中の酵母や糸状菌、食品乳剤中のクロストリジウムならびに小麦粉懸濁液の中のロープ状胞子が挙げられる。嫌気性微生物の「プラスチップチューブ」MPN 算定は、617 頁で説明されている。

勢いよく振ったり反転させたりして試料を混ぜる。10ml の 2 倍濃度の培地入り 5 本（または 3 本）の試験管の各々に 10ml の試料を、5ml の並みの濃度の培地入り 5 本（または 3 本）の試験管の各々に 1ml の試料を、5ml

の並みの濃度の培地入り 5 本（または 3 本）の試験管の各々に 0.1ml（または 1:10 の希釈液の 1ml）の試料をピペットで滴下する。また、水質検査のために 50ml の 2 倍濃度の肉汁に 50ml の水を加える。

より量の多い試料には 2 倍濃度の肉汁を用いる。というのは、そうしなければ培地の濃度が低くなりすぎるからである。24 ～ 48 時間培養して、発育、または酸や気体の産生などを観察する。5 本（また 3 本）の試験管の各セットで陽性の試験管数を表にする。適当な表を参考にすること。

表 10-2　50ml の試験管を 1 本、10ml の試験管を 5 本、1ml の試験管を 5 本用いた場合の 100ml 当たりの最確数

50-ml　試験管 陽性	10-ml　試験管 陽性	1-ml　試験管 陽性	100ml 当たりの 最確数
0	0	0	0
0	0	1	1
0	0	2	2
0	1	0	1
0	1	1	2
0	1	2	3
0	2	0	2
0	2	1	3
0	2	2	4
0	3	0	3
0	3	1	5
0	4	0	5
0	0	0	1
0	0	1	3
1	0	2	4
1	0	3	6
1	1	0	3
1	1	1	5
1	1	2	7
1	1	3	9
1	2	0	5
1	2	1	7
1	2	2	10
1	2	3	12
1	3	0	8
1	3	1	11
1	3	2	14
1	3	3	18
1	3	4	20
1	4	0	13
1	4	1	17
1	4	2	20
1	4	3	30
1	4	4	35
1	4	5	40
1	5	0	25
1	5	1	35
1	5	2	50
1	5	3	90
1	5	4	160
1	5	5	180 +

表10-3　10ml の試験管を5本、1ml の試験管を5本、0.1ml の試験管を5本用いた場合の100ml 当たりの最確数

10-ml 試験管 陽性	1-ml 試験管 陽性	0.1-ml 試験管 陽性	100ml 当たりの 最確数
0	0	0	0
0	0	1	2
0	0	2	4
0	1	0	2
0	1	1	4
0	1	2	6
0	2	0	4
0	2	1	6
1	3	0	6
1	0	0	2
1	0	1	4
1	0	2	6
1	0	3	8
1	1	0	4
1	1	1	6
1	1	2	8
1	2	0	6
1	2	1	8
1	2	2	10
1	3	0	8
1	3	1	10
1	4	0	11
2	0	0	5
2	0	1	7
2	0	2	9
2	0	3	12
2	1	0	7
2	1	1	9
2	1	2	12
2	2	0	9
2	2	1	12
2	2	2	14
2	3	0	12
2	3	1	14
2	4	0	15
3	0	0	8
3	0	1	11
3	0	2	13
3	1	0	11
3	1	1	14
3	1	2	17
3	1	3	20
3	2	0	14
3	2	1	17
3	2	2	20
3	3	0	17
3	3	1	20
3	4	0	20
3	4	1	25
3	5	0	25
4	0	0	13
4	0	1	17
4	0	2	20
4	0	3	25
4	1	0	17
4	1	1	20
4	1	2	25
4	2	0	20
4	2	1	25
4	2	2	30
4	3	0	25
4	3	1	35
4	3	2	40
4	4	0	35
4	4	1	40
4	4	2	45
4	5	0	40
4	5	1	50
4	5	2	55
5	0	0	25
5	0	1	30
5	0	2	45
5	0	3	60
5	0	4	75
5	1	0	35
5	1	1	45
5	1	2	65
5	1	3	85
5	1	4	115
5	2	0	50
5	2	1	70
5	2	2	95
5	2	3	120
5	2	4	150
5	2	5	175
5	3	0	80
5	3	1	110
5	3	2	140
5	3	3	175
5	3	4	200
5	3	5	250
5	4	0	130
5	4	1	170
5	4	2	225
5	4	3	275
5	4	4	350
5	4	5	425
5	5	0	250
5	5	1	350
5	5	2	550
5	5	3	900
5	5	4	1600
5	5	5	1800 ＋

表 10-4　10ml、1.0ml、0.1ml の試料をそれぞれ接種した３本の試験管を用いた場合の 100ml 当たりの最確数

試験管陽性			最確数	試験管陽性			最確数	試験管陽性			最確数
10ml	1.0ml	0.1ml		10ml	1.0ml	0.1ml		10ml	1.0ml	0.1ml	
0	0	1	3	1	2	0	11	2	3	3	53
0	0	2	6	1	2	1	15	3	0	0	23
0	0	3	9	1	2	2	20	3	0	1	39
0	1	0	3	1	2	3	24	3	0	2	64
0	1	1	6	1	3	0	16	3	0	3	95
0	1	2	9	1	3	1	20	3	1	0	43
0	1	3	12	1	3	2	24	3	1	1	75
0	2	0	6	1	3	3	29	3	1	2	120
0	2	1	9	2	0	0	9	3	1	3	160
0	2	2	12	2	0	1	14	3	2	0	93
0	2	3	16	2	0	2	20	3	2	1	150
0	3	0	9	2	0	3	26	3	2	2	210
0	3	1	13	2	1	0	15	3	2	3	290
0	3	2	16	2	1	1	20	3	3	0	240
0	3	3	19	2	1	2	27	3	3	1	460
1	0	0	4	2	1	3	34	3	3	2	1100
1	0	1	7	2	2	0	21	3	3	3	1100+
1	0	2	11	2	2	1	28				
1	0	3	15	2	2	2	35				
1	1	0	7	2	2	3	42				
1	1	1	11	2	3	0	29				
1	1	2	15	2	3	1	36				
1	1	3	19	2	3	2	44				

出典：Jacobs and Gerstein の『微生物学ハンドブック』(D. Van Nostrand 社、プリンストン、ニュージャージー（1960））。著者と出版社の許可を得て再録。

[参考文献]

Bloomfield, S. F. (1991) Method for assessing antimicrobial activity. In: Denver, S. P. and Hugo, W. B. (eds) *Mechanism of Action of Chemical Biocides*. Society for Applied Bacteriology Technical Series No. 20. Oxford: Blackwells, pp. 1-22.

BSI (1991) BS 5763: Part 1: Enumeration of microorganisms: Colony count technique at 30°C. London: British Standards Institution.

Clesceri, L. S., Greenberg, A. E. and Eaton A. D. (1998) *Standard Methods for the Examination of Water and Wastewater*, 20th edn. Washington DC: American Public Health Association.

Jacobs, M. B. and Gerstein, M. J. (1960) *Handbook of Microbiology*. Princeton, NJ: D Van Mostrand Co., Inc.

McCrady, M. H. (1918) Tables for rapid interpretation of fermentation test results. *Public Health Journal, Toronto* 9: 201-210.

Miles, A. A. and Misra, S. S. (1938) The estimation of the bactericidal power of the blood. *Journal of Hygiene* (Cambridge) 38: 732-749.

Swaroop, S. (1951) Range of variation of Most Probable Numbers of organisms estimated by dilution methods. *Indian Journal o f Medical Research* 39: 107-131.

第11章

臨床材料

臨床材料は全て、潜在的に感染性があるものと看做さなければならない。血液検体は、*B*型肝炎ウィルスとヒト免疫不全ウィルスのいずれかまたは両方を含んでいるかもしれない。特別な予防策の詳細については、*National Institutes of Health*（*NIH*, 1988）、*World Health Organization*（*WHO*, 1991）、*Advisory Committee on Dangerous Pathogens*（*ACDP*, 1995, 2001）、*Collins and Kennedy*（1997, 1999）を参照。また中枢神経系統の材料は、プリオンを含んでいるかもしれないので、注意して取り扱わなければならない。特別な予防策の詳細については、*ACDP*（1998）を参照のこと。

病原微生物を検出するための臨床材料の実験室調査では、様々な外的危険にさらされることがある。基本的な間違いや手抜かりは、どの実験室でも起きるだろう。強力な操作統制検査プログラムや日常的管理手段の使用により過誤の発生は減少するだろうが、それを全く無くす可能性はない（第2章を参照）。

微生物学的検査のためのほとんどの試料は、実験室職員によって収集されるものではないので、それを実験室でどんなに注意深く処理しても、結果はその試料が許容するのと同程度の信頼性しか持つことができないことを強調しなければならない。実験室は、適切な検体用容器、すなわち、漏出を防ぎ、安定していて、手易く開けられ、容易に見分けられ、美的にも満足がゆき、簡単な処理に適しており、できれば焼却処分が可能な検体容器を、用意しなければならない。これらの性質には相互に排除しあうものがあるから、ある特定の状況ではそれに適合するような最良の妥協がなされなければならないことは明らかだろう。容器については144-5頁で論議されている。誤った収集手順のために、検体そのものが満足のゆくものでないこともある。したがって、実験室は、病棟の職員や医師の協力を得たい場合には、検体の満たすべき必要条件を提示し、理にかなった説明を行う用意をしておかなければならない。

検体は、

- 外部からの汚染無しに収集されなければならない。
- 可能ならば、抗生物質治療を始める前に収集されなければならない。
- 代表的なものでなければならない。すなわち、端に微細な斑点の付いた綿棒よりもむしろ膿汁、直腸綿棒よりもむしろ糞便でなければならない。これが可能でない場合には、このような趣旨を明確に記したメモを依頼用紙に書いて、その用紙を各試料に添付しておかなければならない。
- 理想的には、移送中の漏出を避けるために、透明で密閉されたプラスチックの袋に入れて収集し、実験室へ送るか、あるいは輸送培地の中に入れておかなければならない。各検体に添付される依頼用紙は、同じ袋の中に入れてはならず（検体と依頼用紙を入れるための別々の仕切りのある袋が入手可能である）、試料分類の間違いを最小限にするために明瞭に表示されなければならない。
- 遅滞なく実験室に届けられなければならない。これが可能でない場合、目的にふさわしい検体を市販の輸送培地に入れて届けなければならない。他の検体については、4℃で貯蔵すれば、細菌の異常増殖は防げるだろう。尿試料は、迅速に届けられない場合やまた冷蔵が可能でない場合には、ホウ酸防腐剤の使用が最後の手段として考えられるだろう。浸漬スライド培養したほうがよい。唾液と尿の検体は、おそらく実験室の仕事量の大部分を占めている。それらの収集に伴う諸問題は、気管、口腔、尿道には正常細菌叢が存在するために、克服するのは特に困難である。

どのような微生物学的検査でも、探求されているものだけが発見されるということは強調されねばならない。また、入手可能な臨床的な情報（それはごくわずかである場合が多い）に照らして検体を調査することが必要である。この点は、臨床的な検体中の細菌抗原や核酸を直接検出することに頼っている現代技術に関しては、より一層重要である。ウィルスや寄生虫を探すための病理学的材料の検査は、本書の範囲外であるが、これらの因子による感染の可能性には考慮を払うべきであり、材料を適切な実験施設に委ねるべきである。

実験施設は、検体の受領期間をすべての人が知るように、その規則を十分に公表することを確実の行う義務がある。一括して行われるどの検査でも実験施設で事前に準備すべきである。この点は、ある種の検査、例えば、事前に指標細菌を継代培養する必要があるかもしれない抗生物質の微生物学的分析にとっては、特に重要である。英国では現在、実験施設が使用者向けの手引きを発行し、臨床医が適切な仕方でそのサービスを利用することができるようにすることは臨床実験施設の認定にとっての必要条件となっている。

血液培養物

血液は、静脈外からの汚染を避けるために細心の注意を払って採取しなければならない。回帰熱の場合、血液培養は重要な診断手順である。また、血液培養の成功率が最も高いのは、患者の苦痛が最も激しいときよりもむしろ体温がまさに上がり始めたときの採取材料である。敗血症の場合には、採血時期はそれほど重要ではなく、迅速な培養結果の回答と感受性検査結果が不可欠である。血液をより大量に培養することにより、培養物から得られる情報は増えるかもしれない。

現在では、多忙な臨床実験施設のほとんどは血液培養に自動システムを用いている（第 8 章参照）かまたはオキソイド・シグナルやディフィコ・センチネルのようなキットを使用しているが、カステナダ・システムが用いられる余地はまだある。このシステムでは、培養瓶は二相性である、すなわち培養瓶には固体培地の斜面部分と肉汁部分があり、肉汁はまた Liquoid（スルホン酸ポリエタノールナトリウム）を含んでいて、これが補体をはじめとする抗菌因子を中和する。多量の血液（培地の総量の 50% まで）は Liquoid 培養法で検査できるかもしれない。この場合、患者の血液を肉汁で 1:20 に希釈することが必要である。瓶は、血液・肉汁混合物が寒天斜面を流れるように、72 時間ごとに傾ける。コロニーがはじめは斜面中間辺りに、それから斜面全体に現れるだろう。瓶は、少なくとも 4 週間、できれば 6 週間そのままにしておくべきである。カステナダ・システムは、継代培養の繰り返しを避けて実験室汚染のリスクを少なくする。免疫特性剤を服用している患者は、通常は病原体と看做されない微生物に感染している恐れがあるので汚染を避けることは重要である。したがって、いかなる微生物も汚染微生物であると見て自動的に排除するようなことはできない。

真空血液収集システムは汚染を減らすのにも役立つ。これらのシステムの中には二酸化炭素を 10% 含む空気を容器内に確保しているものもある。*Brucella* 種のような菌種を探索するときにはこのことは重要である。他の培地を用いる場合には、少なくとも 10% の二酸化炭素を含んでいる空気の中で培養すべきである。

真空容器または追加気体を含んでいる真空容器は、綿栓をした皮下注射針（**要注意**）や市販の器具で「通気」する必要がある。この点は、ほんの少量の血液しか培養に利用できない新生児の血液試料から *Candida* や *Psedomonas* を分離する際には特に重要である。

目視または現在市販されている自動検出システム（第 8 章参照）のいずれかにより発育が明らかなときには、血液培養は少なくとも毎日発育を点検し適切な培地に継代培養すべきである。

存在しそうな病原体

存在しそうな病原体は、*Staphylococus aureus*、*Escherichia coli*、ならびに他の腸内細菌、（例えば、サルモネラ菌、連鎖球菌、腸球）そして *Neisseria meningitidis*、*Haemophilus influenzae*、*Brucella* 種、クロストリジウム種およびシュードモナス種である。病気の患者または免疫不全の患者では、どの微生物も、特に一度ならず分離された場合には重大であろう（例えば、コアグラーゼ陰性ブドウ球菌またはコリネバクテリア）。ある状況においては、特定の微生物を捜すために特殊な培地を使用しなければならないだろう（例えば、エイズ患者でのマイコバクテリア）。外科手術を受けた患者からの血液は、他の複数の微生物が混合発育しているかもしれない。

片利共生微生物

（皮膚由来の）普通の汚染菌はコアグラーゼ陰性ブドウ球菌やコリネバクテリアを含んでいることに留意しなければならない。他種の微生物による一過性菌血症も時折発生するかもしれない。

蓋を開けた血液培養瓶での全ての操作は、微生物学用安全キャビネットの中で行わなければならない。

脳脊髄液

これらの試料は採取後遅滞なく検査することが重要である。他の体液の場合と同様に、特性を記述しておくことが大切である。特に色調を書き留めておくことは必要不可欠である。濁っている場合には、遠心分離の後の上澄みの色調が診断上重要である。はっきりとした黄色の色合い（キサントクロミー）は、例えば、腰椎穿刺中の外傷性の出血とは違う。くも膜下出血の場合のように、脳脊髄液（CSF）への早期の出血が生じていることを確証するものである。（もちろん、上澄みの色を類似の試験管内の対照の水と比較することが必要である。）

どのような操作をするにしてもその前には、採取した検体に、凝固物または繊細なクモの巣状の凝固物がないかを調べなければならない。というのは、この凝固物は通常はタンパク質レベルが相当程度上昇していることと関連があるからで、特に結核菌（*Mycobacterium tuberculosis*）感染を注意して見なければならないということを指示するものとして伝統的に受け止められているからである。凝固物の存在は、数を確実に算定する試みを無効にするだろう。

細胞濃度とタンパク質濃度のいずれかまたは両方が上昇（> 3 × 10^6 および / もしくは > 40mg / 100ml）した場合には、CSF の糖測定値を同時に採取した血液の糖レベルと比較しなければならない。この比較と細胞の種類によって感染の種類が分かるかもしれない。

糖レベルが非常に低くて多形白血球が高率に存在する場合、通常は細菌感染かまたは脳膿瘍を示している。糖水レベルが普通の高濃度のリンパ球は通常はウィルス感染を指示している。糖レベルの低い高濃度のリンパ球は通常は結核を指示している。糖レベルが低く多形白血球または混合細胞が高率の場合、通常は結核の初期を指示している。しかし、これらのパターンには多くの例外があることに留意することが重要である。

遠心分離された沈殿物から 3 枚の途沫標本を作る。できるだけ少なく広げるようにする。1 枚をグラム染色し、もう 1 枚には細胞学的染色を施し、3 枚目のフィルムは、抗酸菌があるような場合に使用するための検査用にそのまま保持しておく。結核が疑われる場合には、長期の調査が必要になるだろう。

血液寒天に平板に塗沫して、好気的・嫌気的条件で培養し、さらにチョコレート寒天平板上の検体を 5 ～ 10% の二酸化炭素を含む空気の中で培養する。18 ～ 24 時間後に調べる。微生物が見つかった場合には、各実験室の規則に従って直接感受性検査を行う。*M. tuberculosis* を見つけるために指示に従って培養する。

髄膜炎の原因となる普通の細菌（*Streptococcus pneumoniae*、*N. meningitidis*、*H. influenzae*）の検出（例えば、ラテックス凝集法）には、現在市販のシステムが入手可能である。これらのシステムは、細菌性の髄膜炎が疑われる全ての場合に用いられるべきであるが、特にグラム染色が役に立たないとき、または患者がすでに抗生物質を服用していたときには有益である。

存在しそうな病原体

存在しそうな病原体には、*H. influenzae*、*N. meningitidis*、*S. pneumoniae*、*Listeria monocytobenes*、*M. tuberculosis*、また非常に幼い乳児の場合には、大腸

菌型桿菌、B 群連鎖球菌、*Pseudomonas aeruginosa* が含まれる。*Staphylococcal epidermidis* とある種のミクロコッカスは、頭蓋内の過剰な圧力を和らげるために挿入される器具（シャント）を付けた患者の感染としばしば関係がある。

日和見感染菌

脊柱管に関わる外科手術の操作中に取り込まれた微生物は、髄膜炎を引き起こすかもしれない。他の生物因子による感染が免疫不全の患者に発生するかもしれない（例えば、エイズ患者の場合の *Cryptococcus:* カビ類の一種）

片利共生菌

全く存在しない。

歯の検体

歯の検体は、歯根嚢胞膿瘍、歯垢の削りかす、または虫歯があるような場合など、歯全体にわたるだろう。ブドウ球菌、連鎖球菌、乳酸菌を見つけるために選択培地で平板培養する。

存在しそうな微生物

これらの微生物には、*S. aureus*、連鎖球菌、特に *S. mutans*、*S. milleri*、乳桿菌が含まれる。

耳垂れ

綿棒は、容易に外耳道を通り抜けるように十分小さいほうがよい。多くの市販の綿棒は太過ぎるので、耳道に炎症がある患者には痛みを引き起こすだろう。

グラム染色された直接塗沫標本が役に立つ。というのは、糞便由来菌の過剰な増殖が珍しくなく、より注意を要する病原体を培養し確認することが比較的難しいかもしれないからである。血液寒天平板に塗布し、好気的・嫌気的条件下で 37℃で一晩培養する。学齢期の患者であれば、亜テルル酸塩培地が妥当であろう。微生物の拡散を防ぐ培地は価値がある場合が多い。CLED または MacConkey、抱水クロラールまたはフェネチル・アルコール寒天は最も有用である。

存在しそうな病原体

存在しそうな病原体は、化膿連鎖球菌（*S pyogenes*）、肺炎連鎖球菌（*S pneumoniae*）、黄色ブドウ球菌（*S. aureus*）、*Haemophilus* 属の菌種、ジフテリア菌（*Corynebacterium diphtheriae*）、緑膿菌（*P. aeruginosa*）、大腸菌型細菌、嫌気性グラム陰性桿菌および真菌である。

片利共生微生物

これらの微生物には、ミクロコッカス、類ジフテリア菌、表皮ブドウ球菌（S. epidermidis）、カビ、酵母が含まれる。

眼やに

眼やには綿棒で収集するよりも、直接平板培地上で培養する方が望ましい。もしこれが実行できなければ、綿棒を輸送培地の中に入れておくことが必要である。

患者の退室を認める前に、グラム染色された直接塗沫標本を調べる。とりわけ細胞性グラム陰性双球菌を探し、それが見つかったら、遅滞なく治療を始めることが出来るように暫定的な報告書を出す。これは新生児の場合には特に重要である。出生の数日後に発生する感染は、トラコーマ・クラミジア（*Chlamydia trachomatis*）によって引き起こされる可能性がある。標本で単球が過剰に見られ、この状態がなかなか解消しない場合には、クラミジアが原因であると疑うべきである。クラミジア感染症の検出は、ギムザ染色標本の顕微鏡検査、細胞培養、または免疫蛍光法のような免疫学的方法によって試みることができるだろう。

好気的および嫌気的条件下で血液寒天平板で平板培養する。またチョコレート寒天平板あるいは5%の二酸化炭素を含む空気の中での培養のためには10%のコロンビア・ウマ血液寒天平板で培養する。

存在しそうな病原体

これらの病原体には、黄色ブドウ球菌（*S. aureus*）、肺炎連鎖球菌（*S. pneumoniae*）、緑色連鎖球菌、淋菌（*N. gonorrhoeae*）、*Haemophilus*、*Chlamydia*、*Moraxella* 種が含まれる。大腸菌群、ジフテリア菌（*C. diphtheriae*）、緑膿菌（*P. aeruginosa*）、カンジダ（*Candida*）、アスペルギルス（*Aspergillus*）、フサリウム（*Fusarium*）種はまれにしか含まれない。

片利共生微生物

これらの微生物は、*S. epidermidis*、ミクロコッカス、類ジフテリア菌である。

糞便と直腸綿棒

直腸綿棒を使うより糞便を直接調べる方が常に良い。糞便で汚れてもいない綿棒は役に立たない。綿棒を使わなければならない場合には、使用前に滅菌生理食塩水または滅菌水で濡らして使う。その際、肛門周囲の細菌叢による汚染を避けるように注意しなければならない。赤ん坊からの材料を収集するには、綿棒を汚れたばかりのおむつの中に浸すのがよい。綿棒を1時間以内に細菌検査室に届けることができない場合には、輸送培地の中に入れて実験室に送らなければならない。

糞便中には病原体が不均等分布しているので、3回連続の検体調査を行うことが習慣的になっている。臨床情報に従って以下のように培養する。

・サルモネラ菌、赤痢菌、病原性大腸菌を見つけるには、デソキシコールクエン酸寒天培地（DCA)、キシロース・ラクトースデソキシコールクエン酸培地（XKD)、MacConkey 培地の平板で 37℃一晩培養する。
・亜セレン酸塩肉汁とテトラチオン酸塩肉汁のいずれかまたは両方に接種し、一晩培養後 DCA 等に継代培養する。
・子供、若い成人、下痢患者の大便を、抗生物質追加カンピロバクター培地平板に塗布する。42℃で 48 時間および 5% 酸素と 10% 二酸化炭素との混合気体中で 37℃で 48 時間培養する。
・出血性大腸炎または溶血性尿毒素症候群の場合には、病原性大腸菌 O157 を見つけるためにソルビトール・MacConkey 寒天培地で培養する。またアエロモナス（*Aeromonas*）とプレシオモナス（*Plesiomonas*）種を見つけるためにも培養する。
・コレラが疑われる場合や患者がコレラの流行している地域から飛行機で最近帰国した場合、または *Vibrio parahaemolyticus* によって起きる食中毒が疑われる場合には、TCBS 平板で培養し、またアルカリ性のペプトン水に接種する。
・Yersinia 選択培地の平板で 32℃で 18-24 時間培養する。
・*Clostridium diffcile* 検索のためには、サイクロセリン・セフォトキシチン・卵黄・フラクトース寒天（CCFA）の平板で培養する。*C. difficile* の毒素を検出するには細胞培養によるか市販のキットにより大便を検査する。
・*S. aureus* によって起きる食中毒の場合には、血液寒天培地およびブドウ球菌の選択培地の 1 つで糞便を平板培養し、食塩肉肉汁培地に接種する。培養物を 37℃で一晩培養し、食塩肉肉汁を血液寒天と培地ブドウ球菌の選択培地に継代培養する。、この場合、症状は毒素に関連しているのだから、微生物は分離されなくてもよいということに注目すべきである。
・ウェルシュ菌（*C. perfringens*）が関わっているかもしれない食中毒の場合には、栄養肉汁の中に糞便の 10 分の 1 の懸濁液を作り、ロバートソン（Robertson）の調理肉培地入りの 2 本の試験管の各々に糞便懸濁液を1ml加える。1本の試験管を80℃に保って10分間加熱して、それから冷やす。次いで試験管を37℃に保って一晩培養し、ネオマイシン添加と非添加の両条件の血液寒天で平板培養し、さらに卵黄寒天平板で培養する。メトロニダゾールのディスクを筋状に広がった接種材料の上に置く。嫌気的条件の下で37℃一晩培養する。

存在しそうな病原体

存在しそうな病原体には、サルモネラ、赤痢菌、*Vibrio* 種、病原性大腸菌、ガス壊疽菌（*C. perfringens*）（耐熱性および非耐熱性）、黄色ブドウ球菌（*S. aureus*）、*Bacillus cereus*、*Campylobacter*、*Yersinia*、*Aeromonas* 種、ボツリヌス菌（*C. botulinum*）が含まれる。

片利共生微生物

片利共生微生物には、大腸菌型桿菌、*Proteus*、*Clostridium*、*Bacteroides*、*Pseudomonas* 種が含まれる。

鼻腔綿棒（[咽頭綿棒] も参照）

身体のどの部分から試料を取るかによって、特定の微生物の分離回収が影響を受けることもあるだろう。例えば、ブドウ球菌の最高保菌率を見出すには、鼻腔の前部から試料を取らなければならない。*N. meningitidis* を見つけるためには、さらに内部の鼻腔から試料を採取することが望ましいだろう。また、百日咳の場合に *Bordetella pertussis* を分離するためには、全鼻腔にわたり拭い去ることが不可欠である。

10％のウマ血液と40mg／lのセファレキシンを含んでいる木炭寒天培地にできるだけ早く接種し、湿度の高い空気の中で35℃で培養する。

直接塗沫膜は全く役に立たない。癩菌（*M. leprae*）を探す場合には、鼻中隔からこすり取った試料をチール・ニールセン（Ziehl-Neelsen）染色または蛍光染色で染色した後に調べるとよい。

咽頭綿棒に関しては、血液寒天と亜テルル酸塩培地で平板培養する。

存在しそうな病原体

存在しそうな病原体には、黄色ブドウ球菌（*S. aureus*）、化膿連鎖球菌（*S. pyogenes*）、髄膜莢菌（*N. meningitidis*）、百日咳菌（*B. pertussis*）、ジフテリア菌（*C. diplhtheriae*）およびその他のさほど重要ではない病原体が含まれる。

片利共生微生物

片利共生微生物には、類ジフテリア菌、表皮ブドウ球菌（*S. epidermidis*）、黄色ブドウ球菌（*S. aureus*）、*Branhamella* 種、好気性有芽胞細菌、少数のグラム陰性桿菌（*Proteus* 種と大腸菌型菌）が含まれる。

膿

通例は、膿の付いた綿棒よりも膿そのものを実験室に送り届けるべきである。綿棒は、その乾燥作用および様々な殺菌法により綿から発生する有毒成分の組み合わせによって、細菌に対しては数時間以内に様々な致死的作用をもたらす。したがって、処理速度が重要である。数時間遅れると、虚弱な病原体は生存していないのに、頑強な微生物は生残し分離されてしまうだろう。綿棒は、その乾燥部分を使用前に肉汁で濡らしておくべきである。

抗酸性桿菌を見つけるためには、グラム染色された塗沫標本と無染色または濃縮材料塗沫標本を調べる。放線菌症を疑う場合には、滅菌水で膿を洗い、「硫黄顆粒」（第 47 章参照）を探す。好気的・嫌気的条件下で血液寒天平板に接種した顆粒を培養する。*Proteus* 種が存在する場合には、抱水クロラール平板を 1 枚含めておく。水素を 90%、二酸化炭素を 10% 含む気体の中で、できればネオマイシンまたはナリジクス酸を加えて、血液寒天培養を嫌気的条件下で長時間培養すると、偏性嫌気性の *Bacteroides* 菌の増殖・分離を許してしまうだろう。これらの微生物は、よく注意して採取しても、その結果、膿の「無菌の」採取数が減少しても、しばしば増殖・分離するだろう。チオグリコール酸肉汁の中での培養は有用であろう。特異的および非特異的な阻害因子には、希釈効果が打ち勝つかもしれない。マイコバクテリアを探すためには、注射後発生した膿瘍または感染した外科手術創から出た膿を培養すること。

嫌気性微生物の分離・培養は、培地にメナジオンとビタミンKを追加することによって促進されるだろう。ウィルキンス―チャルグレン（Wilkins and Chalgren）の培地もまた役に立つ。

ガス液体クロマトグラフィーが利用できるならば、揮発性の脂肪酸の検出に役に立つ。そして揮発性の脂肪酸は嫌気性微生物の存在を示す（しかし、微生物学者の鼻の方が、たとえ敏感ではなくとも安価である)。

存在しそうな病原体

これらの病原体には、*S. aureus*、*S.pyogenes*、嫌気性球菌、*Mycobacterium*、*Actinomyces*、*Pasteurella*、*Yersinia*、*Clostridium*、*Neisseria*、*Bacteroides* 種、*B. anthracis*、*Listeria*、*Proteus*、*Pseudomonas*、*Nocardia* 種、真菌および純培養中のその他の微生物が含まれている。

片利共生微生物

全く存在しない。

漿液

漿液には、胸膜液、腹膜液、関節液、心嚢液、陰嚢水腫液、腹水、嚢胞液が含まれる。

液の色、量、粘度を記録する。分速3000回転で少なくとも15分間遠心分離する。その際に密閉した懸架容器（バケツ）の中に入れて行うのが望ましい。上澄みを別の瓶に移し、その色や外観を記録する。沈殿物の塗沫標本を作成しグラム染色する。また、細胞学的評価の染色もする。血液寒天平板を好気的・嫌気的条件下で 37℃に保って 18 ～ 24 時間培養する。また *Bacteroides* 種を見つけるには、血液寒天平板を嫌気的条件の下、つまり 10% の二酸化炭素を含む空気の中 7 ～ 10 日間培養する。「膿」の項で概略を示したように追加材料を使用する。厳密に嫌気的な微生物を見つけるには、長期間の培養が必要だろう。

淋菌性関節炎と髄膜炎菌性関節炎を見落としてはならない。GC 培地のに材料を接種し、10% の二酸化炭素を含む空気の中で 22℃と 37℃で 48 時間培養する。特別な場合には、マイコバクテリアを見つけるための培養をする。

存在しそうな病原体

存在しそうな病原体は、化膿連鎖球菌（*S. pyogenes*）、肺炎連鎖球菌（*S. pneumoniae*）、嫌気性球菌、黄色ブドウ球菌（*S. aureus*）、*N. gonorrhoeae*、*M. tuberculosis*、*Bacteroides* 種である。

片利共生微生物

全く存在しない。

唾液

唾液は難しい検体である。唾液は、理論上咽頭と口から最小限の汚染物とともに素早く吐出される気管支分泌物のことである。採取後遅滞なく実験室に届けるべきである。

唾液の中には細菌が不規則に分布しているから、塗沫標本を調べて培養を行う前に、検査材料の化膿した部分を洗浄し、汚染している口内細菌と化膿した材料部分を分離することが望ましい。グラム染色された塗沫標本は、役に立ち、支配的に存在している微生物を示唆するだろう。

希釈の後に、例えば、Sputasol、Sputolysin、N- アセチルシステインまたはパンクレアチンで検体を均質化すること、重要な菌叢を評価することができる。はじめのうちはそれほど注意して扱われない唾液の培養物では、少数の汚染微生物の中で病原体が過剰に増殖するかもしれない。

以下に示す方法が勧められる。2ml の唾液をスクリュー栓つき瓶に取り、等量の Sputasol または Sputolysin を加え、例えば、ボルテックスミキサーでときどき振りながら 20 ～ 30 分間消化させる。標準的な白金耳（例えば、0.01-ml のプラスチック製白金耳）を用いて、血液寒天平板にホモジネートを 0.01ml 接種し、同時に塗沫を作りグラム染色する。。類似の白金耳で 0.01ml を 10ml のペプトン肉汁に加える。できればボルテックスミキサーを用いて、これをよく混和する。血液寒天と MacConkey 寒天にこの希釈液を 0.01ml 接種し、35℃で一晩培養する。血液寒天平板を 10% の二酸化炭素を含む空気の中で培養する。チョコレート寒天を使用してもよいが、*H. influenzae* を増殖させるには、良好な血液寒天が使えるならば、チョコレート寒天は必要ない。

希釈平板上における特定微生物の 5 ～ 50 個のコロニーは、1ml 当たりの唾液中の同微生物の 10^6 ～ 10^7 個に相当するが、この水準はかなり高い。ただしビリダンス群連鎖球菌はこれに該当しない。というのは、ビリダンス群連鎖球菌の場合には、1 ～ 5 個のコロニーは 1ml 当たりの唾液中でのこの微生物の 10^5 ～ 10^6 個に等しく、この水準は低いからである。

塗沫標本のグラム染色結果が何らかの特定微生物数の多いことを示す場合には、直接感受性検査を行う。

マイコバクテリアを見つけるために唾液を調べる方法は、第 45 章で記述されれている。

レジオネラ菌と類似の微生物を肺生検または気管支分泌物から分離するには、血液寒天または補助要素を加えた市販のレジオネラ培地類のどれか 1 つを使用する。

存在しそうな病原体

これらの病原体には、黄色ブドウ球菌（*S. aureus*）、肺炎連鎖球菌（*S. pneumoniae*）、*H. influenzae*、大腸菌型細菌、*Klebsiella pneumoniae*、*Pasteurella*、*Mycobacterium*、*Candida* 種、*M. catarrhalis*、*Mycoplasma*、*Pasteurella*、*Yersinia* 種、

Y. pestis、*L. pneumophila*、*Aspergillus*、*Histoplasma*、*Cryptococcus*、*Blastmyces* および特に嚢胞性線維症に罹っている患者に由来する *Pseudomonas* 種（さらに *Chlamydia pneumoniae*、*C. psittaci* および *Coxiella burnettii*）が含まれる。

片利共生微生物

これらの微生物には、表皮ブドウ球菌（*S. epidermidis*）、ミクロコッカス（*micrococci*）、大腸菌、少数個からなる Candida 種およびビリダンス群連鎖球菌が含まれる。

咽頭綿棒

患者を明るい照明に照らして慎重に咽頭綿棒を収集する。その際、口腔細菌による汚染を避けるようにするのが通例である。化膿連鎖球菌の唾液からの分離は、「喉」の綿棒つまり咽頭綿棒からよりも可能性が高いという証拠が提出されてきた。直接塗沫標本を作成し、薄めた石炭酸フクシンで染色し、ワンサン口峡炎原因菌（*Vincent's organisms*）、酵母菌および菌糸の存否を調べる。

血液寒天で平板を好気的・嫌気的条件下で少なくとも 18 時間培養する。できれば 48 時間、7 ～ 10% の二酸化炭素を含む空気の中で 35℃に保って培養する。亜テルル酸塩培地で平板培を 48 時間、7 ～ 10% の二酸化炭素を含む空気の中で 35℃に保って培養する。

例えば、ジフテリアの流行の際のような綿棒による多数の材料採取作業の詳細に関しては、Collins and Dulake（1983）を参照のこと。

存在しそうな病原体

存在しそうな病原体には、化膿連鎖球菌（*S. pyogenes*）、ジフテリア菌（*C. diphtheriae*）、*C. ulcerans*、黄色ブドウ球菌（*S. aureus*）、*c. albicans*、骨髄炎菌（*N. meningitides*）および *B. vincenti*（喉頭蓋にあるインフルエンザ菌 *H. influenza* のピットマン b 型は確かに病原体である）が含まれる。

片利共生微生物

片利共生微生物には、緑色連鎖球菌、表皮ブドウ球菌（*S. epidermidis*）、類ジフテリア菌、肺連鎖球菌（*S. pneumoniae*）、そしておそらくは *H. influenzae* が含まれる。

組織、生検材料および部検材料

通例は、死後部検から提出された全ての材料は、法医病理学者がその廃棄に同意するまでは、保存しておく。組織を磨り砕く必要がある場合には、担当病理医の承認を得る。

組織検体をミキサーで砕く、あるいは検体が非常に小さい場合には、グリフィス管の中で、またはボルテックスミキサーでガラス粒を使い砕く。時間が省け、エアロゾルの発生の危険が除去されるので、大きい検体にはStomacher Lab Blenderが最適である。ホモジネートについては、「膿」の項で述べたようにして調べる。

尿道分泌物

分泌物の綿棒を輸送培地の中に収集するか、ベッドの側あるいは診療室で直接平板に塗る。グラム染色された直接塗沫標本を調べる。細胞内のグラム陰性双球菌を探す。男性の場合には、尿道分泌物のグラム染色された塗沫標本は、淋病を診断する敏感で特異的な手段である。女性の場合には、微生物の分離回収は男性より難しい。また脱色しすぎたかまたは死滅しつつあるグラム陽性菌はグラム陰性双球菌に似ているので、塗沫標本所見の解釈に際しては問題が起きる場合がたまにはあるかもしれない。

淋菌を見つけるためには、チョコレート寒天培地や淋病菌選択培地（例えば、Modified Thayer-Martin培地やModified New York培地）で平板培養し、5%の二酸化炭素を含む湿った空気の中で培養する。

存在しそうな病原体

存在しそうな病原体の中には、淋菌（*N. gonorrhoeae*）、マイコプラズマ（*Mychoplasma*）、ウレアプラズマ（*Ureaplasma*）種が含まれる。時おり他の病原体、特に導尿カテーテルが使われた場合には、大腸菌が分離されるかもしれない。

片利共生微生物

片利共生微生物の中には、表皮ブドウ球菌（*S. epidermidis*）、ミクロコッカス、類ジフテリア菌および少数の大腸菌群が含まれる。

尿

健康な尿路には、その長さの大部分に渡って微生物は存在しない。しかし、特に女性の尿道の下端には一時的に数個の微生物がいるかもしれない。

収集

カテーテルは、尿路感染を引き起こすかもしれないので、女性から満足できる試料を収集するにはもはや必要でない。
「流出の途中で採取された」きれいな尿（MSU）は、実験室に即刻届けられるならば、ほとんどの目的にとって最も満足のいく検体である。直ちに届けられない場合には、検体を冷蔵庫に4℃で数時間保存しておくのがよい。あるいは、例外的にではあるが、ホウ酸結晶を少量加えてもよい。

浸漬スライド標本が今では尿路感染症を診断するために広範に用いられている。しかし、新鮮な検体が提出されなければ、浸漬スライドは細胞その他の要素の試験の妨げになる。

試験

ここでいう試験には、白血球、赤血球および尿円柱の数を数えること、ml当たりの細菌数を推定することおよびその細菌を同定することが含まれる。通常は、白血球または他の細胞がゼロかまたは1l当たり 20×10^6 未満存在し、1ml当たり 10^4 未満の微生物のコロニーが存在するだろう。

採取した尿を決してさかさまにせず、回転させて混ぜる。フックス・ローゼンタールまたは類似の血球計算板で細胞を数えるか、または倒立顕微鏡を用いる。血液寒天平板培地とMacConkey、CLEDまたはEMB平板培地に標準的な白金耳（使い捨て白金耳または先端が使い捨てになっているマイクロピペットでも十分代わりになる）を用いて0.001mlを接種する。また尿の100倍の希釈液を0.1mlを用いてもよい。ガラス製のスプレッダーで広げて、37℃に保って一晩培養し、発育したコロニーの数を数える。

10個以下のコロニー = *ml*当たり104個の微生物：重大ではない
10-100個のコロニー = *ml*当たり104 ～ 105個の微生物：重大かどうかは疑わしい
100個の以上のコロニー = *ml*当たり105個以上の微生物：重大な細菌尿

浸漬スライド標本が提出された場合には、それらを一晩培養し、製造業者の指示に従ってカウントする。

尿中の数えられた細菌数が正確であり役に立つものであるか否かは、検体の古さによって限られてくることに注意せよ。新鮮な検体だけが試験するに値する。限定的に作用する因子としては、すぐ前に飲んだ液体の量と膀胱内の尿量である。

濾紙、濾紙台脚マルチポイントイノキュレーター、白血球酵素を見つけるための小浸漬棒または単なる目視検査といった様々な他の技術が、尿検査のために推奨されてきた。これらの技術は培地を省くので、検査されるほとんどの試料が「陰性」である実験室では適切かもしれない。

結核菌を見つけるための尿試験法に関しては625頁を参照。

自動化された尿試験

Rapid Automatic Microbiological Screeningシステム（RAMUS, Orbec）は、粒子容積分析器であり、白血球と細菌の数を数えることができる。ml当

たり 10^5 個以上の細菌数は重大だと看做される。

多点接種法は、多量の尿試験では非常に役に立つ（Faiers *et al.*, 1991 と第 8 章を参照）。この技術は、抗菌性材料の存在を確認する検査、同定培地への直接的な接種および尿路感染の際に重要だと今では考えている培養しにくい微生物のための培地作成を可能にする。

存在しそうな病原体

存在しそうな病原体には、*E. coli*、その他の腸内細菌、*Proteus* 種、*S. epidermidis* を含むブドウ球菌、*S. saprophyticus*、腸球菌、サルモネラ（まれ）、*Leptospira* およびマイコバクテリアが含まれる。

片利共生微生物

少数（ml 当たり 10^4 個未満）ではあるが、ほとんどの微生物も存在しうる。1 個の検体から分離された少数の微生物についてあまりにも独断的になるのは賢明ではない。むしろ試料を繰り返し採取して検査するほうが良い。

膣分泌物（おりもの）

細菌性膣炎は、膣内細菌叢に混乱が存在する状態である。乳酸菌の数が減少するのに対して、*Gardnerella vaginalis*、*Mobiluncus* および *Prevotella* 種のような他の様々な細菌の数が増加する。この状態は、カンジダ・アルビカンス（*C. albicans*）によって引き起こされる膣炎と区別すべきである。グラム染色された塗沫標本によって、「手掛かりとなる細胞」、すなわち、多数の付着したグラム染色不定性の桿菌で辺線が判然としない上皮細胞が明らかになる。*G. vaginalis* の培養はあまり役に立たない。

産褥感染

通常は高位部の膣綿棒を取る。収集後あまり早く処理できない綿棒は、輸送培地の中に入れておくべきである。直接塗沫標本をグラム染色して調べる。胞子を持たず、先端が角ばったグラム陽性桿菌、しかも対になっておらず、莢膜があるような菌が見られた場合には、それらは、極めて侵襲性の強い微生物である可能性のあるガス壊疽菌（*C. perfringens*）であるかもしれないので、遅滞なく報告すべきである。

血液寒天で平板を好気的・嫌気的条件下で37℃に保って一晩培養する。またMacConkey培地またはその他の適した選択培地で平板培養する。ガス壊疽菌（C. perfringens）を含んでいる疑いのある綿棒採取試料は、ネオマイシン含有の半抗毒素ナグラー（Nagler）培地平板を嫌気的条件下で培養する。

存在しそうな病原体

存在しそうな病原体には、化膿連鎖球菌（*S. pyogenes*）、*S. agalactiae*、*L. monocytogenes*、ガス壊疽菌（*C. perfringens*）、*Bacteroids* 種、*G. vaginalis*、嫌気性球菌、*Candida* 種および過剰な数の腸内微生物が含まれる。

片利共生微生物

片利共生微生物には、乳酸桿菌、ジフテリア菌、ミクロコッカス、表皮ブドウ球菌（*S. epidermidis*）、少数の大腸菌型細菌およびイースト菌が含まれる。

非産褥感染

Trichomonas vaginalis の存在を確認するためにグラム染色された塗抹標本

および湿潤標本を検査する。この検査をすぐに行える場合には、膣分泌物の食塩水懸濁液で十分だろう。さもなければ、輸送培地に入れた綿棒が不可欠である。湿潤標本は活発に運動する鞭毛虫を見つけるため検査に使っても良いが、トリコモナス培地での培養は、特に軽い感染の場合、より信頼できる結果をもたらす。湿潤標本の代わりになるものは、アクリジン・オレンジ染色され風乾された塗抹標本を蛍光顕微鏡で調べることである。

Mobiluncus 種を見つけるには、グラム染色された塗抹標本を調べる。女性で淋菌（*N. gonorrhoeae*）感染が疑われる場合には、尿道、子宮頸部および後膣円蓋からの綿棒を収集し、輸送培地の中に入れるか、直ちに選択培地平板で培養する。多くの研究者は、緩衝液で処理された綿棒から出る炭粉の存在により結果の解釈の難しさが増すので、これらの綿棒からの塗沫標本は作らない。むしろ研究者は、VCN（vancomycin, colistin, nystatin）またはVCNT（VCN+ trimethoprim）を淋菌（*N. gonorrhoeae*）以外の微生物の選択的阻害剤として含有する培地を用いた培養法に頼っている。

血液寒天で平板で（*Candida* 種を見つけるときにはサブロー培地で）好気的・嫌気的条件下で培養する。淋菌（*N. gonorrhoeae*）の分離を促すためには、チョコレート寒天または他の適した淋菌培地で5%の二酸化炭素を含む空気の中で培養する。

L. monocytogenes 感染が疑われる場合には、血清寒天で0.4g / lのナリジクス酸を加えて平板培養する。

存在しそうな病原体

存在しそうな病原体は、*N. gonorrhoeae*、*C. albicans* とこれと類縁の数種類の酵母菌、化膿連鎖球菌（*S. pyogenes*）、*Gardnerella* 種、*L. monocytogenes*、*Haemophilus* と *Bacteroides* 種、嫌気性球菌、*Mobiluncus* 種、おそらくは *Mycoplasma* 種および *T. vaginalis* である。

片利共生微生物

これらの微生物には、乳酸桿菌、類ジフテリア菌、腸球菌および少数の大腸菌群が含まれる。

外傷（表面の）と潰瘍

塗沫標本をグラム染色して調べ、血液寒天で培養し、膿等の場合と同様に処理する。コリネバクテリアを見つけるためには、アルバート染色した塗抹標本を調べる。また、表層的な感染を引き起こす幾種類かのマイコバクテリアは、35 ～ 37℃での一次分離では増殖しないから、レーベンシュタイン・イェンセン培地で 30℃で培養する。

存在しそうな病原体

存在しそうな病原体には、黄色ブドウ球菌（*S. aureus*）、連鎖球菌、ジフテリア菌（*C. diphtheriae*）、*C. ulcerans*（両方とも潰瘍内にいる）、*M. marinum*、*M. ulcerans* および *M. chelonei* が含まれる。

汚染菌

これらに含まれるのは、ブドウ球菌、シュードモナス（*Pseudomonas*）種および非常に多岐にわたる細菌と真菌である。

深部外傷と火傷

深部外傷や火傷の検体収集とそれらの引き続く迅速な処理は、重要な微生物を分離・回収する上で 2 つの決定的に重要な要因である。火傷の患者は、ブドウ球菌と連鎖球菌ならびに様々なグラム陰性桿菌、特に *Pseudomonas* 種に感染する。グラム陽性球菌を採取することは、グラム陰性微生物の過剰増殖があると難しいだろう。

血液寒天平板を好気的・嫌気的条件下で培養する。また MacConkey 寒天と CLED 培地（*Proteus* 種の広がりを抑制するために）で培養する。ロバートソン（Robertson）の調理肉培地は役に立つだろう。

化膿連鎖球菌（*Pyogenes*）と *Pseudomonas* 種を見つけるには、火傷から取ったを綿棒等を選択培地で平板培養する。嫌気性微生物は、火傷の場合には問題になることは稀である。

存在しそうな病原体

存在しそうな病原体として *Clostridium* 種、化膿連鎖球菌（*S. pyogenes*）、黄色ブドウ球菌（*S. aureus*）、嫌気性球菌、*Bacteroides* 種およびグラム陰性桿菌がある。

汚染菌

汚染菌としては、非常に多種であるけれども数は少ない微生物がある。

[参考文献]

Advisory Committee on Dangerous Pathogens (ACDP) (1995) *Protection against Blood-borne Infections in the Workplace*: HIV and hepatitis. London: HMSO.

ACDP (1998) *Transmissible Spongiform Encephalopathies: Safe working and the prevention of infection*. London: HMSO.

ACDP (2001) Supplement to ACDP Guidance on *Protection against Blood-borne Infections in the Workplace: HIV and hepatitis*. London: HMSO.

Collins, C. H. and Dulake, C. (1983) Diphtheria: the logistics of mass swabbing. *Journal of Infection* 6: 277-280

Collins, C. H. and Kennedy, D. A. (eds) (1997) *Occupational Blood-borne Infections*. Wallingford: CAB International.

Collins, C. H. and Kennedy, D. A. (1999) *Laboratory-acquired Infections*, 4th edn. Oxford: Butterworth-Heinemann, pp. 240-244.

Faiers, M., George, R., Jolly, J. and Wheat, P. (1991) *Multipoint Methods in the Clinical Laboratory*. London: Public Health Laboratory Service.

National Institutes of Health (1988) Working Safely with HIV in the Research Laboratory. Bethesda, MD: NIH.

World Health Organization (1991) *Biosafety Guidelines for Diagnostic and Research Laboratories Working with HIV*, WHO AIDS Series 9. Geneva: WHO.

第12章

抗菌剤感受性試験

抗菌薬感受性試験の最重要の目的は、治療のために適切な薬剤の選択をする臨床医を導くことである。薬剤は、しばしば経験的に用いられ、日常の試験は経験的に最も使用に適した薬剤に関する最新の情報を提供してくれる。日常的な臨床研究を別とすれば、抗菌薬感受性試験は、新しい薬剤の *in vitro* の活性を評価するために行われる。

抗菌薬感受性は以下のようなものとして定性的に報告できるだろう。第1に、感受性があること（S）。それは、薬剤の標準的な用量が被検される菌株に感染した患者の治療に適切であることを示している。第2に耐性があること（R）。それは、被検分離株によって起きた感染がその抗菌剤での治療に反応する可能性はないことを示している。第3に、中程度の感受性があること（I）である。それは、菌株が適度に耐性または感受性を有していることを示す。つまり菌株が薬剤の多量の服用によって抑制されるか、または薬剤が集中濃縮する場所（例えば尿）で抑制される場合のあることを示している。また抗菌薬感受性のIは、耐性のある分離株を感受性があるものとして、逆に感受性がある分離株を耐性があるものとして報告するような大きな過誤を減らす「緩衝地帯」とみなすことができるだろう。耐性が不活化酵素の産生によって発現している場合には注意を要する。なぜなら、阻止帯の大きさとか最小抑制濃度（MICs）（以下を参照）の値とかは、耐性よりもむしろ中等度の感受性を示す場合があるからだ。臨床医が役に立ったと思うことはまれなのであるから、患者報告書で中等度と記された薬剤を日常的に使用することは避けるべきである。

定量試験により、微生物個体数の発育を妨げる薬剤の最低濃度である

MICを決定する。最小殺菌濃度（MBC）は、微生物個体数の99.9%を死滅させる最低濃度である。

「感受性があること」、「中等度であること」および「耐性があること」の間の「ブレークポイント（遮断点）」を定める薬剤の濃度は、臨床的、薬理学的、微生物学的考慮に基づいている。これらのブレークポイント濃度は、MICの結果を解釈するために、すなわち、ブレークポイント法における試験濃度として、またはディスク拡散試験（Andrews, 2001a, 2001b; King, 2001）における阻止帯の大きさの解釈の基礎として用いることができるだろう。

技術的方法

ディスク拡散、感受性試験で用いられる3つの主要な方法、つまりMIC / MBC決定およびブレークポイントは、結果に影響を与える技術的な要因であるので以下に簡単に概略を述べる。

ディスク拡散試験

小濾過紙片に薬剤を含ませた拡散試験は、今でも日常的な臨床実験室では最も広範に用いられている方法である。この試験は、技術的に簡単で、正しく標準化されれば確実で、比較的安価である。

最小阻止濃度（MIC）

最小阻止濃度法においては、寒天または肉汁内の薬剤の連続2倍希釈系列での微生物の感受性が決定される。MICは、微生物の目に見える発育を阻止する最低濃度として定義される。この方法は、ほとんどの国の臨床実験室の日常的試験で広く用いられているわけではない。ただし、様々な方式の限られた濃度範囲のMICsに関する市販システムが多くの製造会社から入手できる。臨床実験室でMIC法は、拡散試験であいまいな結果を示す微生物の感受性を試験するために行われ、発育が遅くて濾紙片試験では信頼できないような微生物に関する試験でも用いられ、また、感染性心内膜炎の場合のようにより正確な結果が臨床管理上必要であるときに用いられる。MIC法は、他の方法を評価するための基準として認められており、また新しい薬剤を試験するための方法としても認められている。さらにMICsは、所与の微生物種の一連の菌株のMICに対する阻止帯の直径をグラフに示すことで作られる回帰曲線を用いて行うディスク拡散試験での阻止帯の大きさからも引き出されるだろう。場合によっては、微生物の最小殺菌濃度（MBC）を知る必要がある。これは、MIC試験で全く濁りを示さない試験管内の肉汁を、抗菌剤を含まない培地に継代培養して、以後の微生物の発育状態を観察することによって決定される。

ブレークポイント法

ブレークポイント法は、本質的にはたった1つまたは2つの濃度で行うMIC法である。試験に選ばれる濃度は、異なる度合いの感受性を区分するブレークポイント濃度に等しい濃度である。近年では、このような方法がディスク拡散法に代わるものとして用いられるようになった。ブレークポイント試験は自動化された接種と試験結果の読み取りに適していて、同定試験と組み合わせて行われるだろう。

感受性試験に影響を与える要因

技術的な多様性が感受性試験に与える影響の多くは、広く知られている（Barry, 1976, 1991; Brown and Blowers, 1978; Wheat, 2001）。

＊培地

培地は、正常な被検微生物の発育を支えるべきものなので、抗菌活性ののある発育阻害剤、または、微生物因子に結合してそれを不活化できる物質（たとえばアルブミン）を含むべきではない。チミジンはスルホンアミドとトリメトプリムの活性に拮抗する。その結果、これらの薬剤に対する菌の耐性に関して間違った報告がなされる。培地のチミジンの濃度が低くない場合には、遊離チミジンを取り除くために、溶血したウマ血液またはチミジン・ホスホリラーゼを加えるべきである。Na^+のような一価の陽イオンは、ブドウ球菌に対するバシトラシンやフシジン酸およびノボビオシンの活性、また、プロテウス種に対するペニシリンの活性を増強する。$Mg2^+$ と $Ca2^+$ のような二価の陽イオンは、*Pseudomonas* 種に対するアミノグリコシド抗生物質やポリミキシンの活性、また一連の多くの微生物に対するテトラサイクリンの活性を減弱させる。

感受性試験用に特別に調製された培地を使用すべきである。英国では、アイソ-センシテスト（Iso-Sensitest）寒天（Oxoid）とそれと類似の培地が一般に用いられている。他の国々では、ミューラーヒントン（Mueller-Hinton）寒天（様々な供給業者がある）が用いられている。ミューラーヒントン寒天の品質の一貫性については問題があったので、品質基準を公表するに至った（National Committee for Clinical Laboratory Standards or NCCLS, 1996, 1997、1999）。ある種の微生物の発育には栄養素の補充・追加が必要である（第2章も参照）。

＊ pH

アミノグリコシド抗生物質、マクロライド、リンコスアミド系抗生剤およびニトロフラントインの活性は、pH が上がるとともに増す。逆に、テトラサイクリン、フシジン酸およびノボビオシンは、pH が下がるとともに増す。また微生物の発育率も pH の影響を受け、こうして間接的に感受性に影響する。

＊寒天培地の深さ

拡散試験で阻止帯の大きさは培地の深さとともに変わる。平板内の寒天は水平で、一定した深さ（約 4 ± 0.5mm）を保つべきである。

＊接種量の多さ

接種量が多くなると、拡散試験でも希釈試験でも薬剤に対する感受性は減少する。スルホンアミド、トリメトプリムおよびβ-ラクタムに対する感受性試験は、接種材料の量の変化に影響を受ける。この場合の耐性はブドウ球菌、*Haemophilus* 種および *Neisseria* 種におけるβ-ラクタマーゼの生産に基づいている。またブドウ球菌におけるメチシリン耐性試験も、特に接種材料の量の変化に影響される。グラム陰性微生物では、β-ラクタマーゼ産生微生物の MICs に対する接種量の多さの影響は、産生されるβ

-ラクタマーゼの量ならびに被検ペニシリンまたはセファロスポリンに対する酵素の活性に依存している。したがって、接種材料の大きさの標準化が必要である。

ほとんどの拡散試験では、半密集的発育を生じさせる接種量が用いられる。この接種量は、間違った接種を容易に特定でき、直ちに試験から除かれるという利点を有する。しかし、NCCLS（2003）の拡散法で用いられているように、半密集発育の方が密集発育量よりも信頼できる結果を生み出すという証拠は無い。

寒天希釈法（MICまたはブレークポイント）では、1接種点当たり10^4のコロニー形成単位（cfu）の接種材料が認められている標準である。これは、ブドウ球菌でのメチシリン感受性試験の場合には、1接種点当たり10^6cfuに増加させるべきである。細胞外のβ-ラクタマーゼを生産する微生物の場合には、標準量の接種材料は、感受性菌株の場合に得られるよりもほんのわずかに高いMICsを結果として生み出すだろう。これは、寒天希釈平板への接種量を1接種点当たり10^6cfuに増加させることによって避けることができる。肉汁希釈法に関しては、標準的な接種量は、培養期間の初めの時点で試験用肉汁の1ml当たり10^5cfuであるべきである。

非定型変異株を選択するのを避けるためには、純粋培養の4または5コロニーを用いる。寒天培地から採取したコロニーを一晩乳化させること、一晩置いた肉汁培養を希釈するか、または後期の指数増殖期の肉汁培養を希釈することによって、接種材料を調製する。肉汁は被検薬剤に対して拮抗性を示してはならない（例えば、チミジンを含んでいる培地は、スルホンアミドおよびトリメトプリムに関する試験のための接種材料を作成するために使用すべきではない）。微生物は、蒸留水で10^7cfu／mlの濃度にまで希釈すべきである。0.5McFarland標準液は、約10^8cfu／mlに等しい濃度を示す。別の方法としては、接種材料を光度的に調整するか、または肉汁培養の濃度がある程度不変である場合には、肉汁培養物の標準的な希釈によって調整することもできる。特定の接種材料作製手順によって微生物の必要密度が生み出されるかどうか疑わしい場合には、一連のMIC試験を始める前に少数の代表的な分離株で生菌数を数えることによってそれを確かめるべきである。接種材料は濃度の変化が起きないようにするためにすぐに使用すべきである。平板には、接種材料の標準化して15分以内に接種すべきである。

＊前培養と前拡散

拡散試験では、接種材料を前培養すると阻止帯は大きくなり、接種材料を前拡散処理すると阻止帯は小さくなる。実際にはこれらの影響は、平板に接種したすぐ後に抗菌剤濾紙片をあてがい、その後にすぐに平板を培養することによって避けることができる。

＊抗菌剤剤・抗菌ディスク

現代の市販されているディスクは、一般に高度な水準で生産され、ディスク内の間違った内容があったり、または間違った薬剤があったりして問題が生じることはほとんど無い。湿度が高いと不安定な薬剤では悪化が生ずる、またディスクに関する問題の多くは、実験室における不正確な操作に関係がある。ディスクは、暗い場所に置いて密閉容器の中に貯蔵する（ある種の薬剤、例えば、メトロニダゾール、クロラムフェニコールおよびキニロンは光に対して感受性がある）。また容器の中には有効性表示の乾燥剤を入れておくべきである。ディスクは製造元によって指示された使用期限以内の間8℃未満で保存する。ディスク上に水が凝縮するのを最小にするため、容器は蓋を開ける前に室温に達するまで暖めておく。便宜上、蓋をした容器は昼間は室温で放置し、夜の間だけ冷蔵庫に入れておく。

湿気の問題は、MIC試験で用いられる純粋の抗菌剤粉末に影響を与える。またディスクに関し記載されているのと同様の警戒もすべきである。粉末剤が水を吸収すると、たとえその薬剤が吸収した水の重量では不安定にならなくても、重量当たりの活性材料の量は減少することだろう。

＊培養

平板を35-37℃で空気中で培養する。微生物の発育に不可欠な場合にのみ、別の状態に保つ。二酸化炭素を追加した空気での培養はpHを下げる。そのため、ある種の薬剤の活性に影響を与える場合がある。30℃での培養は、ブドウ球菌に対するメチシリン・オキサシリンの感受性試験で通常は必要であるが、他の薬剤の試験では行うべきではない。というのは、そうすると阻止帯の大きさが増すからである。培養中の不均一加温を避けるために、培養器の中で平板を 4 段以上高く積み重ねてはならない。

＊結果の読み取り

自動化システムで読み取られないと、試験結果の読み取りは、明確なエンドポイントのない幾分主観的なものになる。たとえどのような基礎的な方法が用いられても、感受性試験を読み取り解釈するための基準は、書き留めておき、そのテストを行う職員が利用できるものにすべきである。寒天希釈試験でのエンドポイントの定義は様々である。ただし、接種した場所に 4 個以内のコロニーまたは薄い混濁があっても、普通は無視する。エンドポイントが数段階の希釈液を引きずっていれば、それは汚染が生じているかまたは少数の耐性細菌集団が発生していることを示しているかもしれない。

肉汁希釈試験の場合には、MIC は、細菌の発育を完全に抑制するに要する薬剤の最低濃度である。

拡散試験の読み取りに際しては、発育が急に消退するポイントを阻止帯の縁とみなす。疑わしい読み取りある場合には、発育の 80% 阻止帯のポイントを読み取る。他の薬剤との相互作用によっても、また平板の端への接近によっても影響を受けていないポイントで阻止帯を測定する。阻止帯の辺縁部にある小さいコロニーは無視する。それは *Proteus* 種の群生したものおよびスルホンアミドとトリメトプリムによる阻止帯の範囲内で発育した痕跡である。阻止帯の範囲内に大きいコロニーがあれば、それは汚染が生じていることかまたは少数の耐性菌集団であることを示しているかもしれない。

拡散法

ディスク拡散試験のための基本的な技術は長年変わっていない。既知量の抗生物質を含んでいる濾紙紙片を試験微生物と対照微生物のどちらかまたは両方を接種した平板にあてがう。培養の後、発育が阻止されている直径を測って、菌株が被検されている薬剤に感受性があるかどうかを判定する。成績の変動を抑制する方法と解釈の基礎は、比較法と標準化法という

2つのグループに分けられる。

比較法においては、試験菌株の阻止帯の大きさを、同時に置かれた対称菌株の阻止帯の大きさと比べる。試験における変動は、試験菌株と対照菌株に等しく影響し、試験株と対照株で試験の変動は均しく作用すると想定されるので、変動の影響は相殺される。対照菌株との比較を別々の平板で行うかまたは対照菌株と試験菌株の両方を同じ平板に接種して行うこともできるだろう。しかし、標準化されていなかったり、適切な対照株の選択が難しかったりすると、比較法は標準化法よりも信頼性に欠けることになる。このことは、特に新しい抗生物質の多くに当てはまる。また標準化の欠如によっても、実験室間または実験室内部での抗生物質耐性傾向の比較分析は難しくなり、結果の疫学的価値は低くなる。

標準化法による試験の詳細な全手順が、感受性試験の国際共同研究報告書で勧告されている（Ericsson and Sherris, 1971）。阻止帯の直径の値の判断は、阻止帯径ブレークポイントの表から得られる。確定されたMICのブレークポイントと同等の阻止帯径ブレークポイントは、MICに対する阻止帯サイズの関係の回帰分析、過誤の最小化、相異なる微生物種の感受性分布の調査および試験の結果を治療の成果に関係付ける臨床経験によって確定されてきた。これらのいろいろな研究方法が幾つかの方法の中で結合されるに至った。標準化法の重要な特徴は、阻止帯径ブレークポイントは、決められた方法の側面を正確に守った場合にのみ、有効だということである。このように、細部が異なり、使用するブレークポイントも異なる数種類の標準化法がある。英国抗菌化学療法協会（BSAC）の方法（Andrews, 2001b）と、米国では、NCCLS（2003）の方法の両方がその例である。

標準化法

英国抗菌化学療法協会（BSAC）の推奨する方法

この方法の詳細については、BSACの指針（Andrews, 2001b）を参考にすべきである。この指針は、定期的に更新されているBSACのウェブサイト（www.bsac.org.uk）でも入手できる。この方法の概略を以下に示す。

＊培地

アイソ―センシテスト（Iso-Sensitest）寒天（ISTA, Oxoid）は、メチシリン・オキサシリン耐性の検出用のほか、腸内細菌科、Pseudomonas種、腸球菌およびブドウ球菌の試験に用いられる。2%の塩化ナトリウムを含んだミューラーヒントン（Mueller-Hinton）寒天またはコロンビア（Columbia）寒天は、ブドウ球菌のメチシリン・オキサシリン耐性の検出に用いられる。5%のウマ脱線維素血（ISTHBA）を含むアイソ―センシテスト寒天（ISTA）は、肺炎連鎖球菌（*Streptococcus pneumoniae*）、溶血性連鎖球菌、*Moraxella catarrhalis*、*Neisseria meningitidis*および髄膜炎菌（*N. gonorrhoeae*）の検出のために用いられる。20mg/lのβ-ニコチンアミド・アデニン・ジヌクレオチド（NAD）を添加したISTHBAは、*Haemophilus*種の検出に用いられ、またISTHBAで試験された微生物の検出にも用いられる。培地の深さは約4mm（90mmのペトリ皿に25ml）にすべきである。平板は表面の過剰な湿気を除去するために乾燥させるべきであるが、乾燥し過ぎないことが重要である。

＊対照微生物

対照微生物は、得られる阻止帯の大きさが推奨限界内に確実に入るようにすることで試験の遂行を監視するために用いられる。これらの微生物はBSACにより公表されている。表12-1に例が示されている。対照微生物はまた、その方法が耐性を検出していることを確かめるためにも用いられる。対照微生物は、感受性の解釈のためには用いられない。以下に対照微生物を示す。*Escherichia coli* NCTC 12241（ATCC 25922）またはNCTC 10418、*E. coli* β-ラクタマーゼ陽性株NCTC 11560; *Staphylococcus aureus* NCTC 12981（ATCC 25923）またはNCTC 6571、*S. aureus*メチシリン・オキサシリン耐性株NCTC 12493、*Pseudomonas aeruginosa* NCTC 12934（ATCC 27853）またはNCTC 10662、*Enterobacter faecalis* NCTC 12697（ATCC 29212）、*H. influenzae* NCTC 12699（ATCC 49247またはNCTC 11931）、肺炎連鎖球菌（*S. pneumoniae*）NCTC 12877（ATCC 49619）、淋菌（*N. gonorrhoeae*）NCTC 12700（ATCC 49226）。対照菌株は、変異発現を最小限にするように貯蔵すべきである。

表12-1　BSACディスク拡散法で用いられ、空気中で35-37℃に保って培養されたアイソ・センシテスト寒天の上で発育する対照菌株の阻止帯の直径（mm表示）

抗生物質	Disc content (μg)	Escherichia coil			Pseudomonas aeruginosa		Staphylococcus aureus		Enterobacter faecalis
		10418	25922	11560	10662	27853	6571	25923	29212
アミカシン	30	24-27	23-27		21-30	26-32			
アンピシリン	10	21-26	16-22						26-35
	25	24-30							
セフォタキシム	30	36-45	34-44		20-29	20-24			
	5						26-32[b]		
セフタジジム	30	32-40	31-39		29-37	27-35			
セフロキシム	30	25-32	24-29						
シプロフロキサシン	1	31-40	31-37		21-28	24-30	25-32	17-22	
コーアモキシクラブ	3							27-32	
	30	18-31	20-26	18-23					
エリスロマイシン	5						22-31	22-29	
	5						25-29[b]		
	5						22-29[c]	23-29[c]	
フシジン酸	10						32-40	30-37	
ゲンタマイシン	10	21-27	21-27		20-26	22-28	24-30	20-26	
	200								22-27
イミペネム	10	31-37	33-37		20-27	23-28			
メチシリン	5						18-30	18-28	
オキサシリン	1						19-30	19-29	
ペニシリン	1unit						32-40	29-36	
	1unit						30-41[b]	27-35[b]	
	1unit						39-43[b]		
ピペラシリン / タゾバクタム	85				28-35	29-37			
テイコプラニン	30						17-23	16-20	19-25
トリメトプリム	2.5	28-34	20-26				25-30	20-28	
	5						24-34		
バンコマイシン	5						14-20	13-17	13-19
		H. influenzae (with NAD)[b]		S. pneumoniae[b]					
		NCTC 11931	ATCC 49247	ATCC 49619					
アンピシリン	2	22-30	6-13						
セフォタキシム	5	33-45	27-38						
コーアモキシクラブ	3	20-27	10-20						
エリスロマイシン	5	12-23	9-16	23-36					
オキサシリン	1			8-16					

注：a　BSACのガイドライン（Andrews, 2001b）による（許可済み）。
　　b　5%のウマ血液を含み、5%の二酸化炭素の中で35～37℃に保って培養されたNADを含むか含まないアイソ・センシテスト寒天を用いる。
　　c　5%のウマ血液を含み、5%の空気中で35～37℃に保って培養されたNADを含むか含まないアイソ・センシテスト寒天を用いる。
　　d　2%の塩化ナトリウムを含み、空気中で30℃に保って培養されたミューラーヒントン寒天を用いる。

グリセロール肉汁にビーズを入れた上で-70℃で貯蔵するのが理想的である。各々の対照菌株に2本の小瓶を用いるべきである。そのうち1本の瓶は「使用中」のもので、毎週非選択培地に継代培養される。この継代培養が純粋である場合には、それは次の7日間毎日1つの継代培養の調整に用いる。他方の小瓶からのビーズは、「使用中」の小瓶に補充することが必要なときに継代培養する。

＊接種材料

目標は、半融合的な発育を生じさせることである。半融合的な発育は、間違った接種材料が手易く見出されるという利点を有している。適切な希釈剤（肉汁またはペプトン水）での0.5マクファーランド標準濃度に等しい濃度の微生物懸濁液を作成し、それから適当に希釈する。0.5マクファーランド標準濃度を調整するためには、0.5mlの0.048mol / l $BaCl_2$（1.17% w/v $BaCl_2 \cdot 2H_2O$）を99.5mlの0.18mol /lH_2SO_4（1% w / v）に加えて絶えずかき混ぜる。これを試験懸濁液の調製のために用いた瓶と同じ容積と大きさの蓋付き瓶に分けて入れる。これらの標準溶液は貯蔵し、使用前に十分に混和させ、6ヶ月ごとに新しいものに取り替えるべきである。あるいは、あらかじめ調製された標準溶液が製造販売業者から入手できる。またあらかじめ較正された光度計も幾つかの供給業者から入手できる。微生物は、アイソ・センシテスト肉汁に直接懸濁できるし、また培養の難しくない微生物は、アイソ・センシテスト肉汁の中に接種し、適切な濃度に達するまで37℃で培養すればよい。懸濁液の濃度を、0.5マクファーランド標準濃度に等しくなるように調整し、それから10分以内に無菌の蒸留水で希釈する。腸内細菌科、腸球菌、溶血連鎖球菌、*Pseudomonas*種および*Haemophilus*種は100倍に希釈し、*Serratia*種、肺炎連鎖球菌（*S. pneumoniae*）、髄膜炎菌（*N. meningitides*）および*M. catarrhalis*は、10倍に希釈する。淋菌（*N. gonorrhoeae*）は、それ以上希釈しない。この懸濁液は、15分以内に平板に接種するために用いられる。先端に無菌の精製綿が付いた綿棒を懸濁液に浸し、余分な液体分を除去し、接種材料を平板の表面全体に広げるために用いる。

＊ディスク

ディスクは上記に詳しく述べたように貯蔵しておくべきである。90mmのペトリ皿の表面には6枚までのディスクを置くことができる。

＊培養

ほとんどの微生物に関しては、平板はディスクをあてがってから15分以内に、空気中で35-38℃、18-24時間培養すべきである。しかし、*Neisseria*種、*Haemophilus*種および肺炎連鎖球菌（*S. pneumoniae*）を見つけるためには、35-37℃で5%の二酸化炭素が必要である。また、腸球菌をバンコマイシンまたはテイコプラニンに感受性ありと報告する前には24時間の培養が必要である。メチシリン・オキサシリン感受性試験のための平板は接種前に30℃で培養する。

＊読み取り

阻止帯の直径は、定規、測径器もしくは阻止帯自動測定器で、最小単位のmmまで測定する。また感受性を解釈するにはテンプレートも用いることができる（テンプレートを調製するためのプログラムはBSACのウェブサイト:www.bsac.org.ukからダウンロードできる）。菌株の感受性は、得られた阻止帯径の大きさを、用いた方法に関連して公表されている表に示されたブレークポイントサイズと比べることによって決定される。所与の抗生物質のための阻止帯径の大きさは、被検微生物種とディスクの薬剤濃度によってさまざまに異なる。ディスク濃度、MICと阻止帯径ブレークポイントおよびそれらの解釈は、表12-2と表12.3に示されている。

表 12-2　BSAC の方法のための MIC ブレークポイント、ディスク薬剤含量および阻止帯の直径の例 [a]

微生物と抗生物質	MIC ブレークポイント(mg/l)			ディスク薬剤含量(μg)	阻止帯の直径 (mm) の解釈		
	R≥	I	S≤		R≥	I	S≤
Enterobacteriaceae と *Acinetobacter*							
アンピシリン	16	−	8	10	17	−	18
セフォタキシム	2	−	1	30	29	−	30
セフロキシム	16	−	8	30	19	−	20
シプロフロキサシン	2	−	1	2	17	−	18
コーアモキシクラブ	16	−	8	20/10	17	−	18
ゲンタマイシン	2	−	1	10	19	−	20
トリメトプリム	4	1-2	0.5	2.5	14	15-19	20
Pseudomonas spp.							
アミカシン	32	8-16	4	30	17	18-21	22
セフタジジム	16	−	8	30	23	−	24
シプロフロキサシン	8	2-4	1	1	9	−	10
ゲンタマイシン	8	2-4	1	10	14	15-21	22
イミペネム	8	−	4	10	21	−	22
ピペラシリン / タゾバクタム	32	−	16	75/10	23	−	24
Staphylococci							
シプロフロキサシン	2	−	1	1	17	−	18
エリスロマイシン	1	−	0.5	5	19	−	20
フシジン酸	2	−	1	10	29	−	30
ゲンタマイシン	2	−	1	10	19	−	20
リネゾリド	8	−	4	10	19	−	20
メチシリン	8	−	4	5	14	−	15
オキサシリン	4	−	2	1	14	−	15
ペニシリン	0.25	−	0.12	1unit	24	−	25
テイコプラニン	8	−	4	30	14	−	15
バンコマイシン	8	−	4	5	11	−	12
S. pneumoniae							
セフォタキシム	2	−	1	5	29	−	30
エリスロマイシン	1	−	0.5	5	19	−	20
ペニシリン	2	0.12-1	0.06	Oxacillin I	19	−	20
Enterococci							
アンピシリン	16	−	8	10	19	−	20
ゲンタマイシン	1024	−	512	200	9	−	10
リネゾリド	8	−	4	10	19	−	20
テイコプラニン	8	−	4	30	19	−	20
バンコマイシン	8	−	4	5	12	−	13
Haemolytic streptococci							
ペニシリン	0.25	−	0.12	1unit	19	−	20
エリスロマイシン	1	−	0.5	5	19	−	20
セフォタキシム	2	−	1	5	27	−	28
M. catarrhalis							

アンピシリン	2	–	1	2	29	–	30
コーアモキシクラブ	2	–	1	2/1	18	–	19
エリスロマイシン	1	–	0.5	5	27	–	28
セフロキシム	2	–	1	5	19	–	20
N. gonorrhoeae							
ペニシリン	2	0.12-1	0.06	1unit	17	18-25	26
セフロキシム	2	–	1	5	19	–	20
ナリジクス酸				30			
N. gonorrhoeae							
ペニシリン	0.12	–	0.06	1unit	24	–	25
セフロキシム	2	–	1	5	29	–	30
リファンピシン	2	–	1	2	29	–	30
シプロフロキサシン	2	–	1	1	31	–	32
H. influenzae							
アンピシリン	2	–	1	2	19	–	20
コーアモキシクラブ	2	–	1	2/1	19	–	20
セフォタキシム	2	–	1	5	24	–	25

注：a　BSAC のガイドライン（Andrews, 2001b）による（許可済み）。
　b　キノロン耐性は、ナリジクス酸で最も確実に検出される。シプロフロキサシンのようなフルオロキノロン類に対する感受性の少ない菌株は、ナリジクス酸での阻止帯は生じない。
　R は「耐性」;S は「感受性」;I は「中程度」をそれぞれ示す。

表 12-3　尿路感染（グラム陰性桿菌）用 BSAC 感受性試験方法のための MIC ブレークポイント、ディスク薬剤含量および阻止帯の直径の例 a

抗生物質	MIC BP(mg/l)			ディスク薬剤含量(μg)	阻止帯の直径 (mm) の解釈								
					Coliforms			Escherichia coil			Proteus mirabilis		
	R≥	I	S≤		R≥	I	S≤	R≥	I	S≤	R≥	I	S≤
アンピシリン	64	–	32	25				15	–	16	24	–	25
セファレキシン	64	–	32	30				15	–	16	11	–	12
シプロフロキサシン	8	–	4	1	19	–	20	19	–	20	19	–	20
コーアモキシクラブ	64	–	32	20/10				17	–	18	17	–	18
トリメトプリム	4	–	2	2.5	16	–	17	16	–	17	16	–	17
ニトロフラントイン	64	–	32	200				19	–	20			
メシリナム	16	–	8	10				13	–	14	13	–	14
ゲンタマイシン	2	–	1	10	19	–	20	19	–	20	19	–	20

注：a　BSAC のガイドライン（Andrews, 2001b）による（許可済み）。
　R は「耐性」;S は「感受性」;I は「中程度」をそれぞれ示す。

＊嫌気性微生物と培養しにくい微生物

嫌気性微生物と培養しにくい微生物は特別な条件を必要とする（King, 2001）。24時間良く発育する微生物については、英国抗菌化学療法協会（BSAC）は5%のウマ血液を含んだウィルキンス―チャルグレン寒天（Oxoid）を推奨する。0.5マクファーランド標準濃度に等しい懸濁液を調製し、グラム陰性微生物には100倍に希釈し、グラム陽性微生物には10倍に希釈する。培養は35-37℃に保って、厳格な嫌気性条件下で行う。

発育の遅い嫌気性微生物とピロリ菌（*Helicobacter pylori*）には、E試験（以下参照）が勧められる。*Campylobacter*種を試験するときには､0.5マクファーランド標準濃度の希釈しない懸濁液を5%のウマ血液を含むアイソ・センシテスト寒天に接種し、42℃または37℃に保った微好気性の条件下で18-24時間培養する。ディスク試験はLegionella種には適さない。MICsは、5%のウマ血液を含んでいて、あらかじめ（45℃で）様々の濃度の抗菌剤を加えておいた緩衝化酵母エキス（Buffered Yeast Extract）寒天で決定すべきである。

米国臨床検査標準委員会（NCCL）の推奨する方法

これは米国で用いられている標準的な方法であり、以下にその概略を示す。対照微生物、ディスク濃度および阻止帯の大きさの解釈含む詳細事項については、NCCLS（2003）の関係出版物を参考にしていただきたい。

＊培地

ミューラー・ヒントン寒天がほとんどの微生物に用いられる。連鎖球菌（*Streptococcus*）種を見つけるためには、5%の脱線維素ヒツジ血液を加える。*Haemophilus*種を見つけるためには、15mg / lのβ-NAD、15mg /lのウシヘミンおよび5g / lの酵母エキスを添加したミューラー・ヒントン寒天を用いる。*N. gonorrhoeae*を見つけるためには、特定の発育栄養剤を添加したGC寒天を用いる。

＊接種材料

0.5マクファーランド標準濃度に等しい濁度の肉汁または他の適切な希釈液の中に入れた懸濁液が接種材料として用いられる。

＊培養

平板は普通 35℃で 16 ～ 18 時間空気中で培養する。連鎖球菌、*Neisseria* 種および *Haemophilus* 種の場合には、5% の二酸化炭素を含む空気中で培養し、嫌気性微生物の場合には嫌気性培養器の中で培養する。

比較法

ストークス法

これは英国では一般に用いられているディスク法である。試験微生物の発育阻止帯の直径を、同一平板で発育している適当な対照微生物の阻止帯の直径と比較する。

＊培地

感受性試験用に特別に調製された培地ならどんなものでも使用できる。培養しにくい微生物に関する試験では、5% のウマ脱線維素血液を培地に添加しなければならない。培地がチミジンを含んでいるならば、スルホンアミドとトリメトプリムに関する試験用には溶解ウマ血液を加える。

＊対照微生物

β—ラクタム剤とβ—ラクタマーゼ阻害剤の両方を含む対照ディスク、例えば、アモキシシリンとクラブラン酸の混合物（co-amoxiclav）に対しては、*E. coli* NCTC 10418 と NCTC 11560 を用いる。緑膿菌（*P. aeruginosa*）NCTC 10662、*H. influenzae* NCTC 11931、黄色ブドウ球菌（*S. aureus*）NCTC 6571、ガス壊疽菌（*Cl. Perfringens*）NCTC 11229、*Bacterides fragilis* NCTC 9343 も使われる。

＊接種材料

一般的には満足できる接種材料は、十分に発育した栄養肉汁の培養から、または、培養肉汁と同じ程度の濃度になるよう乳化させた数個のコロニーの肉汁懸濁液から作成できる。この接種材料は、一晩培養した後には平板上に半融合状態に発育した数個のコロニーを発生させるはずである。融合状態に発育したコロニーまたは明確に分離したコロニーでの試験は却下し、改めて試験を繰り返すことにする。

＊平板への接種

バンド平板法に関しては、対照培養を平板のどちらかの側の2つのバンドで行い、真ん中の区域は接種しないままにしておく。あらかじめ菌液を浸み込ませた対照綿棒を用いるか、または上述したように作成された接種材料の1白金耳量平板の両側にあてがい、それを乾燥した無菌の綿棒で2つのバンドの中に均一に広げる。1白金耳量の培養肉汁または懸濁液を平板の中央に移し、それを乾燥した無菌の綿棒で均一に広げることによって、平板の中心を横切ってバンドの中に試験微生物を均一に接種する。この方法により通常はディスクを4枚まで平板に付けることができる。

回転式平板法を用いる場合には、対照微生物を平板の中心に接種し、平板の端の周囲に1.5cmの未接種の帯を残しておく。試験微生物を1.5cmのバンドに付ける。この方法により6枚までのディスクを平板に置くことができる。

＊ディスクの装着

接種材料が乾燥した後、鉗子や鋭い針や自動分配器でディスクを接種済みの培地に付け、培地にむら無く接触させるためにそっと下に押す。ディスクの中の薬剤の適切な濃度は表12-2に列挙されている。

試験微生物と対照微生物の間の線上にディスクを置く。9cmの円形平板には4枚のディスクを置ける。回転式平板法を用いる場合には、9cmの円形平板には6枚のディスクを置くことができる。

＊培養

試験微生物と対照微生物を35～37℃で一晩培養する（ブドウ球菌のメチシリン・オキサシリン感受性試験には30℃を勧める）。

＊阻止帯の読み取り

ディスクの端から阻止帯の端までを測定する。対照微生物と試験微生物とは同じ平板上で近接しているので、それぞれの阻止帯の間の差異は容易に見て取れるだろう。試験阻止帯のほうが明らかに対照阻止帯よりも大きいかまたは、全く阻止帯を生じていない場合は、測定は不必要である。疑いがある場合には、阻止帯をキャリバーで、または分割コンパスやmm

定規で測定する。

＊解釈

各阻止帯サイズは以下のように解釈する。

●感受性がある : 被検微生物による阻止帯の直径が対照微生物でのそれに等しいか、それよりも幅広いかまたは少なくとも 3mm は小さい。

●中間である : 阻止帯の直径は 2mm より大きいが、対照微生物よりも 3mm 以上小さい。

●耐性がある : 阻止帯の直径が 2mm 以下である。

＊例外

●ペニシリナーゼ産生ブドウ球菌は、盛り上がって明らかに限定できる阻止帯辺縁を示すので、阻止帯の大きさに関わりなく耐性があると報告すべきである。

●ポリミキシンは寒天内で不完全に拡散するので、阻止帯は小さく、上記の基準は当てはまらない。したがって、ポリミキシンに関する試験は以下のように解釈すべきである。

—感受性がある : 阻止帯の直径が対照微生物でのそれに等しいか、それよりも幅広いかまたは足らず 3mm 小さい。

—耐性がある : 阻止帯の直径が対照微生物におけるよりも 3mm 以上小さい。

●シプロフロキサシンのディスクの周囲阻止帯は、感受性種の対照菌株に関しては大きいので、試験は、(1) 黄色ブドウ球菌（*S. aureus*）または緑膿菌（*P. aeruginosa*）が対照微生物として使用される場合および、(2) インフルエンザ菌（*H. influenzae*）または大腸菌（*E. coli*）が対照微生物として使用される場合には、以下のように解釈すべきである。

—感受性がある : 阻止帯の直径が対照微生物でのそれに等しいか、それよりも幅広いかまたは少なくとも 7mm または 10mm 小さい。

—中間である : 阻止帯の直径は 2mm 以上、もしくは対照微生物のそれよりも 7mm 以上または 10mm 以上小さい。

—耐性がある : 阻止帯の直径が 2mm 以下である。

寒天希釈法

MICsを決定するための寒天希釈法は、汚染がより簡単に見つかり、必要とする微生物の再分離が通常は厄介ではない点で、肉汁希釈法より利点がある。

＊培地

拡散試験に関しては、感受性試験のために最適化された培地を使用すべきである。

＊抗菌剤剤

商標登録されている薬剤よりもむしろジェネリック薬剤を用いる。抗菌粉末は直接製造業者からかまたは商業ルートを通じて入手する。薬剤には、効能（μgまたは国際単位［IU］/mgの粉末、または百分率効能として）、使用期限、勧められる貯蔵条件の詳細および溶解度のデータを記した分析証明を添付すべきである。理想的には、吸湿性の薬剤を少量だけ分注し、1回の試験ごとに分注した薬剤を用いるべきである。粉末に水が凝縮するのを防ぐために容器は開ける前に室温まで暖めておく。

＊試験される濃度の範囲

濃度の範囲は、個々の微生物と被検抗菌剤剤次第である。主要なグループの微生物に推奨される範囲は、BSAC（Andrews, 2001b）によって提示されている。

＊依存原液の調製

薬剤の重量を正確かつ確実に測定するために、化学てんびんを用いる。そして、できれば、最低でも100mgの粉末を測る。少数第5位まで重さを測定できる化学てんびんを用いれば、粉末の最低量は10mgまで減らせるだろう。粉末の力価を考慮に入れるために次の公式を用いる。

$$\text{粉末の重量（mg）} = \frac{\text{容積（mg）} \times \text{濃度（μg / ml）}}{\text{濃度（μg / mg）}}$$

これとは別に、抗菌粉末の重量が与えられていれば、必要な希釈駅の容積は次の公式から計算する。

$$\text{希釈液の容積（ml）} = \frac{\text{重量（mg）} \times \text{力価（µg / ml）}}{\text{濃度（mg / l）}}$$

保存原液の濃度は、1000mg / l以上までにすべきである。ただし、幾つかの薬剤は非溶解であるので、この濃度にするのは難しいだろう。保存原液の実際の濃度は、希釈標準溶液を調製する方法（以下を参照）に依るだろう。薬剤は溶解させて、可能であれば無菌の水で希釈するが、薬剤によっては他の溶媒または希釈剤を必要とするかもしれない（Andrews, 2001b）。必要があれば、膜濾過によって殺菌し、吸着が起こらなかったことを確認するため濾過の前と後に試料を比較する。供給業者から違う指示が出ていなければ、保存原液は、少量で -20℃以下に凍結保存する。ほとんどの薬剤は少なくとも6ヶ月間は -60℃で保存されるであろう。原液は解凍したら直ちに使用し、本使用液は捨てる。

＊平板の調製

寒天希釈MICsのために、普通は直径9cmのペトリ皿で20mlの寒天を用いる。薬剤の2倍希釈系列を作り、最終的に必要な濃度の20倍の希釈液にする。冷えて融けた寒天19mlに薬剤希釈液1mlを加え、混合してすぐにあらかじめラベルを貼っておいた平板に注ぐ。平板は室温に保ち、寒天表面に水滴が1つも残らないように平板を乾かす。ただし乾かし過ぎないようにする。

β-ラクタム系のような不安定な薬剤を含む平板の場合は特に、すぐ使用するのがベストである。平板をすぐに使用しない場合には、密閉されたプラスチック製の袋に入れて冷蔵庫の中に（4～8℃）貯蔵し、1週間以内に使用する。

＊接種材料の作成

結果の変動を避けたい場合には、接種材料の濃度を標準化することが不可欠である。上記の手順に従うこと。

＊平板への接種

方向が分かるように平板に印を付けておく。希釈された細菌懸濁液を接種材料複製装置の材料ウェルに移す。この装置を用いて接種材料を寒天平板系列に移す。寒天平板系列の最初と最後には抗菌剤剤を含まない対照平板を配置しておく。細菌懸濁液が 10^7cfu / ml の接種材料を含んでいる場合には、直径が 2.5mm の接種用針はほぼ 1μl ぐらい、すなわち、10^4cfu / spot の接種材料を移すだろう。移す量に関して疑いがある場合には、装置の供給業者に点検してもらい、最終的に 10^4cfu / spot の接種材料になるように接種材料の作成法を調整する。培養のために平板をひっくり返す前に、接種斑点を室温で乾かしておく。

＊平板の培養

平板を空気中で 35 ～ 37℃に保って 18 時間培養する。不均等な加熱を避けるために、平板を 4 段以上積み重ねてはならない。発育の遅い微生物のために培養期間を延ばす場合には、培養期間中ずっと薬剤の安定性を評価する。微生物（例えば、*Neisseria* 種）の発育に絶対必要でない限り、5% の二酸化炭素を含む空気中での培養は避ける。ブドウ球菌のメチシリン・オキサシリン感受性試験では 30℃での培養を行うべきである。

＊結果の読み取り

MIC とは、発育を完全に阻止する薬剤の最低濃度のことである。ただし接種点での 4 個未満のコロニーと薄いもや状コロニーは無視する。ほとんどの微生物の発育を阻止する濃度を超える数段階の希釈濃度で少数のコロニーが発育するトレーリング・エンドポイントについては調査すべきである。このような事態は汚染によって起きるので、継代培養と再試験が必要だろう。それはまた、耐性変異株、β- ラクタマーゼを産生する微生物が存在する結果かもしれない。さらにまた、もし培養が長引く場合には、薬剤の劣化の後の感受性のある微生物の再発育の結果であるかもしれない。スルホンアミドとトリメトプリムに関しては、接種材料が多過ぎるか拮抗薬が存在する場合には、エンドポイントは単に発育の減少と見ることができるだろう。

肉汁希釈法

この大量希釈法は試験管と 1 ～ 2ml の培養量を使う方法である。また、多くの試験管セットを作成するのは大変なので、少数の試験には最も適している。少量希釈法は、0.1 ～ 0.2ml の培養量のプラスチック製の少量培養皿を使用する方法である。少量希釈法では、溶液を自動的に希釈し分注する装置を使用することで多数の平板が都合よく作成される。

＊培地

肉汁培地の必要条件は、寒天培地のそれらと類似している。肉汁培地の種類は、特に抗菌剤感受性試験用に作成された寒天培地に比べて少ない。寒天と肉汁製剤の両方とも、オキソイド社のアイソ―センシテスト培地とミューラー―ヒントン培地が利用可能できる。寒天培地に関しては、培養の難しい微生物のため血液以外の栄養物を肉汁に加えてもよい。

＊希釈液の調製

作成された各希釈液の作成総量は、実施する試験の数に依るだろう。液量は、行うべき試験の数に応じて調整すべきであるが、10ml を下回ってはならない。大量希釈法では、試験管に溶液を 1ml ずつ分注し、少量希釈法では、少量希釈平板のウェルに 0.1ml ずつの溶液を分注する。発育の対照と非発育対照として働かせるため抗菌剤を入れない肉汁を含む対照試験管または対照ウェルを付け加えておく。

大量希釈試験管は、普通は調整直後に用いるが（β- ラクタム薬剤のような不安定な薬剤にとって好ましい）、1 週間までなら 4℃で貯蔵してもよい。少量希釈皿は、密閉したプラスチック製の袋に入れて 1 ヶ月までなら -60℃またはそれ以下に保って貯蔵しておいてよい。皿をいったん融解させたら、再び冷凍させてはならない。

＊接種材料の作成

寒天希釈法の場合のように接種材料を調製するが、接種後に試験肉汁の最終液量が 10^5 ～ 5 × 10^5cfu / ml を含むように濃度を調整する。必要とされる接種材料の濃度は、試験管またはウェル中の肉汁の量、および接種方式次第である。

＊試験管・平板への接種

5 × 10^6cfu / ml を含む 0.05ml の接種材料と 1ml の肉汁とが入った大量希釈試験管に接種するか、または 5 × 10^5cfu / ml を含む肉汁接種材料 1ml

を肉汁 1ml に加える。後者の接種材料は、接種の際に 1:2 の希釈を補うために強さが 2 倍の薬剤希釈系列の作成を必要とする。

0.1ml の肉汁が入った少量希釈ウェルに 5×10^6cfu / ml を含む 0.005ml の接種材料を接種する。希釈液系列の 0.05ml の肉汁に接種材料 0.05ml を加える場合には、ピペットを用いる接種の方が容易である。大量希釈法の場合と同様に、接種材料の濃度と抗菌剤の濃度は、接種の際に 1:2 の希釈を補うため調製する。

＊試験管・平板の培養

少量希釈平板をプラスチック製の袋に入れる。平板が乾燥するのを防ぐためにプラスチック製のテープを用いるかまたは他の方法で密閉する。むらなく加熱するために、少量希釈平板を 4 段以上積み重ねてはならない。試験管と皿は、寒天希釈平板の場合と同様に、35 ～ 37℃で培養する。

＊結果の読み取り

MIC は発育を完全に阻止するに要する最低の薬剤濃度である。薬剤を全く含まない対照菌株は濁っているはずである。

最小殺菌濃度

MBC は、設定時間培養した後に、一定の割合（通常は 99.9%）の細菌を死滅させるに要する最低の薬剤濃度である。この方法は、通常は肉汁希釈 MIC 法を拡張したものである。MIC の読み取り後に、何の発育も示していない試験管またはウェルから、抗菌剤を含まない寒天培地に定量的に継代培養する。その平板を培養した後、生存能力の無い微生物の割合を、最初の接種材料と比較して評価する。

MBC は、薬剤の殺菌作用が必須と考えられる心内膜炎のような状態での治療を導くために用いられる。

時間—殺菌曲線

時間 - 殺菌曲線は、MBC の拡張であり、微生物が殺滅される割合に関する情報を与える。この割合は、生存能力のある細胞を様々な濃度の薬剤に曝した後のそれらの細胞の様々な時間間隔での数を数えることによって測定される。

耐性

耐性とは、薬剤が存在するもとで生存はしても発育はしないという菌株の能力のことである。それはペプチドグリカン合成の最終段階に作用する薬剤、例えばβ- ラクタム系およびグリコペプチド系薬剤に対して試験されるグラム陽性微生物に特に関係がある。24 時間の培養後に MIC:MBC の割合が 1:32 以上である菌株は、通常は「耐性がある」と呼ばれる。しかし、MICs と MBCs は、一定の期間の培養後に決定される値であり、耐性は殺滅される割合がより低いことの反映だろう。技術的な変化は、耐性の検出に著しい影響を及ぼす（Sherris, 1986; Thrupp, 1986）。

ブレークポイント法

寒天希釈ブレークポイント感受性試験法は、本質的には、たった 1 つか 2 つの抗菌剤有効決定濃度でしか試験しない非常に短縮された寒天希釈 MIC 試験である。1 つのブレークポイント濃度で、発育があることは「耐性がある」こと、発育がないことは「感受性がある」ことである。

より低いブレークポイント濃度とより高いブレークポイント濃度を用いた場合、どちらの濃度でも発育がないのは「感受性がある」こと、低い濃度でのみ発育があるのは「感受性と耐性の中間である」こと、両方の濃度で発育があるのは、「耐性がある」ことを示す。

希釈法に関する項で詳しく述べた一般的な考察は、寒天結合ブレークポイント感受性試験法にも均しく当てはまる。接種作業の始めと終わりに、抗菌剤を含む平板と同じ基礎培地の発育対照に接種して、それらの平板を試験平板と同じ条件下で培養することが不可欠である。抗菌剤の含有量が唯一の可変量であるので、これらの対照平板での被検分離株が十分に発育するならば、抗菌剤を含む平板で発育しないことに基づいて、感受性に関する自信のある解釈が可能となる。

純粋平板

純粋平板（これは2分の1、3分の1または4分の1の平板である）は不可欠であり、適切な非選択発育培地、すなわち血液寒天平板であるべきである。これらの平板の調製は、全ての抗菌剤試験用平板と発育対照用平板に接種した後に、一連の接種「作業」に用いられる接種材料の「瓶」から標準的な1μl白金耳量を継代培養することによって行う。このようにして、混合した培養物を見つけるべきであり、標準的な白金耳量を用いることにより、各被検微生物の実際の接種材料の濃度に関するおおよその点検が可能となる。

ブレークポイント平板の調製

純粋の抗菌剤粉末からブレークポイント試験用の平板を調製することは複雑な作業である。粉末の正確な重量測定、溶液の希釈および平板の品質管理は不可欠である。融解した寒天に追加するため特定濃度にあらかじめ作成された抗菌剤は、数多くの製造業者（例えば、Mast Adatabs）から入手できる。

試験すべきブレークポイント濃度

適切な濃度の幾つかの例は、表12-2と表12-3に示されている。完全なリストに関しては、BSACまたはNCCLSの出版物を参照のこと（Andrews,

2001b; NCCLS, 1997, 1999)。

ブレークポイント感受性試験の読み取りと解釈

ブレークポイント感受性試験の「解釈」には2つの要素がある。すなわち、実験室試験の読み取りとそれらの臨床的妥当性の評価である。実際には、選択されたブレークポイントは、臨床的に妥当な結果をもたらすものと考えられている濃度であり、通常は所与の薬剤の1つか2つの濃度に基づいている。それで、1つの濃度が用いられるときには、結果は「感受性がある」または「耐性がある」と解釈され、2つの濃度が用いられるときには、「感受性がある」、「中等度である」または「耐性がある」と解釈される。

ブレークポイント平板の読み取りは感受性試験過程の最終段階である。その過程では、培地と抗菌剤の調製および貯蔵、接種材料の作成ならびに培養条件等の標準的な方法を順守すべきである。

結果は、通常はあいまいでなく、主観的な解釈の余地はない。自動化されコンピューター化された装置（例えば、Mastascan Elite）が平板の読み取りと結果の記録に利用できる。

品質評価ブレークポイント感受性試験

接種材料が純粋であることを、つまり予想した通りの菌種であるかどうか、またほぼ正確な濃度であるかどうか、を点検する。純粋平板に接種するのに標準白金耳を使用すれば、これらの両方必要条件を満たすことができる。

対象菌株が十分に発育したかどうか点検する。分離株が耐性であると思われる抗菌剤を1つ、例えば、グラム陽性分離株にはアズトレオナム、グラム陰性分離株にはバンコマイシンを、試験セットの際に持っていることが有益である。これは十分な発育の対照としての追加的な役割を果たし、グラム陽性微生物とグラム陰性微生物の混合状態の認識に役立つ。データのコンピューターによるプリントアウトや手書きのリストもこの目的に役立つ。これらのリストはまた、培養物の混合、不正確な継代培養、平板の裏返しまたは単に間違った平板を読み取ることなどによって起きる可能性がある予期せぬ感受性パターンに関しても点検されるべきである。またこれらのリストは、感染の制御への注意や、医療チームに潜在的な伝染病問題または治療問題への注意を喚起するためにも役に立つ。

ブレークポイント感受性試験計画の組織化

ブレークポイント試験計画の中に加えるために選ばれる抗菌剤の範囲は、試験すべき微生物種とそれらの微生物が分離された臨床的な感染部位に関連付けて決定しなければならない。幾つかの実験室は、普通の原因微生物をある程度正確に予測できる感染でのみブレークポイント法を用いているので、被検薬剤の範囲は限定される。最もよくある例は、尿路感染である。他の実験室は、より幅広いやり方をしている。同一の抗菌剤セットを用いて原因菌の臨床源が何であれ、全ての好気性グラム陰性桿菌を試験する。同様に、ブドウ球菌と腸球菌に対するブレークポイント試験で1セットの抗菌剤が選ばれる場合もあるだろう。使用する感受性試験培地に例えば5% 溶解ウマ血液とニコチンアミド・アデニン・ジヌクレオチド（NAD）のような発育促進添加物が補充された場合には、抗菌剤のセットは、肺炎球菌、他の連鎖球菌、*H. influenzae* および *Branhamella catarrhalis* のような培養がずっと難しい微生物種についても感受性試験をできるよう、より多くの種類の薬剤を含むように拡張されれば良い。

Franklin（1990）が記載した方式は、医学的に重要なほとんど全ての細菌の発育を支えることのできる感受性試験培地を用いる。細菌分離株は全て、通常、複数のブレークポイント濃度で、同一範囲の薬剤に対して試験される。このような計画から生じた結果は、特定の種や属とも感染部位とも関連がないだろう。よく選択して報告することが必要である。

E 試験

MICs を試験するためのこの方式は、抗菌性の量的な試験とは異なる手法を指す。そして従来の方法に比べて幾つかの利点がある。市販のE試験ストリップは、50mm × 5mmの大きさのプラスチック製のキャリアで、片面に乾燥した抗菌剤の指数濃度勾配、もう片面に目盛りつきのMICスケールが付いている。E試験を始めるには、ディスク拡散感受性試験のために平板に接種するのと同じ方法で、水を溢れさせるか綿棒を用いて寒天培地に接種する。E試験ストリップを6枚まで15cmの平板の上に放射状に置いてもよいし、または1枚のストリップを9cmの平板の上に置いてもよい。培養するとすぐに楕円形の阻止帯が産生される。そしてMICは、阻止帯ストリップとが交差する点で、目盛りつきのE試験ストリップから直接読み取られる。平板の半分に被検微生物を接種し、平板の残りの半分に対照微生物を接種することによって各試験ごとに対照菌株を含める。そしてE試験ストリップをこの被検と対照の2種の微生物の間の線上にあてがう（ABBiodisk, Sweden）。

β-ラクタマーゼ試験

β-ラクタマーゼの産生を検出するには生化学的な迅速試験を用いることができる（Livermore and Brown, 2001）。主な方法は3つある。発色性セファロスポリンに基づく方法は、最も感度が高いがブドウ球菌には適していない。ブドウ球菌β-ラクタマーゼは誘導が必要であり、ヨウ素還元法またはアシドメトリック（酸測定）法で検出できる。また後者の方法は、淋菌（N. gonorrhoeae）とインフルエンザ菌（H. influenzae）による産生を検出するのにも適している。広域スペクトルβ-ラクタマーゼ（ESBLs）は、多くの腸内細菌と緑膿菌（*P. auruginosa*）によって産生されるプラスミド媒介性の酵素である。大腸菌（*E. coli*）と*Klebsiella*種のβ-ラクタマーゼは、結合ディスク法（Livermore and Brown, 2001）によって検出できる。半融合性の発育を生じさせるために、アイソ-センシテスト平板に被検菌株を接種する。30μgのセフタジジムのディスクと20+10μgのアモキシシリン-クラブラン酸・ディスクとを25～30mm離れて置く。一晩37℃で培養した後、セフタジジム・ディスクの周囲で阻止帯が拡張している場合には、広域スペクトルβ-ラクタマーゼ（ESBL）の産生が推察される。ESBLの産生はまた、E試験ESBLストリップによるか、セファロスポリン耐性からの推察によっても検出できる。メチシリン（5μg）またはオキサシリン（1μg）のディスクは、肺炎球菌のペニシリンに対する固有の耐性を検出するために用いることもできる。

直接（第一次）感受性試験

試料が接種材料である試験は、純粋培養物での試験よりも結果が1日早く得られるので有益である。感受性に違いがある場合には、混合した培養物からの分離の方が容易だろうし、また少数の耐性変異株は、拡散試験の際に阻止帯の範囲内に見られるだろう。次のような不利な点が潜在的に幾つかある。すなわち、接種材料を統制できないこと、片利共生微生物に関する結果を報告するのを避けるように注意を払わなければならないこと、また試験することが有益である可能性のある検体は、普通は無菌である部位から採取した検体、および尿については、顕微鏡で微生物を含んでいることが分かる検体に限られるということである。直接試験は、抗菌剤で治療中の患者から採取した検体を用いて行うべきではない（Waterworth and Del Piano, 1976）。

ストークス法による直接試験の場合には、膿の綿棒が被検微生物の代わりに筋糸に接種される。また、よく混ぜた尿が、培養肉汁や純培養微生物の懸濁液の代わりに用いられる。大腸菌（*E. coli*）NCTC 10418を尿の対照菌株として用い、黄色ブドウ球菌（*S. aureus*）NCTC 6571を他の検体の対照菌株として用いる。ブレークポイント法では、尿の検体だけ試験することができる。尿の直接感受性試験の重要で共通する例外事項に関しては、純粋培養についての全ての試験を繰り返し行い、直接試験はただ「暫定的なもの」として報告することである。

品質管理

規定どおりの感受性の通常範囲から外れた値は、方法で大きな間違いがあったことを示すだろう。しかし、高い基準を維持するためには日常的品質管理が必要である（Franklin, 1990）。外部機関による品質管理計画の実施は、試験実績に独立した評価を与え、実績が他の実験施設の実績と比較されることを可能にする。ただし、内部組織による品質管理は日ごとの変化を検出するのに必要である。

方法の遂行能力を統御するためには標準菌株を使用しなければならない。対照培養のコロニーは被検培養の場合と同様に試験する。対照培養を毎回の試験群に含め、新しい寒天や肉汁を評価するため、被検培養が日常的に使用される前に用いる。

拡散試験

阻止帯の大きさを迅速に検査すれば、大きな問題の存在が明らかになる。阻止帯の大きさをチャートで記録すれば、問題はより簡単に見つかるだろう。より大きな阻止作用は阻止帯の大きさ限界を設定することによって遂行できるだろう。対照試験が問題を指し示す場合には、誤りの原因を調査すべきである。よくある問題は以下の通りである。

- 実験室内での不適切な貯蔵や取り扱いの結果として、ディスクに含まれている不安定な薬剤が不活化した場合、それは阻止帯が徐々に減少することによって示されるだろう。新しい一群の培地は、日常的に使用し始める前に試験すべきである。
- 接種材料が多すぎたり少なすぎたりした場合は、阻止帯の一般的な減少または増加によって示されるだろう。
- 転写の間違いまたは阻止帯の大きさの測定の間違い、とりわけ、違う観察者が阻止帯辺縁を異なって読み取ると結果として阻止帯の大きさが変動するだろう。

- 例えばpHが高いというような培地関連の問題が発生すると、アミノグリコシド系抗菌剤とエリスロマイシンに関しては大きな阻止帯が、テトラサイクリン、メチシリンおよびフシジン酸に関してはより小さな阻止帯が生じるだろう。pHが低すぎれば逆の事態が生じるだろう。新しい群の培地は、日常的に使用し始める前に試験すべきである。阻止帯の大きさの変動は、培地の深さの変化を示すこともある。
- 対象菌株の汚染または突然変異性の変化

最小阻止濃度

一般に、対照微生物のMICsは、目標希釈度のプラス・マイナス1の段階の範囲内にあるべきである。加えて、

- 肉汁希釈試験の場合には、1セットの試験管または無菌であるかどうかチェックするために接種されていない微量希釈平板を、培養する（寒天希釈平板培地の汚染物質は通常は明らかである）。
- 抗菌剤剤を含んでいない対照培地では被検菌株と対象菌株の十分な発育を示すはずである。
- 接種材料の純粋さを確保するためには、適切な寒天培地上の各菌株用に作成された接種材料の試料を平板培養する。
- （肉汁希釈法で発育対照菌株から採取された）接種材料の中の微生物の数を数えることによって、接種材料中の密度が正確であるかどうか時折チェックする。
- 全ての研究者が、選択された試験を別々に読み取ることによって、エンドポイントの読み取りが一致しているかどうかをチェックする。

ブレークポイント法

品質管理に関する先述のコメントに加えて、ブレークポイント法の使用者は次の諸点に留意すべきである。その薬剤の既知のMICsで対照菌株を用いることにより平板中の抗菌剤濃度を検査する。適切な対照として役立つためには、これらの菌株は、ブレークポイント平板内の濃度より1ない

しは 2 希釈度だけ高い MICs（耐性対照の場合）または低い MICs（感受性対照の場合）を有すべきである。

MIC のブレークポイントが基地の対照菌株を用いるときには、試験の達成結果の信頼性を確保するために、そのブレークポイント試験法は最初に選んだ対照菌株に使用された方法と同一でなければならない。しかし、それぞれ 2 つのブレークポイントを持ち、例えば 6 つの異なる抗菌剤を含有する「ブレークポイント」平板の一団は、全ての平板で薬剤の水準を十分にチェックするために、適切な MICs の対照微生物を最大 24 株まで必要とするだろう。もし毎日遂行すると、この大規模な対照処置により、臨床分離株を試験する余地はほとんど残らないことになるだろう。平板は 1 週間までは劣化せずに貯蔵できるので、各培地の集団の試料は、この程度の対照設定を必要とする。加えて、培地の新しい一団は、以前に対照された平板と並行してはじめに処理することによって点検できるだろう。貯蔵中に抗菌性の低下が起きるかもしれないことを示す何らかの証拠の有する薬剤（例えば、coamoxiclav と imipenem）の場合には、毎日、微生物学的な品質管理をすることが望ましい。同様に、メチシリンヘテロ耐性ブドウ球菌の検出を信頼できるものにするために、メチシリン耐性 *S. aureus*（MRSA）の「難しい」対照菌株を毎日含めるのが望ましい。（ある種のブレークポイントのための対照菌株は、Antibiotic Reference Laboratory, Public Health Laboratory Service, Colindale, London から入手できる。）

Franklin（1990）は、多くの対照菌株を用いることの実際上の困難を克服する方法を述べた。調製された平板の一団から寒天の栓を切り取り、それを接種された非阻止性培養平板の上に置くことによって、抗菌剤の含有量が寒天の栓の周囲の阻止帯の大きさによって検討できる。予想された阻止帯の大きさからの逸脱は間違いを示すので、受容可能な範囲は最初に決定されなければならない。この品質管理法を確立し、その有効性を立証することは、少なくとも適切な MICs の少数の菌株を探すことと同じくらい複雑であろう。

接種量は非常に重要である。したがって、接種用ピンの注意深い洗浄作業、保守管理および較正は必要である。

記録転写の間違いは常に起こりうるが、適切な職員訓練によってその可能性を減少させることができる。また平板の自動読み取りはこのリスクを減らす。平板を目視で読み取る場合には、同じように聞こえる名前を持つ抗菌剤（例えば、様々なセファロスポリン）を含む平板は、混乱を避けるために平板読み取りの順番では切り離すべきである。ピンの位置を示す読みやすいラベルを貼ったテンプレートは、平板を読み取る者に利用可能である。作業処理票は簡単で記入しやすいものであるべきである。珍しい感受性パターンを示す全ての分離株はチェックし、必要があれば、さらに調査すべきである。

[参考文献]

Andrews, J. M. (2001a) Determination of minimum inhibitory concentrations. *Journal of Antimicrobial Chemotherapy* 48 (suppl 1): 5-16.

Andrews, J. M. (2001b) BSAC standardized disc susceptibility testing method. *Journal o f Antimicrobial Chemotherapy* 48(suppl 1): 43-57.

Barry, A. L. (1976) *Antimicrobial Susceptibility Test: Principles and practice*. Philadelphia, PA: Lea & Febiger, pp. 163-179.

Barry, A. L. (1991) Procedures and theoretical considerations for testing antimicrobial agents in agar medium. In: Lorian, V. (ed.), *Antibiotics in Laboratory Medicine* 3rd edn. Baltimore, MA: Williams & Wilkins, pp. 1-16.

Brown, D. F. J. and Blowers, R. (1978) Disc methods of sensitivity testing and other semiquantitative methods. In: Reeves, D. S., Phillips, I., Williams, J. D. et al. (eds), *Laboratory Methods in Antimicrobial Chemotherapy*. Edinburgh: Churchill Livingstone, pp. 8-30.

Ericsson, M. M. and Sherris, J. C. (1971) Antibiotic sensitivity testing. Report of an international collaborative study. *Acta Pathologica et Microbiologica Scandinavica* (Section B) Supplement 217.

Franklin, J. C. (1990) Quality control in agar dilution sensitivity testing by direct assay of the antibiotic in the solid medium. *Journal o f Clinical Pathology* 33: 93-95

King, A. (2001) Recommendations for susceptibility tests on fastidious organisms and those requiring special handling. *Journal of Antimicrobial Chemotherapy* 48(suppl 1): 77-80.

Livermore, D. M. and Brown, D. F. J. (2001) Detection of β -lactamase mediated resistance. *Journal of Antimicrobial Chemotherapy* 48(suppl 1): 59-64

National Committee for Clinical Laboratory Standards (NCCLS) (1996) *Evaluating Production Lots of Dehydrated Mueller-Hinton Agar*. Approved standard M6-A. Wayne, PA: NCCLS.

NCCLS (2003) *Performance Standards for Antimicrobial Disc Susceptibility Tests*. Approved standard M2-A8. Wayne, PA: NCCLS.

Phillips, I., Andrews, J., Bint, et al. (1991) A guide to sensitivity testing. Report of the Working Party on Antibiotic Sensitivity Testing of the British Society for Antimicrobial Chemotherapy. *Journal 85 of Antimicrobial Chemotherapy* 27(suppl D): 1-50.

Sherris, J. C. (1986) Problems of *in vitro* determination of antibiotic tolerance in clinical isolates. *Antimicrobial Agents and Chemotherapy* 30: 633-637.

Thrupp, L. D. (1986) Susceptibility testing of antibiotics in liquid media. In: Lorian, V. (ed.), *Antibiotics in Laboratory Medicine*. Baltimore, MA: Williams & Wilkins, pp. 93-150.

Waterworth, P. M. and Del Piano, M. (1976) Dependability of sensitivity tests in primary culture. Journal of Clinical Pathology 29: 179-184.

Wheat, P. (2001) History and development of antimicrobial susceptibility testing methodology. *Journal of Antimicrobial Chemotherapy* 48(suppl 1): 1-4.

第13章

食中毒と食品媒介疾患

1992年、食品の微生物学的安全性に関する諮問委員会は、食品または水の摂取によって引き起こされたか、もしくは引き起こされたと考えられる感染性ないしは毒物性のどのような疾病も食中毒であると定義した。この定義は以前に世界保健機関によって採択されていた（WHO、1998年）。「食中毒」の用語は公衆衛生の法令において使用されているが、「食品媒介疾病」（food-born diseases）が今では上記の諸要件にとって一般には一層好んで使用されている用語である（保健省、1994年）。主に食品媒介性の感染症は、例えばサルモネラ症は糞口経路によっても伝播されうるし、また例えばA型肝炎、シゲラ赤痢のように主に糞口経路によって広がる感染症もときに食物媒介性であることもある。

食品媒介疾患の発生とは、共通の曝露条件をもつと考えられるのは、二人以上の人が同じ様な病気を経験したり、または症状を呈している人のうち少なくとも1人で感染症が証明されている出来事のことである。一般的な発生は、一家族以上ないしは一施設の居住者たちに関わるものである。食品媒介疾患は、異なった種類の病原体によって引き起こされる疾病を包含する：すなわち、

- ●細菌感染症（例えば、サルモネラ属菌、カンピロバクター属菌による）
- ●前駆体毒素―既形成毒素（例えばボツリヌス毒素）
- ●他の生物毒素（例えば麻痺性貝毒や鯖毒の中毒）
- ●ウィルス感染症（例えばノロウイルス）
- ●寄生虫感染症（例えば原虫）
- ●有毒化学物質（例えば重金属）。

関係する病原因子に多様性があるため、食品媒介疾患の臨床症状は、かなりさまざまである。典型的な症状および潜伏時間によって可能性ある病因が推測されるが、どのような診断であれそれを確認するためには微生物学検査が必要である。ほとんどの食品媒介疾患の病原体は、胃腸管に影響を及ぼして、吐き気、嘔吐、下痢、腹痛、発熱等のような古くからある食品媒介疾患の症状をひきおこす。

しかしながら、他の系統、例えば神経系や免疫系にも作用することにより非常にさまざまな症状を生じさせる毒素もある。より重要な食品媒介疾患に関連する細菌のいくつかの性状は表13.1に要約されており、その菌の主な存在源や最も普通に中毒と関係がある食物の種類および菌が好む発育条件の詳細が示されている。

食品媒介感染の真の発生率を決定することは難しい。なぜならば無症候感染が一般的であり、感染症状を持った少数の人々だけが医療を求めるだろうし、患者の少数だけが微生物学的に検査されるに過ぎないからである。ほとんどの国には疑われた食品媒介疾患を届け出る法律規定があり、また、大多数の国は研究室の検査結果を照合することで追跡調査・監視もしている。食品媒介感染は、最も一般的な感染症のうちの1つであるし、かつ発生率は増加している。食品媒介疾患の変動に関係している要因の総説はWHO（1998）を参照のこと。

表13.1　食品起源病の病原体、症状と供給源

細菌	症状と可能な	培養時間	罹患期間	感染量 （菌数/g）	微生物学/増殖特性	供給源
Salmonella spp	予後 下痢、嘔吐 腹痛、高熱 血液毒（敗血症）と腹壁の炎症 重症例での腹膜炎	4日間まで[a]	3週まで[b]	食品性状と個々の感受性で異なる危険性	非芽胞性、10-50℃の温度範囲。6-8℃で増殖可能のものあり、酸抵抗性（pH<4.0での増殖）	適温での調理不全食品または生食品での汚染 主に肉（特に鶏肉）、卵と乳製品さらに感染した食品取扱者とペット
Clostridium perfringens	下痢、腹痛	8-22時間[c]	～24時間	-1000000総菌数	耐熱性芽胞15-50℃至適pH6-7嫌気性	不適切温度で保管された調理肉料理

Escherichia coil O157	腹痛、嘔吐、血液や腎臓障害を伴いうる下痢　致死的でありうる幼若児と老年者はとくに被害を受けやすい	12-60 時間	多様	極めて高い感染性（例えば数十個の菌）	非芽胞 10-45℃酸抵抗性（pH4.5 で増殖）	牛肉と牛肉製品、非低温殺菌の乳製品 非低温殺菌の野菜ジュース、生野菜 動物、感染者との直接的接触および汚染水での水浴
Bacillus cereus	悪心、嘔吐、下痢腹痛	10 分 -16 時間	24-36 時間	-1000000 または既成の毒素	熱耐性芽胞 10-50 ℃ pH>4.3	不適切温度で保管された調理食品－肉または野菜を含む主に米料理とペストリー製品 時に乳製品とパン製品
Campylo-bacter spp	発熱、頭痛と目まい 引続く腹痛と下痢	10 日間まで[b]	多様、通常は 1 週間	～ 100	非芽胞、>30 ℃、pH6.5-7.5 でのみ増殖、一般に食品中では増殖しない	生または非調理肉、特に鶏肉 非低温殺菌牛乳 鳥がつついた容器からの牛乳、未処理水、ペット
Staphylococ-cus aureus	嘔吐、腹痛、下痢	1-7 時間[e]	2 日間まで	100000 から 1,000,000 個が病気を起こすのに十分な毒素を産生する	非芽胞、7℃までの低温で、pH4.5-9.3(至適は～7）で増殖菌株がある	食品のヒト汚染 主に魚、エビとクリームケーキで 不適切な温度での取扱いと保管
Listeria mono-Cytogenes	敗血症と髄膜炎にいたる軽い風邪 流産原因の可能性 妊婦における死産または早産	3-70 日間	多様	比較的低い感染性	非芽胞、30-37℃の至適温度、しかし -1℃までの低温で増殖する 酸抵抗性（pH.>4.3 で増殖）	環境中の自然界に発生 主に生野菜と肉、パテ料理とソフトチーズ

注：a　通常は 12 － 48 時間
　　b　しかし、症状が消えてから 12 週間またはそれ以上の保菌者になりうる
　　c　通常は 12 － 18 時間
　　d　通常は 2 － 5 日間
　　e　通常は 2 － 4 時間
出典：Health Protection Agency Communicable Disease Surveillance Centre

感染力

さまざまな微生物の感染力は下記の事項に依存する。

- 細菌の型：ほとんどの食品媒介疾患の細菌は、病気をおこすのに比較的多数の菌（例えば 100000 個以上の細菌）を一般に必要とするが、vero cytotoxin ベロ毒素産生大腸菌（VTEC）や *Campylobacter* 属菌、およびシゲラ属のある種の菌は、よく知られた例外であり、数十個か数百個の細菌で病気が起こりうる。
- 食物の型：ある種の食物（例えば脂肪含有量が多い食物）は、人の胃内の強い酸性状態から菌を保護する。そのため食品媒介疾患は、通常の場合より非常に少ない菌量でおこりうる（例えばチョコレート内のサルモネラ属菌）。
- 個人の感受性：一般に幼児、老人あるいは免疫不全状態の人は感染する危険性が高い。

食品媒介疾患発生への対処

英国では、食品媒介疾患発生時の責任および管理は地方自治体（LA）および一次医療事業体（PHA）が共同で関わる。すべての LA および PHA は、健康保険局（HPA）、伝染病制御組織（CCDCs）の地方相談員、主な環境衛生局主任者等のような専門家と相談して不測の事態への対処計画を作成する。疾病発生は監視組織、公衆の病気申し立て等を通じて確認される。医師は食品媒介疾患の全事例（および疑われる全事例）を適切な地域職員に通知する法定義務がある。もし診断検査機関がその検体で病原性細菌に遭遇した場合には、伝染病制御組織（CCDCs）または地方自治体（LAs）に警告するという別の経路によっても疾病の同定が必要となることがある。最初の調査は、関係する食品の種類や食品媒介疾患の病原体、さらにはその病原体にさらされた人数等の関係から、その発生のがあり得る原因に関する予備仮説を導き出すであろう。この仮説は、次に公衆衛生を保護するために必要な制御対策の指針を導き出すに違いない。

米国では、医師は地元の衛生局に食品媒介疾患の発生を知らせ、地元衛生局は州保険健康局に通報する。次に、州保険健康局は合衆国疾病管理予防センター（CDC）に報告する。

食品媒介病原体の種類

サルモネラ属菌　Salmonellas

2つの主要なグループがある。つまり腸チフス（腸チフスおよびパラチフス）を引き起こすものと、食物媒介疾患（非腸チフス性のサルモネラ）を引き起こすものとである。腸チフスのグループはチフス菌 *Salmonella typhi* およびパラチフス菌 *Sal. paratyphi* A と B から成っている。稀に例外はあるが、これらの菌は人間にだけ感染する。非腸チフス性のグループは 2200 の血清型から成り、そのすべてに元来の保菌動物がある。サルモネラ属菌は 10℃から 50℃の温度で、多くの食物中で発育できる。低温殺菌でそれらは死滅する。サルモネラ属菌は、人体あるいは動物体外の糞便、野菜、動物飼料、そして他の多くの食物中で長期間よく生きのびる。英国では、10 種類以下の血清型がヒトのサルモネラ症のほとんどすべての症例の原因である—主として *S. enteritidis* と *S. typhimurium* である。(PHLS 2000 年)。

カンピロバクター属菌　Campylobacters

食品媒介疾患を引き起こす菌種は、*Campylobacter jejuni* と *C. coli* である。これらはほ乳類、鳥類および爬虫類を含む多くの動物の腸管正常細菌叢の一部として存在している。これらの発育の温度はサルモネラ属菌より注意を要する。この菌は、通常の環境下に置かれた食物中では発育しない。発育は 42℃まで起こる。そして本菌は水および生乳中でよく生き続ける。家禽が散発的な本病発生の原因になることもある。この菌は熱に弱く、低温殺菌で破壊され、そして酸性食品類のなかでは生残しない。サルモネラ属菌と同じように適当な調理や再汚染防止のような予防対策が効を奏する。

ウェルシュ菌　*Clostridium perfringens*

この菌は動物の糞便、土壌、塵埃、植物そして自然環境のどこにでもみられる。この菌は嫌気条件でのみ発育し、さまざまなエンテロトキシン（腸管毒）を産生する。そのうちのあるものは胃腸管に作用する。悪条件では芽胞が形成される。芽胞は、栄養型の菌を普通なら殺してしまうような環境下でも生残することを可能にする。産生される毒素および酵素に基づいて5つの型が認められている。A型株はほとんどの食品媒介疾患の原因である。若者、長期の患者および病院の職員は、*C. perfringens* が定着する傾向を示す。患者の便1g当り 10^5 程度の菌数も珍しくない。

C. perfringens の芽胞の耐熱性はさまざまであるから、いくつかの調理過程で生残する菌もある。生残は、菌に達する熱量と曝露時間とに大きく依存する。もし芽胞が生残していて、適した条件を与えられると、それらは発芽し増殖する。大きな関節肉・骨付き肉を調理し、冷して薄切りし、食に供する前に再加熱するのが一般的な調理法である。しかし、これはこの方法は冷却が急速に行われず、しかも再加熱が不完全で80℃以上でないならば危険である。調理された食物内での易熱性菌株の発育は、低すぎる調理温度の結果であるかもしれないし、調理後の再汚染であるかもしれない。

黄色ブドウ球菌　*Staphylococcus aureus*

多くの人は鼻中に *S. aureus* を保菌し、そして（多くの人は）皮膚上にも保菌している。エンテロトキシン（腸管毒）産生は、この菌に共通して認められ、血清学的に異なる8種類（A,B,C1, C2, C3, D, EとF）があり、それらは全て中毒型の病気を引き起こす。菌の発育は多くの食品、特に高タンパク質含量の食品でおこり、毒素は外気温度下で容易に産生される。本菌は60℃、30分で死滅するが、毒素は100℃、30分間の加熱に耐過する。感染は、通常には台所で人の汚染（感染した切り傷、腫れ物および他の病巣または鼻腔保菌者）からおこる。

セレウス菌　*Bacillus　cereus*

この菌は環境中に広く存在する。特に、とは言えそれに限られているわけではないが、穀類および加工穀物を含む食品類に関連している。芽胞が形成されるが、それは短期間の煮沸や油揚げに耐過し、良好な発育条件で発芽するに至る。その後は引き続いて加熱してもすでに形成されたどの毒素も破壊されない。*B. cereus* の菌株は 2 種類の毒素を産生する : つまり下痢毒素と嘔吐毒素である。嘔吐毒素がより普通である。時折、他の *Bacillus spp.* も同じような症状の原因になりうる（Gilbert *et al.* 1981 年を参照）。

ボツリヌス菌　*Clostridium botulinum*

中枢神経系に作用する *Clostridium botulinum* の前駆体毒素（ボツリヌス中毒）は、英国では稀であるが、食肉や野菜を缶詰にすることが家庭内で普通におこなわれているヨーロッパおよび米国ではより広く認められる。この嫌気性の芽胞形成菌は、環境中に広く分布している。この菌は魚、果物や野菜のような低酸性の食品（即ち 4.5 以上の pH 値を持つ食品）中で特によく発育する。A-G まで 7 つの抗原型があり、それぞれ異なる型の毒素を持つ。ヒトの中毒症 intoxications は、通常は A,B, および E 型であるが、G 型による突発例が一度あった。これらの毒素はそれなりに強力ではあるが、熱で容易に破壊される。A 型の芽胞は数時間の煮沸に抵抗性がある ; これに比べて、他の型の芽胞はわずかに抵抗性が低い。毒素形成の条件は至適でなければならない : つまり完全な嫌気条件、中性の pH、および競合する細菌が不在であること。毒素を含有する食品を食べた後 12 ～ 36 時間で、患者は口渇、嘔吐、二重視と咽頭麻痺を含む症状を発して、それが 2 ～ 6 日間継続し、通常は致命的である。菌伝播の媒体は、通常、自家保存の食肉や野菜であり、それらが土壌や動物の糞便に汚染されていてしかも不十分に加熱されたものである。商業レベル（市販品）の缶詰の的確な製造工程では、この菌は死滅する。

リステリア・モノサイトゲネス　*Listeria monocytogenes*

この菌は動物の胃腸管内に広く分布しており、したがって一般に環境中にも広がっている。*L. monocytogenes* は -1℃のような低温から広い範囲の温度域に渡って発育が可能であり、また、消毒薬や pH の変化にも比較的抵抗性がある。そして、極端な環境条件下でも生残できる（この菌がアイスクリームから回収されるのは驚くほどのことではない）。*L. monocytogenes* の菌株は血清型別によって分別されるが、1 / 2a と 4b 型が病理学的材料から分離される菌株はもっともふつうに見つかる。リステリア症は主に幼児、妊婦および老齢の人々を冒す。多数の食品中に少数の本菌が存在するが、もし増殖する機会がなければ病気を引き起こすことはほとんど無い。増殖は、例えば不適切に保持された低温保冷庫や冷蔵庫の中のようなほどほどの低温で起こりうる。

腸炎エルシニア菌　*Yersinia enterocolitica*

この細菌は、あまりみられない食中毒原因菌であるが、4℃で発育することができるので通常ではみられなくても潜在的な危険をもたらす。この菌は広く動物や環境中に分布している。原因食品は、牛乳、アイスクリームや海産物である。その症状は下痢、発熱、腹痛や嘔吐である。

腸炎ビブリオ菌　*Vibrio parahaemolyticus*

この海洋細菌は沿岸水域や汽水域で見出される。好塩性の細菌である。この菌の感染は英国では稀であるが、日本では最も普通に見られる食品媒介疾患の原因菌の一つであり、さらに米国やオーストラリアにおける疾患発生の原因とみなされている。

感染は、生魚または魚の加工品を摂食することと関連している。この菌はしばしば海産食品、特に温暖な沿岸水域から収穫される海産食品から分離されてきた。感染の症状は、感染菌量、食品の種類や胃の酸性度によって摂食 2 ～ 96 時間後に出現する。症状は激しい腹痛を伴った急性胃腸炎から穏やかな下痢まで様々である。

大腸菌　*Escherichia coli*

ヒトや動物の腸内には非常に多数の *E.coli* が存在する。この菌はしばしば生の食品中に存在するが、そのことはこの食品が低品質であることを示している。少なくても4つの異なる型が食中毒に関係している。*E.coli* に汚染された食品や水が原因となって、旅行者は下痢を引き起こしうる。ベロトキシン産生性E.coli O157は、ヒトの症例で他に類のないほど最も頻繁に報告された菌株であり、大部分は牛肉か牛乳由来であるようだ。

シゲラ属菌　Shigellas

赤痢グループの菌はヒトの病原菌であり、全般的に貧弱な衛生状態下で糞便-糞口経路を介して伝播する。食品への汚染は容易に起こる。しかし先進国では、シゲラ属菌は、食品媒介疾患の原因となることは滅多に無い。

マイコトキシンおよびアフラトキシン Mycotoxins

ある種の真菌、主にAspergillus属の真菌は木の実や穀物の保存中の間に毒素を形成する。これらの毒素は、ヒトや動物に重篤な症状を引き起こす。この毒素は化学的に検出可能で、市販品の検出キットが利用できる。これらの毒素に関する情報は、Moss *et al.*（1989）を参照のこと。

その他の菌

食品媒介疾患のその他の病原体には、ブルセラ属菌やウシ型結核菌 *Mycobacterium bovis*（ともに牛乳媒介）、アエロモナス属菌、および上述（した）以外の腸内細菌が含まれる。この本には言及されていないが、例えばA型肝炎のようなある種のウイルスや寄生虫もまた食品媒介疾患に関係していることはよく知られていることである。

病理学的材料と食物の検査

食中毒の原因であると疑われるすべての食品について、総生菌数の計測を行う（その方法は10章に記載されている)。殆どの事例において総生菌数は多い。計測結果は調理・給食後の保存条件と関連付けて解釈すること。可能ならば原因細菌の菌数を計測する。

表13.1は食中毒の原因菌を示している。分離と同定の方法は関連する章に記載されている。

・サルモネラ属：第28章
・キャンピロバクター属：第33章
・ブドウ球菌属：第36章
・腸炎エルシニア菌 *Y.enterocolitica*：第34章
・セレウス菌　*B.cereus*：第42章
・腸炎ビブリオ菌　*V.parahaemolyticus*：第24章
・ボツリヌス中毒：第44章
・大腸菌　*E.coli*：第26章
・ウェルシュ菌 *C.perfringens*：第44章
・リステリア属菌：第40章

食中毒に関するさらなる情報は、Eley（1996），Hobbs and Roberts（1987），Parliamentary Office of Science　and Technology（POST, 1997）and the US Centers for Disease Control. を参照のこと。

[参考文献]

Centers for Disease Control and Infection.
http://www. cdc.gov.health /foodill.htm.
http://www/cdc.gov/ncidod/eid/vol5no5/pdf/mead/pdf.

Eley, A. R. (ed.) (1996) *Microbial Food Poisoning*. London: Chapman & Hall.

Gilbert, R. J., Turnbull, P. C. B., Parry, J. M. and Kramer, J. M. (1981) *Bacillus cereus* and other *Bacillus* species: their part in food poisoning and other clinical infections. In: Berkeley, R.C.M and Goodfellow, M. (ed.), *The Aerobic Endosporing Bacteria*: Classification and Identification. London: Academic Press, pp. 297-314.

Hobbs, B. C. and Roberts, D. (eds) (1987) Food *Poisoning and Food Hygiene*, 5th edn. London: Edward Arnold.

Moss, M. 0., Jarvis, B. and Skinner, F. A. (1989) Filamentous Fungi in Foods and Feeds. *Journal of Applied Bacteriology* [Symposium Supplement] 67: 1S-144S.

Health Protection Agency (2001) Cases in Humans, England and Wales, by Serotype, 1981-2001 (www.hpa.org.uk/infections/topics az/salmonella/data _human.htm).

Parliamentary Office of Science and Technology (1997) Safer Eating. *Microbiological Food Poisoning and its Prevention.* London: HMSO.

World Health Organization (1998) Surveillance Programme for Control of Foodborne Infections and Intoxicants in Europe. Newsletter 57 (October 1998). Copenhagen: WHO.

第14章

食品微生物学：一般法則

微生物学的安全性や食品の品質保持に関する多くの教科書がある。例えば Adams and Moss（2000），Jay（2000），および Lund *et al.*（2000）の教科書、そして International Commission for Microbiological Standards for Foods（ICMSF, 1980, 1986, 1988, 2001）の諸刊行物である（ウェッブサイト：www.dfst.csiro.au/icmsf.htm）。

食品微生物学者は、しばしば臨床微生物学用に最初に開発された培地や方法を採用している。国際標準化機構（ISO）やヨーロッパ標準化委員会（CEN）および国際酪農連合（IDF）は、希釈液調製、総コロニー計数、および種々の平板菌計数と大腸菌群、腸内細菌科の諸菌や大腸菌大腸菌 *Escherichi coli* の MPN（最確数）菌計数等の一般的な方法を含むいろいろな手順を出版している。病原体検出の標準的方法もあるが、これにはサルモネラ属菌、好熱性カンピロバクター属菌、*Listeria monocytogenes,* 大腸菌 *E.coli* O157:H7, 黄色ブドウ球菌 *Staphylococcus aureus* その他が含まれている。それ以外にも腐敗細菌の菌計数法があり、これには乳酸菌、シュードモナス属菌、*Brochothrix thermosphacta* および酵母と糸状菌類（カビ）が含まれている。これらの方法のほとんどすべては英国規格協会 British Standards Institution（BSI）から出版されている。北米では、公認分析化学者協会 AOAC International もまた、食品医薬局 Food and Drug Administrtion（FDA,1998）や米国公衆衛生協会 American Public Health Association（APHA）のように、標準方法を出版している（Dowens and Ito, 2001）。英国公衆衛生臨床検査機構（PHLS）もまた方法書を出版している（Roberts and Greenwood, 2002）。多くの実験室がこれらの方法を使っている。その方法のほとんどは伝統的な培養法であるが、その他に簡便もしくはもっと迅速な分子レベル（ポリメラーゼ連鎖反応、PCR）の方法あるいは免疫学的方法（例えば酵素免疫測定法、ELISA）がある。

公的な検査を実施している食品微生物学実験室は、今では品質保証機構による認可が必要である。英国ではこの認可が英国認定機構（UKAS）でおこなわれることになっている。英国内の食品製造所に付属する微生物実験室は通常は、UKAS、または同様な機構（例えばLaw Laboratoriesにより運営されている「LabCred」、または、Campden and Chorleywood Food Reseach Associationによって運営されている「CLAS［Campden Laboratory Accredition Scheme］」によって認定されているが、このことはTesco,J.SansburyやMarks and Spencerのような主要なスーパーマーケットにより賛同されている。

多くのUKAS認定の契約実験室が近年英国で稼働したが、以前はスーパーマーケットや食品製造会社の所有する実験室で行われていた諸検査をそこで引き継いでいる。認定実験室に要求される品質保証体系は、以下のものを含む：試料と結果の追跡可能性、結果の記録、標準的操作手順、分析者の訓練、装置の定期的補正と点検、文書記録方法（そして標準法と異なるときには、それが法的に有効な方法だと確かめられる）および培地品質の監視。実験室は、非標準的方法自体を承認せざるをえないことがあるかもしれない、またはAOAC InternationalとかMicroValとかのような機関によって認証された方法を使用することがあるかもしれない。さらに、実験室は外部機関の技量試験計画に参加しなければならない。たとえば英国では、商業レベルの計画と同様にUK Central Public Health Laboratory（Snell *et al.*,1991）あるいはUK Central Science Laboratory（FEPAS-Food Examination Proficiency Scheme）によって担われている試験計画である。参加する実験室は、安定保存された模擬食品試料が特定のグループの微生物（存否または列挙）を試験するために指示書付きで与えられる。もうひとつの方法は、食品の種類と関連する病気の情報が与えられた上で、実験室は探し出す病原体が何であるかを決定しなければならないという方法である。

食品微生物学における微生物学的検査の範囲

通常は 4 種類の検査が行われる。

1. 生菌（集落）数の測定（集落形成単位［cfu/g, cfu/cm^2 または cfu/ml］）
2. 大腸菌　*E.coli*、（しばしば腸内細菌科）および / または腸球菌属（糞便連鎖球菌）の菌数の推定。これらは、食品調製中の衛生状態が標準的であるか、特に処理過程（例えば加熱）でこれらの菌の殺菌が期待できるか、を示す。
3. 腐敗と関係することが知られている特別な菌の検出。これは可能な品質保存期限を決めるために、生菌数よりもずっと重要である。
4. 病原体の検出。

単独の方法で全ての食品試験を完全に満足できるものはない。方法の選択は、それぞれの試験現場の条件に依存する。例えば従事可能な職員、スペース（試験場空間）と材料、被験試料の数と結果を得るまでに許容される時間等である。最後に、迅速で有効な方法をもっと提案しなければならない。（第 8 章を参照）。少数の試料を徹底的な方法で試験するよりも、多数の試料を次善の方法で試験する方がより好ましい。

食品中の微生物の多くは、例えば熱、低温、または低 pH, 低水分活性あるいは高塩、高糖含量等の条件により亜致死的な損害を受けているだけかもしれない。一方、これらの条件は、酵母やカビの発育には好ましいものでありうるし、これらの条件下でカビ毒が造りだされることがある。

食品の微生物学的試験における重要な問題は、微生物は通常、食品の中に均一には分布していないということである。このことはどのような試料採取過程でも影響する。容易には答えられない問題である。

指標細菌

指標細菌とは、とりわけ大腸菌や大腸菌群のような糞便性の菌による混入汚染あるいは環境汚染の存在を証拠立てる細菌のことである。「大腸菌群」は分類学的には十分に明確でないという理由から腸内細菌科と言う名称が時々使用されている。腸内細菌科には、サルモネラ属菌のような重要な病原菌やヒトおよび動物の糞便中に存在することのある種々の非ラクトース分解菌のような菌が存在している。しかしながら、後者の菌の存在が直ちに糞便による汚染の証拠となるものではないことに注意すべきである。つまり、それらの菌の多くは、通常は土壌や植物のなかに存在している。

微生物学的基準（標準）

限られた数の菌（あるいはその毒素）に種々の名称が与えられている。それらの用語は国際食品微生物規格委員会 ICMSF（2001）に依り定義されており、以下に要約される。

微生物学的判断標準

この用語は、管轄区域内内に持ち込まれる食品または同区域内で生産、処理、保存される食品を統制する法律や規則に提示される判断基準である。この標準に合わない食品は市場から取り除かれる。

指針

これらは、食品成分、製造工程あるいはシステムをモニターする際に製造業者や監督官庁によって使われる基準である（製造中の各段階で適用されることができる）。指針は勧告であって、食品の却下につながる必要はない。

けれども、食品の安全または品質を改善するための一助として使うべきである。

微生物学的（購買）規格

これは食品製造業者または他の私的あるいは公的購入の機関による特定の食品や食材の受け入れを決定する基準である。

品質保証制度

食品製造業者の最終製品について、微生物学的試験が満足のいく結果であったとしても、そのことが全委託品が安全であることを保証するわけではないことは広く認められている。すなわち、その試験は不満足な一群の製品を検出することがある。ここでは、最終製品試験のみでは合理的確実性を持って点検するにしては不十分であると言うことで十分である。また、実行不可能な数の最終製品試料が試験されない限り、一定群の食品は満足のいくものである。最終製品の微生物学的試験は、品質保証制度が安全な食品を供給していることを点検する多くの方法の一つでしかない。それはまた、全工程における一つの段階の点検としてのみ有用なのである。欧州連合や他の多くの国々では、食品製造業および宴会業は法律によって、危害分析重要管理点（HACCP）システムの使用が義務付けられている。この食品管理システムは、製造工程において起りうる危害を予測する試みであり、点検や逸脱を修正する方法および危害を制御ないしは最小化する方法を案出するものである。一つの例は、低温殺菌の温度や時間の監視である。詳細はこの主題に関する多くの出版物の一つにみることができる（例えば国際食品微生物規格委員会 ICMSF.1988）。

もしも腐敗しやすい食品の試料が、製造後のある時点、または棚に置かれ不明な期間経ったある時点で採取されたとすると、総コロニー数の計測結果はしばしば解釈が困難であり、製造時点での品質評価にはほとんど役に立たない。病原体を検査する方がより適切である。

試料採取計画

通常は、与えられた分量の食品中の総菌数（g または ml 当りのコロニー数)、もしくは病原体の存否によって、合否判定の境界が設定される。正確な総菌数量を厳密には決定できない。それゆえに、ある食品がその菌数を超えたら受容できないというような厳格な境界について基準を設定することは不適切である。この理由から、慣例的に菌数計測のために 3 種類の試料採取法が使われている。この 3 種類とは :「受容可」つまり特定菌数以下（m）;「辛うじて受容可」つまり、より高い特定菌数以下（M）; および菌数が M を超えた時「受容不可」である。M は普通は少なくとも m より 10 倍以上高い。例えば液体製品、低温殺菌製品、全卵製品の総菌数限界は ICMSF により次のように示唆されている。

$$n=5,\ c=2,\ m=5x10^4,\ M=10^6$$

ここで n は試験する試料の総数、c は m を上回ってもよい数。但しいずれの試料も M を超えてはならない。

サルモネラの試験では 2 種類の計画が通例である。例えば 5, 10, 20 あるいは 25g 以上の試料がサルモネラの存否を知るのに試験され、もしもどの試料も陽性であれば（つまり、n=5, 10, 20 ないしそれ以上、c=0, m=0）その食品は受容されない。試験される試料数は、その食品が汚染されているどうか認知された危険性に依存している。最高の危険性を持つ食品は、事前の加熱なしで食用されるもの、および消費者の非常に敏感な水準の感受性によって食用されるもの、例えば乳児用乾燥粉乳である。

強制力を持つ当局により適用される微生物学的標準の限界は、普通は病原体および指標細菌を含む限界の規定であって総コロニー数の限界ではない。

試料採取 SAMPLING

実験室試験の有用性は、主として試料採取が正しく行われているか否かにかかっている。試料採取計画（上記参照）は、実験室へ提出された試料が一群の製品全体を完全に代表しているものとなるように、個々の状況に適用されねばならない。食品製造所での試料採取は、当日の複数の異なる時刻に少量ずつ採取する方が、何時であれある一時点だけで大量の試料を一度に採取するよりもはるかに有用である。試験のための資材・人力に限界がある場合には、資料採取は最終製品に集中されるかもしれない。しかし、もしも計測総菌数に増加がある場合は、製造工程に戻って工程途中の試料を採取する必要がある。特に生の（工程開始時の）原材料が汚染の源であるかもしれないので、そこからの試料採取が必要となる。食品製造工程の器具や装置そのものについても試料採取することが重要である。

容器と試料採取器

スクリュー栓付きのアルミニウム容器またはポリプロピレン容器またはプラスチック袋を使用すること。どのような破損でも製品を汚染あるいは人体に障害を及ぼす可能性があるからガラス製容器は決して使わないこと。全体の大容量材料から試料採取する手段は様々である。凍結試料に対しては、被覆されて滅菌されたハンドル付きドリル、コルク穿孔器あるいは切断器 chopper を使用するが、これらは 70% エタノールあるいはメチル酒精で洗浄してから火炎で殺菌したものであること。氷の破片で怪我しないように注意すること。柔らかな材料に対しては、個別に被覆された匙、へらあるいは木製舌圧子を使用のこと。予め包装されている食品については、販売に提供される際にいくつかの包装製品を採取する。

汚染が表面にだけ生じている屠肉や魚から試料を採取するときは、決められた領域表面のふき取り試料、または 2-3mm 厚さの表層を削り取った試料を使用する。

試料の輸送と保管

試料（缶詰や瓶詰め以外の）は断熱された容器に入れて氷パック（氷箱）で冷却して運ぶこと。氷はその試料が実験室へ到着する時までに溶けてしまってはならない。自動車の蓄電池で作動する小型の冷蔵容器も使用できる。その試料は研究室の冷蔵庫へ移され、できるだけ早く試験されるべきである。Food safety Act 1990（Harrigan and Park,1991;Roberts and Greenwood,2002 も参照のこと）に則って、権限をもつ係官による試料採取実施基準がある。

前試験の留意事項

どのような特殊の食品であっても試験する前に、予想される腐敗菌および／または病原菌の型を検討する。概して、低pHおよび/または低い水活性（aw）の製品は、酵母やカビによって腐敗する傾向がある。中間のpHレベルおよび低awでは、乳酸菌とミクロコッカスや腸球菌のようなグラム陽性細菌が圧倒的に多いであろう。中性pHおよび/または高awでの腐敗は、殆どがシュードモナス属菌のようなグラム陰性細菌の結果である。ミートパイのような加熱処理食品では、腐敗はバチルス属菌および/またはクロストリジウム属菌の生残している芽胞の発育の結果であり、特に競合する細菌叢が不在の場合には然りである。

一般的方法

もしもその菌が材料全体にわたって分布していると考えられたときは、その食品の10g（無菌的に秤量）を90mlの最大回収希釈液（MRD中でホモジナイザー（例えばStomacher）で均質混合する。例えば10^{-1}～10^{-4}のような段階希釈を作って、適当な寒天培地上で菌集落の計測を行い、さらに関連する病原菌の検出のために増菌培地に接種する（下記を参照）。

もしも菌が食品の表面にだけ存在するような場合（例えば、野菜片や乾燥果物片）には50ないし100gを秤量して滅菌容器に入れ、100mlの希釈液を加える。10秒間振ってから30分間実験台上に放置し、もう一度振る。菌は希釈液の中に洗い出されたとみなされる。すなわち、この希釈液100ml中には最初の試料重量分からの菌が含有していることになる。段階希釈を作って上記のように進める。

総菌数と生菌数計測

方法は10章に与えられている。総菌数測定には、計算盤法とDEFT計測法（直接落射蛍光法 direct epifluorescence techmique）が有用であり、これらは生菌数測定のための適当な希釈率を示唆してくれる。カビの菌糸や酵母を計数するには、血液学で使用されるNeubauer血球計算盤の方が溝がより深いのでHelber計算盤よりも適している。

生菌数計測の方法および培養温度は食品の性状および保存温度によって決められる。大概の食品には混釈平板法 pour plateを使い、30℃で24-48時間培養する。

冷蔵および冷凍肉、冷凍魚には塗抹平板法が使われるが、それはこのような食品中で優位を占めている好低温細菌とか、低温発育性菌は、もし混釈平板法で使う溶解寒天の温度にさらされると、損傷するかもしれないからである。20℃ -25℃で培養する。好低温細菌の計数のためには1℃で14日間培養する。通常は最大で200μlの被験試料を直径9cmの寒天平板に塗抹できる。各希釈につき通常2枚の平板に接種する。もしも1つの希釈段階よりももっと多くの希釈段階の試料が1枚のペトリ皿平板に接種されるならば、塗抹平板法は混釈平板法よりも経済的である。普通は1枚の平板あたり4希釈（各希釈の10-50μl）を画線塗抹で広げて培養することができ、もしも広げないならば1枚あたり6希釈を塗抹できる。

嫌気性菌の計数のためには「黒色試験管」法を使用のこと。被験試料のg当たりあるいはml当たりのコロニー形成単位としての計数を記録すること。146頁の表は、いろいろな希釈の中に含まれるg当たりの食品の量を示している。

存否試験

正確な生菌数を求めることは必要でない。経験に基づいてある基準が置かれていれば、存否試験の方法は存在または非存在（「合格」と「不合格」）の反応を与えるように修飾してもよい。例えば、上限値100,000cfu/gが設定されているとすれば、その時は1000倍希釈の1mlを使用する平板計数法で十分である。100個以上のコロニー集落は、面倒な計測をしなくても容易に観察判定でき、その時その試料は不合格となるであろう。同様に、100倍希釈の0.1mlを含む回転培養管での100個以上のコロニー、あるいは50倍希釈でのMiles and Misra計測における1滴あたり40個以上のコロニーは不合格を示唆している。

腸内細菌科、大腸菌群、大腸菌

これらの試験には多くの選択培地がある。大抵の「基準」試験はＥＥ液体培地（ブリリアントグリーンブドウ糖培地），ヴァイオレットレッド胆汁ブドウ糖寒天（VRBG）およびヴァイオレットレッド胆汁乳糖寒天（VRBL or VRB）を使うよう指定している。VRBGとVRBは高圧蒸気滅菌すべきではない。製品使用説明書をみること。これらの培地を使用できないならばMacConkeyの液体および寒天培地を使ってもよい。ラウリル硫酸トリプトース液体培地を指定している試験法もある。ＥＥ液体培地の代わりにミネラル修飾グルタミン酸培地（MMGM）を好んで用いる人もいる。

試料数が少ないことが見込まれるならばMPN法あるいは、存在／非存在（存否試験）（P/A）法を使用すること。しかし濃厚に汚染された材料については平板計測または表面計測がより適当である。

＊腸内細菌科

＊存在／非存在

もしも、傷害を受けて亜致死の状態になっている菌の蘇生の徴候があるならば、最初の被験試料懸濁液の各段階の希釈液（上記を参照）をMRD（maximum recovery diluent）に加えて，室温で6時間培養する。

10mlの懸濁液を2倍濃度のＥＥ液体培地10mlに、また1mlの懸濁液を1倍濃度EE液体培地10mlに加える。30℃で18～24時間培養してからVRBG平板へ接種する。その平板を30℃で培養して典型的な集落を調べる。

＊最確数法

この方法については274頁を参照のこと。

＊混釈平板

もしも菌の蘇生が必要であれば、希釈液をMRD中で90分間培養する。計数のためには、新たに調製したVRBG培地を使用する。

＊表面計測（蘇生用）

希釈液の0.1mlを非選択培地（例えば計測用寒天平板）に塗布する。障害を受けている菌を蘇生するために室温で6時間培養してから、15mlのVRBG培地を重層し、30℃で一晩培養する。

＊大腸菌群

上に概略した方法でラウリル硫酸トリプトース液体培地を用いる。陽性の培養管をブリリアントグリーン乳糖液体培地へ継代培養して、ガス産生を調べる。コロニーの計数にはVRB寒天平板（乳糖含有）を用いる。

＊培養温度

乳製品等の大腸菌群試験は30℃で培養する。その他の製品には、37℃を使用する。

＊大腸菌〈糞便大腸菌〉

疑わしい集落または液体培養管をブリリアントグリーン液体培地およびペプトン水へ継代して、44 ± 0.2℃で一晩培養する。大腸菌だけが44℃でガスとインドールを産生する。大腸菌はメンブレン法で確認できるが、つまりメンブレンをインドール試薬に浸漬してそれを紫外線（UV）に30分間暴露することによって確認する。大腸菌の集落はピンク色である。他の確認試験は26章を参照のこと。

＊薄膜法

薄膜をMMGMまたは他の非選択培地上に置く。1mlの希釈懸濁液をその薄膜の上に広げる（平板をひっくり返さない）。37℃で4時間培養する。その薄膜をトリプトース胆汁寒天平板へ移して44℃で18-24時間培養する。コロニー数を計数し、必要があれば継代培養する。

腸球菌の計数

267頁に記述したように、カナマイシンアザイドエスクリン寒天培地、アザイド血液寒天培地、MacConkey培地あるいはSlanetzとBartleyによる培地（スラネッツ・バートレイ寒天培地）で表面計数をおこなう。コロニーの外見については培地製造業者の使用説明書を調べること。

クロストリジウム属菌とバチルス属菌の計数

これらの菌を計数するには、通常きちんと同定することも必要であるが、その方法は第44章クロストリジウム属のところに記載されている。ウェルシュ菌 *C. perfringens* の直接平板計測法は、トリプトン亜硫酸サイクロセリン（TSC）あるいはオレアンドマイシン ポリミキシン サルファダイアジン パ—フリンジェンス（OPSP）寒天平板上でなされる。セレウス菌 *Bacillus cereus* は、ポリミキシン 卵黄 マニトール ブロモチモールブルー寒天平板（PEMBA）あるいはマニトール 卵黄 ポリミキシン寒天平板（MEYP）上で計数される。

腐敗性の細菌

表14-1は非滅菌食品関係の細菌等を示す。腐敗性の細菌を数える方法は、関係食品事項の見出しのところに記載されている。表14-2には食品を検査するのに使用する培地が示されている。

表 14.1 種々の非殺菌食品の関与する細菌の型

pH	水活性 (aw)	食品	注釈（特記なければ冷却下）	微生物叢
7.4-5.4	1.00-0.97	動物タンパク—牛乳、全液卵、生赤肉、魚、鶏肉	好気性	Pseudomonas, Acinetobacter および Aeromonas spp Enterobacteriaceae（Serratia, Hsfnia,Enterobacter, Yersinia spp）、乳酸菌、Bacillus spp（牛乳と鶏卵中）Brochothrix thermsphacta（肉中）、Shewanella spp（肉と鳥肉中、pH>6.0 と魚）
			真空またはガスパック（高 CO_2）	乳酸菌、B. thermosphacta, Pseudomonas spp Enterobacterriaceae, psychrotolerant clostridia
		調理、切片、非保存肉 豆もやしと生サラダ	高菌数が普通	Pseudomonas spp, Wrwinia spp, Salmonella spp、その他 Enterobacterriaceae, E. coil
		食塩と亜硝酸含有 生ベーコンとハム	好気性	Micrococcus, Acinetobacter および Vibrio spp（pH>5.9において）、酵母、カビ
			真空またはガスパック（高 CO_2）	乳酸菌、Micrococcus および Enterococcus spp（低食塩、高温と高 pH 好みのグラム陰性菌）

		準貯蔵、調理、保存肉、例えばハム	缶詰または柔軟性パック 65-70℃低温殺菌と保存冷却	Enterococcus spp および他の乳酸菌は生存可能、しばしば多数で発生し、ときどきゼラチン液化、ガス産生、または酸化による腐敗 Clostridium および Bacillus spp. 低食塩と >10℃で腐敗
<4.5	0.95-0.8	チーズ、コテージチーズとヨーグルトを含む	発酵製品としての高菌数の乳酸菌	酵母とカビ 果実を添加したヨーグルトは酵母の結果として腐敗しがちであり、ドーム状になる表面（例えばブリチーズ）またはカビ熟成チーズ（例えばスチルトンチーズ）、これらは局所の pH が高まり L. monocytogenes にのよって着色されうし、（非低温殺菌牛乳から作ったチーズにおいて）E.coli とサルモネラ属菌を含む少数の腸内細菌科を含有しうる
		発酵生肉、例えばサラミ	高菌数の乳酸菌は製品が発酵されている また腸球菌、ミクロコッカス、ブドウ球菌を含みうる	表面に酵母とカビ E.coli とサルモネラ属菌を含む少数の腸内細菌科と L. monocytogenes の少数を含みうる発酵が遅延するときに多数の S.aureus およびまたはブドウ球菌エンテロトキシン
4.5-3.0	1.0-0.97	低温殺菌果実ジュース 果実、トマトを含むマヨネーズ	外気温 外気温	酵母とカビ 酵母とカビ 酵母とラクトバチルス属菌―生卵使用でサルモネラ属菌
	0.85-0.70	乾燥果実、ジャム	高めの a_w 製品は保存料を含有－SO_2, ソルビン酸塩	カビと酵母
		ピクルスと発酵野菜 例えばザウアークラウト	高菌数の乳酸菌が発酵製品中に存在 外気温	酵母、カビ、乳酸菌、pH>4.0 で Bacillus spp
7.4-5.4	0.8-0.6	穀粒と粉	外気温	カビ

表 14.2　食品検査によく使われる平板培地

培地	選別される属	選択剤	指標剤	接種	培養：時間、温度、環境、腐敗細菌
CFC	*Pseudomonas* spp	Cephaloridine, fucidin cetrimide	None	塗抹	48 時間、25℃好気的
MRS	Lactic acid bacteria	None	None	塗抹	5 日間、25℃、嫌気的
STAA	*Brochothrix thermosphacta*	Streptomycin, thallium acetate, cycloheximide (actidione)	None	塗抹	25 ℃、48 時間、好気的
Iron agar	*Shewanella putrefaciens* と他の H_2S 産生菌	None	Sulphite, cysteine と thiosulphate	混釈（重層）	20 または 25 ℃で 2-5 日間
DG18	酵母とカビ	Chloramphenicol, dichloran, glycerol	None	塗抹	25 ℃、7 日間、暗所、開栓
RBC	酵母とカビ	Chloramphenicol, rose Bengal	None	塗抹	25 ℃、5 日間、暗所、開栓
DRBC	酵母とカビ	Chloramphenicol, rose Bengal dichloran	None	塗抹	25 ℃、5 日間、暗所、開栓
OGY	酵母とカビ	Oxytetracycline	None	塗抹	25 ℃、5 日間、暗所、開栓
	標識細菌				
VRBG	Enterobacterriaceae	Bile salts, crystal violet	Glucose, neutral red	混釈または塗抹（重層または無重層）	37 または 30℃で 24 時間
VRBL	Coliforms (E. coil)	Bile salts, crystal violet	Lactose, neutral red	混釈または塗抹（重層または無重層）	37 または 30℃で 24 時間（E. coil で 44℃　24 時間）
KAA	*Enterococcus* spp	Sdium azaide, kanamycine	Aesculin, ferric Ammonium citrate	塗抹	37 ℃または 42 ℃ 18-24 時間　好気的
M-E	*Enterococcus* spp	Sdium azaide	Triphenyltetrazolium Chloride	塗抹	37℃で 4 時間、継いで 44℃で 44 時間、空気
TBA	*Escherichia coil*	Bile salts	None	メンブレン	44℃ 18-24 時間、好気的
TBX	*Escherichia coil*	Bile salts	5-bromo-4-chloro-3-Indoryl β -Dglucoronic Acid (BCIG)	混釈または塗抹またはメンブレン	
BP	*Staphlococcus aureus*	Lithium chloride, tellurite	Tellurite、卵黄	塗抹	37℃、24-48 時間好気的

mCCD	*Campylobacter jejuni* と *coil*	Deoxycholate, cefoperazone, amphotericin	None	塗抹	37または42℃ 48時間微好気的（5% O_2、10% CO_2、85&N_2 または H_2）
PEMBA	*Bacillus cereus* と他の *Bacillus spp*	Polymyxin, cycloheximide	Mannitol/bromothymol blue、卵黄	塗抹	30℃ 18-24時間および必要なら室温終夜好気的
MEYP	*Bacillus cereus* と他の *Bacillus* spp	Polymyxin B	Mannitol/phenol red、卵黄	塗抹	30℃ 24-30時間、好気的
Oxford	*Listeria* spp	Lithium chloride, acriflavine, colistin, fodfomycin	Awsculin, ferric ammonium citrate	塗抹	30または37℃ 48時間、好気的
PAL-CAM	*Listeria* spp	Lithium chloride, acriflavine, Polymyxin, ceftazidime	Aesculin, ferric ammonium citrate	塗抹	30℃ 24-48時間、微好気的（5% O_2、10% CO_2、85&N_2 または H_2）

	前一増菌	増菌	平板接種	詳細
Salmonella spp	225ml緩衝ペプトン水中に25gの食品	0mlRappaport Vassiliadis液体培地中に0.1ml（42.5℃ 24時間）または10ml亜セレン酸塩液体培地に1ml（37℃ 24と48時間）	ブリリアントグリーン 寒天、XLD寒天、Rambach寒天上に画線接種、37℃ 24時間	生化学的およびまたはサルモネラ抗血清で確定
Thermophilic *Campylobacter* spp		225mlのBolton液体 培地中に25gの食品37℃ 48時間または4時間37℃および42℃ 44時間	CCD寒天に画線接種、37℃または42℃ 48時間、微好気性（表25.3参照）	37℃で好気的に増殖しないオキシダーゼ陽性のグラム陰性湾曲の桿菌の推定的確定
E. coil O157:H7		ノボビオシンを含むトリプトンソイ液体 培地225ml中に25gの食品。41.5℃ 6-7時間後に免疫磁気ビーズ（抗O157抗体使用）で検査	CT-SMAC寒天に接種 37℃ 24時間培養	ソルビトール陰性、インドール陽性で抗O157 ポリスチレンビーズで凝集するコロニーを参照 研究所へ送付

異なる製造会社は同じ培地を別の名前を使用している。

Different manufacturers use alternative names for some media

BP, Baird-Parker medium; CFC, cephaloridine fucidin cetrimide medium; CT-SMAC, cefoxine tellurite sorbitol MacConkey agar; DG18, dichloran glycerol medium; DRBC, dichloran Rose Bengal chloramphenicol agar; KAA, kanamycin aesculin azide medium; mCCD, membrane campylobacter-selective medium; M-E, membrane enterococcus medium; MEYP, mannitol egg yolk polymyxin agar; MRS, deMan, Rogosa and Sharp agar; Oxford, Oxford listeria medium; PALCAM, Listeria selective medium; PEMBA, polymyxin egg yolk mannitol bromothymol blue agar; RBC, Rose Bengal chloramphenicol agar; STAA, Gardner's (1966) medium; VRBL, violet red bile lactse agar

食中毒性細菌

すべての食品についてサルモネラ属菌とブドウ球菌あるいは他の食中毒性の細菌等について日常的に検査をすることは、それらが滅多に分離されないので、ほとんど価値がない。これらの菌の伝達媒体として知られている食品と食材だけを試験する必要がある。方法は第 13 章に、また後の章に適当な見出しで与えられている。

酵母とカビ

＊試料採取

酵母やカビの発生状況は様々である。試験方法を決定する前に可能な限り多くの「背景」情報を得ること。実用的であるためには、被検試料の数は出来るだけ多いほうがよい。可能なところでは全体の包装品を採取し、箱詰めの損傷や浸水状態を調べる。

＊目視検査

注意深く開封してカビの形跡を捜す。顕微鏡検査は滅多に役立たない。

＊直接試験

前培養は有用でありうる（Jarvis *et al.*, 1983）。グリセロールに浸けた濾紙を大型のペトリ皿へ置いて、高圧蒸気滅菌する。その濾紙の上で、例えばガラス棒で試料を懸濁し、蓋を被せて 10 日間培養する。毎日カビを検査する。

不利な条件下でのカビの増殖に関連した品質保持期限を見積もるため、湿度制御の箱の中で非開封の食品包装品を培養する。

＊培養

0.1%Tween 80 含有 MRD 中で 10^{-1} 希釈の懸濁液を調製する。可能であれば Stomacher 懸濁機を使用する。同じ希釈液で段階希釈を作り、ローズベンガル クロラムフェニコール寒天平板（2 枚ずつ）表面に塗布する。22℃で 5 日間培養する。低い aw 食品については、DG18（ジクロラン　グリセロール）寒天平板を使用する。

[参考文献]

Adams, M. R. and Moss, M. O. (2000) Food Microbiology, 2nd edn. London: *Royal Society of Chemistry.*

Dowens, F. P. and Ito, K. (eds) (2001) *Compendium of methods for the Microbiological Examination of Foods*, 4th edn. Washington DC:American Public Health Association (APHA).

Food and Drug Administration (1998) *Bacteriological Analytical Manual*, 8th edn. Arlington, VA: AOAC International.

Gardner, G. A. (1966) A selective medium for the enumeration of *Microbacterium thermosphactum* in meat and meat products. *Journal of Applied Bacteriology* 29: 455-460.

Harrigan, W. F. and Park, R. W. A. (1991) *Making Food Safe.* London: Academic Press.

International Commission of Microbiological Standards for Foods (ICMSF) (1980) Cereal and Cereal Products. In: Microorganisms in Foods. 3. *Microbial Ecology of Foods*, Vol. 2. New York: Academic Press.

ICMSF (1986) *Microorganisms in Foods. 2. Sampling for Micro-biological Analysis. Principles and Specific Applications.* Toronto: Toronto University Press.

ICMSF (1988) *Microorganisms in Foods.* 4. *Application of the HACCP system to ensure Microbiological Safety and Quality.* Oxford: Blackwell Scientific.

ICMSF (1998) *Microorganisms in Foods.* 6. *Microbial Ecology o f Food Commodities.* London: Blackie Academic & Professional. Available from Kluwer Publishers.

ICMSF (2001) *Microorganisms in Foods.* 7. *Microbiological Testing in Food Safety Management.* New York: Kluwer Academic/ Plenum Publishers.

Jarvis, B., Seiler, D. A. L., Ould, S. J. L and Williams, A. P. (1983) Observations on the enumeration of moulds in food and feedingstuffs. *Journal of Applied Bacteriology* 55: 325-326.

Jay, M. (2000) *Modern Food Microbiology*, 6th edn. MA: Aspen Publishers.

Lund, B. M., Baird-Parker, T. C. and Gould, G. W. (eds) (2000) *The Microbiological Safety and Quality o f Food.* New York: Aspen Publishers.

Roberts, D. and Greenwood, M. (eds) (2002) *Practical Food Micro-biology*, 2nd edn. Oxford: Blackwell.

Snell, J. J. S., Farrell, I. D. and Roberts, C. (eds) (1991) Quality *Control. Principles and practice in the microbiology laboratory.* London: Public Health Laboratory Service.

第 15 章

獣肉と鳥肉

新鮮赤肉と冷凍生赤肉

表 14-1 は腐敗を起こす細菌の種類を要約している。屠殺直後の屠体には多くのいろいろな種類の菌が存在するが、冷却保存中にグラム陰性菌が増殖して優勢となる。深部の筋肉組織は通常は無菌状態であるが、時々汚染されていることもある。「骨腐敗」は、屠体（枝肉）から骨が取り除かれるときの不快な臭いによって明らかになるが、これは冷却過程が最も遅く進む肩と腰の関節部において最も普通に起きることである。微生物学的検査は、最も頻繁にクロストリジウム属菌と腸球菌を検出する。汚染源は不確かであるが、感染したリンパ節を介してか、あるいは死亡時に腸管から広がることで汚染するか、屠殺器具からくるかもしれない。ストレスを加えられていた動物の肉は、pH が正常よりも高い（>6.0）ので、品質がよく保持にされていないかもしれない。

屠体（枝肉）からの試料採取

微生物の汚染は通常屠体の皮膚あるいは表面に限られている。最も信頼のおける試料採取法は破壊的方法（屠体の価値に影響を与えることによる切除法）であり、測定面積部分（例えば 25 または 50cm2）の上部 2-3mm を切除することを含んでいる。最も実用的な非破壊的方法はふき取り法である。スタンプ、押捺平板法または押捺スライド法も使用される。一般に、切除法はふき取り法よりも多くの菌を回収できる。次いでふき取り法は圧痕（押捺）法よりも多くの菌を回収する。現在欧州連合では週に一日、各屠体の4部位からと食肉処理場内の環境とから、包装後の冷却前に（30℃での好気性コロニーと37℃での腸内細菌コロニーの計数）、5から10体の屠体についての微生物学的試験が要求されている（EC, 2001 ;SI,2002）。代替手段としてふき取り法をともなった切除法が推奨されている。

＊切除試料採取法

アルミニウムの鋳型、例えば25または50cm^{2}の開口部（穴）のあるものを使用する。その鋳型の開口部で限定した食肉の上部2-3mmを外科用メスで、あるいは冷凍肉にはコルク穿孔器で切除する。

適当な量（例えば25ml）を50mlの最大回収希釈液（MRD）中で撹拌均質化し、第10章および上に記載したようにして菌計数する。

＊ふき取り試料採取法

大きな単純綿を木棒に付けたふき取り棒を、MRDで湿らせ、それを使って、例えば鋳型で領域を限定した試料採取領域を強力に拭き取る。乾燥したふき取り棒で繰り返し採取する。湿潤と乾燥拭き取り棒で拭きとった後に、両ふき取り棒の木綿部位を10mlのMRDが入った容器に一緒に入れ、第10章および上に記載したように30℃で培養して総菌数を計数する。この方法は冷凍肉には利用できない。

＊屠体全体の試料採取法

非破壊的方法による屠体全体からの試料採取のためには、以下の方法を用いる（Kitchell *et al.*,1973）。木綿ガーゼにばらばらで包んだ大型の木綿当て布を滅菌して、一つずつプラスチック袋に移す。例えばMRDのような希釈液で一つの木綿当て布を湿らせてから、プラスチック袋を手袋として使って、その当て布で屠体を拭き取る。乾燥したままの木綿当て布を用いてその屠体をもう一度拭き取る。これら両方の木綿当て布を同一の袋に入れて封をしてからラベルを付ける。この袋に250mlの希釈液を加え、菌を抽出するために例えばストマッカーの均質撹拌器でもみあげる。その抽出懸濁液を適宜希釈して上記のように菌数を計る。要求される別の培地に接種する。通常この方法は、牛の屠体には実際的でない。

牛の屠体で包装後に最も汚染され易い部位は頚部、臀部、胸肉部と脇腹部および他の赤肉部である。ウシ、ヒツジ、ヤギ、ウマの切除された試料について、30℃での好気性菌および37℃での腸内細菌科のコロニーの日平均限界数（対数）が表15-1に示されている。ブタの屠体の値はほとんどの場合0.5logほど高い。ふき取り試料の値は切除試料の値の約20%である。

乾燥（約80%相対湿度）した冷却状態において、屠体のカビ汚染が数週間の冷却（-1℃）保存中に起りうる。しかしながら、屠体は今ではめったに長期間冷却保存されることはない。カビと酵母のコロニーは、的確な温度（≤-12℃）が保持されないと冷凍保存初期にも見られることがある（下記を参照）。通常は、「緑色の斑点」はペニシリウム属菌に、「白色の斑点」はスポロトリクム属菌に、「黒色の斑点」はクラドスポリウム属菌に、「頬ひげ状」はケカビのMucor and Thamnidium属菌に起因している。

表15-1　ウシ、ヒツジ、ブタ、ヤギ、ウマ屠体についての許容、非許容の日平均値と腸内細菌数

	日平均値（log cfu ／ cm^2）			
	許容範囲		境界範囲（＞ m しかし＜ M ）ウシ／ブタ／ヒツジ／ヤギ／ウマ	非許容範囲（＞ M ）ウシ／ブタ／ヒツジ
	ウシ／ヒツジ／ブタ／ヤギ／ウマ			
総菌数	<3.5	<4.0	3.5（ブタ 4.0）～ 5.0	>5.0
腸内細菌	<1.5	<2.0	1.5（ブタ 2.0）～ 2.5（ブタ 3.0）	>2.5（ブタ >3.0）

試料採取計画の定義については14章を参照のこと。
EC（2001）とSI（2002）から。

骨抜き肉

殆どの屠体は屠殺後2,3日で第一次分割される。この分割塊は食肉の大きな材料片であり、小売り用にずっと小さい部分に切り分けられる前、ときに真空パックに入れられ0 ± 1℃で保管される。多くの食肉は、今では調製空気包装（約80%酸素、20%炭酸ガス）に入れられ、スーパーマッケットで小売りされる。この酸素は、出来る限り長くオキシミオグロビンの赤色を保持する。一方この炭酸ガスは、好気的な包装中で保存される食肉において優勢を占めるシュードモナス属菌を阻止する。

屠体の試料採取と同様に、第一次分割肉塊または赤肉のより小さい切り分け片については、通常は切除法または拭き取り法のいずれかによって試料採取される。真空パックの中に貯まった浸出液（「滲み出し」）を試料採取することも可能でありうる。通常は、1片の肉当りの5ないし10cm^{2}を2部位から試料採取する。これら2部位からの試料のうちひとつは切断端部から、もうひとつは元の表面外側部からのものを含むとよい。採取された試料は微生物学的検査の前に一緒にされてよい。切除法と拭き取り法の検査結果は、1cm^{2}あたりのコロニー形成単位（cfu/cm^2）で表現される。衛生状態の良好な食肉生産施設では、70％以上の試料が1000cfu/cm^2（または log10 3cfu/cm^2）以下であると期待できるようだ。

保管中の生肉の微生物叢

湿潤で、好気的な冷却条件で優位を占める腐敗細菌はシュードモナス属菌であり、少数のアシネトバクター属菌、好低温性腸内細菌科である。これらにはエンテロバクターとハフニア属菌、また *Brochothrix thermosphacta* が含まれている。腐敗は、シュードモナス属菌が約107に達すると差し迫ったものになる。

調製空気パックや真空パック中に保存された食肉では、通常は乳酸菌（LAB）がシュードモナス属菌より優勢になる；*L. Sactobacillus sake* と *L. curvatus* が生肉の真空パックで最もよくみられる乳酸菌（LAB）である。カーノバクテリウム *Carnobacterium*、ロイコノストック *Leuconostoc* とウィッセラ *Weissella* 属菌が少数発生する。好低温性の腸内細菌と *B. thermosphacta* が時々存在する。*B. thermosphacta* はラム肉とブタ肉でより頻繁にみられる。真空パックの肉では、腐敗したと判定がなされる前に数週間に渡って、LABの菌数は10^8（log8）/cm^2）を超える（そのパックは数分間開けたままにされると、初期のむしろチーズのような臭いがしばしば消散する）。これは好気的に保存された食肉中では、シュードモナス属菌よりもLABが作る不快臭の産生物の量のほうがずっと少ないことによる。なぜ真空パックの食肉が通常の品質保持期限が終了する以前に、明らかに腐敗するのかについては多くの理由が考えられる。pHが6よりも大きい食肉は、腸内細菌科および/または *Shewanella putrefaciens* の増殖の結果急速に腐敗する。明らかに正常な pH の食肉で時々腸内細菌属菌または *B. thermosphacta*（$>10^5cm^2$）の菌数が増加するが、これは多分保存温度の不調または不衛生の結果であるかもしれない。加えて、低温耐性のクロストリジウム属菌、そのうち最も一般的な好冷性の菌種である *C. estertheticum* が、真空パックされて適正な冷却温度と正常な pH の下で保存された牛肉、または程度はより低いがラム肉で非常に重要な腐敗原因としてこの 15 年間に出現してきた。パックは時々包装後 2 週間以内に「破裂」してしまい（またはガスを伴って著しく膨張する、第 16 章参照）、その経済的損失は極めて高い。そのガスは大部分、炭酸ガスと水素から構成されている。食肉は、通常は正常の色を示しているが極めて不快な嘔吐臭を持っている。その滴下液のグラム染色は、普通の小桿菌形の LAB と時に酵母の間に、大量のグラム陽性桿菌を示す。*C. estertheticum* の分離は選択培地がないために困難である。しかし、血液寒天平板に塗布して 2-3 週間嫌気的に 10℃で培養する前に、温和な加熱（65℃）もしくはエタノールで数分間処理することによりたぶん芽胞が選択されるであろう。*C. estertheticum* のコロニーは普通には β 溶血である。より確かで迅速な検出方法は、ポリメラーゼ連鎖反応法（PCR）である（例えば Helps *et al.*, 1999）。幸いにも C. estertheticum が病原性細菌であったり毒素を産出したりする証拠はない。

よく知られた病原菌の多くが皮膚や腸管からの二次汚染の結果として、赤肉中に少数見出される。しかしながら、ブタ肉やひき肉製品以外ではサルモネラ属菌が存在することは珍しい。カンピロバクター属菌は殆どの場合に肝臓のような内臓にみられるが、品質保持期限中僅かに生残する。ウェルシュ菌 *C. perfringens* と（頻度は低いが）ボツリヌス菌 *C. botulinum* は、生肉から分離されるかもしれないが、その肉の処理過程および/または保存中に間違った取り扱いをされていなければ脅威とはならない。少しの感染菌量で重篤な病気を引き起こす腸管出血性大腸菌 *E. coli* O157: H7 は、ウシやヒツジに定着しており、そのため生肉で見出されることがある。屠殺の際の衛生に十分注意することが本菌の食肉での存在を最小化するが、しかしその不存在を保証することはできない。

冷却品質保持期間に試料採取された食肉で検出される微生物叢は、保存方法（好気的か、ガスパックか、真空パックか）や品質保持期限のどの時点で採取されたかに依存している。それ故、好気的な平板計数だけでは意味があるとは言えそうもない。好気的に保存された食肉についてシュードモナス属菌の計数は有益であるが、それは log7（10^7）cfu/cm^2 以上の計数値は腐敗が切迫していることを示すからである。真空パックまたはガスパックされた食肉で、LAB の菌数が多く（>log8cfu/cm^2）検出されることは、単に正常細菌叢の存在を確認するだけである。30℃での多数の腸内細菌科または *B. thermosphacta*（>log 5cfu/cm^2）の検出は、その食肉が上昇した温度に保存されていたこと、および / または屠殺と枝肉切断時の衛生状態が杜撰だったとの心配をもたらすことになるだろう。

挽肉

これは挽肉または切り刻み肉とされた新鮮肉のことで、添加保存剤を加えておらず、時には切り取った肉断片から調製される。細菌類は表面に限定されることなく、いたるところに分布するようになる。挽肉にされる間に汚染がさらに起ることがある。加えて、食肉の通常の構造は崩壊させられ、栄養素はずっと容易に微生物叢に接近できることになる。生の挽肉は、大きな生肉部分と同類の細菌により腐敗される傾向があるが、例外的にしばしばかなり多数の酵母を含んでいる。

病原体

全体の赤肉の場合と同様に、サルモネラ属菌、クロストリジウム属菌、ブドウ球菌属が存在するかもしれない。25g のウシ挽肉には大腸菌 *E. coli* O157:H7 を検査することが指示されているが、それはウシの挽き肉はビーフバーガー（米国ではハンバーガー）を作るのによく使われるからであり、病気の発生に関係してきたからである。挽肉では、微生物叢が肉全体に存在するに至っているので、食肉の全切片におけるよりもビーフバーガーにおける方がもっとこの菌種は危険であり、調理の過程でより生残しやすい。

欧州連合（EC, 1994）は、新しく調製した挽肉についての菌種限度を設けている（表 15-2）

この基準は、大腸菌 *E.coli* O157:H7 不在という必要条件を含むように間もなく改訂されることになる。この基準は、例えばタルタルステーキあるいはヒレ肉料理（filet americain）のようなそれ以上の調理をしないで消費しようとする挽肉にとって最も適切である。

保存挽肉の細菌類の数は上記よりかなり高い数字に達することもある。食肉製品は均質であり得ないから、幾つかの試料を採取するのが有益である。英国における小売のウシ挽き肉の調査（Nychs *et al.*, 1991）において、製品が空気中に保存されていたか炭酸ガス中に保存されていたかにかかわらず、微生物叢は類似していた。*B. thermosphacta*, シュードモナス属菌、LAB、腸内細菌科の菌数はすべて 10^4 ～ 10^7cfu/g の範囲に入っており、また総菌数は 10^8 前後であった。30℃での好気性の菌数や 30℃または 37℃での腸内細菌科の菌数も検査されるべきだ。大腸菌 *E.coli* の菌数は調製過程中の衛生状態の指標として有益であり、また大腸菌 *E.coli* O157 :H7 も検査されるべきである。しかしながら、この菌がしばしば存在することはほぼ確かである。それはこの菌が多くのウシの糞便中に見出されるからである。それため、もしも検出されたときにとるべき行動は前もって決定されているべきである。

英国の生ソーセージ

生ソーセージは、生細砕肉（通常はブタ肉）と脂肪およびリン酸塩、皮片 rind、固焼きパン片（ラスク）、調味料、香辛料や香料植物（ハーブ）のような肉以外の材料を混合した水を含んでいる。この混合物が、天然または人工の皮（包装材）に、保存剤としてメタ重亜硫酸ナトリウム塩または亜硫酸塩（販売の時点で二酸化硫黄 SO_2 として測定され 450ppm を超えないこと）といっしょに充填される。この製品は、ヨーロッパやアメリカで人気がある燻製ソーセージと混同されないようにすべきだ。

微生物の内容

保存料と香辛料がなければ、この製品中に生育する微生物叢は生挽肉中にみられるものと同じであろう。保存料はグラム陰性の細菌類を選択的に阻害して、酵母や *B. thermosphacta* を優勢にし、同時に少数の LAB（乳酸菌）をもたらす。腐敗は緩徐な酸敗の結果として生じる。品質保持期限は挽肉よりも長く、ガス包装または真空パック包装で延長する。つまりその包装は酵母の発育を遅らせるのである。STAA 培地（Gardner,1982）は *B. thermosphacta* の分離と計数に有益である。新しく調製されたソーセージは、しばしば約 log 4cfu/g の酵母と log 5cfu/g の *B. thermosphacta* を含んでいる。冷蔵保存 7 日後に、酵母の数は log 7cfu/g に、また *B. thermosphacta* の数は log 8cfu/g に達し、一方でシュードモナス属菌、腸内細菌科および LAB の数は log 4cfu/g ほどに静止している（Banks *et al.*, 1985）

病原体

亜硫酸塩は、サルモネラ食中毒原因になるソーセージの比較的良好な安全性証明の役割を果たしている。サルモネラ属菌がソーセージから分離できたとしても亜硫酸塩は、もしも製品が上昇した温度下で保存されたときにサルモネラの増殖を抑えるのである。大腸菌 *E.coli* O157:H7 は、牛肉またはラム肉を含むソーセージでのみ危険であるはずである。

生菌数

食品科学技術研究所（IFST,1999）は、製造直後のソーセージの好気性平板菌数（cfu/g）の限界を log 5 以下にするよう提言している（上限値 log 7, そして酵母の数は各々 log 4 以下と log 6）。

もしも包装材があれば取り除き、10^{-4} ～ 10^{-8} までの希釈液を作成して総生菌数を計数する。30℃で 48 時間および 22℃で 3 日間培養する。例えば Tween80 のような界面活性剤を使っても特別に有利とは思えない。界面活性剤は菌の発育にとり時に抑制的に働く。

数百万 cfu/g の菌数が予期されることがある。包装材なしの裸ソーセージは包装材のあるものよりも菌数が少ないことがあるが、これはソーセージを詰めた包装材を取り除くために熱湯をくぐらせる処理が含まれているからである。

ソーセージの包装材は天然性のもの（ブタまたはヒツジの小腸断片）であれ人工のものであれ、通常はどんな微生物学的問題も引き起こすことはない。

肉入りパイ

肉入りパイには、例えばステーキやチキンパイのような「温熱食」のものまたは例えばブタ肉、仔牛肉とハムパイそしてソーセージロールのような「冷食」のものがある。しかし、消費者が食べる前に温熱食のパイを十分に再加熱することは当てにできない。温食・冷食用パイの両方とも、その外側の材料は製造後の中身の汚染に対する物理的障壁として作用する。殆どの冷食パイの中身は、例えばブタ肉パイでの亜硝酸塩、ソーセージロールでの亜硫酸塩のような保存料を含んでいる。包装膜内のこれらの製品の保存中の温度変動は、パイの素材の凝縮や湿潤を招き、それに続いて腐敗を引き起こし兼ねない。

温熱食のパイ

肉の詰め物は前もって調理されてからパイ皮に詰められ、そして全体が再度調理される。

＊生菌数測定

肉の詰め物だけを検査する。パイを滅菌ナイフで開けて肉を取り出す。MRD 中で 1:10 懸濁液を調製する。10^{-1} と 10^{-2} の希釈で好気的と嫌気的に血液寒天上で 37℃ 48 時間培養して計数する。妥当な菌数水準は 100cfu/g より多くはない。1000cfu/g を超える菌数は、調理後（*Bacillus or Clostridium spp.*）または調理中に温度調整が粗略であったことを示している可能性がある。

耐熱性芽胞以外にはこの製品中に生残するものは多分ほとんどないであろう。

冷食パイ

これらは塩漬け肉、穀物と香辛料を含んでおり、未調理のパイ皮の中に置かれる。次いで、このパイは焼かれてから、ゼラチンで作ったゼリー、香辛料、調味料、香料と水が加えられる。高温がパイに届くまでに十分にゼリーが加熱され維持されるならば問題はない。

冷却ゼリーの取り扱い不良、不十分な加熱と再汚染は、腐敗細菌と病原体の両方による全体の汚染を引き起こしうる。

パイは冷却空気が吹き付けられるパイ用トンネルのなかで冷やされる。この段階で、もしも空気フィルターがきちんと清浄化されていないと、カビの汚染が起りうる。パイ用トンネル内の空気は、麦芽寒天培地または類似の培地で作った平板にさらすことで監視できる。温熱食パイの場合と同様に、保存不良はバチルス *Bacillus* とクロストリジウム *Clostridium* 属菌の芽胞の増生を引き起こしうる。

＊生菌数測定

詰め物についてのみ検査する。10^{-1} と 10^{-2} 希釈の均質懸濁試料について計数する。30℃で48時間培養する。妥当な生菌数水準は1000cfu/g以下である。

塩漬け肉

塩漬け生肉

これは食塩と亜硝酸塩で処理された豚肉または牛肉についての記述であるが、別の種類の肉にも適用しうる。肉を調理すると、ヘモグロビンが変化して、特徴的なピンク色が生み出される。これはベーコン、ガモン（燻製したハムの一種)、塩漬け肩肉、塩ビーフまたはブリスケット(胸肉)として販売されるが、生肉に比べて水活性(aw)が低くかつ塩含量が高い。

ベーコンが最もよく研究されているが、他の塩漬け生肉も同様な性状を持っているようである。ベーコンの側面の細菌類の数と菌種はきわめてさまざまであるが、それはベーコンが置かれた生態的地位の多様性の結果であり、外皮か、脂肪か、赤身肉か、また pH や水活性の変動、塩漬け塩分度その他で変動する。冷蔵ベーコン表面の腐敗は、主にミクロコッカス属菌、非病原性ビブリオ属菌とアシネトバクター属菌に起因する。酵母は、「グリーン(非燻製)」ベーコンよりも燻製または乾燥ベーコンでより普通に発生する。これらの発育はときどき裸眼で見ることができ、何の支障もなく物理的に除去しうる。概して、低水活性と高塩分は表面の細菌類の総数をグリーンベーコンの場合よりもずっと低くする。グラム陰性細菌はめったに見出されない。燻蒸と乾燥は、時に上昇した温度で行われ、また保存用塩分がしばしば注入されるので「骨腐敗」が時々問題になりうる。

真空詰め薄切りベーコン

今ではほとんどのベーコンは薄切りされて真空詰めまたは炭酸ガス詰めされて販売されているが、これは赤色のニトロソヘモグロビンが酸化してメトミオシンのような褐色の産物になることを抑えている。この種の包装はまた、寒冷温度における微生物学的な品質保存期間を数週間に引き伸ばしてもいる。主な微生物叢は、LAB から成り、それに少数のミクロコッカス属菌が加わっている。脂肪の細菌数は赤身肉のそれよりも高い傾向にある。真空パックされた生赤肉のように、冷蔵保存の赤生肉の細菌数は高い水準(~ 108cfu/g)に達し、腐敗以前に次第に酸敗するのが明白である。表 14.1 は腐敗細菌類の種類を示している。周囲の外気よりも高い温度での保存は、ビブリオ属菌、およびプロテウス属菌、セラチア属菌やハフニア属菌のような腸内細菌の増殖の結果として腐敗をもたらしうる。また、もしもベーコンが上昇した温度下に保存されれば、黄色ブドウ球菌 *Staphylococcus aureus,* ウェルシュ菌 *Clostridium perfringens* やボツリヌス菌 *C. botulinum* が理論的には増殖して毒素を産生するはずであるが、しかし実際にはベーコン製品は食品媒介疾患と関連したことはなかった。その理由は、この製品が通常は消費される前に調理されることと、産生された毒素が易熱性であるからであることはほぼ確実である。加えて、これらの細菌は主要な微生物叢とよくは競合しない。腐敗も介在するしその製品は食べられなくなる。サルモネラ属菌もベーコンで見つけられるかもしれないが、ベーコンはこの菌による病気とは関連してはいない。

含有微生物

包装直後に見出される細菌類の主なグループはミクロコッカス属菌とコアグラーゼ陰性ブドウ球菌である。20℃で保存している間にラクトバチルス属菌、腸球菌属菌およびペジオコッカス属菌が優勢になる。酵母もまた見出される。もしも多数のグラム陰性桿菌が存在すれば、それは通常は最初の塩濃度が低かったことの指標である。

真空詰めされた塊または薄切りした調理肉および調理塩漬け肉

これらの食肉は、調理済み牛肉、骨抜きの鶏肉または七面鳥肉、および豚肉のような塩漬けしてない食肉だけでなく、ハムのような塩漬け製品を含んでいる。この食肉は、通常はプラスチックの膜の内側にあって調理され、分配と保存の間その膜はそのままに置かれている。その膜は調理後に除去される。前者の場合、その製品は、菌数が普通は非常に少ないが、後者ではある程度の汚染が避けられない。この食肉は仕出し料理に使われたり、あるいは薄切りされ真空パックまたはガスパックにして販売されることがある。芽胞形成菌は調理されても生残し、ウェルシュ菌 *C. perfringens* あるいはボツリヌス菌 *C. botulinum* のような病原体は、もしも製品の温度調整に誤りがあると、発芽して増殖する。耐冷性のクロストリジウム属菌によって起こる腐敗が、わずかに上昇した温度で保存された後の調理済み非塩漬けの肉中にしばしば報告されている（Lawson *et al.*, 1994; Broda *et al.*, 1997; Kalinowski and Tompkin, 1999）。

調理しても時々生残している他の細菌類は腸内細菌属菌といくらかのラクトバチルス属菌を含んでいる。真空パックまたはガスパックの生肉と同様に、LABが通常はパックの薄切り調理肉でも優勢であるが、酸敗の結果、次第に腐敗する前に高い菌数に達する。好気的に包装された薄切り調理肉中の腐敗細菌は、好気的に保存された生肉の腐敗細菌と類似している（主にシュードモナス属菌）。もしも温度が約10℃上昇すると特にハムのような塩漬け肉では、薄切りの過程で取り込まれた少数の黄色ブドウ球菌の増殖が起りうる。ハムの中のブドウ球菌毒素による食中毒の発生は稀なことではないが、食品産業的に生産された薄切りハムの包装品でよりも、仕出し産業での粗末な取り扱い（例えば、長い時間食肉を外気温度に放置するような）の結果起こる方が非常に多い。冷蔵庫の温度で起りうる *L. monocytogenes* の増殖は、特に品質保持期限が昔より長くなってきた現在の傾向にあっては恐らくより重大な危険である。品質保持期限の終期において、菌数が100cfu/gを超える水準は潜在的な危険とみなされる（EC, 1999）。

実験室検査

＊調理袋中の大きな肉片〈ロースト用〉

血液寒天とMacCnkey寒天平板上で腸球菌属菌の表面計数を行う。これらは調理能力を分析するのに有益な細菌である。総菌数は1000cfu/g以下であるべきだ。

＊薄切り肉

薄切りと包装処理の直後に表面総菌数を計数する。これらは10^4cfu/gを超過しないよう望まれるが、品質保持期限中にもっと多くの菌数が見出されることがある。*L. monocytogenes* の菌数は、品質保持期限の終期までに100cfu/gを超えてはならず（EC, 1999）、また黄色ブドウ球菌 *S. aureus* の菌数は1000cfu/g以下であるべきだ。

＊調理済みソーセージとパテ

密封フィルム中の調理済みの大きな切身肉（ロースト用）と同様に、全体が調理済みのソーセージは皮包装（casing）で保護されており、もしも調理法が十分であれば、ほんの少数の芽胞形成菌が生残するだけである。しかしながら、時に少数の腸球菌属菌またはラクトバチルス属菌が生残していて発育しうることがある。製品が低温下に保存されていれば、芽胞形成菌は問題を引き起こすことはない。ラクトバチルス属菌が産生する過酸化水素は、ニトロシルミオグロビンの酸化によって起こる緑灰色、黄色または白色の退色性変化を招くこともある。

調理後の汚染がより起こりやすい傾向がある点を除けば、ベルギー風のパテは調理済みソーセージと同じ性状を有している。このパテはしばしばゼラチンと野菜とで盛りつけされている。LAB が 10^5cfu/g 水準でみられることがある。*L. monocytogenes* は、品質保持期限の終期において、100cfu/g 以上の水準にあってはならない。

鶏肉

集約的な飼育は非常に柔らかい鶏肉を生産するが、この飼育方法で必要とされる個体同士の接近した閉じ込め状態は、しばしば交差感染 cross-infection を引き起こす。鶏肉は、サルモネラ症例の大部分の源泉と考えられており、また英国と米国におけるカンピロバクター性下痢の殆どの事例の源泉と考えられている。サルモネラ症は、加熱不十分の調理の結果か、または生肉から調理食品への交差汚染の結果かのいずれかにより発生する。カンピロバクターの感染は、恐らく生肉製品の取扱い後に手から口へいく経路によるのと同様な機序によって生じる。表 14-1 は腐敗細菌の種類を示している。

＊試料採取

頚部の皮が良好な試料採取部位である。なぜなら、(1) そこが食肉処理中に最も下部に位置しており、躯体全部の液体がそこを通過する。(2) 採取し易く、しかも残りの屠体の価値に影響することなく採取できるからである。もうひとつ別のよい方法は、全屠体をすすぎ洗う方法である。

屠体を大型の滅菌プラスチック袋に入れる。500ml の希釈液（MRD）を加えてから袋をきっちり閉じて保持し、約 1 分間十分に振盪する。注意深く傾けて液体を滅菌希釈液が入っていた瓶に戻す。この液について 10 倍希釈系列を作り、生菌数を平板で計数する。冷却直後にすすぎ洗いされた屠体の通常の菌数が以下に記載されている。

生菌数

頚部皮膚から皮下脂肪を除去し、残りを計量してから均質懸濁化し、10章で記述した方法に従って希釈系列を作成し、寒天平板で生菌数計測を行う。30℃または37℃で24-48時間培養する。頚部皮膚の1グラム当たりのコロニー形成単位（cfu/g）で生菌数を表わす。この計数値は、屠体の他の部位の皮膚から得られる計数値よりも約10倍高い値でありうる。食肉処理場での冷却直後の計数値の正常範囲（log10cfu/g 頚部皮膚）は：生菌数として4.5-5.3、大腸菌群2.7-3.8、シュードモナス属菌2.9-3.9である（Mead *et al.*, 1993）。屠体すすぎ液の生菌数は、log10cfuまたは浸漬液ml当たりで表現される。生菌数として3.8-6.0、腸内細菌科2.6-4.6、シュードモナス属菌3.2-5.9（Corry, 未発表、2002）である。欧州連合では、家禽肉の洗浄水の塩素濃度が約5ppmを超えることはもはや許されないので、大腸菌群/腸内細菌科の菌数は2001年以前よりも若干高い傾向にある。

病原体

屠体すすぎ液または頚部皮膚を検査する。第28章、第33章、第36章（第14章も参照）に記載した方法でサルモネラ属菌とカンピロバクター属菌の培養をする。高い菌数の黄色ブドウ球菌 *S. aureus* が時々見出される。これは羽むしり機 plucking machines に定着している菌集落に起因する。それらが毒素産生性の食中毒株であることは稀である。

[参考文献]

Banks, J. G., Dalton, H. K., Nychas, G. J. *et al.* (1985) Review: sulphite, an elective agent in the microbiological and chemical hanges occurring in uncooked comminuted meat products. *Journal of Applied Biochemistry* 7: 161-179.

Broda, D. M., DeLacey, K. M., Bell, R. G. and Penney, N. (1997) Prevalence of cold tolerant clostridia associated with vacuum-packed beef and lamb stored at abusive and chill temperatures. *New Zealand Journal o f Agricultural Research* 40: 93-98.

European Commission (EC) (1994) Minced Meat Directive. Council Directive 94/65/EEC of December 1994 laying down the requirements for the production and placing on the market of minced meat and meat preparations. Brussels: EU.

EC (1999) Opinion of the Scientific Committee on Veterinary Measures relating to Public Health on *Listeria monocytogenes*. (europa. eu. int/comm/food/fs/sc/scv/out2S_en. html. Brussels, EU).

EC (2001) Commission Decision 2001/471/EC: of 8 June 2001 laying down rules for the regular checks on the general hygiene carried out by the operators in establishments according to Directive 1964/433/EEC on health conditions for the production and marketing of fresh meat and Directive 1971/118/EEC on health problems affecting the production and placing on the market of fresh poultry meat. *Official Journal o f the European Communities* L 165, 2110612001 P. 0048-0053

Gardner, G. A. (1982) Microbiology of processing: bacon and ham. In: Brown, M.H. (ed.), *Meat Microbiology*. Oxford: Elsevier Applied Science, pp. 129-178.

Helps, C. R., Harbour, D. A. and Corry, J. E. L. (1999) PCR-based 16S ribosomal DNA detection technique for *Clostridium estertheticum* causing spoilage in vacuum-packed chill-stored beef. *International Journal o f Food Microbiology* 52: 57-65.

Institute of Food Science and Technology (IFST) (1999) *Development and Use o f Microbiological Criteria for Foods*. London: IFST.

Kalinowski, R. M. and Tompkin, R. B. (1999) Psychrotrophic clostridia causing spoilage in cooked meat and poultry products. *Journal o f Food Protection* 62: 766-772.

Kitchell, A. G., Ingram, G. C. and Hudson, W. R. (1973) Micro-biological sampling in abattoirs. In: Board, R.G and Lovelock, D.W. (eds), *Sampling -Microbiological Monitoring of the Environment*. Society for Applied Bacteriology Technical Series No. 7. London: Academic Press, pp. 43-54.

Lawson, P., Dainty, R. H., Kristiansen, N., et al. (1994) Characterization of a psychrotrophic Clostridium causing spoilage in vacuum-packed cooked pork: description of *Clostridium algidicarnis* sp. nov. *Letters in Applied Microbiology* 19: 153-157.

Mead, G. C., Hudson, W. R. and Hinton, M. H. (1993) Microbiological survey of five poultry processing plants in the UK. *British Poultry Science* 17: 71-82.

Nychas, G. J., Robinson, A. and Board, R. G. (1991) Microbiological and physico-chemical evaluation of ground beef from retail shops. *Fleischwirtschaft* 71:1057-1059.

Statutory Instrument (SI) (2002) Statutory Instrument No. 889. *The Meat (Hazard Analysis and Critical Control Point) (England) Regulations* 2002. London: HMSO.

第16章

新鮮食品、保存食品および長期保存食品

新鮮果物と新鮮野菜

新鮮果物の腐敗は、殆どがカビに起因する。ジャムの製造用または保存用の果実には、カビと酵母の菌数が表示されるとよい。オレンジ血清寒天平板は、柑橘果実のカビの培養に役立つ（Lund and Snowdon, 2000）。

洗浄、剥皮、細切した野菜は、パック包装され、包装内部の空気はほとんど意図的に、あるいは野菜の代謝活性によって炭酸ガス濃度が上がり酸素濃度が低下した状態になって、スーパーマーケットで販売されている。これらは、いろいろな種類のサラダやレタスおよび炒め物料理またはシチュー用の野菜類の混合物を含んでいる。高い生菌数、つまり 10^7-10^8 までは正常である；豆もやし、からし菜（クレス）、みずがらし（クレソン）および新玉ねぎのような作物は最も高い菌数を持つ（Roberts *et al.*, 1981; Lund, 2000; Nyugen-the and Carlin, 2000）。腐敗は、より少数の酵母やカビによるだけでなく、シュードモナス属菌、低温性非病原性の腸内細菌科（その殆どは *Enterobacter, Erwinia,* および *Rahnella* 属菌）、各種のペクチン分解性の細菌および乳酸菌特に leuconostocs や少数の酵母やカビに起因している。上昇した炭酸ガスに促進されると思われる乳酸菌類を除いて、同じような数と種類の細菌叢が新鮮でない野菜にはみられる。

植物性食品での病原性微生物の汚染発生は、動物性食品の場合よりも少ないが時々みられるものである。下水の汚染水を灌漑用水に使用したり、

作物収穫時に動物またはヒトの糞便に汚染されたりした結果、時に汚染が起こることがある。もやしを作るために使用される種（例えば豆もやし作成のための緑豆）がときどき少数のサルモネラ属菌を含んでいることがあって発芽のときに増殖したりするが、種からそれを除去するのは極めて困難といえる。このために、消費者は豆もやしをサラダに入れて食べる前に、熱湯でゆがくようにするとよい。摂食前に調理される食品に関しては、病原菌による危険性はあきらかに少ない。生の野菜サラダや果物（その殆どは柔らかい果実、事前に薄切りされた果実、または未殺菌ジュース）によってさまざまな種類の食品媒介性疾患の発生があったが、それらはソンネ赤痢菌，サルモネラ、病原性大腸菌（*E. coli* O157:H7を含む）、A型肝炎ウイルス、および原虫のクリプトスポロジウム、ジアルディアとサイクロスポラ Cryptosporidium，Giardia、Cyclospora属を含んでいる。汚染カイワレ大根に起因した大腸菌 *E. coli* O157:H7感染の非常に大きな流行例が日本で発生した（Michino *et al.*, 1999）。*Listeria monocytogenes* が包装パック野菜製品から時折分離されることがあるが、心配を引き起こすのに十分な数（すなわち >100cfu/g）には滅多にならない。

上記のすべての病原体に対して全製品を日常的に検査することは実際的ではない（もしくは可能でさえない）。大腸菌 *E. coli* type 1は糞便汚染の指標として検索できる。しかし大腸菌群、「糞便大腸菌」や腸内細菌科の菌数測定は、正常の腐敗細菌叢が含まれることになるので適当ではない。フランスでの野菜の賞味期限の菌数限界は :25g中にサルモネラ非在; g当たりの大腸菌 *E. coli* は m=100, M=1000, n=5, c=2; *L. monocytogenes* は M=100/g（Nyugen-the and Carlin, 2000）である。（ここでのmは細菌数の閾値であり、この値を越えないときに満足される結果である; Mは細菌数の最大値であり、いかなる試料でもこの値を越える結果は不満足となる; nは試料を構成する単位数である; cは他の試料の細菌数がmまたはそれ以下のときに、mおよびMの間に細菌数があるような試料単位の数である）。

乾燥した果実と野菜

これらは、新鮮な果実や野菜と同様に汚染されもするが、滅多に病気の発生原因となることはない。乾燥野菜の総菌数はきわめて変化に富み、かつ 10^8cfu/g もの高さにあることもある。酵母やカビもしばしばみられ、10^4cfu/g 水準の高さに達することがある。細菌性芽胞の数がときに上昇するが、特にもし乾燥前に野菜を湯通しされた場合にはそうである。最小限の加熱処理で消費される製品（例えば、即席スープや乾燥ハーブや香辛料）では、サルモネラは試料 25g について検索されるべきであり、大腸菌 *E. coli* type 1（5/g 以上でないこと）およびセレウス菌 *Bacillus cereus* およびウェルシュ菌 *Clostridium perfringens*（$m=10^2$、$M=10^4$）の菌数計算もなされるべきである。

乾燥果実における総菌数は、カビと酵母が優勢になっている。危険性の殆どはイチジクや木の実（例えば落花生、ピスタチオ、カシュー、ブラジルナッツ）のマイコトキシン、とくにアフラトキシンに起因している。その水準は、4ppb 以下でなければならない。アフラトキシンを産生するカビは、Aspergillus Flavus Parasiticus Agar 寒天培地（AFPA）で計数できるが、カビはすでに生残してないかもしれないので、アフラトキシンを直接検出するほうが好ましい。乾燥ココナッツはサルモネラで汚染されていることがときどき見つけられてきた。

凍結した野菜と果実

冷凍は微生物叢に影響することは殆どなく、凍結野菜や果実の微生物学叢は、新鮮産物のそれと違いはなく、したがって同じ検査が行われるべきである（上記を参照）。野菜製品の中には冷凍の前にゆがくと総菌数が約 2log ほど低下するものがある。しかし冷凍前の処理過程環境に起因する汚染が頻繁にみられる。冷凍エンドウ豆はときに大量の *Leuconostoc* 属菌や他の乳酸菌を運んでいる（Lund. 2000）。冷凍野菜の処理過程環境に特有の危険は *L. monocytogenes* であるが、しかしこれによる病気の発生はまだ報告されたことがない。サルモネラや A 型肝炎ウイルスのような病原体を除去することに関しては、冷凍処置は当てにはできない。

ピクルス

野菜は先ず塩水中に漬けられる。それからその塩分が水で洗い出され、次いで食酢（酢味ピクルス）、または食酢と砂糖（甘味ピクルス）に漬けられる。製品の中には低温殺菌されるものもある。腐敗は、塩水の低濃度、品質不良の食酢、不十分な調理や蓋閉じの結果である。

菌計数

総菌数のためには pH6.8、酸産生コロニーの計数のためには pH4.5 のブドウ糖トリプトン寒天平板を使用する（酸産生コロニーは色素変化指標によって黄色の暈 halo を持つ）。Rogosa, MRS（de Man, Rogosa and Sharp）平板または他の適した培地上で乳酸菌を計数する。血球計算盤法（1:5000 希釈のエリスロシン染色）、またはローズ　ベンガル　クロラムフェニコール寒天平板法で酵母を計数する。

培養

乳酸菌にはブドウ糖トリプトンと Rogosa または MRS 寒天平板を使用する。5% および 10% 塩化ナトリウムを含む真菌用液体培地中で被疑酵母膜を、30℃で 3 日間培養し、発育させる。偏性好塩性のものには 15% 塩化ナトリウムを含む肉汁液体培地を使用する。

含有微生物

ピクルスは強酸性食品である。菌数は普通例えば 1000cfu/g ぐらいで少ない。酵母はしばしば腐敗の源であり、ガスを産生するか膜を産生するかのいずれかである。前者では、容器を破裂させるほどに十分なガスを発生することがある。細菌性の腐敗は、酢酸菌、乳酸菌や好気性芽胞細菌のような酸産生性菌または酸耐性細菌により起こされるであろう。感染したピクルスはしばしば軟質化したりぬるぬるしたりする。

塩漬け発酵キャベツ型のピクルスは、発酵しているので大量の乳酸菌（*Lactobacillus and Leuconostoc* 属菌）を含んでおり、それが歯ごたえと風味に関係している。

酸産生菌は 15% 以下の食塩濃度で活性である。この濃度以上では、偏性好塩性菌が見出される。

ケチャップとソース

腐敗の原因の最も普通のものは、*Zygosaccharomyces*（*Saccharomyces*）*baillii* である。この酵母は pH2 であり、5℃以下から 37℃までの温度で、50-60% ブドウ糖中で発育し、比較的熱抵抗性である。

砂糖と菓子

砂糖、糖蜜とシロップ

微生物の重要性は、これら製品が使われる目的に関係しているが、例えば酸味菌は、缶詰でよりもパン焼きでより重要である。総菌数を計数し、芽胞形成好熱菌（*B. stearothermophilus, Desulfotomaculum* ｛以前の *Clostridium*｝ *nigrificans, C. thermosaccharolyticum*）を、また酵母やカビも検査する。腐敗はしばしば耐浸透圧性酵母によって引き起こされるから。この酵母は低水活性の培地（DG18 寒天平板）で培養する。

チョコレートとココア粉末

多くの症例でチョコレートは、サルモネラ感染症の運搬媒体になっていることが示されてきた（D'Aoustの総説,1977を参照）。

サルモネラ属菌の標準的な検査法は、ココア製品の天然阻害作用を中和するために修正される必要がある。ココア粉末25gまたは薄く削ったチョコレート25gを、10%の脱脂乾燥ミルクを添加した225mlの緩衝化ペプトン水緩衝液に加えてから、標準検査法にしたがって操作をする（亜セレン酸塩、あるいはテトラチオン酸塩とラパポート・バシリアディス液体培地などで補強、第14章を参照）。液体培地中にチョコレートの大きな塊をおかないようにする。自動検査法、とくに制御原理を採用している産業用自動検査法はサルモネラ分別検出スクリーニングに有用である。腐敗した軟化チョコレートについては酵母とカビを顕微鏡で直接検査するとともにDG18培地で培養する。

ケーキ用素材および即席デザート

例えばウェルシュ菌 *C. perfringens* やセレウス菌 *B. cereus* が存在することがある。サルモネラ属菌やブドウ球菌属菌が製造工程中で生残したり、製造後に汚染したりすることがある。もしも製品が再構成されてから不適切な状態に置かれると、これらの菌のどれであれ増殖しうる。粉末製品は他の製品とも交差汚染し、菌発育に適した状態になることがある。

総生菌数を計数する；ウェルシュ菌 *C. perfringens* とセレウス菌 *B. cereus*（$m=10^2$,$M=10^4$）、大腸菌 *E. coli*（m=10, M=100）、黄色ブドウ球菌 *Staphylococcus aureus*（$M=10^3$）およびサルモネラ属菌（25g中に不在）を検査する。

サルモネラ属菌と大腸菌 *E. coli* は、ケーキ用素材中でよりも消費前に調理される即席デザート中でのほうが潜在的により危険が大きい。

穀類

多くの原因の汚染が起こる。すなわち収穫の前後において、土壌、肥料、昆虫、動物、鳥およびカビの感染等である（Legan,2000 を参照）。

小麦粉

新鮮な製粉済みの精白小麦粉は比較的多くの微生物等を含んでいる。-30℃での総菌数は（$5x10^3$ ～ $5x10^5$。酵母とカビの数は一桁少ないが、全粒小麦粉ではより多い。増殖型の細菌、酵母、カビの数は保存中に低下していく。少数の大腸菌類が新鮮製粉済みの小麦粉の大部分の試料で見出されるが、1g の試料中の約 50% に大腸菌 *E. coli* が、0.3 ～ 2.3% にサルモネラ属菌がみられる。少数の食中毒細菌の黄色ブドウ球菌 *S. aureus* とセレウス菌 *B. cereus* が普通にみられる（$<10^3$/g）が、もしも高水準に増殖できる状態におかれると、病気の原因となりうる。マイコトキシンは、たぶん小麦粉で最大の潜在的危険である。フザリウム属のカビによって産生されるトリコテセン（デオキシニバレノールとより少量のニバレノール）およびオクラトキシンは、小麦粒中に比較的普通にみられ、とくに英国に輸入される小麦粒ではそうである。アフラトキシンとデオキシニバレノールはしばしば北米産トウモロコシで見出される。これらの毒素は野外で形成されるのであって保存中にできるのではない。もしも小麦粉が湿気を帯びると、カビの発育によって腐敗する。

もしも小麦粉が保存料（たとえばプロピオン酸または酢酸）なしにパン製造に使われると、粘着性パンの原因となる芽胞形成細菌（*B. subtilis* と *B. licheniformis*）の濃度が関係してくる。もしも生で冷やしたペストリー作成に使われるときは、その小麦粉中に存在する乳酸菌の数が製品の保存期限に影響する。その数は 1000/g 以下でなければならない。小麦粉が缶詰食品の材料に使用されるときには、*B. stearothermophilus* や *B. coagulans* のような好熱性芽胞形成菌の芽胞数が関連してくる。

ペストリー

工場用または一般販売用の未調理ペストリーは、乳酸桿菌に起因する腐敗を被ることがある。乳酸菌をRogasaまたはMRS寒天平板上で30℃で4日間培養して菌数を計数する。10000/gに達するまでの菌数は実際にみられる。

パスタ製品

この製品は加熱工程なしで小麦粉、セモリナ粉、穀粉と水から作られる。鶏卵（粉末または冷凍卵）、ホウレン草、ビタミン類とミネラル類が加えられるようだ。特に鶏卵はサルモネラ属菌を含んでいるかもしれない。サルモネラは、後の調理で壊されるかもしれないけれども、未調理品から調理済品へと交差汚染する可能性がある。

高水準の黄色ブドウ球菌および/または既生成のブドウ球菌エンテロトキシンが、具材の有無に関わらず、乾燥パスタ中に存在することが報告されている（International Commission on the Microbiological Specifications for Foods, ICMSF, 1998）。

＊検査

汚染はおそらく製造工程中に生じるので、パスタ内から細菌類を遊離させることが必要である。

25gのパスタを225mlのMRDに加えて、室温に約1時間放置して軟化させる。次いで、*Stomacher*などを用いて柔らかくし、そして総生菌数、大腸菌*E. coli*と黄色ブドウ球菌*S. aureus*、セレウス菌*B. cereus*および酵母とカビの計数を行う。

食塩肉汁液体培地（salt meat broth）に接種する。37℃で24時間培養してからブドウ球菌検出のためにBaird-Parker平板培地へ接種する。もしも、黄色ブドウ球菌の生菌が認められないのに、ブドウ球菌エンテロトキシンの存在が疑われるときには（例えば顕微鏡検査で大量の非生菌のグラム陽性菌が検出されたとき）、市販のキットを用いて毒素の検出をする。サルモネラ属菌検出のためにはパスタ25gを検査する。

押出成形調理製品

これらには朝食用穀類とクリスプパンが含まれ、野菜のタンパク質とパン粉で歯ごたえを与えている。液体と固体の材料が混合され、成形されて、1～2分間以内で調理される。パスタのときと同様に検査する。

ゼラチン（乾燥製品）

ゼラチンは、しばしば冷食パイの練り皮（ペストリー外被）をいっぱいにするためにとか、缶詰ハムの製造やアイスクリーム製造にも使用される。ゼラチンには芽胞および大腸菌が存在しないこと。

もしも製造工程が低温の再構成過程を含んでいるならば、黄色ブドウ球菌 *S. aureus*、サルモネラ属菌、クロストリジウム属菌の検査をする。

検査

5gのゼラチンを秤量して100mlの滅菌水入り容器に入れ、0～4℃で2時間放置する。この容器を、湯浴で50℃で15分間置いてからよく振盪する。この溶液20mlを滅菌水80mlと混合する。これはゼラチン1:100希釈になる。この希釈液の1.0mlおよび0.1mlを、混釈平板法による総生菌数測定に用いる。37℃で48時間培養する。サルモネラ属菌検出には25gの乾燥製品を検査する。

アイスクリーム製造用のゼラチン

MacConkey培地または類似の培地を使って、半定量的な大腸菌検査をする。100倍希釈ゼラチンの10mlを2倍濃度液体培地10mlに加える；また、100倍希釈ゼラチン1mlを1倍濃度液体培地5mlに加え、さらに100倍希釈ゼラチン0.1mlを1倍濃度液体培地5mlに加える。37℃で48時間まで培養して所定の確認試験を行う。このようにして、原試料の0.1、0.01、0.001g中の大腸菌群と大腸菌 *E. coli* の存否が決められる。大腸菌群は0.01g中で不在、大腸菌 *E. coli* は0.1g中で不在が望ましい。アイスクリーム製造に使用するゼラチン中の総菌数は、10000cfu/g を越えるべきでない。

缶詰ハム生産用ゼラチン

芽胞数は少なくすべきだ。総菌数の計数後に、残りのゼラチン 100 倍希釈液を 80℃で 10 分加熱する。この溶液を 1m ずつ 4 枚の標準平板計数培地上に接種する。2 枚の平板は 37℃で、他の 2 枚は 55℃で 48 時間培養する。平板あたり 1 コロニー以上ではないことが望ましい。総菌数は 10000cfu/g を超えないこと。

香辛料とタマネギ粉末

プラスチック袋を手元で裏返しする方法が、香辛料の試料を採取するのに満足できる方法である。香辛料の中には細菌に毒性を持つものがあり、最初の希釈は液体培地で 1:100 とすべきである（例外は丁子で、1:1000 希釈にする）。総生菌数の計数を行い、さらにもしも予め意図する使用目的で指示されていればセレウス菌 *B. cereus* 選択培地（例えば PEMBA, 表 14-1 を参照）およびブドウ球菌属菌とサルモネラ属菌用の培地の一つを考慮する。

これら香辛料の総菌数は非常にバラバラである。総生菌数の 10^8/g は一般に許容されるが、もしもこれらの香辛料が缶詰食品に使用されるときは芽胞数が少ないことが重要である : 許容水準は 30℃および 55℃で 100/g 以下である。

ココナツ（乾燥）

1950 年代と 1960 年代にこの製品はしばしばサルモネラ属菌で汚染されていた。製造工程が改良されたにもかかわらず、いまだに菓子類製造業では潜在的危険がある。496 頁に記述された方法でサルモネラ属菌を検査する。

油性材料

1.5gのトラガカントを3mlのエタノールに混ぜ、ブドウ糖10g、10%グリコール酸ナトリウム1mlと蒸留水96mlを加える。115℃に設定して10分オートクレーブにかける。検査する油性材料25gを加えてよく振る。検査のためには温めた希釈液で希釈系列を作る。

サラダクリーム

これらは食用油を含んでおり、その腐敗は恐らく脂肪分解菌に起因する。トリブチリン寒天平板で検査する。大腸菌群と好熱菌を検査する。これらの菌は全て存在しないほうがよい。1g当たり5個以上の酵母とカビが検出されないほうがよい。

マヨネーズ基礎のサラダ

乳酸菌群を検査する。酵母も発育するので、コロニーはグラム染色で検査されるべきである。代替えとして、MRS培地（乳酸菌群＋酵母）と100mg/mlのクロラムフェニコールを含有するMRS培地（酵母のみ）との両方で同時計数する（Rose,1985）。

缶詰、既封入および冷凍食品

食品を金属またはガラスの容器に封入して加熱操作することで品質保存期限を延ばすというやり方が長らく行われてきたが、しかし現在の包装材料（封入材）は、より広い選択を消費者に提供している。ある製品は、滅菌されてから通常は柔軟性のある滅菌容器に無菌的に包装される。これらの工程中、優れた品質保証が最高度に重要である。低酸性製品（Codex Alimentarius Commission, CAC, 1993a）の品質保証は特に重要であるが、それらの微生物学的検査の原則は、包装滅菌製品のものと同じである。

食習慣は変化してきた。冷凍庫や食器棚から少量を取り出して電子レンジで加熱するのはごく普通のことになっている。これらのことと関係して包装が重要となるのである。以下のことが必須である：

・微生物の汚染を阻止する

・品質と栄養価を維持する

・不活性であり使用に際して危険を与えないこと

・製造と流通が経済的であること

・容易に標示できること。

工場における製品の日常的管理は、その製造所の品質保証・実験検査部門の責務である。しかし製品が工場から出荷された後に不具合または腐敗が進行したとき、あるいはその製品が食中毒の原因となる疑念がある場合には、他の実験検査室の援助が要請されるかもしれない。ときには、食品材料の供給者と最終製品の製造者との間を調停する必要がある。

外気温度に長期間保存される予定の封入容器は、もしも製造工程中ないしは工程終了後に過誤が生じると、最高度の危険をもたらす。缶詰食品は2つの区分に分けられが、それはその缶詰の状態がボツリヌス芽胞の発芽、増殖、および毒素産生を支えうるかどうかに依存する。この菌はpHが4.5以下の製品中では増殖しない。それ故、pHが4.5（低酸性）以上の製品のみがボツリヌス菌 *C. botulinum* を殺菌ために十分な加熱を必要とする。この型の製品は通常少なくとも「12D」の加熱処理が、すなわちボツリヌス菌 *C. botulinum* の1012個の芽胞を死滅させるのに十分な特定温度で処理する時間（121℃で3分、あるいは他の温度で同一効果を与える時間）加熱処理される。低酸性食品は、多くの野菜だけでなく肉、魚をも含んでいる。酸性缶詰食品は殆どは果実であり、より緩い加熱処理（<100℃）によって保存できる。けれども、もし生の材料が高度に汚染されていると、100℃以下で加熱処理しても、芽胞形成菌によってしばしば腐敗される。芽胞形成菌の種類は *Bacillus* や *Clostridium* 属菌、または *Byssochlamys fulva* と *B. nivea* の子嚢胞子または *Alicycloba-cillus* の芽胞等であろう。

缶詰食品の微生物学的検査は特別に訓練された者によって実施されるべ

きである。詳細な指示は種々の出版物中で見出すことができる。その刊行物は、例えば、栄養委員会処方集 国際食品規格委員会 Codex Alimentation Commission（1979b,1993b）, Food and Drug Administration（FDA,1998）である。図 16-1 と 16-2 は CAC 出版物から適用したフローチャートである。

調査は、正規には缶の継ぎ目部分についての詳細な検査を含む。次の節では、缶詰工程中ないしは後に発生する疵についての情報を提供する。不良品は滅多に起こらない（1000 缶につき 1 缶以下）、また製造後の品質管理の試料採取では、不良品を検知できない。ちなみに缶詰工程は Hazard Analysis Critical Control Point system（HACCP）のような品質保証システムに

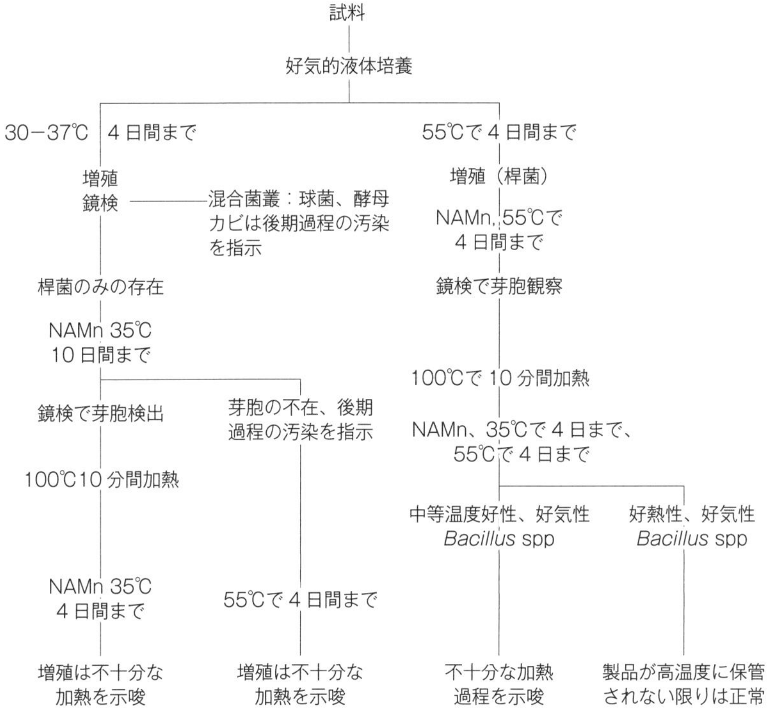

a 培養温度は環境の状態に依って種々である。
bNutrients agar plus 0.4mg/l manganese chloride , Bacillus subtilis の芽胞促進用
（出典：Codex Alimentarius Commission, 1979b）

図 16-1　低酸性度の缶詰食品の好気的培養のための作業系統図

従って実施されねばならない（ICMSF,1988a; Shpton and Shapton, 1991）。全ての缶詰は製造後37℃で約14日間保持するのが慣例であり、、この間規定の品質管理検査（例えば缶の継ぎ目検査）や目視での腐敗徴候の検査（すなわち、膨隆 -Shapton and Shapton,1991）が実施される。

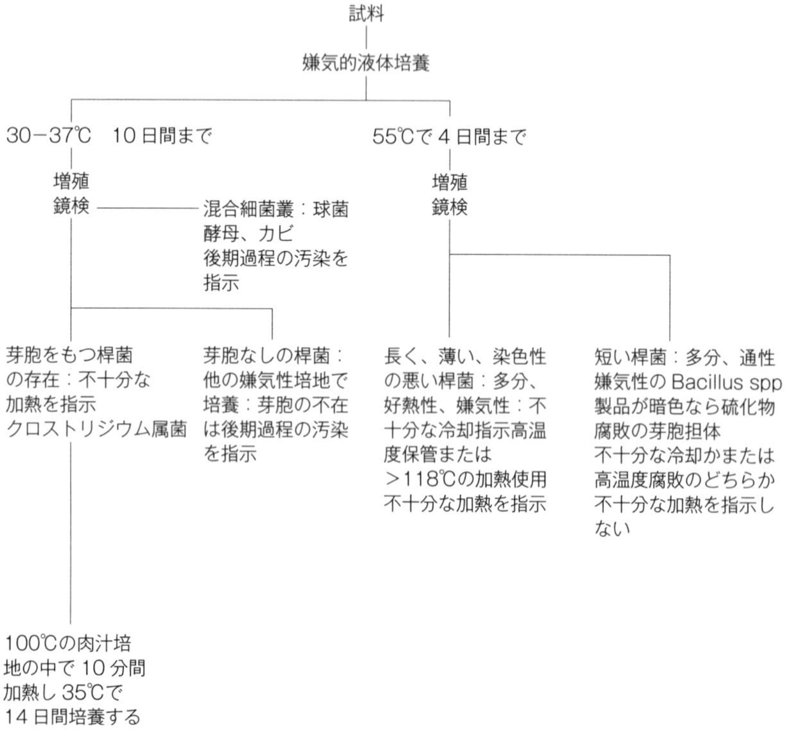

好熱性の嫌気性菌の芽胞はまれにしか見られないか、または鏡検でみつかるか、または最初の継代培養でみつかることに注意すること。それ故に非加熱が示唆される。しかし、ひき続いて55℃での嫌気的な継代培養が使用されうる。培養温度は環境条件によって様々でありうる
（出典：Codex Alimentarius Commission, CAC, 1979b）

図16-2　低酸性度の缶詰食品の嫌気的培養についてに作業系統図

容器の種類

＊缶詰

ブリキ板とアルミニウム板が広く使われている。ラッカー塗装は腐食に抵抗を与えている。3つの部分から構成されている溶接缶は、半田付け缶に大きく取って変わっている。缶底の金属の厚さは薄くなってより軽い安価なものになってきたが、製造工程に持ちこたえるためにビード形状の処理をしなければならない。開缶が容易な端末付きの2つの部分から構成されている缶が広まっている。

＊広口瓶と細口瓶

これらはガラスで出来ており、金属蓋および弾力性の封栓で閉じられ、ときには真空状態になっている。広口瓶と細口瓶は不法開封防止構造になっているほうがよい。

＊トレイ

これらはアルミニウムまたはアルミニウム / ポリプロピレンの合板で作られた蓋が付いている。

＊半硬質可塑性プラスチックおよび合板加工容器

これらは積み重ねが容易であり、軽量で2年までの品質保証期限がある。側面がプラスチック製で末端が金属製の容器が液体製品に使用されている。容器に関する総説はDennis（1987）を参照のこと。

膨隆した缶の類型

ガス産生の細菌等は缶を膨隆させる原因になる。初期段階は、缶を鋭く打検すると缶の端が外側に反転する「水かき」の状態である。「跳躍状態」は、より多量のガス形成によって起こる。缶の端を押し込むと他の端が跳ね出る。その次の段階が「隆起」または「膨隆」で、このときには缶の両端が膨隆する。「軟性隆起」は、圧迫すると元に戻るが、掛ける圧力を停止すると再び膨らむ。「硬性隆起」は圧縮できない。

腐敗は、ガス形成の結果でないかもしれず、多分缶が開けられたときにだけ明らかになるであろう。この種類の腐敗は「単純な酸味」と呼ばれるような欠陥を含んでいる。さらに、缶の中で水素ガスが時々産生されるが、そのときは微生物による腐敗は起こっていない。これは、通常は缶の内容物と金属との反応の結果である。

＊微生物に起因する腐敗

缶詰の微生物学的検査は、前培養をするかもしくはしないで行ってよい。もしも、缶詰が既に例えば膨隆のような腐敗徴候を示しているときには、適切な注意をもって開缶して内容物を検査すれば十分である。正常な外観の缶詰は 37℃で 14 日間まで培養し、その間ときどき膨隆の進行を検査する。隆起した缶は移動して検査する。膨隆しなかった缶は 14 日後に検査する。最初の顕微鏡検査に続いて培養試験を行う。缶は継ぎ目が障害されないように開缶し、缶外部からの汚染の可能性を最少化する。この最少化作業には、ラミナーフローキャビネットもしくは安全キャビネットを使うこと、缶の外部を例えば 70% エタノール中の 4% ヨードで除染すること、および開缶して内容物を試料採取するために滅菌器具を使用することなどが含まれる。内容物の試料は、表面の下部から採取すべきである。膨隆した缶（著しく膨らんだ）は、開缶の前に冷蔵すべきであり、次いで開缶中に内容物の流出を阻む注意をすること（例えば缶を覆う布または漏斗を置く)。

＊漏出腐敗

漏出という語の通常の理解に反して、缶詰の漏出は通常は外方に出るよりもむしろ内方に入ることに言う。高圧滅菌した後で冷却する間に缶の中が陰圧になり、細菌が微小な孔を通して缶内に引き入れられる。これらの孔は缶の巻き締操作に欠陥があって起こるが、特に巻き締める端が缶体部と交差する所で生じる。しかし、缶の冷却と乾燥中にもしも衛生状態が維持されていなかった場合には、正常に巻き締められた缶でも漏出は起りうる。それゆえ、缶を冷却するのに使われる水は、水中の微生物の数を最少にするために、たとえば塩素で処理されることが重要である。湿った缶に接触する乾燥した表面の汚染を最少にするために、清浄し、頻繁に消毒することが必要である。漏出は製造工程または冷却中の粗雑な取り扱いによっても起ることがある。封入部が乾燥しているときには、汚染の機会は僅少である。品質保証期限中に湿潤状態にある缶詰でも漏出は起りうる。漏出によって汚染された缶は、通常は種々混合した細菌を含むが、それらは腐敗細菌（より普通にみられる）だけでなく黄色ブドウ球菌 *S. aureus* あるいはボツリヌス菌 *C. botulinu* でのような病原体をも含まれることがある。腐敗缶詰の缶は、外観上膨潤していることもあるし、していないこともある。孔の存在は、空の状態の完全に清浄された缶について、真空または圧力を使用して検査することができる。

工程不良または手抜き

全体の工程不良または手抜きは、製造所の試験で通常発見されることになるであろう。微生物の混合体（桿菌、球菌、酵母やカビ）が見つけられる。工程処理が単に僅かに至適状態を下回るときには、ただ 1 種類の（芽胞形成）微生物が、缶から缶へと途切れることなく、しばしば各缶の似た場所で見出されるのが普通である。

不適切な冷却

もしも冷却が遅過ぎたり、あるいは不適切であったり、または缶詰が熱帯の諸国でのように非常な高温に保存されているときには、*B. stearothermophilus* の高度抵抗性の芽胞が発育・増殖するのに十分な時間がありうる。この細菌の至適発育温度は 59℃と 65℃の間にある。この菌は 28℃で、あるいは 5 以下の pH では発育しない。*B. stearothermophilus* は、*B. coagulans* とともに、缶詰食品における「単純酸味」腐敗が主要な原因である。*B. coagulans* の殆どの菌株は 50-55℃で増殖する。これらはまた比較的強い酸性条件で増殖する。

工程前の腐敗

これは缶詰用の材料が製造工程前に誤った取り扱い方をされたときに生じる。例えば調理前の肉が持っていた大量の生残芽胞が高い環境温度で過度に長時間保持さているような場合であり、そのときには芽胞の発芽とガスの産生が結果として起こる。このような材料が缶詰にされると細菌は滅菌されるがガスが残って、外見は膨隆した缶になるであろう。

食品の種類と腐敗原因菌の種類

＊低酸性食品

もしも、pH が 4.5 もしくはそれ以上のとき、つまりスープ、肉、野菜および魚（通常は約 pH5.0）のような缶詰は「12D」工程を与えられる。以下の好熱菌の一つは、工程不良で引き起こされる腐敗の際に通常見出される。

- *B. stearothermophilus* :「単純酸味」腐敗の原因菌
- *C. thermosaccharolyticum* :「硬性膨隆」腐敗の原因菌
- *Desulfotomaculum*（以前の *Clostrium*）*nigrificans* : 硫黄臭の原因菌
- 中温性芽胞菌（mesophilic spore bearers）: 偏性あるいは通性嫌気性菌、腐敗原因菌

＊漏出腐敗

これは多種の細菌等で起こりうる。好気性と嫌気性の細菌、グラム陰性非芽胞桿菌と *Leuconostoc* と *Micrococcus* 属菌を含む種々の球菌が見出される。黄色ブドウ球菌 *S. aureus*（食中毒の型）が分離されたことがある。

＊酸性食品

pH3.7-4.5 の缶詰食品は殆どの缶詰果実を含む。ボツリヌス菌 *C. botulinum* は pH4.5 またはそれ以下では発育できないから、これらの食品は低酸性食品よりもずっと緩やかな加熱処理をされるのが普通である。好気性および嫌気性の有芽胞菌は腐敗を引き起こしうるが、その腐敗はあまり一般的でない。乳酸菌群や *Leuconostoc* 属菌が報告されている。耐熱性の芽胞を形成する好濃性酵母およびカビである *Byssochlamys* 属がときおり見られる。酸性の缶詰食品は、殆どの細菌の発育にとっては酸性過多である。また漏出腐敗は普通見られない。

＊高酸性食品

これらの食品は酸性食品と同様に緩やかな加熱処理がされている。腐敗は、pH が 3.7 またはそれ以下の、例えばピクルスや柑橘果実のような加工食品では稀である。*Alicyclobacillus* 属菌の芽胞が時折これらの製品を腐敗させる。製造工程に重度の欠陥があった場合には、酵母が見出される。

缶詰保存肉、例えば、ハムやコーンビーフ

これらの食品は食塩と亜硝酸塩で保存処理されるが、他の低酸性食品よりも加熱処理の程度は緩やかである。なぜなら、ボツリヌス菌 *C. botulinum* の芽胞がこの熱処理では生残するが、発芽・増殖できないからである。

保存肉によっては、意図的に滅菌工程を省略されることがあるが、それは高圧滅菌によって旨みの味わいが損なわれるからである。仕出しサイズのハム缶詰やハムと他の肉との混合缶詰は、いずれも食塩と亜硝酸塩で保存処理され、最小限の加熱処理が施される。製造者は滅菌済みであることを主張（表明）することはなく、缶詰の標識ラベルは例外なく低温または冷却保存を勧めている。その pH、食塩含量と亜硝酸塩含量および保存温度は、缶内の細菌の増殖を阻止する程度であるべきだ。缶詰ハムの内部で、ある腸球菌類が抗細菌性物質を産生する証拠があり、その抗菌物質はある種のクロストリジウム属群、乳酸菌群や *Bacillus* 属菌に対して拮抗的に作用している。これはこの類の市販製品の保存が成功していることの最もありそうな要因であるとみられる（Spencer,1966; Kafel and Ayres, 1969; Gardner 1983）。

冷凍食品

ここではいくつかの冷凍インスタント食品について述べるが、その他の食品、たとえば冷凍肉、魚およびアイスクリームは、それぞれ適当な標題の下で第 15 章、第 17 章、第 18 章に含まれている。冷凍野菜については 373 頁を参照のこと（CAC,1999; Lund, 2000 も参照）。

食品中の微生物が増殖できる最低温度は約 -10℃であると一般に認められている。冷凍食品は正規には -18℃～ -20℃で保存されるので、微生物学的には不変状態である。もしも温度が -10℃近辺に上昇して放置されると、酵母とカビの増殖の結果、腐敗が多分生じるであろう。冷凍は、微生物を死滅させるわけではないが、しかし繊毛虫 *Trichinella* 属のような寄生虫を不活化するのには使用できる。それゆえ、冷凍食品は、それが調製された新鮮食品と同様な微生物叢を持っている。これら冷凍食品の品質保証期限は、通常は生化学的変質によって制限される。

＊検査

存在する細菌類の一部は、凍結により亜致死的に障害を受けることを理解しなければならない点を除けば、冷凍食品の検査は新鮮食品のときと同様にして実施できる（Mackey, 2000）。このことは、例えば腸内細菌科や大腸菌群のコロニー計数がVRB寒天ないしはVRBG寒天中の胆汁酸塩によって影響されることを意味している。これを補正するためには、選択培地に重層する前に非選択培地に接種して数時間培養するとか、あるいはメンブレンフィルターを通して非選択培地から選択培地に移行できる蘇生段階を挿入するとよい。食品からサルモネラ菌群またはリステリア菌群のような病原体を分離回収する強化手順は、普通には蘇生段階を含んでいるので、冷凍食品に特別な方法は通常必要でない。

調理前冷却（'cook-chill'）製品

これらの食品の安全性と品質保証期限は、亜致死的処理と無菌包装のやり方次第である。冷却および冷凍製品の輸送法と取り扱い法の大きな発展は、これらの食品の有用性を増進させた。冷却食品は英国での食品消費量の40%を超えている。取り扱い中と保存期間中継続して温度が+1℃と+4℃の間に保たれるように管理すべきである。これら食品の多くは、食中毒菌等の発育を支さえうるので、取り扱いに間違いがないようにすることが重要である。

包装材と食品は別々に滅菌され、「商業的滅菌」状態下で合体される。柔軟性の袋や半硬質の壺やボール紙製の大箱が、例えばアイスクリーム、カスタード、スープやソースのような低酸性食品で使用されている。

＊調理―冷却の仕出し食品

このシステムは病院、社員食堂、刑務所、学校、さらには宴会や旅行組合で採用されている。安全性と品質を確実にするため、高水準の技術での管理が要求されている。指針（Department of Health, 1989）に従って処理され保存されていれば、仕出し食品は安全に違いない。

＊細菌学的検査

これらの製品は他の食品と同じ方法で検査できるし、また同一の基準が適用されるべきである。これらの食品は以下の基準に従うべきである。

- 37℃で48時間後の生菌数は100000/g以下
- 大腸菌 *E. coli* は10/g以下
- 黄色ブドウ球菌 *S. aureus* は100/g以下
- サルモネラ *Salmonella* 属菌は25g中に存在せず
- リステリア モノサイトゲネス *Listeria monocytogenes* は25g中に存在せず
- ウェルシュ菌 *C. perfringens* は100g中に存在せず

塩漬け

これらは調理済み冷却食品が真空パックされ、65-75℃の範囲で温和に加熱処理されたものである。主に仕出し業で使用されている。この真空パックは調理後の再汚染を阻止するが、温和な加熱は芽胞を生残させる。したがってこれらの製品は低温性芽胞形成菌、特に非タンパク質分解性のボツリヌス菌 *C. botulinum* の発育を抑えるために、3℃以下で保存されねばならない。品質保証期限は数週間である。明らかに、これらの製品の保存温度は注意深く管理されることが重要である。長期の品質保証期限を意図する製品では、好低温性ボツリヌス菌 *C. botulinum* の芽胞を6log（106）減少させるために90℃ 10分、またはそれに相当する処理か、あるいは他の防腐因子（pH5以下、または水活性aw 0.97以下， あるいは食塩3.5%以上［水への塩の効果］）で処理をするべきであることが提案されている（Gould, 1999）。食品の微生物学的安全性諮問委員（ACMSF, 1992）は、穏やかな加熱処理をした真空パック調理製品の品質保証期限は、10日間を越えないようにするべきであると勧告した。

Nissen *et al.*（2002）は、85～100℃で10～60分間熱処理された仕出し製品では、調べたすべてが最初の総生菌数（total viable count, TVC）は103/g以下であり、そのうち75%は10/g以下であったことを見出した。3～5週間の品質保証期限後でも同様の生菌数が見られたが、その時は3分の1の期間は4℃に、残りの期間は7℃に保存されていた。もうひとつ別の研究（Nyati, 2000）では、肉と他の料理が68から85℃のいろいろな内部温度にまで加熱された。総菌数の減少は 4 から 6log に渡って様々であり、満足出来る結果は 3℃で 4 週間の保存後に得られた。しかし、8℃で 2 週間保存後に 18 製品のうち 8 製品は腐敗していたし、その腐敗は多数の乳酸菌群と、ときにはシュードモナス群を伴っていた。セレウス菌 *B. cereus*（$3X10^4$cfu/g 以下）が 1 つの鶏肉製品に見出された。

セレウス菌 *B. cereus* や非タンパク質分解性ボツリヌス菌 *C. botulium* は別として、真空パック食品中で増殖している可能性があってそれゆえ検査されて然るべき他の種の低温性細菌類は Listeria 属菌、Yersinia 属菌および Aeromonas 属菌である。

ベビーフード乳児食

文字どおりの母乳で育てる場合は、腸内の病原体に乳幼児が感染する機会は殆ど無い。人乳の検査は 422 頁に記載されている。他の乳児食品に関しては、汚染が生産と消費の時間差のあいだに起りうる。

小さい子供用に考案された食品には、乾燥食品や瓶詰め・缶詰食品だけでなく、多くのミルク調製品と離乳食がある。乾燥ミルクは製造工程を耐過した細菌等を含む可能性があり、水で戻された後に正しく保存されないと細菌類が増殖しうる。汚染された器具は、その他の材料が無菌的であっても細菌汚染に関与するかもしれない。乾燥ミルクを戻すために不適当な水が使われるかもしれない。英国で汚染した乾燥ミルクを基にした乳児食によってサルモネラ症が発生して以来、乾燥ミルク中のサルモネラ群に関する試料採取計画に注意が払われてきた。乳幼児用の公衆衛生実施規則 Codex Code of Hygienic Practice for Foods for infants and children（CAC, 1979a）が図 16-1 に示されている。*Enterobacter sakazaki* が近年、乳児食で発見され、乳児の重大な病気の原因であると指摘されている。サルモネラ群に対するのと同じ試料採取計画を使うことが求められている（Iverson *et al.*, 2004）

産科部門の中央ミルク調理室は極めて高い衛生水準にあるべきだ（表層部の試料採取等に関しては 423 頁を参照）。哺乳瓶に入れて乳首を取り付けてから最終的に加熱するのが良いやり方である。

生菌数は少数であるべきで、しかも病原体は存在すべきでない。(Robertson; 1974; Collins-Thompson *et al.*, 1980 参照)。経鼻・胃栄養法は同じ基準に従うべきである。

加熱処理容器瓶や缶は、691 頁で品質保証期限延長の食品のため記載されたように検査されるのがよい。

表 16-1　乳児、小児用食品に対する微生物学的規格の勧告

製品	試験	n	c	g あたりの限度	
				m	M
乾燥ビスケット型の製品					
無地品	なし	–	–	–	–
被覆品	大腸菌群	5	2	＜3(MPN で)	20
	サルモネラ群（チョコレート被服のみ）	10	0	0	–
乾燥品およびインスタント製品（例えば牛乳）	中温性好気性菌	5	2	103	104
	大腸菌群	5	1	＜3(MPN で)	20
	サルモネラ群	60	0	0	–
消費前に加熱を要する乾燥製品	中温性好気性菌	5	3	104	105
	大腸菌群	5	2	10	100
	サルモネラ群	5	0	0	–

a 25g の試料を検査
m は細菌数の閾値、この値を越えなければ結果は満足できる。M は細菌数の最大値、どの試料でもこの値を越えれば結果は満足できない。c は試料が包含している試料単位の数である；c は、他の試料の細菌数が m またはそれより少ないときに、n と M の間に細菌数をもつところの試料単位の数である。
(Codex Alimentarius Commission, 1979a)

清涼飲料

飲料水の場合と同じように、総菌数は少なく、かつ大腸菌群は非存在であるべきだ。メンブレンフィルターは、最終製品だけでなく清涼飲料製造に使われる予定の水の検査にも使用することができる。Millipore社は、清涼飲料の微生物学的検査に関するとても有益な小冊子を発行している。酵母やカビによる汚染は稀ではなく、これらはpHを上昇させ、酸耐性の低い他の細菌類を発育させることがある。

炭酸を含有していない果実ジュースでは、法律で許容されている量の防腐剤では酵母が阻止されない。腐敗は一般に酸性度によって制御される（但し*Zygosaccharomyces baillii*を除く）（「ケチャップ」の項を参照のこと。374頁）。これらの場合と炭酸飲料の場合との両者において、微生物数は時間と共に減少する。

果実ジュース

ある果実ジュースでは乳酸細菌および酢酸細菌がpH4.0もしくはそれ以下で発育することがある。

耐熱性の菌類が濃縮ジュースで問題になることがある。77℃で30分間加熱によって選別する。冷却し、2%の寒天平板へ撒く。30日間まで培養する。酵母や菌類の培地を含んでいるディップスライドが有用である。

自動計数法（例えばATP分析）が役立つ。果実ジュースは25℃で24～48時間（トマトジュースは72時間）培養し、試薬を加えてさらに45分間培養すると、その自動装置が結果を出す。

瓶詰め水

瓶詰めの水に関する情報は482頁を参照のこと。

ミルクを基にした飲料

ミルク基盤飲料に関する情報は 412 頁を参照のこと。

自動販売機

自動販売機に置いてある水や嗜好飲料には劣悪な品質のものがあり、高い菌計数（1000cfu/ml 以上）や大腸菌群を持っていることがある。これはたぶん不適切な洗浄の結果であろう（Hunter and Burge, 1986 を参照)。

有用な参考文献

食品微生物学は非常に大きな主題であり、この章に引用した引用文献に加えて、さらにそれにひき続くものとして次のものが推奨される :Hersom and Hulland（1980）; Jowitt（1980）; Harrigan and Park（1991）;Roberts and Skinner（1983）; ICMSF（1986, 1988, 1998a, 1998b, 2002）; Shapton and Shapton（1991）; Hayes（1992）; Jay（2000）; Lund *et al.*（2000）; Dowens and Ito（2001）.

[参考文献]

Advisory Committee on the Microbiological Safety of Food (ACMSF) (1992) *Report on Vacuum Packaging and Associated Processes*. London: HMSO.

Codex Alimentarius Commission (CAC) (1979a) *Recommended International Code o f Hygienic Practice for Foods for Infants and Children*. CAC/RCP 21-1979.

CAC (1979b) *Recommended International Code of* Hygienic Practice for Low and Acidified Low Acid *Canned Foods*.

CAC/RCP 23-1979, rev. 2 (1993) - see Appendix V.

CAC (1993a) *Code of Hygienic Practice for Aseptically Processed and Packaged Low Acid Canned Foods*. CAC/RCP 40-1993.

CAC (1993b) *Guideline Procedures for the Visual Inspection of Lots of Canned Foods.* CAC/GL 17.

CAC (1999) *Code of Hygienic Practice for Refrigerated Packaged Foods with Extended Shelf Life.* CAC/RCP 46-(1999).

Collins-Thompson, D. L., Weiss, K. F., Riedel, G. W. and Charbonneau, S. (1980) Microbiological guidelines and sampling plans for dried infant cereals and dried infant formulae. *Journal of Food Protection* 43: 613-616.

D'Aoust, J. Y. (1977) Salmonella and the chocolate industry: a review. *Journal o f Food Protection* 40: 718-726.

Dennis, C. (ed.) (1987) *Symposium on the Microbiological and Environmental Health Problems in Relation to the Food and Catering Industries.* Chipping, Campden: Campden Food Preservation Association.

Department of Health (1989) *Chilled and Frozen Food. Guidelines on Cook-Chill and Cook-Freeze Catering Systems.* London: HMSO.

Dowens, F. P. and Ito, K. (eds) (2001) *Compendium of Methods for the Microbiological Examination of Foods,* 4th edn. Washington DC: American Public Health Association.

Food and Drug Administration (1998) *Bacteriological Analytical Manual,* 8th edn. Arlington, VA: AOAC International.

Gardner, G. A. (1983) Microbiological examination of curing brines. In: Board, R. G. and Lovelock, D. W. (eds), *Sampling - Microbiological Monitoring of the Environment.* Society for Applied Bacteriology Technical Series No. 7. London: Academic Press.

Gould, G. W. (1999) Sous vide foods: conclusions of an ECFF Botulinum Working Party. *Food Control* 10: 47-51.

Harrigan W. F. and Park, R. W. A. (1991) *Making Food Safe.* London: Academic Press.

Hayes, R. (1992) *Food Microbiology and Hygiene,* 2nd edn. London: Elsevier.

Hersom, A. C. and Hulland, E. D. (1980) *Canned Foods. Thermal processing and microbiology.* London: Churchill-Livingstone.

Hunter, P. R. and Burge, S. H. (1986) Bacteriological quality of drinks from vending machines. *Journal of Hygiene (Cambridge)* 97: 497-504.

International Commission on the Microbiological Specification for Food (ICMSF) (1986) *Microorganisms in Foods. 2. Sampling for Microbiological Analysis. Principles and specific applications.* 2nd edn. Toronto: University of Toronto Press (updated as ICMSF 2002).

ICMSF (1988) *Microorganisms in Foods. 4. Application of the HACCP system to ensure Microbiological Safety and Quality,* Oxford: Blackwell Scientific.

ICMSF (1998a) *Microorganisms in Foods. 6. Microbial Ecology of Food Commodities.* London: Blackie Academic & Professional. Available from Kluwer Publishers.

ICMSF (1998b) Cereal and Cereal Products. In: *Microorganisms in Foods. 6. Microbial Ecology of Food Commodities.* Blackie Academic & Professional. Available from Kluwer Publishers.

ICMSF (2002) *Microorganisms in Foods. 7. Microbiological Testing in Food Safety Management.* New York: Kluwer Academic/ Plenum Publishers.

Iverson, C., Druggan, P. and Forsythe, S. (2004) A selective medium for *Enterobacter sakazaki.*

International Journal of Food Microbiology, in press.

Jay, M. (2000) *Modern Food Microbiology*, 6th edn. New York: Aspen Publishers.

Jowitt, R. (ed.) (1980) *Hygienic Design and Operation of Food Plants*. Chichester: Ellis Horwood.

Kafel, S. and Ayres, J. C. (1969) The antagonism of enterococci on other bacteria in canned hams. *Journal of Applied Bacteriology* 32: 217-232.

Legan, J. D. (2000) Cereals and cereal products. In: Lund, B., Baird-Parker, A. C. and Gould, G. W. (eds), *The Microbiological Safety and Quality of Food*, Vol. 1. London: Chapman & Hall, pp. 759-783.

Lund, B. M. (2000) Freezing. In: Lund, B., Baird-Parker, A. C. and Gould, G. W. (eds), *The Microbiological Safety and Quality of Food*, Vol. 1. London: Chapman & Hall, pp. 122-145.

Lund, B. M. and Snowdon, A. L. (2000) Fresh and processed fruits. In: Lund, B., Baird-Parker, A. C. and Gould, G. W. (eds), *The Micro-biological Safety and Quality o f Food*, Vol. 1. London: Chapman & Hall, pp. 738-758.

Mackey, B. M. (2000) Injured bacteria. In: Lund, B., Baird-Parker, A. C. and Gould, G. W. (eds), *The Microbiological Safety and Quality of Food*, Vol. 1. London: Chapman & Hall, pp. 315-341.

Michino, H., Araki, K., Minami, S. et al. (1999) Massive outbreak of *Escherichia coli* 0157:H7 infection in schoolchildren in Sakai City, Japan, associated with consumption of white radish sprouts. *American Journal of Epidemiology* 150: 787-796.

Nissen, H., Rosnes, J. T., Brendehaug, J. and Kleiberg, G. H. (2002) Safety evaluation of sous vide-processed foods. *Letters in Applied Microbiology* 35:433-438.

Nyati, H. (2000) An evaluation of the effect of storage and processing temperatures on the microbiological status of soul vide extended shelf-life products. *Food Control* 11: 471-476.

Nyugen-the, C. and Carlin, F. (2000) Fresh and processed vegetables. In: Lund, B., Baird-Parker, A. C. and Gould, G. W. (eds), *The Microbiological Safety and Quality of Food*, Vol. 1. London: Chapman & Hall, pp. 620-684.

Roberts, T. A. and Skinner, F. A. (eds) (1983) *Food Microbiology*. Society for Applied Bacteriology Symposium Series No. 11. London: Academic Press.

Roberts, T. A., Hobbs, G., Christian, J. H. B. and Skovgaard, N. (eds) (1981) *Psychrotrophic Microorganisms in Spoilage and Pathogenicity*. London: Academic Press.

Robertson, M. H. (1974) The provision of bacteriologically safe infant feeds in hospitals. *Journal of Hygiene (Cambridge)* 73: 297-303.

Rose, S. A. (1985) A note on yeast growth in media used for the culture of lactobacilli. Journal o f *Applied Bacteriology* 59: 53-56.

Shapton, D. A. and Shapton, N. F. (eds) (1991) *Principles and Practices for the Safe Processing o f Foods*. London: Butterworths. Spencer, R. (1966) Non-sterile canned cured meats. *Food Manufacture* 41: 39-41, 43.

第17章

鮮魚、貝類および甲殻類

これら三つの広いグループの例が図17-1に示されている。品質は外見と臭いによって最もよく評価される。他の食品と同じように細菌学的検査は、食品の品質に影響する微生物（すなわち、新鮮の程度あるいは製品の品質保証期限に影響する腐敗性の微生物叢）、さらにまた、ヒトの健康に影響すると思われる微生物の存在とその菌数を評価することも含んでいる。

表17-1　魚類の大まかな定義

魚のタイプ	魚種の例
Finfish（魚）	タラ、アカガレイ、サケマス
Molluscan shellfish（軟体動物貝類）	ムール貝、カキ、ホタテ貝、ハマグリ
Crustaceans（甲殻類）	エビ、クルマエビ、カニ、ロブスター

鮮魚

微生物の項目

総菌数は、腐敗細菌の数や潜在的な病原細菌の存否という他の微生物学的指標と一緒に、今日でも普通に相変わらず使用されている。新たに処理された魚から無菌処置をして採取した魚肉は無菌である。しかし保存の間に微生物が数を増してくる。魚の表面での菌数は、その試料が採取された場所に依って異なっている。Liston *et al.*（1976）は、捕獲された新鮮な魚における微生物数は、皮膚では10^2と10^6cfu/cm^{2}の間で種々であるが、鰓ではこれより 1log 少なく、また活発に採食していた魚の腸管では 10^7/g にまで達していることを見出した。大量のシュードモナス群、フラボバクテリア群、コリネ型細菌群、および *Acinetobacter* 属菌、*Aeromonas* 属菌と *Cytophaga* 属菌は魚の表面に自然状態で生じている粘液と関連して存在する。ミクロコッカス群や発光菌類（ある種の培地上で暗闇のなかで蛍光を発する）がしばしば存在する。マイコバクテリア群も魚にみられ、特に米国南部で大型貯水池または水槽で飼養されている養殖魚において問題を引き起こしている。

細菌数は保存する時間とともに増加するが、しかし、食品の官能特性が影響を受けるのは細菌数がかなり大きな割合になった場合だけである。総菌数を調べる方法は、どの魚が何処で捕獲されたかの条件によって当然異なるべきである。英国では、地方の海水温度は一般に低い。それで、寒天平板の培養温度は、出来るだけ正確に細菌数を確定するために、この点を反映しなければならない。英国アバディーン州のタリーに在る元漁業研究所は 20℃での培養を勧奨したが、その温度は英国の水域に見られる大部分の細菌にとっての至適発育温度である。しかし、魚に関連している微生物の中にはむしろゆっくり発育するものがあるから、5 日間の培養時間も勧奨された。この 5 日間の培養時間は最大の菌数をもたらすが、3 日目の菌数がそれに比して有意に低くはないこともときどきある。

生菌数

調査する魚の種類によって生菌数測定法は異なってよい。魚体全部の調査のためには、何箇所かの部位を選択し、無菌的に皮を引き剥がしてから、検査用に 25g の魚肉を採取する。シラスのような小型魚の場合には、魚体全部がしばしば食用に供されるから、魚体全部を検査すべきである。切り身に関しては切断表面から選択する。検査する切り身部分にどんな皮膚や腸管が混入しても、菌数は大きく影響される。

22.5ml の冷却リン酸緩衝食塩水を 25g の魚に加えて 2 分間撹拌均質化する。0.5% 食塩添加普通寒天平板（普通寒天培地の中には通常は食塩を含まないものがある）に、段階希釈した試料 0.1ml（平板 2 枚分）を接種して、

20℃で3～5日間培養する。平板上に30個から300個の間のコロニーを含む平板についてコロニー数を数え、1g当りのコロニー形成単位を算出する。大概の魚において、10^6/g以上の菌数は、品質保証期限がわずかしか残っていないかまたは期限切れである。しかし、もしも腸管や皮膚組織を検査したときには、この値は1～10倍高くなる。

選択的計数

生菌数が総菌数において有意な割合を占めていても、そのことは、保存中の魚の腐敗の原因とはならないかもしれない。例えば*Moraxella*属菌（現在は*Psychrobacter*属菌）と*Acinetobacter*属菌のような菌のなかには生化学的に不活性（魚で見出される他の菌に比較して）であり、かつそれらの大多数は、品質保証期限を有意に減少させることもなく、もし食べても食中毒の原因にならないものがある。しかし、*Shewanella*属菌やシュードモナス群を含む他の菌は、代謝的に活性であり腐敗の主たる原因である。これらの菌のそれぞれの計数値は、残りの品質保証期限を評価するのに利用出来るから総菌数よりもより有用である。腐敗細菌は、システイン－鉄寒天平板上での硫化水素産生のコロニー（黒色コロニー）を選別することで評価できる（Wood and Baird, 1943）。Gibson and Obden（1987）は、Gram and Huss（1999）が硫化水素産生細菌の数と氷冷タラの品質保証期限の残りとの間に良好な相関関係を観察したように、硫化水素産生細菌の数を包装された魚類の品質保証期限を予測するのに使用した（表17-2）。

試料の均質液を鉄寒天平板（Oxoid）に直接撒くか、あるいは溶解した寒天（45℃）に10倍希釈で添加して混合、固化させる。それから溶解した培地（1～2ml）を重層する。これは硫化鉄の酸化を最少化する。硫化鉄の酸化は黒色沈澱物の不安定性を引き起こしがちである。平板を20～25℃で3～4日間培養して生じた黒色コロニーを計数する。

表 17-2　氷冷タラの硫化水素産生細菌の数と品質保持期限残存の関係

品質保持期限の残存（日数）	硫化水素産生菌数（log10 cfu/g）
14	2
11	3
9.5	4
7	5
5	6
2	7

出典：Gram and Huss（1999）

迅速法

電気伝導技術（Richards *et al.*, 1978）は、魚の微生物学的状態を推定するのに特に有用である。なぜなら腐敗菌の菌叢の代謝は、伝導度を有意に変化させるからである（第 8 章を参照）。Ogden（1986）は、種々の魚種で伝導度測定値と総生菌数との間に容認できる相関性があること、および腐敗細菌数に対して伝導度を図示して改めた相関関係を提示した（この改良相関係数は Wood and Baird 法を使用して選択的に計数された）。

貝類と甲殻類

これらは通常は沿岸水域、あるいは下水による汚染をしやすい河口から収獲される。特に、二枚貝類は濾過食性であるので環境からの細菌やウイルスを濃縮する傾向がある。大腸菌は環境汚染指標のひとつとして使用されている。最確数（MPN）の技法が一般に使用されているが、この MPN 法は時間がかかり、集約的労力を要し、かつ正確性に限度があるので、その代替法が研究されてきた（Ogden *et al.*, 1998）。以下に述べる方法は、元来貝類のためのものであるが、甲殻類に使ってもよい。

貝類における大腸菌 E. coli 測定のための MPN 法

15 ～ 30 個の貝を選定するために防護手袋を使用する。殻が開いていたり損傷していたりするものは全て除外する。飲用基準の流水でごしごしと洗ってから滅菌した殻剥きナイフで開ける。計量した滅菌容器（ビーカーまたは袋）に肉質部と液体の両方を集め入れ、フィルター袋の中で2～3分間均質化するためにストマッカー均質器に移し入れる。

0.1%滅菌ペプトン水で10^{-1}と10^{-2}希釈を調製する。273頁に記載したMPN試験のためにミネラル修正グルタミン酸培地（MMG）を使用して、10^{-1}希釈試料10mlを、5本の2倍濃度MMG 10ml入り試験管に加え、同じ希釈の試料1mlを5本の1倍濃度MMG 9ml入り試験管に加え、10^{-2}希釈の1mlを5本の1倍濃度MMG9ml試験管に加える。こうして、それぞれのセットには試験管当たり1g、0.1g, および0.01gの組織が存在することになる。

全ての試験管を37 ± 1℃、18～24時間湯槽中で培養し、ガス産生を記録する。ガスの産生を示さない試験管をさらに18～24時間再培養する。ガスの非発生は、大腸菌 *E. coli* が陰性であることを確証するものである。

ガス産生の試験管を（1）5mlのブリリアントグリーン胆汁酸液体培地（BGBB）および（2）5mlの1%トリプトン水に継代接種し、その両方を44 ± 0.5℃で24時間培養する。BGBBでのガス産生陽性とトリプトン（Kovacs試薬）からのインドール産生陽性の試験管は、大腸菌 *E. coli* を確認するものである。もうひとつの方法として、*β*-グルクロニダーゼの存在は、大腸菌 *E. coli* であることを裏付ける。さらに、MUG寒天平板上で増殖した蛍光性コロニー、またはBCIG寒天上で青色コロニーによっても大腸菌 *E. coli* は認識されるが、BCIG寒天はその青色がコロニーの中に（蛍光と違って）残存するのでより好ましく、正確な菌数計算の助けとなる。型のごとくMPN表から菌数を計算する。

甲殻類

カニ、ロブスター等を上記と同じように流水で洗浄する。殻を砕き開けて肉部をいくらか取り出して上記と同じように処理する。クルマエビ、小エビ等を流水で洗浄して上記のように処理する。

基準

欧州連合（EC, 1991）は食用貝類の類別を設定している。それらは表17-3に示される。

A類は、ヒトの食用に適しているが、B類はさらなる処理が必要である。この処理は、清浄な海水に再度入れること、および大腸菌 *E. coli* が自然に減少するまで待つこと（交代操作 relaying）、または殺菌するために海水が紫外線供給装置を通過して循環しているタンクへ貝類を移すこと（浄化）を含むものである。C類の貝類はヒトの食用には適さないと考えられるものである。

表 17-3　貝類の微生物学的区分

区分	*E.coli* の菌数 /100g 貝
A	< 230
B	230 － 4600
C	> 4600

病原体

海鮮食品の中毒に特に関連している病原体は、ビブリオ属、なかでも腸炎ビブリオ *Vibrio parahaemolyticus*（第24章を参照）、黄色ブドウ球菌 *Staphylococcus aureus*（第36章を参照）、*Listeria monocytogenes*（第40を章参照）、およびボツリヌス菌 *Clostridium botulinum* E型（第44章を参照）を含んでいる。アエロモナス群（第24章を参照）やサルモネラ群（第28章を参照）もまた原因菌とみなされている。食品からこれら微生物を分離する方法は、それぞれ適切な章で記されている。

病原性ウイルスによって魚が汚染されている可能性も考慮されるべきである。軟体動物は濾過捕食性であり、この濾過による浄化作用は細菌を除去するが、ウイルスは除去しないかもしれない；またウイルスは、加熱処理では必ずしも不活化されるとは限らない。したがって、二枚貝はしばしばA型肝炎や冬季嘔吐症のようなウイルス性疾患の発生と関連している。

軟体動物は、ときに海藻毒の運搬体である。海藻毒を摂取すると、下痢と記憶喪失性中毒が起こることがある。これらの症状の始まりは摂取後30分間ほどの短時間である。これらの毒素の起源は、さまざまな海産植物性プランクトンであり、これは二枚貝の天然の餌である。5000種の海産植物性プランクトンのうち40種（主として渦鞭毛藻類と珪藻類）は強力な毒素を産生できる。その毒素は摂取後にさまざまな症状を引き起こす（Whittle and Gallacher, 2000）。

ここ25年のうちに鯖中毒の発生率が著明に増加している。その症状は食品中毒のそれに類似している（すなわち、下痢と嘔吐、頭痛、目まい、頭部と頚部の発赤）。鯖科、例えば鯖、鮪等を摂食後10分から数時間で発する症状である。魚の保存状態が悪い間に、細菌によって魚組織中のヒスチジンの脱炭酸が起こり、その結果生ずるヒスタミン量の増加が常に関係している。5mg/100gおよびそれ以上の水準は、取扱いミスの指標であると考えられ、そして50mg/100gおよびそれ以上は危険とみなされている（International Committee for the Microbiological Standards of Foods or ICMSF, 1998）。

[参考文献]

EC (1991) Council Directive laying down the health standards for the production and placing on the market of bivalve molluscs. 91/492/EEC. *Official Journal of the European Communities* 24 September, 1991. No. L268/1.

Gibson, D. M. and Ogden, I. D. (1987) Estimating the shelf life of packaged fish. In: Kramer, D. E. and Liston, J. (eds), *Developments in Food Science: Seafood quality determination*. Amsterdam: Elsevier, pp. 437-451.

Gram, L. and Huss, H. H. (1999) Microbiology of fish and fish products. In: Lund B, Baird-Parker, A. C. and Gould, G. W. (eds), *The Microbiological Safety and Quality o f Foods*. London: Chapman & Hall, pp. 472-506.

International Committee for the Microbiological Standards of Foods (ICMSF) (1998) *Micro-organisms in Foods 6. Microbial Ecology o f Food Commodities*. Amsterdam: Kluwer, pp. 130-189.

Liston, J., Stansby, M. E. and Olcott, H. S (1976) Bacteriological and chemical basis for deteriorative changes. In: Stansby, M. E. (ed.), *Industrial Fishery Technology*. New York: Kreiger, pp. 345-358.
Ogden, I. D. (1986) The use of conductance methods to predict bacterial counts in fish. *Journal of Applied Bacteriology* 61: 263-268.

Ogden, I. D., Brown, G. C., Gallacher, S. et al. (1998) An inter-laboratory study to find an alternative to the MPN technique for enumerating *Escherichia coli* in shellfish. *International Journal of Food Microbiology* 40: 57-64.

Richards, J. C. S., Jason, A. C., Hobbs, G. et al. (1978) Electronic measurement of bacterial growth. *Journal o f Physics E. Scientific Instruments* 11: 560-568.

Whittle, K. J. and Gallacher, S. (2000) Marine toxins. *British Medical journal* 56: 236-253.

Wood, A. J. and Baird, E. A. (1943) Reduction of trimethylamine oxide by bacteria, 1. The Enterobacteriaceae. *Journal o f Fisheries Research Board of Canada* 6: 194-201.

第18章

牛乳、乳製品、卵および アイスクリーム

これらの食品は、腐敗および結核、猩紅熱、ジフテリア症と種々の食中毒や食品媒介疾患を含む微生物病の運搬体としての長い歴史を持っている。これらの病気は、いずれも製造や流通時の低水準の衛生状態に起因している。このことは、これら食品の細菌学的検査に影響を与える法律の制定という結果に至った。

牛乳

欧州では欧州委員会（EC, 1992）が、牛乳等の微生物学的検査法とその基準を制定している。これらは、各試験の記述において述べられている。同様な試験と評価基準が他の国々、例えば米国（Downs and Ito, 2001）でも使用されている。

生乳

生乳には、ウシ、ヤギ、ヒツジと水牛の乳が含まれているが、以下の目的で使われるミルクがある：

1. 加熱処理した飲用ミルク、発酵ミルク、凝乳、ゼリーおよび風味を付けたミルク飲料の製造。
2. 上記（1）で示した以外の、ミルクを基にした製品の製造、例えば包装されて国内で飲用される牛乳、および最終消費者へ直接販売されるウシ、ヒツジ、またはヤギのミルク。

これらのミルクに関する法定の基準を満たすために必要な細菌学的検査項目は以下のとおりである。

・30℃での平板菌数（総生菌数、total viable count, TVC）
・大腸菌群と黄色ブドウ球菌 *Staphylococcus aureus* の計数
・サルモネラ群の検出

低温殺菌乳

これは、上記の要求を満足し、かつ71.7℃で15秒間またはこれと等価の時間/温度の組合せで加熱された生乳で、加熱後直ちに10℃以下に冷却されたものである。法律で要求される検査は以下の通りである：

・21℃での平板菌数
・大腸菌群の計数
・病原菌（*Listeria monocytogenes* とサルモネラ群）の検出
・フォスファターゼ試験

超高熱処理乳

これは上記と同じ生乳で、135℃で1秒間加熱されたものである。法定の細菌学的検査は、30℃での平板菌数である。

滅菌乳

これは上記と同じ生乳であるが、濁度検査に合格するためにある時間、100℃で加熱された生乳である。その法定検査は以下である。

・30℃での平板菌数
・濁度検査

試料の採取と輸送

飲用乳または乳基盤製品の製造を目的とした生乳の試料は、製造の時点において、リスク評価原理に基づいて作成された試料採取計画に応じて採取されるべきである。それで、少なくとも月に2試料が平板菌数計測のために採取されるべきである。飲用の牛乳パック製品は、販売の時点で試料採取されたほうがよい。試料は0～4℃で検査室へ輸送されるべきである。

法定検査

法的な目的には、EC（1992）指令で指定された関連の試験法、または他の国際的に受容されている分析方法が使用されねばならないが、しかし日常的な実施には以下に記す方法が適当である。その目標、たとえば許容できる最高レベルは、普通は法定基準に合致するレベルであり、以下に与えられる（しかし、第10章にある生菌数の正確性についての注釈を参照）。

総生菌数

この方法は262頁で示されている。試料の到着時点で生乳の検査をし、標準ミルク菌数計測用寒天平板を使用し、そして生乳では30℃で72時間培養する。検査の前に、低温殺菌乳は、6℃で5日間前培養し、それから21℃で菌数計算用平板で培養する。目標水準（ml当たりの総生菌数つまりTVV/mlとして）は、

・その状態での飲用を意図しない生乳：10万以下

・飲用の生乳パック製品：5万以下

・直接に最終消費者へ販売される生乳：2万以下

・低温殺菌乳：m=50 000; M=500 000; n=5; c=1; ここでmは細菌数の閾値であって、この値を越えないときに結果が満足される。Mは細菌数の上限値であり、いかなる試料でもこの値を越えるときは不満足な結果となる。nは試料を構成する試料単位の数である。そしてcは、もしも他の試料の細菌数がmまたはそれ以下のときにmとMの間の細菌数を有している試料の単位数である。もしもどの試料もM以上であればその試験は失敗である。

総菌数、超高温加熱乳処理および滅菌乳

製造の時点で，試料採取後に30℃で15日間または55℃で7日間の前培養をする。0.1mlのミルクと菌数計測用寒天平板を2枚づつ用い、菌数計測を実施する。30℃で72時間培養する。目標水準は、

・UHT と殺菌乳 :100/ml 以下

大腸菌計数

10 倍段階希釈液を作り、バイオレット レッド胆汁酸乳糖寒天平板で計数を実施する。30℃で 24 時間培養する。直径 0.5mm もしくはそれ以上の赤色のコロニーだけを算定する。必要があればブリリアントグリーン胆汁酸乳糖液体培地で 30℃　24 時間の継代培養をして確定する。大腸菌 Escherichia coli であるかどうかを決定するために、確認された大腸菌を 44℃で試験すること、およびインドール試験を行うことが有用である。1ml 当たりの目標大腸菌水準は、

・生乳 :100/ml 以下

・低温殺菌乳：m, 0　; M, 5 ; n, 5　; c, 1

病原体

これらに関する方法は別のところで記述される。サルモネラ群 , 496 頁、黄色ブドウ球菌 *S. aureus,* 561 頁、リステリア *Listeria,* 586 頁、大腸菌 *E. coli* O157, 486 頁、そしてカンピロバクター群 , 523 頁。病原体は、被検ミルクの 25ml 中に存在しないこと。

フォスファターゼ試験

ミルク中のフォスファターゼ酵素は、低温殺菌の時間 / 温度条件で破壊される。したがって、この酵素が検出されることは、低温殺菌が不適切であることを示している。

蛍光測定法は国際的に認められている方法であり、非蛍光測定法よりも感度が高く再現性もよい（Greenwood and Rampling, 1997; BSI, 2000）。試料のアルカリフォスファターゼ活性は蛍光の連続的な直接動的分析法 continuous fluorimetric direct kinetic assay によって測定される。非蛍光性の芳香族モノリン酸エステル基質は、試料由来のどんなアルカリフォスファターゼ（ALP）の存在下でも、フォスファターゼの遊離基の加水分解を受けて、高度に蛍光性を示す産物を生成する。ALP 活性の蛍光測定は 38℃で 3 分間

測定される（BSI,1997）。蛍光測定器は、必要な計算を行い、試料番号を表示し、蛍光度の平均増加とリットル当たりのミリ単位でALP活性を表示する。

低温殺菌乳に許容されるフォスファターゼ活性の法定水準は、4μg フェノール /ml である。これは、蛍光測定法での 500mU/l と Aschaffenberg-Mullen（A-M）試験での 10μg　p- ニトロフェノール /ml と等価である。

A-M 試験は（SI, 1989）、使われてもよいが、ヨーロッパ標準法に対しての有効性が認められねばならない（EC, 1992a）。

濁度検査、滅菌乳

4.0g の硫酸アンモニウム（AnalaR）を秤量し 50-ml の三角フラスコに入れる。20ml のミルクを入れて 1 分間振盪し、硫酸アンモニウムを確実に溶解させる。5 分間放置してから、12.5cm 径の Whattman No.12 の濾紙で試験管の中へ濾過する。5ml の清澄な濾過液が収集されたらその試験管を湯浴中に 100℃で 5 分間置く。その試験管を取り出して冷やす。次いで濾過液の濁度を測定する。きちんと滅菌された乳は濁度を全く示さない。

滅菌操作はタンパク質の成分を変性させ、そして硫酸アンモニウムはすべての非加熱凝固性タンパク質を沈殿させる。もしも加熱が不十分であると、あるタンパク質は未変性のままで残り、硫酸アンモニウムでは沈殿しない。そのタンパク質は凝固し、濾過液が沸騰加熱されたとき濁度を与える。

ミルクの含有微生物

ミルクは、ウシやその他のミルク産生動物の糞便汚染の危険にさらされているし、また搾乳や取扱いの過程で器具や環境からの潜在的な汚染にさらされている。搾乳後に普通に行われる冷蔵保存は、存在する細菌の増殖を遅らせる。低温殺菌は、病原性細菌の殺菌を意図して行われるが、他の細菌の量を必ずしも減少させるわけではない。それは好熱性細菌等の数を増加させる可能性がある。

「正常微生物叢」は温度に依存している。15 ～ 30℃では、乳レンサ球菌 *S.*

lactis が優勢であり、また多くの連鎖球菌群やコリネ形の細菌が存在しているが、しかし 30 ～ 40℃では、これらの菌は乳酸菌群や大腸菌群と置き換わる。これらの菌は、全て乳糖を発酵して乳酸含量を増加させるが、それが酸味化の原因になっている。この増加した乳酸含量は腐敗細菌の増殖を抑えている。冷蔵保存中の腐敗は低温好性のシュードモナス群と *Alcaligenes* 属菌、低温好性大腸菌群、例えば *Klebsiella aerogenes* や *Enterobacter liquefacience* のような菌によって引き起こされるが、これらの菌は 37℃でガス非発生である。低温殺菌乳では、耐熱性のコリネ形細菌（*Micrococcus lactis*）が重要であろう。これらのコリネ形細菌は、多分動物の皮膚か腸管そして器具からきている。45℃以上の温度では、好熱性乳酸菌群（*Lactobacillus thermophilus*）が急速に増数する。

グラム陰性細菌は、特定の区域で無菌的に採取された試料で見つかることは稀である。これらの菌は動物の皮膚やそして搾乳中や処理中に使用する器具からミルク中に入ってくる。*Alcaligenes* 属菌はミルクの中に極めて普通にみられる。*Pseudomoonas fluorescens* は超高温処理ミルクをゲル化する。

風味消失や腐敗をもたらす望ましくない微生物には、低温性の *Pseudomonas, Achromobacter, Alcaligenes* 及び *Flavobacterium* 属菌が含まれる。これらの菌は脂肪やタンパク質を分解し、特有な風味をあたえる。大腸菌群は乳糖からガスを産生し「ガス状ミルク」の原因となる。*S. cremoris, Alcaligenes viscosus* といくつかの Aerobacter 種菌は、すべて莢膜細菌であるが、粘着性変質ミルクの原因となる。*Oospora lactis* と酵母は、古くなったミルクに存在する。*P. aeruginosa* は青色ミルクの原因であり、霊菌 *Serratia marcescens* は赤色ミルク（血液状ミルクとは異なる）の原因である。

存在するかもしれない病原性細菌には、大腸菌 *E. coli* O157, 黄色ブドウ球菌 , カンピロバクター群、サルモネラ群、*Yersinia enterocolitica,* リステリア群、化膿レンサ球菌および乳房炎罹患乳房からの他の連鎖球菌群が含まれる。結核菌群がミルクの遠心沈殿物や重力クリーム gravity cream の培養で見つかるかもしれない。ウシ流産菌 *B. abortus* はミルク中に排出され、培養で分離できる。あるいは *B. abortus* の抗体が、リングテスト ring test または乳清凝集試験 whey agglutination test で証明できる。*Rickettsia burunetti*

はQ熱の病原体であるが、感染の疑いのある動物からのミルクを動物接種することによって発見されうる。

乳房炎

集積された大容量のミルク中で乳房炎の証拠を捜すことは、飼育場採取直接試料または他の小分け試料以外では、明らかに益のないことである。被験試料を35℃の水浴で加温する。この被験試料を注意深く混合して20℃に冷却する。このように調製した被験試料の0.01mlを清浄なスライドグラス上に置いて塗抹フィルムを作る。その塗抹フィルムを加熱盤上で乾燥する。この乾燥塗抹スライドをメチレンブルーを含む染色溶液中に10分間浸漬する。この染色スライドを流水で洗い、余剰の色素を除いてから乾燥する（BSI, 1997）。体細胞を調べて計数する。細菌学的検査と原因菌の同定については、556頁を参照のこと。

搾乳機器類の検査

方法等に関しては第10章を参照のこと。

含有微生物

見出される微生物の種類は、ミルク中のものに類似しているであろう。例えば *Bacillus* 属菌のような土壌細菌が存在することがある。セレウス菌はメチレンブルーを極めて速やかに還元するし、また食中毒の原因にもなりうる。種々の大腸菌群や *Pseudomonos* 属菌のような糞便起源の細菌等が見出される。大腸菌群もまたメチレンブルーを急速に還元する。シュードモナス群はミルク中に油滴を産生することがある。

クリーム

天然クリーム

乳製品（衛生）規則（SI, 1995）は、英国での凝固濃厚クリーム以外のすべての種類の加熱処理クリーム製造に関し温度基準を規定している。これらはEC基準というよりも国内的なものであり、公衆衛生上の立場を保持している。これらの基準はヒツジやヤギ由来のクリームには適用されない。フォスファターゼ試験を満たすための基準がある。クリームに要求される細菌学的検査と目標値は以下の通りである。

低温殺菌クリーム

・サルモネラ群：25ml中に存在せず

・*L. monocytogenes*：1ml中に存在せず

・大腸菌群（指針水準）：m, 0; M, 5; n, 5; c, 2（上記参照）

滅菌およびUHTクリーム

密閉容器中で30℃で15日間または55℃で7日間培養する。

・30℃での平板計数:100/ml以下

低温殺菌クリームの大腸菌検査

被験試料10gを、ガラス玉入りの容器に置く。90mlの緩衝ペプトン希釈液を加え、振盪して試料を分散させる。ストマッカーの撹拌均質機を使用してもよいが、ガラス玉は除くこと。希釈液の温度は被験試料の温度におおよそ合わせるとよい。もし必要であれば10倍段階希釈液を調製する。以下の方法は、4—メチルウンベリフェリル-β-D-グルクロニド（MUG）（この基質からグルクロニダーゼ活性によって、蛍光性のウンベリフェロンが遊離する）を含む液体培地中で大腸菌群および推定される大腸菌*E. coli*の検出をすることと、大腸菌群および/または推定される大腸菌 *E. coli* の数を30℃での培養後に最確数法（MPN）で算定することとが結びついた方法である。これは特に菌数の水準が低そうな（10/ml 以下）ときの使用に適している。MPN 法による大腸菌群と大腸菌 *E. coli* の計数は 6 つの段階を含んでいる。

1．被験試料の 1 希釈段階当たり 0.01%MUG を含むラウリルトリプトース液体培地と Durham 管をいれた試験管 3 本への接種。なおその希釈段階は、産生物にとって必要な検出基準を達成するのに適合する希釈段階とすること。
2．これらの試験管を 30℃で 48 時間培養。
3．推定される大腸菌群の陽性反応としてのガス産生を示す試験管を識別。
4．ブリリアントグリーン胆汁酸液体培地に継代して、30℃で 24 時間培養後、ガス産生を検出することで大腸菌群の存在を確認。
5．推定される大腸菌 *E. coli* 陽性として蛍光およびインドール形成を示す試験管の同定。
6．MPN 表を用いて、選択された希釈の陽性を示す試験管数から MPN 指数を決定し、さらに試料 1g または 1ml 当たりの大腸菌群数および/または大腸菌 *E. coli* 数を算定。

平板計数（総生菌）

平板計数または Miles and Misra 計数を、0.1% ペプトン水溶液の 10^{-2} ～ 10^{-6} の段階希釈でミルク平板寒天を用いておこなう。

もしクリームが硬くてピペット採取が困難なら 348 頁に記述したように、重量を測って最初の 10 倍希釈を作る。この 10 倍希釈は、適当な培地を用いて総生菌数と大腸菌と黄色ブドウ球菌 *S. aureus* 菌数測定のためのスパイラル平板 spiral plating に使用されうる。

病原体培養

・黄色ブドウ球菌 *S. aureus* 用には、段階希釈した試料を Baired-Parker 平板培地に接種する。

- サルモネラ属菌用には、クリームの10混合物を1つに増強して（できれば25g）ガラス玉を入れた緩衝ペプトン水（BWP）の中で撹拌し分散させる。次いで496頁に示したように処理する。
- カンピロバクター群用には10gの試料で523頁に示した方法を用いる。
- *L. monocytogenes* には25gの試料で586頁に示した方法を用いる。

フォスファターゼ試験

これはミルクの場合と同じである。

含有微生物

生クリームは、大腸菌群、セレウス菌 *B. cereus*, 大腸菌 *E. coli*, 黄色ブドウ球菌 *S. aureus* および他のブドウ球菌群、ミクロコッカス群と連鎖球菌を含む多数の細菌類を含んでいるとみられる。殆どの生クリームは低温殺菌されているので、これらの細菌類の多くの汚染は低温殺菌の失敗または酪農過程での衛生の欠陥の結果である。

これらの細菌が急速に増殖できる状況にある宴会等ではクリームは、提供されないほうがよい。

模造クリーム

ミルクと同様に平板で、30℃で計数し、大腸菌数、および黄色ブドウ球菌も検査する。天然クリームに関してはブドウ球菌群だけを検査する。

加工乳

粉ミルク

これはしばしば高い菌数を持っている。もしも湿潤な状態で保存されるとカビによる腐敗を起こしやすい。噴霧 - 粉ミルクは、黄色ブドウ球菌を含んでいることがありうる。粉ミルクに要求される細菌学的検査と目標値は以下の通り：

- サルモネラ群：25g 中に存在せず；n, 10; c, 0
- *L. monocytogenes*：1g 中に存在せず
- 黄色ブドウ球菌 *S. aureus*（g 当たり）：m, 10; M, 100; n, 5; c, 2
- 30℃での大腸菌群（g 当たり、指針水準）：m, 0; M, 5; n, 5; c, 2

粉ミルクの総生菌数、大腸菌群および黄色ブドウ球菌 S. aureus 検査

pH7.5 のリン酸水素 2 カリウム溶液を水槽で 45℃に加温する。密閉容器中の試料内容物を反復撹拌と反転によって十分に混合する。もしも試料の量が多すぎて十分に混合できないときは、より大きな容器に移して混合する。この試料の 10g を取り出して、90ml のリン酸水素 2 カリウム溶液が入った瓶へ加える。溶解させるために、試料粉末をゆっくり旋回して湿潤化させ、次いでその瓶を振盪する（例えば、7 秒間に 25 回）。滅菌したガラス玉を添加すると、特に回転法で作った粉ミルク roller-dried milk の再構成を促進する。ストマッカー撹拌均質機を利用してもよいが、その場合ガラス玉は除去する。瓶を時々撹拌しながら水槽中に再び 5 分間置く。必要があればさらに 10 倍希釈系列を調製する：

- 新鮮ミルクと同様に総菌数を計数するが、好熱性細菌のために 55℃で 48 時間培養する平板を別途用意する。
- クリームの大腸菌検査のとき記載した MPN 法を用いて、大腸菌群を数える。
- 黄色ブドウ球菌 *S. aureus* に関しては、10 倍およびそれ以上の段階希釈液を Baird-Parker 培地での平板培養に使うとよい。

粉ミルク中のサルモネラ群

上記のように、試料容器の内容物を十分に混合する。別の適当な容器に 22.5ml の滅菌蒸留水を入れ、さらに 1ml のブリリアントグリーン溶液を加える。被験試料 25g を秤量して、上記溶液の表面に注ぎこむ。この容器を密閉するが撹拌はしない。37℃での培養の前に 60 ± 10 分間そのまま放置する。もしも、3 時間培養後もこの粉ミルクが溶解していなかったならば、

攪拌して内容物を混合する。496 頁に記載したようにして検査を進める。

酵母、カビと芽胞

バター検査の項で記載したようにして酵母、カビの検査を行う。

芽胞担体の数は、チーズ製造用のミルクおよび粉末ミルクにおいて重要である。10g、1.0g、0.1g の 3 段階量のミルクをそれぞれ 10ml のブロモクレゾールパープルミルクに接種する。80℃で 10 分間加熱し、2% 寒天の 3ml を重層して 7 日間培養する。ガス形成に留意して読み取り、菌数を推定するのために Jacobs and Gerstein の MPN 表を使用する。

加糖練乳

これは約 40% の砂糖を含んでおり、また時々製品の中に「ボタン状新芽」を形成する（好浸透性）酵母やカビに冒される。バターのときと同様に検査する。

無糖練乳

これは製造工程中の腐敗や漏出腐敗を起こしやすい。*Clostridium* 属菌は硬膨張 hard swell と凝固の原因になりうる。酵母は膨張の原因になりうる。無菌的に開缶して適切に検査する。

発酵乳製品

ヨーグルト、レーベン、ケフィア、クミス等は、種々の乳酸菌や連鎖球菌または酵母によってミルクを発酵して作られる（工場生産品として管理される）。その pH は通常約 3.0 ～ 3.5 で目的とする細菌のみが存在するが、他の乳酸菌群やカビや酵母が腐敗の原因になりうる。大量の酵母やカビの存在は、衛生不良の指標になる。ポテトグルコース寒天平板（pH を 3.5 に修正）に接種して、23 ± 2℃で 5 日間培養する。

ヨーグルトは、ミルクから *Lactobacillus bulgaricus* と *Streptococcus thermophilus* でもって作られる。最終製品にはそれぞれの菌が 10^8/ml 以上で、かつそれぞれが同数存在するべきである。これより少ない菌数や不均等な菌数であると、風味の消失や腐敗を招きやすくなる。

0.1% ペプトン水でヨーグルトの2倍希釈を作り、そのそれぞれの5ml を5ml の溶融 LS Differential Medium と混合する。平板に注いでそのまま放置し、次いで43℃で培養する。この両種の菌は赤色のコロニーを呈するが、それはこの培地がトリフェニル塩化テトラゾリウムを含んでいるからである。*L. bulgaricus* の赤色コロニーは不規則または根茎状であり、白い不透明帯で囲まれているが、他方 *S. thermophilus* の赤色コロニーは小さく円形で透明帯で囲まれている。コロニー数を計数し、各菌の相対数を計算する。

低温殺菌後の大腸菌群による汚染が起りうる。汚染または腐敗の一つの指標は pH の増加である。ヨーグルトの pH はふつう非常に酸性である。もしも pH が 5.6 以下のときは、大腸菌群、*E. coli,* サルモネラ群および他の腸内病原菌を検査する。ヨーグルトに要求される細菌学的検査と目標値は以下の通り：

・サルモネラ群：25ml 中に存在せず; n, 5; c, 0

・*L. monocytogenes*：1ml 中に存在せず

・大腸菌群（ml 当たり、指針水準）：m, 0; M, 5; n, 5; c, 2

検査の方法は、上記のクリームのところで記載されたものに同じ。

ミルクを基にした飲料

液体のミルク基盤飲料のための細菌学的検査と目標値は以下の通り。

・サルモネラ群：25ml 中に存在せず; n, 5; d, 0

・*L. monocytogenes*：1ml 中に存在せず

・大腸菌群（ml 当たり、指針水準）：m, 0; M, 5; n, 5; c, 2

検査方法は、上記のクリームのときと同じ。

フォスファターゼ試験

ミルクのときと同じ。

バターミルク

大腸菌群のみを検査し、クリームの大腸菌検査で記載したようにMPN法を用いる。

バター

サワークリームを低温殺菌し、通常は*Streptococcus cremoris*または*Leuconostoc*属菌を発酵開始材として接種する。加塩バターは2%重量までの食塩を含んでいる。

検査と培養

10gのバターを90mlの加温（45℃）ペプトン / 生理食塩水希釈液に加えて乳化し、トリプトース寒天上で菌数の平板計測をする。砂糖を含有していない普通培地とトリプチリン寒天の平板で培養する。

低温殺菌ミルクまたはクリームから作られたバターに要求される細菌学的検査と目標値は以下の通り。

・サルモネラ群：25g中に存在せず; n,　5; c, 0

・*L. monocytogenes*: 1g中に存在せず

・大腸菌群（g当たり、指針水準）: m, 0; M, 10; n, 5; c, 2

検査方法は上記のクリームで記載したのと同じ。

含有微生物

酸味生材料中にある各種の酸から揮発性酸を産生する発酵開始細菌によって、適正な風味がもたらされる。

カビ臭さは、酪酸を分解する*Pseudomonas*属菌と*Alcaligenes*属菌によって惹き起こされる。嫌気性細菌（*Clostridium*属菌）は酪酸を産生してガス穴の原因となりうる。乳酸菌（*Leuconostoc* 属菌）の中には、粘液状の悪臭スライム slime を作るものとか、チーズのような風味を与えるものもある。苦い風味を与える大腸菌群、脂溶性の低温細菌およびカゼイン消化性のタンパク質分解細菌がみられることもある。これらの菌を検出するためには、10% 滅菌ミルクを含む標準測定用寒天平板に試料を接種し、23 ± 2℃で48 時間培養する。この培養平板に 1% 塩酸または 10% 酢酸を溢れさせる。タンパク質分解性のコロニーの周囲に透明帯が現れる。

酵母とカビは、バターにおける清浄度の指標として使用できる。ポテトグルコース寒天平板の pH を 10% 酒石酸で 3.5 に修正し、これに被験試料を接種する。23 ± 2℃で 5 日間培養する。ml または g 当たりの酵母とカビの数を報告する。種々のありふれたカビがバター表面で発育するが、しばしばこれらのカビは包装のなかの水滴または小穴でだけ発育する。

チーズ

今では、たくさんの種類のチーズが利用可能である。その中には香料植物を含有するものがいろいろあるが、その香料植物は細菌の働きに寄与していることがある。あるものは、伝統的に生乳から作られており、そのため黄色ブドウ球菌 *S. aureus,* ブルセラ群、カンピロバクター群および / あるいはリステリア群のような病原体を含んでいることもある。

ミルクには、*S. lactis, S. cremoris, S. thermophilus* のような発酵を開始させる細菌を培養したもの接種し、さらに pH6.2 ～ 6.4 でレンネットを添加する。硬質チーズを作るには、凝乳を切って絞り乳漿を除去してから、短時間培養し、食塩を添加して圧縮する。この段階で、連鎖球菌が乳酸菌群（例えば L. casei）と自然に置き換わり、熟成が始まる。チーズのなかには、アオカビ属菌（たとえば P. roquefortii）を接種されるものがある。このカビは準嫌気的条件下でカプロン酸やその他のアルコール類を形成することにより青色の脈模様を形成するとともに独特の風味を与えている。

軟質チーズは圧縮されておらず、高めの湿度を持っていて、通常はアオカビ属菌のような糸状菌を接種される。これはタンパク質分解性のカビであり、チーズに風味を添えるものである。

チーズの種類と風味は、発酵開始剤や熟成剤の違いと保存条件の違いに起因している。

検査と培養

代表的な中心部の試料を無菌的に採取し、滅菌したチーズおろし金でおろして十分に混合して小分け試料とする。試料採取で開けた穴をハンセンのパラフィンチーズワックスで満たし、曝気と汚染および質感の劣化を阻止する。

塗抹標本を作り、キシロールで脱脂してから染色する。細菌はコロニーとして存在していることもあるので薄い切片を低倍率顕微鏡で鏡検する。10g を秤量し、90ml の 1 モル濃度のクエン酸ナトリウムまたは pH7.5 のリン酸水素ニカリウムとともににブレンダーで均質化する。大腸菌群、大腸菌 *E. coli*, 黄色ブドウ球菌 *S. aureus*, *L. monocytogenes* およびサルモネラ群（45℃に前加温した BPW）に対する検査方法はクリームの項で記したのと同じである。

チーズに対して要求される細菌学的検査と目標値は、次の通りである。

＊生乳または加熱乳から作る硬質チーズ

・サルモネラ群：25g 中に存在せず ; n, 5; c, 0

・*L. monocytogenes* : 1ml 中に存在せず

・黄色ブドウ球菌 *S. aureus*（g 当たり）: m, 1000; M, 100 000; n, 5; c, 2

・大腸菌 *E. coli*（g 当たり）: m, 10 000; M, 100 000; n, 5; c, 2

＊熱処理乳から作る硬質チーズ

・サルモネラ群 : 25g 中に存在せず ; n, 5; c, 0

・*L. monocytogenes* : 1ml 中に存在せず

＊生乳または加熱乳から作る軟質チーズ

・サルモネラ群 : 25g 中に存在せず ; n, 5;c, 0

・*L. monocytogenes* : 25g 中に存在せず ; n, 5; c, 0

・黄色ブドウ球菌 *S. aureus*（g 当たり）: m, 1000; M, 10 000; n, 5; c, 2

・大腸菌 *E. coli*（g 当たり）: m, 10 000; M, 100 000; n, 5; c, 2

＊熱処理乳から作る軟質チーズ

・サルモネラ群 : 25g 中に存在せず ; n, 5; c, 0

・*L. monocytogenes* : 25g 中に存在せず ; n, 5; c, 0

・黄色ブドウ球菌 *S. aureus*（g 当たり）: m, 100; M, 1000; n, 5; c, 2

・大腸菌 *E. coli*（g 当たり）: m, 100; M, 1000; n, 5; c, 2

・30℃での大腸菌群（g 当たり）: m, 10 000; M, 100 000; n, 5; c, 2（ガイドライン指針水準）

新鮮チーズ

・サルモネラ群 : 25g 中に存在せず ; n, 5; c, 0

・*L. monocytogenes* : 25g 中に存在せず ; n, 5; c, 0

・黄色ブドウ球菌 *S. aureus*（g 当たり）: m, 10; M, 100; n, 5; c, 2

含有微生物

意図して接種され、または発育を促されている連鎖球菌、乳酸菌群と糸状菌は別として、他の微生物も見出される。汚染物としてのカビ、および *Penicillium* 属、*Scopulariopsis* 属、*Oospora* 属、*Mucor* 属と *Geotrichum* 属菌は、色調を与えかつ風味を損なう。腐敗をもたらす嫌気性菌（*Clostridium* 属菌）は好ましくない風味を与える。*Rhodotorula`* 属菌は桃色の粘液を、また *Torulopsis* 属菌は黄色の粘液を産生する。ガス産生による変質（ただし、スイスチーズにおけるプロピオン酸菌群を用いての意図的な変性促進を除く）は、通常、*Enterobacter* 属菌によって引き起こされるが、しかしこれらの菌は、もし材料のミルクが適切に低温殺菌されていれば見出されない。

グラム陰性桿菌も存在するが、そのうちの何種かはトリブチリンを加水分解する。低温細菌による腐敗はふつうのことであり、これは *Alcaligenes* 属と *Flavobacterium* 属の菌によって引き起こされる。菌数は極めて多いことがある。発酵開始用と熟成用の菌株を攻撃するバクテリオファージは腐敗を引き起こすことがある。

酪酸噴出

Clostridium butyricum と *C. tyrobutyricum* は硬質チーズの熟成の期間中に気孔腐敗を引き起こすことがある。

1モル濃度のクエン酸ナトリウム溶液またはpH7.5のリン酸水素二カリウム溶液中でチーズ試料を均質化し、その均質化溶液を、ポリエタノール硫酸ナトリウム（SPS）溶解寒天入り試験管に加える。寒天の上にパラフィンを重層してから30℃で培養する。酪酸産生性のクロストリジウム菌群は培地中にガスの泡を産生する。これらの菌は、10ml, 1mlおよび0.1mlの均質液を接種されたそれぞれ3本または5本の試験管によるMPN法によって計数される。

プロピオン酸菌群

あるチーズには意図的に導入されているけれども、プロピオン酸菌群はときに腐敗を引き起こすこともあり得る。正確な菌計数には微好気的な条件と培地が必要である。

1モル濃度のクエン酸ナトリウム溶液またはpH7.5のリン酸水素二カリウム溶液でチーズ均質液の2倍希釈系列液を調製し、それぞれ1mlを2%の乳酸ナトリウムまたは酢酸ナトリウムを含む酵母抽出物寒天の試験管へ加える。混合してから表面を2%寒天で重層して封ずる。嫌気的または炭酸ガス存在下に30℃で7～10日間培養する。プロピオン酸菌群は培地中にガスによる亀裂と泡を産生する。計数可能なガス泡の試験管を選択して、推定のプロピオン酸菌群の菌数を計算をする（プロピオン酸菌群以外にもガス泡を産生しうる細菌がある）。

卵

卵の細菌汚染は、生産（産卵）から保存、分配、加工に至る種々の過程で発生し得る。卵殻上の汚染物質は、液状卵の潜在的な汚染物質である。水での洗卵は、卵殻の汚染を除去する効果的な方法である。卵の腐敗細菌は、殆どがグラム陰性桿菌である（*P. fluorescens, Alicaligenes bookeri, Paracolobacterium intermedium, P. melanovogenes, S. putrefaciens, P. vulgaris, Flavobacterium* 属菌）。サルモネラ属の血清型（*enteritidis, gallinarum, pullorum*）が卵および卵製品と関連して存在する。卵製品についての EC 指令（EC, 1992b）は、取扱い施設からの製品でのサルモネラ群、腸内細菌科、黄色ブドウ球菌 *S. aureus* および総生菌数 TVCs についての微生物学的基準を含んでいる。

殻付き卵

殻付き卵は、卵管通過中または産卵後に、環境から種々のサルモネラ群で汚染されることがある。殻の上にはサルモネラ属菌が、大腸菌群、*Pseudomonus* 属菌、*Bacillus* 属菌、ブドウ球菌群、糞便連鎖球菌群を含む他の種々の細菌とともに、存在していることがある。殻付き卵については、通常は *Salmonella* 属菌の存在を検査される。卵の一括処理検査は、6 個の卵をプールして検査が実施される。

殻を工業用アルコールで拭くか浸漬するかして消毒する。6 個を 1 バッチにして殻を割り、殻と中身を別々にして滅菌容器例えばスクリュー栓付き瓶に入れる。それぞれに同量の緩衝ペプトン水（BPW）（予め補強してあるもの）を加える。37℃で 24 時間培養し、その 0.1ml を 10ml のラパポートバシリアディスソイブイヨン Rappaport-Vassiliadis Soya Broth（RVSB）に、1ml を 10ml のセレナイト液体培地（SB）に継代培養する。RVSB を 42℃で、SB を 37℃で 48 時間まで培養する。キシロース・リジン・デオキシコール酸塩培地（XLD）およびブリリアント・グリーン寒天培地（BGA）またはマニトール・リジン・クリスタルバイオレット寒天培地（MLCB）で継代培養し、496 頁に記載したのと同様に進める。

低温殺菌液状卵

液状全卵に対する米国の法規制では、少なくとも 60℃に加熱されて 3.5 分間保つことが要求されている、一方 EC 指令は 64℃で 2.5 分間の加熱処理を規定している。その EC 指令が要求している細菌学的検査事項は以下の通り。

・30℃での総生菌数 TVC
・ブドウ球菌群と大腸菌群の計数、およびサルモネラ群の検出。
目標値は、
・平板菌数 : M, 1g 当たりまたは 1ml 当たり 100 000
・腸内細菌科 : M, 1g 当たりまたは 1ml 当たり 100
・ブドウ球菌群 : 1g または 1ml 中に存在せず
・サルモネラ群 : 25g または 25ml 中に存在せず

液状卵白アルブミンと結晶卵白アルブミン

要求される細菌学的検査事項と目標値は、上記の低温殺菌液状卵のときと同じである。

粉末卵

全卵、卵黄と卵白アルブミンを含む粉末卵は、サルモネラ群の運搬体と認識されているから、サルモネラの検査をするべきである。細菌学的検査項目と要求される目標水準は、上記の低温殺菌液状卵のときと同じである。

凍結卵

凍結卵は低温殺菌せねばならない、さもなければ、存在するサルモネラ群を死滅させるための処理をしなければならない。α-アミラーゼ試験、細菌学的検査事項および要求される目標水準は、低温殺菌液状卵のときと同じである。

アイスクリームとアイス食品（氷菓子）

これらの製品の組成は多種多様である。つまりいろいろな食品規則で定められているアイスクーム、またアイスクリームと果実または果実ジュースの混合物もある。あるいはアイスクリームを含有していないものもあるかもしれない。一般的に、アイスクリームおよびアイスクリームを中心部か外側かは問わず含んでいると言われている商品に対しては、(平板) 生菌数、大腸菌群と病原体検査が適用されるべきである。それ以外には、製品のpHを確認すべきである。もしもpHが4.5もしくはそれ以下であれば、それ以上の検査は意味がない。EC指令 (1992a) は、低温殺菌および滅菌アイスクリームの製造に対して温度要件を規定している。アイスクリームおよび他の冷凍乳基盤の製品に対して要求される細菌学的検査項目と目標値は次の通り:

- ・サルモネラ群 : 25g中に存在せず ; n, 5 ; c, 0
- ・*L. monocytogenes* : 1g中に存在せず
- ・黄色ブドウ球菌 *S. aureus* (g当たり) : m, 10; M, 100; n, 5; c, 2
- ・30℃での大腸菌群 (g当たり) : m, 10; M, 100; n, 5; c, 2 (指針水準)
- ・30℃での平板菌数 (g当たり) : m, 100 000; M, 500 000; n, 5; c, 2 (指針水準)

試料採取

被験試料を凍結状態で検査室へ送る。小量試料の包装を無菌的に除去し、スクリュー栓付き瓶へ移す。アイスクリーム製造元の器具 (これは、もしも必要であれば別個に検査可能、19章参照) を用いて融解したアイスクリームの試料を採取する。もっと多量の試料は、元の製品箱または容器に保持しておく。

アイス食品 (氷菓子) の棒を把持して包装を除去し、アイスキャンデー部分を滅菌したスクリュー栓付き500-ml瓶中に入れる。その瓶の口の縁で棒を折る。元の包装内で融解した状態で試料が届いたときは、受理しない。試料を実験室の中で融解するように置くが、その温度は20℃よりも上昇しないようにする。

検査

被験試料の10gを秤量して容器に入れる。その容器を37℃の水槽中に置いて検査試料がちょうど融解するまで保持する。37℃に前加温した90mlのBPW希釈液を加える。充分に分散するまでストマッカー撹拌均質機で混合する（1分間）。

大腸菌群、黄色ブドウ球菌 *S. aureus*、*L. monocytogenes* およびサルモネラ群の検査方法は、上記のクリームのところで記載したのと同じである。

平板計数寒天を使い菌計数を30℃で72時間培養して行う。ラセン平板法を、総菌数用に使うとよい。

Miles and Mista 計数は、非常に使い勝手がよい。アイスクリームを1:5に希釈し、その0.02ml 量の3滴を血液寒天平板上に50-ドロッパーを用いて滴下する。放置して滴を乾燥させ、次いで37℃で終夜培養し、手持ちの拡大鏡でコロニーを計数する。

1滴当たりのコロニーの平均数を250倍して（すなわち、5の希釈因子、50の容量因子）、これをml当たりの菌数として報告する。もしも、どの滴にもコロニーが無いならば、その菌数は100/ml 以下と報告できる。1滴当たり40コロニー以上の計数は困難である。それ故、その場合の菌数は10 000cfu/ml 以上と報告する。

計数に当たって、セレウス菌 *B. cereus* の存在に留意する。生材料中にはこの芽胞菌が、存在しているかもしれない。その芽胞は低温殺菌に抵抗性である。

低温細菌についての0～5℃での計数が、ソフトアイスクリームでは有用でありうる。

材料と他の製品

5℃、20℃、37℃で平板菌計数を行う。アイスクリームは低温殺菌されてから低温で保存されるが、少ない菌数の高品質材料のみが満足できる製品を生み出す。

最終製品が品質の劣る場合や、多くの菌数を含んでいる場合には、元の材料および製造の各段階で混合されたものについても検査する。製造設備のすすぎ液の拭き取り試験も有益である（428頁参照）。

人乳

人乳には、乳中で微生物が増殖するのを阻止する効果的な殺菌と静菌作用機構が存在する。したがって日常的な微生物スクリーニングは必要でない。母親自身の乳の微生物学的検査は、臨床的な症状があるときにのみ実施されるべきである。

新生児部門において母乳を子に与えるときの細菌学的基準が Carroll *et al.*（1979）によって勧告されている。100 000cfu/ml またはそれ以下菌数の試料は、下記のように分類される：

・クラスⅠ—無菌と考えられる乳（終夜培養後に増殖なし）
・クラスⅡ—腐生菌（非病原菌）saprophytes を持つ乳
・クラスⅢ—潜在的な病原体を持つ乳（黄色ブドウ球菌 *S. aureus*, 腸球菌群、B 群溶血連鎖球菌、腸内細菌科と緑膿菌 *P. aeruginosa*）—この乳は拒絶される。

10 万 cfu/ml 以上を含む乳は不合格と判定される。細菌汚染が余りにも甚だしいとき、および潜在的な病原体が乳中に存在するときには、低温殺菌処理が推奨される。低温殺菌の効率を確証するためにフォスファターゼ試験を行うべきである（牛乳のときのように , 402 頁を参照)。一層多くの情報は、」Carroll *et al.*（1979）と DHSS（1982）を参照のこと。

乳と乳製品の微生物学に関するさらなる情報は、Greenwood（1995）, Rampling（1998）および Robinson（1990a, 1990b）を参照のこと。

[参考文献]

British Standards Institution (BSI) (1997) BS EN ISO 13366-1: *Milk - Enumeration o f somatic cells. Part 1. Microscopic method*. London: British Standards Institution.

BSI (2000) BS EN ISO 11816-1: *Milk and milk-based drinks -Determination of alkaline phosphatase activity - Fluorimetric method*. London: British Standards Institution.

Carroll, L., Davies, D. P., Osman, M. et al. (1979). Bacteriological criteria for feeding raw breast-milk to babies on neonatal units. *Lancet* ii: 732-733.

Department of Health and Social Security (DHSS) (1982) *The Collection and Storage of Human Milk*, Reports on Health and Social Subjects No. 29. London: HMSO.

Downs, F. P. and Ito, K. (eds) (2001). *Compendium of Methods for the Microbiological Examination of Foods*, 4th edn. Washington: American Public Health Association.

EC (1989) European Council Directive 89/437/EEC of 20 June 1989 on hygiene and health problems affecting the production and placing on the market of egg products. *Official Journal o f the European Communities* L212: 87-100.

EC (1992) European Council Directive 92/46/EEC of 16 June 1992 laying down the health rules for the production and placing on the market of raw milk, heat-treated milk and milk-based products. *Official Journal o f the European Communities* L268: 1-32.

Greenwood, M. (1995) Microbiological methods for the examination of milk and dairy products in accordance with the Dairy Products (Hygiene) Regulations 1995. *PHLS Microbiological Digest* 12:74-82.

Greenwood, M. H. and Rampling, A. M. (1997) Evaluation of a fluorimetric method for detection of phosphatase in milk. *PHLS Microbiology Digest* 14:216-217.

Rampling, A. (1998) The microbiology of milk and milk products. In: *Topley & Wilson's Microbiology and Microbial Infections*, 9th edn, Vol. 2, *Systematic Bacteriology*. London: Arnold, pp. 367-393.

Robinson, R. K. (1990a) *Dairy Microbiology. The Microbiology of Milk*, Vol 1, 2nd edn. London: Elsevier Applied Science.

Robinson, R. K. (1990b) *Dairy Microbiology. The Microbiology o f Milk Products*. Vol. 2, 2nd edn. London: Elsevier Applied Science. Statutory Instrument (SI) (1989) SI 2383 *The Milk (Special Designation) Regulations*. London: HMSO.

SI (1995) SI 1986 *The Dairy Products (Hygiene) Regulations*. London: HMSO.

第 19 章

環境微生物学

建物の表面や空間、コンテナおよび製造工程設備の生菌数を推定することが必要であろう。

- ・衛生基準と洗浄処置の効率を検証するために
- ・汚染区域から清浄区域への汚染の進み具合を追跡解明するために
- ・工業微生物学や生命工学の施設において取り扱い中の微生物の流出につき検査するために
- ・無菌的環境における細菌汚染の度合いを判定するために
- ・加湿器熱病 humidifier fever、シックハウス症候群等が疑われるところの施設を調査するために

表面の試料採取

表面の微生物汚染の許容水準については、これまでに公表された基準や指針はほとんどない。EC 決定（2001）は、食肉施設の事業者による一般的な衛生状態の定期点検が実施されるように要請している。これは、寒天接触平板または拭き取り法を使って、試料採取した洗浄ずみ表面と消毒ずみ表面においては、総生菌数（TVCs）が 1cm^2 当たり 0 ～ 10 コロニー形成単位（cfu）および腸内細菌科が 1cm^2 当たり 0-1cfu の許容範囲を持たねばならないと規定している。指針として、米国の公衆衛生局（Downs and Ito, 2001）は、適切に洗浄および消毒された食品供給施設では、試料採取された器具当たりまたは設備の区域表面当たりの総生菌数が 100 個以上ではな

いことを勧告している。

寒天接触平板

接触平板は、採取される試料の表面に接触させられる寒天表面から成り立っている。これらは、ロダック（Replica Organism Direct Contact）平板のような市販品が利用可能である。非選択培地または選択培地が使える。もしも、採取すべき試料表面が石炭酸または第4級アンモニウム剤で清浄化されていたならば、それらを中和するために0.5% Tween 80と0.7%大豆レシチンを培地に添加すべきである。

表面の試料を採取するために、ロダック平板の蓋をとってその寒天面を試料表面にしっかりと圧着する。このとき接触を効果的にするために、均一に回転する圧力を平板の背面からしっかりと掛ける。平板の蓋を戻し、適切な温度で培養する。試料の表面に使用した際、被験表面に残された寒天の残滓は、栄養分のある寒天に関係した微生物の増殖を阻止するために、例えばアルコールを浸漬した拭き取り材で除去しなければならない。

接触平板は、比較的に洗浄や消毒がしやすく、平坦で穴のない表面にだけ使うことができる。これは、正確に計数できる表面菌数、すなわち、10～100コロニーの範囲の菌数を評価するときにだけ適している。この方法自身は、表面拭き取り法（Holah, 1999）よりも表面菌数を予測する上で正確性が劣る。このことはしかし、時間的傾向を分析するのに使用されるときには問題でない。なぜなら、重要なのは一定期間にわたる結果の正常内部標準からの偏差であって、結果の値そのものの正確性ではないからである。

表面拭き取り菌数計算

拭き取り法は、$1m^2$までのどんな表面の試料採取でも使える。床や壁のような大きな表面域には、拭き取りと吸い取りがよい。先端部分に布地が付いた棒雑巾あるいはスポンジ棒が、機器や食品に接触した小さい表面（100cm2）には好んで使われる。これらのものは、目的に応じてデザインされた輸送容器に入れられたもの、または個々の品物が使い捨ての形で包まれて、さらにそれがまとまって包装されているものといった各種の大きさの市販品が利用可能である。滅菌した型板が平面表面の拭き取り部分の面積を決めるのに必要であるが、この型板も各種の大きさの市販品を利用できる。

この型板を、拭き取られる表面に置く。各（包装）容器ごとに 1 個だけの滅菌し予め湿めらせた拭き取り綿棒、布またはスポンジにすべきである。滅菌拭き取り綿棒の包装を開封してそこから綿棒を無菌的に取り出す。その包装は再度封をしておく。試料採取すべき全表面次第で、滅菌ピンセットを使って綿棒を取り出しもよいし、また滅菌手袋をした手指で掴んでもよい。試料採取する表面を拭き取り綿棒で確実に十分に擦る。下から上に 5 回。そして左から右へ 5 回こする。この拭き取り綿棒を、包装容器へ戻して再封する。もしも布付き棒が使われたときは、拭き取り操作に取り扱われた部分が折り取られるのを確実にする。不規則な形状の故に拭き取ることが困難な表面については、以上の操作方法では決められた面積を拭きとることが出来ない可能性がある。

細菌等を回収するために、普通ブイヨン液体培地あるいは適切な選択培地に拭き取り綿棒を浸漬して搾り出す。もしも試料表面が洗浄されていたり、石炭酸あるいは第 4 級アンモニウム（QAC）消毒薬で処理されていたりするときは、0.5% Tween 80 と 0.7% 大豆レシチンを培地に添加する。市販の中和用緩衝液付の拭き取り綿棒が利用できる。25cm^2（または拭きとった面積）当たりの菌数は、すすぎ液または溶剤の ml 当たりのコロニー形成単位を 10 倍することで与えられる。Miles and Misra 計数では、5 滴当たりのコロニー形成単位を 100 倍することで与えられる。

迅速法

迅速監視法は、工程管理をするに当り十分に短い時間枠内（通常 20 分以内）で結果を出す。例えば洗浄後の ATP 水準を測定することで再洗浄が必要か否かを決めるといった方法である。現在の方法は、微生物（DEFT, DEM, ATP）, 食物汚染（ATP, タンパク質）あるいは両者（ATP）の定量を可能としている。この時間枠内で特異的な型の微生物の検出ができる市販の方法はない。迅速な試料採取法に関するより詳しいことはHolah（1999）を参照のこと。

空気の試料採取

病院やその他の職場における空気の汚染は、感染の拡散の原因となりうる。さらに、事務所や工場、特に「空調設備」があるところでは、空気汚染は加湿器熱病や「シックハウス症候群」のようなアレルギー疾患に関係することがある。さらにまた、製品（例えば食品、医薬品）の汚染へ導かれることもありうる。

空気媒介性汚染物質は、人々からや工業的過程あるいは管理不良の空調施設によって放出される。細菌と真菌の芽胞は、単独または大きな塊で、さらには皮膚片の表面上および製造工程中の材料から塵埃となって、空気中に浮遊されうる。小粒子（例えば5μm）は空中に長時間懸濁しており、空気の流れによって周囲に移動することもある。ある空調施設でのように、濾過はこれらの小粒子を除去しえないこともある。大きな粒子は、急速に定着して表面を汚染する。

落下平板

落下平板は、適切な寒天培地を含む90mm直径のペトリ皿が代表的なものである。非選択培地または選択培地を使用できる。何枚かの平板を与えられた時間曝露し、適切な温度で培養してコロニーを計数する。落下平板法は、空気中の微生物数を評価するものではなく、単に表面に落下したものを測るだけである。この技術の精度は、平板の表面上で明確で計数できるコロニー数に限られているのであって、それは曝露時間に関係している。それ故、曝露時間を確立するために前もっての試行が必要である。例えば病院内の交差感染監視のような長期に渡る仕事を必要とする人々が、この落下平板法を好んで使っている。

機械的な空気試料採取法

原則として、既知量の空気が採取装置を通して引き込まれ、その空気中の微生物と他の粒子が寒天培地の表面上、メンブレンフィルターの上、または液体培地の中に沈積し、そこで計数される。試料採取器（例えば、アンダーセンサンプラー）および他の段階式採取器のなかには、単にコロニー計数ができるばかりでなく、検出されたコロニーを構成する細菌粒子の大きさに関する情報をも提供するものがある。メンブレンに沈積した粒子は化学的、免疫学的に、またはATP検出キットによって分析できる。

表19-1には、いくつかの採取装置の性状が記載されている。採取される空気の容量と操作の便利さ、例えば携帯性や電源供給の違いによって装置を選択する。表中のSASとRCSは、携帯型の蓄電池稼働装置である。各々の監視方法には制約があり、使用者はそのことについて知っておくべきである。これらの試料採取器は容量単位当たりの全生菌数を与えるものではない。全ての細菌や芽胞が培地中に捕捉されるわけでない。装置自体

表19-1　よく使われる空気試料採取器具の実例

採取器の型	利点	不利点
カスケードインパクター篩 例えば Andersen 6-stage sampler	結果の信頼性 粒子サイズ分布の情報	産業での使用は実用的でない
第一段階インパクター篩 例えば Andersen one-stage Surface Air System (SAS) MAS-100 and MicroBio MB2	MAS-100とSASは産業使用で実用的	小さい粒子サイズ（< 5 μm）で非効率的
スリットインパクター 例えば Casella MK II	効率的、使用が容易	固定型、大型
Centrifugal airstream 例えば Reuter Centrifugal Sampler (RCS)	産業使用で実用的	大型粒子に選択的
衝突方式 例えば All Glass Impinger (AGI-30) Multistage Liquid Impinger Biosampler three-nozzle impinger	細菌、酵母、および芽胞の採取に効率的	産業使用で非実用的
濾過 例えば MDB	アイソレーターの空気試料採取に効率的	増殖性微生物細胞の乾燥

の他部分に吸着するものもある。その上、生存能力は物理的条件によって損なわれるか、あるいは衝突によって不活化されることもありうる。にもかかわらず、これらの装置は空気の微生物学的性状を評価するのに有用である。

空気試料の採取に関するより詳しい情報は、Bennet *et al.*,（1991）, Ashton and Gill（1992）, Hambleton *et al.*,（1992）, Holah（1999）, および Downs and Ito（2001）を参照のこと。

洗浄済み瓶と容器

器具、紙箱、容器の拭き取りーすすぎ法

拭き取り綿棒を滅菌 0.1% ペプトン水中に浸漬して、検査する表面、例えば紙箱の内面全域をその綿棒でこする。一本の綿棒を 5 個の紙箱に使う。一本の綿棒を調理台表面、まな板などの予め決めた区域に使用する。調理刀、柄杓などの両面を拭きとる。この拭き取り綿棒を試験管に戻し、他の乾燥した拭き取り綿棒で再度同一表面を拭きとる。

この 2 つの拭き取り綿棒の入った試験管へ、10ml の 0.1% ペプトン水を加える。撹拌して 20 ～ 30 分間放置する。この 1.0 と 0.1ml 量を酵母エキス寒天平板（YEA）上で平板菌数計算する。ml 当たりの菌数を 5 で割って紙箱容器あたりの菌数を得る。大腸菌数を得るためには、1 倍濃度の MacConkey ブイヨン液体培地の 3 本の試験管に試料 0.1ml を接種する。

すすぎ法

＊牛乳缶、貯蔵箱および大型器具

もしも塩素が存在するなら、中和するために 0.05% チオ硫酸ナトリウム含有 1/4 濃度リンゲル液 500ml を被験容器に入れる。この容器を回転して内面全体を洗浄し、次いでこのすすぎ液を滅菌したスクリュー栓付き瓶へあける。

このすすぎ液 1.0 と 0.1ml をそれぞれ 2 系列で菌数計算する。一系列を

37℃で48時間、もう一方の系列を22℃で72時間培養する。37℃と22℃での ml 当りの平均数を算出し、その値を500倍して容器当たりの菌数を算定する。

牛乳缶、普通の缶や他の大型の容器に対しては、容器当たり10,000cfuを越えない菌数は満足できる値とみなされ、10,000から100,000の間は洗浄操作を改善する必要があり、100,000を越えるときは不満足とみなされる（Harrigan, 1998）。

＊牛乳瓶、清涼飲料水瓶と容器

もしも、瓶の列が並行して機械のなかを動いて行くような洗浄設備を通過した後に試料採取されるのであれば、そのような列のすべての瓶を検査する。この検査は、洗浄設備の水流噴出部分または運搬装置部分がうまく調節されているかどうかを示すことである。いずれにしても、6個以上の瓶を検査する。それらは直ちに蓋をかぶせる。各瓶に0.05％チオ硫酸ナトリウム含有1/4倍濃度リンゲル液20mlを加えて再び蓋をする。この瓶の内側の全表面をすすぐために横にして回転させる。垂直位置で15-30分間放置する。この瓶を再度十分に湿らすために回転する。

各瓶から5mlずつをピペットで採取して、それぞれ2枚ずつのペトリ皿に入れる。15～20mlの溶融酵母エキス寒天（YEA）を加えて混合し、各瓶からの一枚の平板を37℃で48時間、もう一枚は22℃で72時間培養する。両方の平板を30℃または25～30℃で培養してもよい。各瓶から5mlをピペットで採取し、10mlの2倍濃縮MacConkey液体培地に加え37℃で48時間培養する。

37℃と22℃の平板菌数の平均をとり、その値を4倍して1瓶当たりの菌数とする。他よりも25倍以上大きなものを除外して菌数の平均を見出す（25倍以上はその特定の系列において有り得る欠陥を示す）。

得られた値は、1容器当たりの平均コロニー数である。平均コロニー数が200cfuもしくはそれ以下の牛乳瓶は満足するものとみなされ、200～1000の瓶は洗浄操作の改善を指示しており、1000を越える瓶は不満足とみなされる（Harrigan, 1998）。

大腸菌群は5mlのすすぎ液中に存在しないことが必要である。

＊メンブレンフィルター法

清浄な瓶と広口瓶の検査は、それらのすすぎ液をメンブレンフィルターを通すことによって行う。そのメンブレンを、たとえば総菌数用の2倍濃縮トリプトン大豆液体培地のような適切な培地で飽和した当て物padの上に置く。35℃で18～20時間培養する。低倍率のレンズ下でのコロニー計数を容易にするために、メチレンブルーでそのメンブレンを染色する。もうひとつのメンブレンは、MacConkeyメンブレン液体培地またはメンブレン増菌用ラウリル硫酸液体培地を用いて、大腸菌群を検査する。35℃で18～24時間培養する。コロニーを明らかにするための染色は不要である。疑わしいコロニーをラクトースペプトン水へ継代接種して、37℃で48時間培養しガスの産生を確かめる。

瓶用回転チューブ法

大概の細菌には普通寒天培地または同様な培地を、乳酸菌群にはde-Man, Rogosa and Sharp（MRS）培地を、クロストリジウム群には強化クロストリジウム（RCM）培地を、そして酵母には緩衝酵母寒天培地を使用する。寒天濃度を0.5%ほど増加する。大腸菌群に対しては回転チューブ用MacConkey寒天を使用する。

培地を融解し、55℃まで冷やす。1リットル瓶へ培地100mlを加え、またこの割合でより少量を小さい瓶に加える。滅菌したゴム栓で瓶を封じ、冷水道水下で回転させて、瓶の内面全体に寒天の薄膜を形成させる（「回転チューブ計数法」）。垂直にして培養し、コロニーを計数する。乳酸菌群とクロストリジウム群に対しては、栓を綿栓に替えて嫌気的に培養する。

大だる、ホッパー容器と配管

設備の大きな部分は通常現場で清浄化（CIP）される。平坦区域を寒天接触法または拭き取り法で検査する。配管の終端と隙間（割れ目）を拭き取り法で試料採取する。現場で清浄にした配管は、すすぎ法で検査されるが、そこには大容量の液状体がポンプでシステム中に流されている。すすぎ液の試料となるのは、システム末端の放出部から収集された最初の試料、中間期試料、最終期の試料である。この最初期の試料は、CIP処理で殺菌されなかった残余の細菌を何であれ含んでいる。もしもCIP処理が有効でなかった場合は、この最初期試料は中間期や最終期の試料よりも多くの菌数を持つことになる。もしも3つの試料全部が満足いくものであるときは、現場での清浄化は有効であったことになる。すすぎ液の試料採取はこのシステム全体を通して種々の場所でも行うことが出来る。

布、タオルなどの検査

非衛生状態を証明して頻繁に布巾を交換する必要性を示すために、以下のように検査する。

洗浄用布巾または乾燥用布巾を既知の直径のスクリュー栓付き広口瓶の上に広げる。この布巾の上に0.1%ペプトン水10mlをピペット採取して載せ、瓶に被さる区域のペプトン水が瓶の中に注ぎ込まれるようにする。この通過ペプトン水について平板菌計数を行う。もしも破壊的操作をしてもよければ、布巾、スポンジ、またはブラシの部分を滅菌ハサミで切断して、希釈液の中へ加える。布巾の大きさが小さい場合には、直接希釈液に加える。

肉挽機、粉挽き機など

洗浄後に0.1%ペプトン水500mlですすぐ。取り外し可能な部品を個別にプラスチック袋に入れて希釈液ですすぎ処理する。このすすぎ液について、ミルク瓶のときと同様にしてコロニー数を数える。

乾燥材料（削り落としたもの、掃き集めたもの等）の試料採取

選定された各部位の試料を、適切な滅菌用具を用いて採取し、滅菌容器に入れる。もしも十分量の試料を利用できるならば、その試料の量は、最終産物の判定に使用される量に近い量とすべきである。

バイオテクノロジー工場

エアロゾルの放出を検出するために、462-3頁に記載した方法の一つで

空気試料を採取する。配管の結合部や弁の廻りの漏出を検出するには拭き取りすすぎ法を使用する。表面の汚染をRodac平板で検査する。バイオテクノロジーの工程での試料採取と監視に関しての詳細は、Bennet *et al.*,（1991）とTuijnenburg-Muijs（1992）を参照のこと。

調剤などの「クリーンルーム」

機械的空気採取器の一つを使用して、できればその器械を室外に設置し、探査針を通して試料を採取する。さまざまなレベルのクリーンルームがあり、またその基準、すなわち単位容積当たりの粒子数は、英国基準（BSI, 1999）に設定されている。落下平板法もまた有用ではあるが、比較可能な結果を与えるものではない。

加湿器病など

加湿器熱、シックハウス症候群、外因性アレルギー性肺胞炎などが疑われる患者のいる建物内の空気を検査するには機械的採取機の一つを使用する。真菌と細菌の両方について計数する。

加湿器の水槽中の水と濾過膜biofilmを細菌と真菌検査のために採取する。Collins and Grange（1990）, Flannigan *et al.*,（1991）, およびAshton and Gill（1992）も参照のこと。

環境微生物学的試料の効果的な採取に関するさらなる情報は、Holah（1999）およびDowns and Ito（2001）を参照のこと。

[参考文献]

Ashton, I. and Gill, F. S. (eds) (1992) *Monitoring Health Hazards at Work*, 2nd edn. Oxford: Blackwells.

Bennet, A. M., Hill, S. E., Benbough, J. E. and Hambleton, P. (1991) Monitoring safety in process biotechnology. In: Grange, J. M., Fox, A. and Morgan, N. L. (eds), *Genetic Manipulation: Techniques and Applications*. Society for Applied Bacteriology Technical Series No. 28. London: Academic Press, pp. 361-376.

BSI (1999) BS EN ISO 14644-1: *Cleanliness and associated controlled environments. Part 1. Classification of air cleanliness*. London: British Standards Institution.

Collins, C. H. and Grange, J. M. (1990) *The Microbiological Hazards of Occupations*, Occupational

Hygiene Monograph No. 17. Leeds: Science Reviews.

Downs, F. P. and Ito K. (eds) (2001) *Compendium of Methods for the Microbiological Examination of Foods*, 4th edn. Washington: American Public Health Association.

EC (2001) European Commission Decision 2001/471/EC laying down rules for the regular checks on the general hygiene carried out by operators in establishments according to Directive 64/433/ EEC on health conditions for the production and marketing of fresh meat and Directive 71/118/EEC on health problems affecting the production and placing on the market of fresh poultry meat. *Official Journal o f the European Communities* L165: 48-53.

Flannigan, B., McCabe, M. E. and McGarry, F. (1991) Allergenic and toxigenic micro- organisms in houses. In: Austin, B. (ed.), *Pathogens in the Environment*. Society for Applied Microbiology Symposium Series No. 20. London: Blackwells, pp. S61-S74.

Hambleton, P., Bennett, A. M., Leaver, J. and Benbough, J. E. (1992) Biosafety monitoring devices for biotechnology processes. *Trends in Biotechnology* 10: 192-199.

Harrigan, W. E. (ed.) (1998) *Laboratory Methods in Food Microbiology*. London: Academic Press. Holah, J. (ed.) (1999) *Effective Microbiological Sampling of Food Processing Environment*. Guideline No. 20. Chipping Campden: Campden & Chorleywood Food Research Association.

Tuijnenburg-Muijs G. (1992) Monitoring and validation in biotechno-logical processes. In: Collins, C. H. and Beale, A. J. (eds), *Safety in Industrial Microbiology and Biotechnology*. Oxford:Butterworth-Heinemann, pp. 214-238.

第20章

水の微生物学

水の微生物学的検査が、さまざまな種類の水の品質と安全を監視し管理するために世界中で用いられている。これらの水には、飲料水およびリクリエーション目的で使用される処理水や未処理の海水がある。水試料の微生物学的検査は、その水が飲用あるいは水浴用として安全であることを保証するために実施されるのが普通である。欧州連合においては人が消費するための水の品質規定は、指令（EC, 1998）によって取り扱われている。この指令は、英国の法律では「水道事業法 1991」、「水供給規則 2000（SI, 2000）」および「私設給水規則 1991（SI,1999）」として立法化された。英国では、瓶詰め飲料水は、「自然水、泉水および瓶詰め飲料水規則 1999（SI, 1999）」に従って扱われている。水の微生物学的基準および健康への危険性に関する総説については、Barrell *et al.*（2000）を参照のこと。

公的に承認された水の細菌学的検査方法が、英国の環境庁（EA, 2002）、および米国の公衆衛生協会（APHA, 1998）により決められている。公衆衛生との関連で水に適用される主要な検査は、生菌平板法またはコロニー計数法および大腸菌群、*Escherichia coli*, 糞便大腸菌群（*Klebsiella*, *Enterobacter* の菌種と *Citrobacter* 属菌を含む）、腸球菌群と亜硫酸塩還元クロストリジウム群（*Clostridium perfringens*）に対する方法である。英国の法律は、通常の微生物学的分析項目に加えて、クリプトスポリジウムのオーシスト（接合子嚢）に関して危険な状態にある水処理作業場の継続的監視を要求している（給水規則 SI, 2001）。表 20-1 は、英国の飲料水の微生物学的指針と基準を示している。英国では、健康保護局（HPA）が検査室の検査技量を評価するために、水の微生物学的な外部品質保証計画を出している。

試料採取

水の試料は、通常は環境衛生官と水技師によって収集されるが、彼らは検査室が供給する 300ml または 500ml の滅菌プラスチック瓶またはガラス瓶を使用する。

塩素処理水の試料に対しては、塩素を中和するためチオ硫酸ナトリウム（100ml 容量当たり 0.1ml の 1.8% 溶液）を加えねばならない。

コロニー計数

コロニー計数は、英国の規則および EC 指令において要求されている方法であり、また米国での標準的手順でもある。その技術は第 10 章に記載されている。酵母エキス寒天（YEA）が使用され、かつ検査は未希釈と階段希釈の試料の 2 重系列で実施される。一組の平板は 22℃ で 72 時間、そして他の一組は 37℃ で 24 〜 48 時間培養される。許容値は表 20-1 に示されている。

全大腸菌群と大腸菌 *E. coli* 検査

ミネラル修飾グルタミン酸培地による最確法

微生物の数を推定する最確法（MPN）の原理は、第 10 章に記されている。水の検査には、液体培地を含む一連の瓶または試験管へ既知容量の水試料を添加することが含まれるが、この場合の液体培地は、原法の MacConkey 液体培地に換えて無機成分改変グルタミン酸塩培地（MMGM）となる。

予期される試料水の純度に応じて下記の範囲を選択する。

・塩素処理水本管 : A と B

・配管水、非塩素処理 : A, B と C

・深井戸または掘削孔 : A, B と C

表 20-1　飲料水のための微生物学的指針と基準

水の種類	測定要因	許容濃度 または値	指針値	規制値
水道水 （反復試料採取の推奨）	Coliforms/*E. coil* Cryptosporidium oocysts[a]	 0/100ml		 < 10/100 l
私設給水				
区分 A-E と 1-4	Coliforms/*E. coil* 22℃と 37℃でのコロニー菌数	0/100ml	正常水準を越える有意の増加がないこと	
区分 F	Coliforms/E. coil		公衆衛生を害する菌がないこと	
天然ミネラルウォーター		欠		
販売までに随時試料	Coliforms/*E. coil* Enterococci *Pseudomonas aeruginosa* Sulfate-reducing clostridia Parasites/pathogens	0/250ml 0/250ml 0/250ml 0/50ml Absent		
瓶詰の 12 時間以内	上記 +22℃ /72℃時間のコロニー菌数 37℃ /48 時間のコロニー菌数	 100/ml 20/ml		
容器内飲料水				
随時	Coliforms/*E. coil* Enterococci Sulfate-reducing clostridia 22℃と 37℃でのコロニー数	0/100ml 0/100ml ≦1/20ml 瓶詰め後の感知できる増加がみられないこと		
瓶詰後 12 時間以内	上記 + 22℃ 72 時間のコロニー菌数 37℃ 48 時間のコロニー菌数	 100/ml 20/ml		
自動販売機	 Coliforms/*E. coil* 22℃ 72 時間のコロニー菌数 37℃ 24 時間のコロニー菌数	 0/100ml ≦10 000/ml ≦1000/ml[b]		
食肉施設				
定期的な試料採取	Coliforms/*E. coi* 22℃ 72 時間のコロニー菌数 37℃ 48 時間のコロニー菌数	0/100ml ≦100/ml ≦10/ml		
大腸菌群が見つかった時	定例試料採取に関して再採取； Enterrococci Sulfate-reducing clostridia	 0/100ml 0/20ml		

注：a　潜在的に汚染されている危機分析で示される処置作業に適用する
　　b　機械に入っていく水にみられるものよりもコロニー数が 10 倍以上多数でない状態で供給される
　　HPA Communicable Disease Surveillance Centre の出版元の許可を得て、Barrell *et al* (2000) から複製

・浅井戸 : B, C と D
・情報なし : A, B, C と D

A: 50ml の水を 50ml の 2 倍濃縮培地に加える。
B: 10ml の水を 10ml の 2 倍濃縮培地の試験管 5 本にそれぞれ加える。
C: 1ml の水を 5ml の 1 倍濃度培地の試験管 5 本にそれぞれ加える。
D: 0.1ml の水を 5ml の 1 倍濃度培地の試験管 5 本にそれぞれ加える。

これらの試験瓶または試験管を 37℃で 18 ～ 24 時間培養して酸の産生（黄色の色調の存在で証明される）を検査し、さらに 24 時間後に再び培養する。陽性反応を示した全ての培養は、大腸菌群と大腸菌 *E. coli* の確認試験が必要なので、保持しておく。

試料の容量系列ごとに陽性反応を示した試験管または試験瓶の数を記録する。陽性は、その培地での増殖と黄色の色調産生によって明示される。

希釈した試料液が使用されている場合には、異なる容量が連続して選ばれるが、その場合、試験管または試験瓶は陽性反応を示すものもあれば、陰性反応を示すものもある。

この結果によって、第 10 章にある確率表から試料中の細菌の最確数を決める（表 10-1 ～ 10-3）

＊大腸菌群の確認

ここに概説する確認手順は、乳糖の発酵が β - ガラクトシダーゼ酵素を有する指標であることに基づいている。代替法は、この酵素を直接検出することによる。例えば o- ニトロフェニル - β -D- ガラクトピラノシドを基質として使う酵素反応の代替法は、ある場合にはずっと適切であろう。

MMGM 培地で発育した各試験管または試験瓶の菌は、MacConkey 寒天（MA）と普通寒天培地（NA）に継代して 37℃で 18-24 時間培養する。もしも NA で純粋培養が得られたならば、オキシダーゼ試験を行う。もしもこの分離株がオキシダーゼ陰性なら、乳糖発酵または β - ガラクトシダーゼ保有を試験する。しかし、もしも培養の純粋性に疑いがあるならば、少なくとも一つの典型的なコロニーを MA から NA へ継代して 37℃で 18 ～ 24

時間培養の後でオキシダーゼ試験を実施する。

試験すべき各分離株に関しては、ラクトースペプトン水（LPW）へ継代して37℃で培養し、24時間後の酸産生を検査する。もしもこの酸産生の結果が陰性のときは、さらに24時間培養して再検査する。酸産生は、赤色から黄色への色調変化で確認される。それから先の同定は、MA培地上の特徴的なコロニーを使用して適切な生化学的試験および他の試験法によって実施される。市販の同定キットが使用できる。

表10-1～表10-3から大腸菌群の最確数を読み取ること。

＊大腸菌 *E. coli* の確認

大腸菌群の確認試験に加えて、培地で発育している各試験管または試験瓶を、MAに継代し44℃で18-24時間培養する。典型的な大腸菌のコロニーをトリプトン水（TW）に接種して44℃で24時間培養する。Kovac法でインドールの産生を試験する。大腸菌 *E. coli* は陽性反応を示す。β-グルクロニダーゼ試験は、大腸菌 *E. coli* の早期確認の助けになりうる。適合した市販の試験キットが使用できる。

表10-1～表10-3から大腸菌 *E. coli* の最確数を読み取る。大腸菌群と大腸菌 *E. coli* の許容値が表20-1に示されている。

＊迅速法

水の試料中の大腸菌群と大腸菌 *E. coli* を同定するための迅速検査手順は、現在市販品が利用可能である。Colilert 18培地（Indexx Inc., Portland, Maine）はその一つである（EA, 2002）。

メンブレンフィルター法

＊水試料にメンブレンフィルター技術を使うことの利点

- 直接に結果が得られるという速さ
- もしもフィルターが洗浄され、滅菌されて再使用されるならば労力、培地、ガラス器具と材料費の節約
- 培養条件を容易に変えることができ、弱まった菌または発育の遅い菌の発育を促すことができる。
- 偽陽性反応はメンブレン法ではほとんど起こらない。この偽陽性反応

は、好気的および嫌気的芽胞形成菌の発育の結果あるいは他の菌の混在が関係して、ある培地での大腸菌群の最確数法において発生することがある。

＊水試料にメンブレンフィルター技術を使うことの不利な点

・ガス産生の証拠を示すことができない（水には、培地中で発育できるガス非産生性のラクトース発酵菌を多数含むものがある）。

・メンブレンフィルターは、十分量の水が通過出来る前に詰まってしまうので、濁度の高い水には不適である。なおメンブレン上の沈積物は、指標細菌の発育を阻害することもありうる。

・メンブレンフィルターは、使わされる培地で発育し得る非大腸菌群が大量に存在する中に少量の大腸菌群を含んでいる水には使用不適である。これら非大腸菌は過度に増殖するかあるいは大腸菌のコロニーを判りにくくする。

もしも多数の水試料を検査しなくてはならず、しかも多くの野外作業に携わるときには、メンブレンフィルター法は疑いもなくもっとも便利な方法である。

試料ごとに、2つの個別の100mlの水試料を、47-mm直径で細孔径0.45μmの滅菌メンブレンフィルターを通す。もしも、供給試料が大腸菌群を菌数100個/100mlよりも多く含むと判っているか、または予想されるときは、もっと少量を通過させるか、または濾過前に試料を希釈する。例えば10mlの水を90mlの4倍濃縮リンゲル液で希釈する。

少なくともメンブレンと同じ大きさで厚さがほぼ1mmの滅菌吸着パッドabsorbent padを滅菌ペトリ皿内へ置き、メンブレン用ラウリル硫酸培地（MLSB）2.5-3mlをピペットで滴下して表面を覆う。各吸着パッドの上に表を上にしてメンブレンを置く。

両方のメンブレンを30℃で4時間、次いで1枚のメンブレンを総大腸菌群計数のために37℃で14時間、他の1枚は大腸菌 *E. coli* のために44℃で14時間培養する。

＊菌計数

培養孵卵器から取り出して数分以内に、黄色のコロニーをすべて数えて、これを水 100ml 当たりの大腸菌群と大腸菌 *E. coli* の推定数として報告する。メンブレン計数は、MPN 計数よりも多くなることがあるが、それはメンブレン法では、酸とガスを産生する菌ばかりでなく、酸を産生する全ての菌を含むからである。

＊大腸菌群の確認試験

コロニーを LPW へ継代接種して 37℃で培養する。培養 6 時間後に MA と NA へ継代培養する（大型のコロニーは、メンブレンから直接 MA と NA へ継代培養してもよい）。37℃で 24 時間後に、この LPW 培養について酸産生を検査し、もしも結果が陰性ならばさらに 24 時間後に再検査する。

MA と NA 平板を 37℃で 24 時間培養し、NA からのコロニーのみについてオキシダーゼ試験を行う。大腸菌群はオキシダーゼ陰性、β- ガラクトシダーゼを有し、37℃で 48 時間以内に乳糖から酸を産生する。それから先の同定作業は、MA 平板上の特徴的なコロニーについて適切な生化学的試験および他の試験法によって実施すればいい（Barrow and Feltham, 1993）。市販試験キットを利用できる。

＊大腸菌 *E. coli* の確認試験

37℃と 44℃で培養されたメンブレンからの黄色コロニーを MA と NA、LPW（もしもガス産生情報が要求されるときは Durham 管を入れる）、および TW へ継代接種する。このすべての培地を 44℃で 24 時間培養する。大腸菌 *E. coli*　は LPW 培地中でオキシダーゼ陰性、酸を産生し（および通常はガス産生性）、TW 培地中でインドールを産生する。β- グルクロニダーゼの試験は、大腸菌 *E. coli* の早期確認に役立ちうる。市販試験キットが利用できる。

水中の糞便連鎖球菌

これらの菌は、大腸菌検査で疑わしい結果がえられたときに有用な指標である。これらの菌は大腸菌 *E. coli* よりもずっと塩素に対して抵抗性であり、そのため修理後の水道本管を検査するときに有用である。D 群連鎖球菌だけが有意義である。

メンブレン法

上記の大腸菌群と大腸菌 *E. coli* の場合と同様に試料を用意してメンブレン濾過をする。このメンブレンをよく乾かしたメンブレン用腸球菌寒天（MEA）の表面に置く。飲料水に対しては 37℃で 48 時間、未処理水に対しては 37℃で 4 時間、次いで 44℃で 44 時間培養する。

すべての赤色、えび茶色、またはピンク色のコロニーを計数する。これらは、糞便連鎖球菌と推定される菌である。メンブレンからの赤色、えび茶色、ピンク色、あるいは無色のコロニーの適当な数を胆汁酸エスクリン寒天培地に継代接種し、44℃で 18 時間培養する。エスクリン加水分解による褐色または黒色の周帯ハローにかこまれた個々のコロニーの成長は、数時間以内で糞便連鎖球菌の存在をはっきり示すことになる。

亜硫酸還元性クロストリジウム群

メンブレン法

試料（75℃で 10 分間加熱）100ml を直径 47mm で細孔径 0.45μm の滅菌メンブレンフィルターを通過させる。このメンブレンは表を上にして卵黄添加トリプトース亜硫酸シクロセリン寒天培地（TSCA）の上に置き、50℃に予め冷やした TSCA15-20ml を注入してメンブレンを覆って静置する。嫌気的に 37℃で培養する。この平板を 24 時間後と 48 時間後に検査し、黒色コロニーをすべて計数する。TSCA には反応の特異性があるから、分離株の確認は必要でない（EA, 2002）。もしも、この方法で分離された菌について何らかの疑いがある場合には、芽胞形成桿菌についてコロニーからグラム染色塗抹標本を作って検査する。

亜硫酸還元クロストリジウム群に関する許容値は表 20-1 に与えられている。

水中の病原体

いくつかの細菌性の病原体を検出する方法を以下に述べるが、この本の範囲外とは言え、細菌以外の病原体であるウイルス（例えば、ノロウイルス、ロタウイルス、A 型肝炎ウイルス）や寄生虫（例えば、*Cryptosporidium* 属と *Giardia* 属およびアメーバ群）を無視するべきでない。

原則として病原性細菌を直接調査することは、水供給業者にとっての日常的な微生物学的検査には入らない。しかし、例えばその水が大腸菌 *E. coli* で汚染されており、糞便の病原体を検査する必要があるときには病原細菌の検査をする機会にはなる。

細孔径が 0.45μm（カンピロバクター群には 0.2μm 細孔径）で直径 47-mm の滅菌メンブレンフィルターを使って試料を濾過する。

サルモネラ群

メンブレンを増菌培地（例えば BPW）90ml の入った広口スクリュー栓付き容器中へ移す。37℃で 24 時間培養し、その 0.1 ～ 10ml を Rappaport-Vassiliadis Soya 液体培地（RVSB）へ継代接種する。この RVSB を 42℃で 24 時間培養する。キシロース・リジン・デオキシコール酸塩（XLD）とブリリアント・グリーン寒天（BGA）に継代接種し、37℃で 24 時間培養する。RVSB を恒温培養器に戻して、さらに 42℃で 24 時間培養する。再度 XLD と BGA へ継代接種して 37℃で 24 時間培養する。295 頁に記したように検査を進める。

コレラ菌 Vibrio cholerae と他のビブリオ群

メンブレンを 100ml のアルカリペプトン水へ移す。25℃で 2 時間、次いで 37℃で 12 ～ 16 時間培養する。チオ硫酸 - クエン酸 - 胆汁酸塩 - スクロース寒天（TCBSA）へ継代接種し、37℃で 16 ～ 24 時間培養する。512-3 頁に記載のように検査を進める。

レジオネラ群

レジオネラ群は、冷却塔、加湿器槽等の水中に存在していることがある。またコンテナ容器の壁に普通に付着している生物性の被膜（バイオフィルム）の中にも存在し得る。水の検査だけでは間違った印象を与えることがある。

メンブレンフィルター法は、レジオネラ群に関する水の検査をするための普通の方法である（BSI, 1998）。いくつかの試料を検査する。もしも水が濁っているなら、ガラス繊維材を通して前濾過する。

メンブレンをスクリュー栓付き瓶中の5～25ml ペプトン生理食塩水希釈液へ移す。2分間以上ボルテックスミキサーで撹拌して微生物をメンブランから引き離す。

その溶液を分取し、3000x g で30分間または6000x g で10分間遠心する。

遠心沈渣の再懸濁液100μl を、緩衝化炭末酵母エキス寒天培地（BCYE）または他のレジオネラ選択培地へ接種する。高湿度下37℃で培養する。保管株を対照として培養をする。

もしも試料が高度に汚染されているなら、以下の汚染除去法の一つを利用する。

・沈渣を50℃で30分間加熱し、その100μl 量を培養する。

・沈渣0.1ml を0.9ml の酸性緩衝液（以下）に懸濁する。

— KCl（0.2モル濃度、14.91g/l）25ml

— HCl（0.2モル濃度、17.2ml 濃塩酸/l）3.9ml

—オートクレーブで滅菌

5分間、各分毎に100μl を取り出して平板へ接種する。536頁に記載したようにしてレジオネラ群を同定する。生物性被膜の懸濁液を遠心し、その沈渣を汚染した試料の項（上記）に記したようにして処理する。

カンピロバクター群

メンブレンを、90ml のカンピロバクター増菌液体培地で殆ど一杯にされた適当なスクリュー栓付き容器内へ移す。しっかりと封をして、37℃で24時間次いで42℃でさらに24時間培養する。カンピロバクター選択寒天またはこの培地の血液を含まない修飾培地に継代接種し、微好気的ガス発生キットの入ったガス容器中で37℃で48時間培養する。523頁に記載したようにして検査を進める。

大腸菌 *E. coli* O-157

90mlの修飾したトリプトン ソーヤ ブイヨン modified tryptone soya broth（MTSB）またはBPWを入れた容器にメンブレンを移す。MTSBは汚染水に適しているが、他方BPWは飲料水や比較的に汚染の少ない水からストレスにさらされた大腸菌 *E. coli* O157を分離するのにより適している（EA, 2002）。MTSBは42℃で24時間、BPWは37℃で24時間培養する。セフォキシム亜テルル酸ソルビトール MacConkey（CT-SMAC）へ継代接種して37℃で24時間培養し、485頁に記載されているように進める。

増菌用液体培地からの大腸菌 *E. coli* O-157の分離回収は、抗体被覆磁気ビーズを用いる免疫磁気分離法を用いることで改善されている（Wright *et al.*, 1994; EA, 2002）。

緑膿菌

メンブレンをシュードモナス寒天平板の上に置いて37℃で48時間培養する。緑色、青色あるいは赤褐色の色素を産生しているコロニーおよび紫外線（UV）灯下で蛍光を発するコロニーをすべて計数する。ピオシアニン（緑色 / 青色色素）を産生するコロニーを緑膿菌 *P. aeruginosa* と見なす。

セチルトリメチルアンモニウム臭化物添加ミルク寒天での37℃、24時間培養によって、蛍光コロニーを確認する。直径2～4mmで、かつ典型的な色素産生を示し、培地中のカゼインが加水分解されてコロニーの周囲に透明なハローを有するものを、緑膿菌 *P. aeruginosa* と確認して記録する。色素産生がなくても緑膿菌 *P. aeruginosa* の疑いがあれば、そのコロニーをセチルトリメチルアンモニウム臭化物添加ミルク寒天の新鮮な平板へ継代接種して、37℃で24時間培養する。この手順は、これに続いて市販検査キットを用いて確認できるところの純培養コロニーを用意することになる。緑膿菌 *P. aeruginos* は42℃で増殖するが、その迅速な同定のためには継代したものについてこの温度で培養する。

微小菌類と放線菌類

これらの微生物は臭気や腐敗の原因となる。それらはしばしば滅多に使われない水道管、特に温かい状態の管の中で発育する。例えば、飲用水道管が暖房管の近くに走っている大型建築物の地下室内にある水道管の中で発育する。

数日間水道管の中によどんでいた水を試料採取する。普通に流れていたり、ときどき長い時間流したりすると、この菌類の増殖が除去されてしまうこともありうる。この試料の 50ml を遠心して、ローズベンガル寒天培地と麦芽（抽出）寒天培地に接種する。殆どの真正細菌類の増殖を阻止するために、このモルト寒天培地にカナマイシン 100μg/ml を加える。

この代替法としては、100ml あるいはそれより多量の試料をメンブレンフィルターに通して、そのメンブレンを同じ組成の液体培地中に浸漬したパッドに当てる方法がある。

瓶詰め天然水

これらは無炭酸か、または炭酸ガス入り飲料のものである。使用される検査法は、販売時点および瓶詰め 12 時間以内の指針基準とともに表 20-1 に与えられている。環境からミコバクテリアが、ある種の瓶詰め飲料水中に少数見つかったことがある。

プール

飲料水のときと同様に、リクリエーション用の水の微生物学的検査は、主として糞便汚染の指標菌検出を目的としている。しかし、主として一般的な水品質の指標としてはコロニー計数がむしろ重要な役割を果たしている。また緑膿菌 *P. aeruginosa* に対する検査もしばしば実施される。緑膿菌 *P. aeruginosa* は、水泳場または温泉プールを利用する人々の病気、通常は毛嚢炎または外耳炎と関係がある（Hunter, 1996）。

塩素含量を測定するためには市販の検査キットを利用する。これは細菌学的検査よりも恐らくずっと有用であるが、もしも細菌検査が必要なときは、深部と浅部の両方からチオ硫酸処理瓶に試料 300ml を採取する。平板菌計数をおこない大腸菌群、大腸菌 *E. coli*、およびシュードモナス属の検査を行う。満足できるプールの目標値水準は以下の通りである。

	指針水準	目標水準
コロニー数　37℃ /24 時間	100/ ml 以下	10/ml 以下
大腸菌群	10/100ml 以下	0/100ml
大腸菌 *E. coli*	0/100 ml	
緑膿菌 *P. aeruginosa*（任意）	0/100 ml	

ブドウ球菌類は、塩素消毒に対して大腸菌群よりも抵抗性である。ブドウ球菌類は水の表面に油性被膜状に集積する傾向がある。ブドウ球菌を見つけ出すために「皮膜試料」を採る。試料採取瓶を開けて表面水が瓶の中に流れ込むようにする。検査する容量の試料を濾過して、各メンブレンを修飾リポビテリン - 食塩 - マニトール寒天（M-5LSMA）を含むペトリ皿の寒天表面上に置く。30℃で 48 時間培養する。計数して推定のブドウ球菌数を記録し、551 頁に記載したところに従って検査を進める。

温泉、泡風呂と水療法プール

これらの場所はヒトのシュードモナスとレジオネラ感染に関連している。これらの菌は 37℃で生存するものであるから、塩素（あるいは臭素）濃度が厳密に監視されるべきである。

トリプトン寒天平板上で菌計数を行い、また大腸菌群、大腸菌 *E. coli* とシュードモナス属の検査をする。目標水準は以下の通り：

	指針水準	目標水準
総生菌数、37℃ /24 時間	100/ml 以下	50/ml 以下
大腸菌群と大腸菌 *E. coli*	0/100ml	
緑膿菌 *P. aeruginosa*	0/100ml	

コロニー数が 100cfu/ml 以上のプールは、さらに詳細な調査が必要である（PHLS, 1994, 1999; HPA, 2003）。

海水浴場と他のリクリエーション系の水

未希釈または階段希釈した試料について、大腸菌群、糞便大腸菌群と腸球菌類の検査をする。水質の悪化を疑う理由があるとき、あるいはそれらの病原体が存在することを疑うときにはサルモネラとエンテロウイルスの検査をする。EU の指針水準（SI, 1991b）は以下の通り：

	指針水準	緊急水準
総大腸菌群	500/100ml	10 000/100 ml
糞便大腸炎	100/100ml	2000/100 ml
腸球菌	100/100ml	
サルモネラ	0.1	

(エンテロウイルス 0 プラーク形成単位（PFU）/10　l)

公衆衛生上重要な他の微生物

これらは、この本で詳しく検討しないが、いくつかの参考文献を挙げておく。

ウイルス

ウイルス（特にロタウイルス）は、リクリエーション系の水とか飲料水が関与しているウイルス疾患の発生に関係している（Shellwood, 1998を参照）。

シアノバクテリア（藍色細菌）

藍藻アオコは、危険を伴なう多様な毒素を産生する。リクリエーション系の水の中や飲料水や魚の中にこの藍藻があったことと関連して重い病気が発生したことがあった（Codd, 1994参照）。

Cryptosporidium 属種

この原虫の接合子囊oocystがリクリエーション系の水や飲料水中に存在して健康に対する深刻な災害を及ぼしうることがある（Badenoch, 1995を参照）。

遠隔地での水検査

熱帯や亜熱帯諸国の僻地での水の細菌学的検査には問題が発生する。上に記載した細菌培養培地のなかには費用のかかるものがあり、また現地で利用でないものもあるかもしれない。MacConkeyやリトマスラクトース液体培地や寒天培地のような単純な培地を使うことが必要となるかもしれない。こうしたことは、検査結果や基準に影響を及ぼすことになりかねない。さらに、44℃での検査は信憑性に欠ける可能性があるが、このことはその土地固有の細菌で非糞便由来のものの中にこの温度で発育するものがあるからである。

遠隔地で採取された水試料が検査室へ長距離輸送された場合には、信頼性の高い結果を得ることは疑わしい。Oxfam-Del Agua社の携行キットが農村地域でのWHO飲料水事業計画のために考案されているが、これは信頼性の高い糞便大腸菌群数、水の濁度や浮遊塩素量を提供する。このキットはDel Ague（RCPEH, Guilford, UK; Lloyd and Helmer, 1991を参照）およびSepti-Check（Indexx Inc. Portland, Maine, USA）から入手できる。

下水

排水と汚泥は、サルモネラ、リステリア、カンピロバクターの負荷を少なくする処理が確実に行われたかを確かめるために、通常これらは微生物学的に監視されている。これらのすべての菌は水の中で生残でき、もしも処理されていないと汚染汚泥が土壌に広がることになる。

水の微生物学と試料採取の技術的指示に関するさらなる情報については下記を参照のこと。Barrell *et al.*（2000）；HSE（2001）；および HPA（2003）。

［参考文献］

APHA (1986) *Standard Methods for the Examination of Water and Wastewater*, 20th edn. Washington: American Public Health Association,

Badenoch, J. (1995) *Cryptosporidium in Water Supplies*. Report of a group of Experts. London: HMSO.

Barrell, R. A. E., Hunter, P. R. and Nichols, G. (2000) Microbiological standards for water and their relationship to health risk.*Communicable Disease and Public Health* 3: 8-13. Corrections published in *Communicable Disease and Public Health* 3: 221.

Barrow, G. I. and Feleham, R. K. A. (eds) (1993) *Cowan and Steel's Manual for the Identification of Medical Bacteria*, 3rd edn. London: Cambridge University Press.

BSI (1998) British Standard BS ISO 11731: Water quality - Part 4: *Microbiological methods - Section 4.12: Detection and enumeration of Legionella*. London: British Standards Institution.

Codd, G. A. (1994) Blue-green algal toxins: water-borne hazards to health. In: Golding, A. M. B, Noah, N. and Stanwell-Smith, R. (eds), *Water and Public Health*. London: Smith Gordon, pp. 271-278. EA (2002) *The Microbiology of Drinking Water, Parts 1-10: Methods for the Examination of waters and Associated Materials*. London: Environment Agency

EC (1998) European Council Directive 98/83/EC of 3 November 1998 on the quality of water intended for human consumption. *Official Journal of the European Communities* L330: 32-54.

HPA (2003) *Guidelines for water quality on board merchant ships including passenger vessels*. London: Health Protection Agency.

HSE (2001) *Legionnaire's Disease. The control of Legionella bacteria in water systems*. Approved Code of Practice and Guidance. London: Health and Safety Executive.

Hunter, P. R. (1996) Outbreaks of disease associated with treated recreational waters. *Microbiology Europe* 4: 10-12.

Lloyd, B. and Helmer, R. (eds) (1991). *Surveillance of Drinking Water in Rural Areas*. London:

Longman.

Public Health Laboratory Service (1994) *Hygiene for Spa pools*. London: PHLS.

PHIS (1999) *Hygiene for Hydrotherapy pools*, 2nd edn. London: PHLS. Sellwood, J. (1998) Viruses implicated as potential emerging pathogens. In: de Louvois, J. and Dadswell, J. (eds), *Emerging Pathogens and the Drinking Water Supply*. London: PHLS, pp. 55-1.

SI (1991a) *The Private Water Supply (Water Quality) Regulations*. SI 2790. London: HMSO.

SI (1991b) *The Bathing Waters (Classification) Regulations* SI 1597. London: HMSO.

SI (1999) *The Natural Minerals Water, Spring Water and Bottled Drinking Water Regulations*. SI 1540. London: HMSO.

SI (2000) *The Water Supply (Water Quality) Regulations*. SI 3184. London: HMSO.

SI (2001) *The Water Supply (Water Quality) (Amendment) Regulations*. SI 2885. London: HMSO.

Wright, D. J., Chapman, P. A. and Siddons, C. A. (1994) Immuno-magnetic separation as a method for isolating *Escherichia coli* O157:H7 from food samples. *Epidemiology and Infection* 113: 31-39.

第21章

一般的な好気性、非芽胞性、グラム陰性細菌への手がかり

普通寒天培地や通常 McKinley 寒天培地で増殖する好気性、グラム陰性、非芽胞性細菌が、ヒトや動物材料、さらに食品や環境材料から頻繁に分離される。これらの菌のあるものは、病原菌であることが確認されているが、他のものは、以前は非病原菌と見なされていた。しかし現在ではある環境条件のもと、例えば院内感染や科学療法後とか免疫抑制剤での処置後、ヒトに病気をひき起すことが知られている。

その他のものは共生的な細菌であり、多くは経済的に重要なものである。

この21章と22、23章に記述されている菌は、近年分類学者から非常に注目されてきた。菌名と属名が変えられ、新しい分類群が創設された。こ

表21.1 ニュートリエント寒天培地で増殖するグラム陰性桿菌の性状

菌	O/F	オキシダーゼ	アルギニン水解	ゼラチン液化	運動性
Pseudomonas spp.	OA	+	v	v	+
Acinetobacter spp.	ON	−	−	−	−
Alkaligenes spp.	N	−	−	−	+
Flavobacteria	O	+	−	+	−
Chromobacterium spp.	O	+	−	+	+
Janthinobacterium spp.	F	+	+	+	+
Aeromonas spp.	F	+	+	+	+
Plesiomonas spp.	F	+	+	−	+
Vibrio spp.	F	+	+	−	+
Enterobacterria	F	−	v	v	v
Pasteurella spp.	F	+	−	−	−
Yersinia spp.	F	−	−	−	v
Moraxella spp.	N	+	−	−	v
Bordetella spp.	N	v	−	−	v

a 酸化 / 発酵試験（Hugh and Liefson）
O, 酸化的； A, アルカリ； N, 非反応； F, 発酵的； v, 多様 variable

の本で使用される名前は、本の印刷時点で普通に使用されているものであり、大部分はTopley and Wilson's Microbiology and Microbial Infections（Collier *et al.*, 1998）の現在版による。表21-1は普通寒天培地で増殖する好気性、グラム陰性桿菌の一般的性状を表示している。

[参考文献]

Collier, L., Balows, A. and Sussman, M, (eds) (1998) *Topley and Wilson's Microbiology and Microbial Infections*, 9th edn. Vol. 2, *Systematic Bacteriology*. London: Arnold.

Holt, J. G., Kreig, N. R., Sneath, P. H. A. et al. (eds) (1994) *Bergey's of Determinative Bacteriology*, 9th edn. Baltimore, MA: Williams & Wilkins.

第22章 シュードモナス属（*Pseudomonas*）、ブルクホルデリア属（*Brevundimonas*）および他のシュードモナス群菌

1984年までに100以上の菌種が*Pseudomonas*属に含まれていた。これらは主として植物の病原菌であって、ヒトや動物に病原性を示すものはわずかである。今日5つのrRNA群のうちわずかⅠ群のリボソーマルRNA（rRNA）群だけがこの*Pseudomonas*属に含まれている。その他の4つのrRNA群は、*Burkholderia*（Ⅱ群）、*Comamonas*（現在の*Delftia,* Ⅲ群）、*Brevundimonas*（Ⅳ群）および*Stenotrophomons*（Ⅴ群）である。これらいずれも3μm x 0.5μmの好気性、グラム染色陰性、非芽胞性桿菌であり、極性鞭毛によって運動性を示し、*Stenotrophomonas maltophilia*を除いて通常はオキシダーゼ陽性で、酸化的にグルコースを利用し（酸は生産しない）、ガス産生は無い。このうちあるものは蛍光色素を産生する。本書では'pseudomonad'とは*Pseudomonas*属の全種およびその関連菌種を総称することとする。

最近の進化系統学の分析では、*Pseudomonas*属は、*gyrB*と*rpoD*塩基配列を利用して2つの属内亜クラスターに分類されている。

クラスターⅠはさらに2つの複合体に、そしてクラスターⅡは3つの複合体に別れる（Yamamoto *et al.*, 2000）。

Pseudomonadsは土壌や水中に普通にみられる細菌である。菌種のあるものはヒトや動物の病原菌であるが、他のもののうちあるものは以前には腐生（非病原性、saprophyte）とか共生（commensal）とか呼ばれる雑菌と認められてきたが、院内感染に関わる日和見感染や、嚢胞性線維症（CF）のような感受性患者群での病原体として注目されるようになった。病院内では一般に静脈内注射液、蒸留水供給、石鹸、消毒薬、防腐剤、輸液、その他の医薬品の汚染菌として分離されている。水泳プールに定着している菌種、

特に緑膿菌 *P. aeruginosa* は皮膚や耳の感染症に関与している。

分離と同定

普通寒天培地、マッコンキー寒天培地、0.03% セトリミド含有普通寒天培地、増殖促進剤添加シュウドモナス寒天培地およびキング培地 A へ接種する。20-25℃（食品、環境由来材料など）あるいは 35-37℃（ヒトおよび動物材料）で培養する。培養温度と培養時間は、正確な同定にとって決定的である。

普通寒天培地上の菌コロニーの外観は、菌種によって異なる（以下を見よ）。緑色がかった黄色あるいは青色ぎみの黄色の蛍光色素が培地に拡散する。その他に、頻度は低いがピオメラニン色素（褐色）とピオルブリン色素（赤ぶどう酒色）がある。ムコイド型の菌種が時々臨床材料、特に CF（嚢胞性せんい症）患者の喀痰にみられ、クレブシエラ属の菌と間違えらやすい。

Hugh and Leifson 培地でオキシダーゼ試験を行い、Thornley のアルギニン液体培地（Moeller 法は嫌気的過ぎる）と MacConkey 寒天培地に接種する。普通液体培地へ接種して、4℃と 42℃で培養する。この試験には均質菌液からの継代培養を用いる。King B 培地上の発育について、Wood ランプで蛍光の検査をする。蛍光が検出されたら、硝酸塩還元試験とアンモニウム塩存在下でのグルコースとマンニトールからの酸産生試験、およびゼラチンの液化試験をする（22-1 と 22-2 表）。

非発酵性のグラム陰性桿菌用 API 20NE キットは（シュードモナス属菌）pseudomonads の同定に有用である。他のキットには Minitek NF, Oxi-ferm がある。

シュードモナス属の菌は、運動性（ときに非運動性の菌株がある）、酸化的で、非反応性、あるいは Hugh and Leifson 培地内でアルカリを産生する。オキシダーゼ試験は、*Stenotrophomonas*（従前の *Xanthomonas*）*maltophilia* と *Burkholderia cepacia* を除いて、通常は陽性である。アルギニン試験陽性を呈

表22-1 生化学試験における医学的に重要なシュードモナス属菌の反応

菌種	色素	オキシダーゼ	O/F試験	42℃の増殖	4℃の増殖	アルギニン	ONPG	NO_3還元	NO_2還元
Pseudomonas aeruginosa	緑	+[b]	O	+	−	+	−	+	+
P. fluorescens	−	+	O	−	+	+	−	v	−
P. putida	−	+	O	−	v	+	−	v	−
P. alcaligenes	−	+	A	+	−	v	−	v	−
P. Pseudoalcaligenes	−	+	A	+	v	v	−	+	−
P. stutzeri	黄／−	+	+	+	v	v	−	+	+
Burkholderia cepacia	−／黄	v	v	v	−	−	v	v	−
B. Pseudomallei	−	+	O	+	−	+	−	+	−
B. mallei	−	v	O	v	−	+	−	+	−
Delftia acidovorans	−	+	A/−	−	−	−	−	+	−
Brevundimonas diminuta	−	+	A	−	−	−	−	−	−
Brevundimonas vesicularis	オレンジ	+	O	v	−	−	v	−	−
Sphongomonas Paucimobilis	黄	+	O	−	−	−	+	−	−
Stenotrophomonas maltophilia	−	v	O/A/−	v	−	−	v	v	−

a F, 発酵的； O, 酸化的； A, アルカリ； −非変化； v、多様
b +、≧90%陽性； −、≦10%陽性； v、11 − 89%陽性

表22.2 蛍光シュードモナス属

菌種	増殖		NO_3	酸の産生	
	4℃	42℃		マニトール	マルトーズ
P. aeruginosa	−	+	+	+	−
P. fluorescens	+	−[a]	+	+	+
P. putida	+[a]	−	−	−	−

a 菌種の40%

するシュードモナス属菌が普通であり、他のグラム陰性桿菌よりも迅速にアルギニン試験陽性を呈する。この試験は色素非産生の菌株を識別するのに極めて有用である。*Alcaligenes* と *Vibrio* 属菌はアルギニンを加水分解しない。シュードモナス属菌は、ゼラチン液化能がさまざまであり4℃と42℃で発育する（22-1 表を見よ）。

食品腐敗に関与するこの菌のある株は低温好性であり、脂肪溶解性のようだ。耐塩性の菌株や燐光発生の菌株は普通にみられないことはない。

蛍光性のシュードモナス属菌
(*FLUORESCENT PSEUDOMONADS*)

緑膿菌（*Pseudomonas aeruginosa*）

空気中で24時間普通寒天培地で培養したときの *P. aeruginosa* のコロニーは、通常は大きく（2-4mm）、平坦で広がっている。多くの菌株が拡散性の色素を産生する。しかし、中にははっきりした辺縁とクリーム状の硬度で大腸菌様の菌コロニーを形成するものがある。その他のコロニー形態は滅多に臨床材料から分離されないが、それらには、粗状の乾燥した胡椒様コロニーやゼラチン様でムコイド様のものがある。この後の2つ形態を呈するコロニーは、CF患者の喀痰培養でもっともよくみられるものであり、もしもこれが色素非産生性であると、とくにMacConkey寒天培地上で、クレブシエラ属の菌と間違えやすい。小さいコロニーの変異、「こびと型」が、培養が長くなると出現するかもしれない。*P. aeruginoza* は特徴として、King A寒天培地上でピオシアニン（青）と蛍光（黄）の色素（上記を参照）に起因する青緑色の拡散性の色素を形成する。

青緑色色素産生とオキシダーゼ試験陽性反応は、この菌が *P. aeruginosa* であることを示すのに十分である。この菌種の他の確認試験は、Hugh and Leifson培地中でのグルコース酸化、Thornley寒天培地でのアルギニン脱アミノ化反応、そして42℃での普通液体培地による3代の継代培養である。色素非産生性培養株はKing Bで蛍光を試験しなければならず、もし陽性であれば、さらに硝酸塩還元による窒素ガス産生と4℃での発育停止を調べなければならない。嫌気性発育は、硝酸塩のような代替の終末電子受容体の存在下でのみ可能である。それゆえ、Craigic管での運動性検出は不適当である。糖の利用はアンモニウム塩の培地で最も良く検出される。それは糖の酸化によって形成される弱酸はペプトンの分解で生じるアルカリによって中和されるからである。

Pseudomonas aeruginosa は自然界にあまねく存在し、およそ10～15%のヒトは一時的に腸管内に本菌を保有しており、その菌株の型は急速に変遷している。健康個体の感染は稀であるが、汚染したプールの水などに長期間暴露した後の皮膚感染は少なくはない。頻度は低いが健康な人の眼内炎や外耳炎がある。入院患者にとっては、*Pseudomonas aeruginosa* ふつうの感染の原因であり、挿管後の上部気道や外科手術創やカテーテル挿入膀胱での比較的良性の定着化から、死亡率60%に及ぶ血液感染まである。

CF患者の80%もの人は、肺に *Pseudomonas aeruginosa* が定着している。一度定着すると、抗生物質に対してとりわけ難治性である。多くの分離菌は増殖してムコイド型のコロニーを呈するが、一次培養では異なったコロニー型もしばしばみられる。これらの変異は、遺伝学的には例外なく同一であると証明されている。CF患者由来の *P. aeruginosa* は増殖要求性がしばしば不規則であり、特定のアミノ酸要求性であり、非運動性である。少数の株は半合成ペニシリンに対して著しい感受性を示す。

疫学的研究目的で、*P. aeruginosa* の分離株は生培養菌のスライド凝集反応で血清型を型別される。国際的に受け入れられている21のO血清型があるが、臨床および環境分離株の約50%は4つの型で占められている。*Xba I* 制限酵素分解物のパルスーフィールド電気泳動によるDNAフィンガープリント法は、血清型別間での一層細部の区別を成し遂げた。その他の型別法として、リボ型別法、ランダムポリ　メラーゼ連鎖反応（PCR）型別法が使用されている（Grundmann *et al*., 1995）。

腸内細菌科と比べて *P. aeruginosa* は抗生物質に比較的抵抗性であるが、急性感染症由来の菌種の大部分は、チカルシリン、ピペラシリン、セフタジジン、イミペネム、ゲンタマイシン、トブラマイシン、シプロフロキサシンとアズトレオナムに感受性である。抗生物質に対する抵抗性は、低細胞透過性、染色体性およびプラスミド媒介性のβ-ラクタマーゼ、アミノグリコシダーゼとカルバペネマーゼ、変化した抗生物質結合タンパク質、および広い範囲の化合物に能動的に作用する排出システムが関与している（Livermore, 2002）。

シュードモナス・フルオレッセンス（*Pseudomonas fluorescens*）とシュードモナス・プチダ（*P. putida*）

他の2つの菌種、*P. fluorescens* と *P. putida* は蛍光性シュードモナスであるが、これらは低温好性であり30℃以下の至適発育温度を持つので、臨床材料からは滅多に分離されない。*P. fluorescens* はしばしば貯蔵血液製剤汚染に関係しており、輸血された患者に内毒素ショックを引き起こすことがある。これらの菌種は時々CF患者の喀痰から分離される。また食品特に冷蔵食肉腐敗の原因体としても認識されており、また5℃以上で保存するとUHT（超高温殺菌）牛乳をゲル化することがある。これらの菌種は新鮮野菜、植物、あるいは病院施設環境の流し台、蛇口、排水口から分離される。*P. fluorescens* は4℃で増殖し、King B寒天培地で蛍光色素を産生し、37℃で増殖しない分離株もある。イミペネムを含む広い範囲の抗生物質に抵抗性である。

シュードモナス・アルカリゲネス（*Pseudomonas alcaligenes*）とシュードモナス・シュードアルカリ（*P. pseudoalcaligenes*）

これらの菌種は42℃で増殖するが、両者とも4℃では増殖しない。至る所に存在し日和見感染の病原体である。ゼラチンを液化せず、セトリミド寒天培地で増殖するものもしないものもある。*P. alcaligenes* のある株は、アルギニンを加水分解しない。

シュードモナス・スツッツェリ（*Pseudomonas stutzeri*）

通常、菌コロニーは粗状、乾燥、皺状であり、培地から全部取り除くことができる。古くなったコロニーは褐色になる。アルギニンを加水分解し、4℃では増殖しないが42℃は増殖する。食塩に耐性であるが好塩性ではない。至る所に存在する菌であり、臨床材料でもみられるが病原体とはみなされていない。

ブルクホルデリア属菌種（*BURKHOLDERIA SPP.*）

*Burkholderia*属は、それまでrRNAグループⅡに属するとされていた*Pseudomonas*属の菌種が1992年にYabuuchiらによって、新しく定義されたものである。この属には30の命名された菌種があるが、医学的に重要な菌種は、*B. cepacia, B. pseudomallei*および*B. mallei*である。以前は*Pseudomonas pickettii*の名で知られていた菌は、Yabuuchiら（1992）によって*Burkholderia*とされたが、その後*Ralstonia pickettii*として再度分類し直された。時たま臨床的に重要なR. pickettiiの分離が病院患者から回収されるが、そのほとんどは病棟環境や殺菌剤、消毒剤の汚染菌として分離される。オキシダーゼ活性と硝酸塩還元能は様々であり、アルギニンを加水分解しない。

ブルクホルデリア・セパシア（*Burkholderia cepacia*）

*Burkholderia cepacia*は少なくとも７つの異なる遺伝子型の複合体である（表現型は類似しており、遺伝学的には異なる菌種）。これらは*B. cepacia*（遺伝子型Ⅰ、ⅢとⅣ）*B. multivorans*（Ⅱ）, *B. vietnamensis*（Ⅴ）, *B. stabilis*（Ⅵ）*B. ambifaria*（Ⅶ）である。*Pandoraea*属は5つの種から構成されるが、16S rRNA遺伝子配列に基づく系統樹ではこの複合体に近接した一団をなしている（Coeyne *et al.*, 2001）。遺伝子型Ⅰの菌種はしばしば環境から分離されるが、遺伝子型ⅡとⅢはそれぞれ主として院内感染や少数のCF患者にとり致命的となりうる肺感染症に関与している。これらの菌種は、医薬品や化粧品の中で生存し増殖することができ、蒸留水中でも増殖しうる。

これらの菌は普通寒天培地上で中等度の良好な増殖をし、いろいろな非蛍光性色素を産生する菌株がある。分離菌株の約半数は、オキシダーゼ反応陽性でありアルギニンを加水分解しない。37℃でゆっくり増殖するので、喀痰からうまく分離するには、48時間の長い培養が推奨される。培養菌は、普通寒天斜面での保存中にしばしば死滅するが、滅菌蒸留水では非常に良好に懸濁されて生残する。コリスチンと胆汁酸塩に対する本質的抵抗性に基づいた選択培地が報告されているが、この培地ではコリスチン抵抗性の他のグラム陰性桿菌も分離回収される。複合体の各構成菌種は表現型の試験ではうまく区別されないが、個々の遺伝子型に特異的な PCR 分析法が開発されている（Coeyne *et al.*, 2001 を参照）

Burkholderia cepacia は抗菌剤に対する高度の固有な抵抗性を示すし、*P. aeruginosa* に有効な抗生物質に対しても、ほとんどの場合抵抗性である。アミノグリコシド、コリスチン、チカルシリン、アズロシリン、イミペネムに抵抗性である。テモシリン、アズトレオナム、シプロフロクサシン、テトラサイクリンに対しては、種々の程度に感受性であり、CF 患者由来株の約三分の二はセフタジジム、ピペラシリン / タゾバクタム、メロペネムに感受性である。

ブルクホルデリア・シュードマレイ（*Burkholderia pseudomallei*）

37℃での血液寒天培地や普通寒天培地での培養で、1-2 日間でムコイド状あるいは波状で皺状の乾燥したコロニー（コロニー）を形成し、引き続く長期培養で橙色の色素を産生しうる。セトリミド寒天培地では発育しない。R 型と S 型のコロニー（コロニー）間変異がよくみられる。グラム染色で菌体は両極性の染色性を示しうる。*B. pseudomallei* は偏性好気性であり、運動性で、グルコースを酸化し、アルギニン分解性である。ほとんどの分離株は API 20NE の試験で確実に同定されるが、*P. aeruginosa, P. stutzeri, B. mallei* などの非色素産生菌株と鑑別しなければならない。コリスチン、ゲンタマイシンに抵抗性であるが、分離株は通常イミペネム、ピペラシリン、アモキシリン－クラブラン酸、ドキシサイクリン、セフタジジム、アズトレオナム、クロラムフェニコールに感受性である。

注意：*B. mallei*、*B. pseudomallei* はハザード（危険）第 3 群に属しており、完全なバイオセーフティ封込めレベル 3 施設のもとで取り扱うべきである。臭いは有用な特性といわれているが、菌培養の臭いを決して嗅いではならない。実験室感染は稀ならず起こる。

Burkholderia pseudomallei はヒト（メリオイドーシス）および熱帯や亜熱帯地域の家畜の重要な病原体である。そこでは齧歯類に流行がみられ、湿っ

た土壌や野菜、果物で見出される。近縁関係にはあるが非病原性の菌種である *B. thailandensis* が、東南アジアの環境関係の試料で報告されている。菌培養試料は菌種の確認のために、基準（参照）研究室（reference laboratory）へ送られるべきである。これらの菌やメリオイドーシスに関するもっと詳しい情報は、Dance（1999）を参照のこと。

ブルクホルデリア・マレイ（*Burkholderia mallei*）

滲出物の中でこの菌は顆粒または粒状にみられ、菌体は二極性の染色性を呈するようだ。培養すると、1mm の光沢をもった滑らかで凸状の緑ががった黄色で、バター状の小さいコロニーコロニーを形成する。普通寒天培地上では粘着性のコロニーコロニーを呈し、血液寒天培地では溶血性を示さず、分離初代培養は MacConkey 寒天培地上では発育しない。一般に分離株の初代の発育は貧弱である。室温で増殖するが、Hugh and Leifson 培地を変化させず、ペプトンや炭水化物中で酸を産生せず、硝酸塩陽性で、種々な程度のウレアーゼ活性とオキシダーゼ活性を呈する。

Burkholderia mallei は、馬の珍しい病気である鼻疽の病原体である。英国では、第二次世界大戦以来、動物とヒトから分離されていない。

デルフチア・アシドボランス（*DELFTIA ACIDOVORANS*）

この菌は *Comamonas* 属から再分類された。臨床材料や病院環境から時々見出される。分離菌は37℃一夜培養で色素非産生のコロニーをつくるが、発育の遅い菌株もあるので48時間まで培養を延長するべきである。コリスチン、ゲンタマイシンに抵抗性の株があり、*B. cepacia* 選択培地で増殖しうる。抗生剤感受性は不定であるが、ほとんどの分離株はウレイドペニシリン、テトラサイクリン、キノロン類、トリメトプリム - サルフアメトキサゾールに感受性である。

ブレブンディモナス・ディミヌタ（*BREVUNDIMONAS DIMINUTA*）とブレブンディモナス・ベシキュラ（*BUREVUNDIMONAS VESICULARIS*）

これらは従前の rRNA 相同 IV 群の *Pseudomonas* 属菌と密接な関係のある菌種である。普通寒天培地でゆっくり増殖し、37℃で 48 時間の培養が必要である。*B. vesicularis* は普通寒天培地でオレンジ色の色素のコロニーに増殖し、弱いオキシダーゼ活性反応を示す。B. diminuta は色素を産生しない。両菌種ともに Hugh and Leifson 試験に陰性だが、*B. vesicularis* はアンモニウム塩含有培地でグルコースを酸化する。これらの菌種は臨床材料には滅多に存在せず、それらの臨床的意義は疑問である。

ステノトロホモナス・マルトフィリア（*STENOTROPHOMONAS MALTOPHILIA*）

本菌のコロニーは *P. aeruginosa* のコロニーと似ているが、黄色あるいは褐色の拡散性の色素を産生しうる。血液寒天培地上では薄いラベンダー色となって現れる。通常、オキシダーゼ活性は陰性で、アルギニンを水解せず、セトリミド寒天培地では増殖しない。この菌種は、*B. cepacia*（63%）とともにリジン・デカルボキシラーゼ反応陽性のただ 1 つのシュードモナス属菌である。病院環境由来の種々の材料から分離され、通常は重症免疫不全状態の患者において臨床的重要性がある。*S. maltophilia* が抵抗性を示すイミペネムを大量に使用することは、院内感染の発生に関連しているようである。CF 患者の喀痰からの *S. maltophilia* 分離例が増加しており、しばしば *B. cepacia* と間違って同定される。本菌は、コリスチン含有培地でかなりよく増殖するからである。ほとんどの菌株はコトリモキサゾール、ドキシサイクリン、ミノサイクリンおよび第三世代のセファリスポリンに感受性であるが、アミノグルコシドには抵抗性である。

スフィンゴモナス・パウシモビリス（*SPHINGOMONAS PAUCIMOBILIS*）

この菌種は非拡散性の黄色色素を産生し、フラボバクテリアときわめて間違えられやすい。運動性は微弱であり、室温で培養されたときもっともよく観察される。アンモニウム塩の基礎培地で多くの種類の糖から酸を産生し、常にONPG陽性である。臨床材料で見つかってきたし、病院の設備・備品類から回収されている。ほとんどの菌株はエリスロマイシン、テトラサイクリン、クロラムフェニコール、アミノグルコシドに感受性である。

Pseudomonadsの分類と同定に関するもっと詳しい情報は、Kersters *et al.* 1996）およびCowan and Steel's Manual（Barrow and Felthsm, 1993）およびPitt（1999）を参照のこと。

[参考文献]

Coeyne, T., Vandamme, P., Govan f. R. W. et al. (2001) Taxonomy and identification of the *Burkholderia cepacia* complex. *Journal of Clinical Microbiology* 39: 3427-3436.

Barrow, G. I. and Feltham R. K. A. (eds) (1993) *Cowan and Steel's Manual for the Identification of Medical Bacteria*, 3rd edn. Cambridge: Cambridge University Press.

Dance, D. A. B. (1999) Melioidosis. In: Guerrant, R. L., Walker, D. H. and Weller, P. F. (eds), *Tropical Infectious Diseases: Principles, Pathogens and Practice*, Vol. 1. Philadelphia, PA: Churchill Livingstone, pp. 430-407.

Grundmann, H., Schneider, C., Hartung, D. et al. (1995) Discriminatory power of three DNA-based typing techniques for *Pseudomonas aeruginosa. Journal of Clinical Microbiology* 33: 528-534.

Kersters, K., Ludwig, W., Vancanneyt, M. et al. (1996) Recent changes in the classification of the pseudomonads; an overview. *Systematic and Applied Microbiology* 19: 465-477.

Livermore, D. M. (2002) Multiple mechanisms of antimicrobial resistance in *Pseudomonas aeruginosa*: our worst nightmare? *Clinical Infectious Diseases* 34: 634-640.

Pitt, T. L. (1999) *Pseudomonas, Burkholderia* and related genera. In: Collier, L., Balows, A. and Sussman, M. (eds), *Topley and Wilson's Microbiology and Microbial infections*, 9th edn, Vol 2, *Systematic Bacteriology*, CD-ROM. London: Arnold, Chapter 47.

Yabuuchi, F., Kosaka, Y., Oyaizu, H. et al. (1992) Proposal of *Burkholderia* gen. nov; and transfer of seven species of the *Pseudomonas* homology group fI to the new genus, with the type species *Burkholderia cepacia* (Palleroni and Holmes 1981) comb. nov. *Microbiology and Immunology* 36:

1251-1275.

Yamamoto, S., Kasai, H., Arnold, D. L. et al. (2000) Phylogeny of the genus *Pseudomonas*: intrageneric structure reconstructed from the nucleotide sequences of *gyr*B and *rpo*D genes. *Microbiology* 146: 2385-2394.

第23章

アシネトバクター属（*Acinetobacter*）、アルカリゲネス属（*Alcaligenes*）、フラボバクテリウム属（*Flavobacterium*）、クロモバクテリウム属（*Chromobacterium*）、ジャンチノバクテリウム属（*Janthinobacterium*）と酢酸菌（*acetic acid bacteria*）

アシネトバクター属（*ACINETOBACTER*）

いく年もの間、何種類かの菌がこの属に加えられたり除外されたりしてきた。現在のところ、この属には2つの菌種、*Acinetobacter calcoaceticus*（従前の*A. anitratum*）と*A. lwoffii*とが含まれている。けれどもある研究者は、これら2つの菌種や種々の亜種に対して*A. baumannii*の名前を使用している。この2つの菌種を区別するのは困難である。

Acinetobacter属はグラム陰性、非運動性、偏性好気性、オキシダーゼと硝酸塩還元性は陰性、カタラーゼ陽性、そしてHugh and Leifson培地では酸化的もしくは無反応であり（下記参照）、MacConkey寒天培地で増殖する。

環境中に広く存在し、臨床材料中にもみいだされてきた。

分離と同定

普通培地、血液培地、 MacConkey寒天培地（および指示があれば*Bordetella*属あるいは類似の培地）へ材料を塗る。22℃と37℃で、24-48時間培養する。オキシダーゼ試験とカタラーゼ試験を行う。運動性検出のため、普通液体培地、Hugh and Leifson培地、グルコース・ペプトン水、硝酸塩液体培地、ウレア培地へ接種する。

アシネトバクター属（*Acinetobacter*）の菌種

＊アシネトバクター・カルコアセチカス・亜種アニトラッス *Acinetobacter calcoaceticus* ssp. *Anitratus*

この亜種は、MacConkey and DC 寒天培地でラクトース非発酵性の大きなコロニーをつくり、室温で増殖する。Hugh and Leifson 培地では酸化的でグルコースから酸を産生するが、ガス産生はしない。ウレアーズ反応は不定である。

ヒトのさまざまな部位での感染が報告されている。多くの菌株は、何種類かの抗生物質に抵抗性である。抵抗性菌株による院内交叉感染が問題になる。時々直接フィルムで *Neisseria* と類似しうる。

＊アシネトバクター・カルコアセチカス・亜種ルヴォフィイ *Acinetobacter calcoaceticus* ssp. *lwoffii*

血液寒天培地上のコロニーは小さく溶血性で、粘着性でもある。Hugh and Leifson 培地で変化はなく、グルコースからの酸産生はなく、ウレアーゼは陰性である。結膜炎の原因となりうる。この亜種と他の 2 つの生物型が API 20NE で分別される。

Acinetobacter 属の菌種よる感染症についてのくわしい情報は Vivian *et al.*（1981）、Bergogne-Bérézin *et al.*（1996）を参照のこと。

アルカリゲネス属（*ALCALIGENES*）

これらの菌種は多くの点で acinetobacters に類似しており、これらを *Acinetobacter* 属の中に含める研究者もいる。土壌、淡水、塩水に広く分布し、食品腐敗で（特に魚と肉の腐敗で）経済的に重要である。多くの菌株が好低温性である。ヒト由来の材料から分離される菌種があり、病気を引き起こすと疑われている。

分離と同定

血液寒天、MacConkey 寒天培地へ被検材料を塗布する。20 ～ 22℃（食品材料）あるいは35～37℃（病理学的材料）で24～48時間培養する。白いコロニーのグラム陰性桿菌を、オキシダーゼ試験用に寒天斜面、運動性試験にはペプトン水、さらにHugh and Leifson培地、グルコース・ペプトン水、ブロモクレゾールパープルミルク、アルギニンブイヨンとゼラチン培地それぞれに接種して培養する。

アルカリゲネス属の菌種（*Species of Alcaligenes*）

ここでの*Alcaligenes*属は、運動性を示し、オキシダーゼ陽性、カタラーゼ陽性のグラム陰性桿菌で、Hugh and Leifson培地でアルカリ性あるいは無反応であり、ブロモクレゾールパープルミルクでアルカリ性反応を示し、MacConkey培地で増殖する菌に限定する。アルギニンは加水分解されず、ゼラチンは通常液化されない。ほとんどの菌株はペニシリン（10単位　ディスク）抵抗性である。1つの菌種、*A. faecalis*は、現在*A. odorans*および分類学上疑わしい位置付けの数種類の菌株を含んでいる。

アルカリゲネス・フェーカリス（*Alcaligenes faecalis*）

この菌は培養上*Bordetella bronchiseptica*と類似しているが、ウレアーゼ陰性である。広く分布している腐生菌で片利共生菌である。ある菌株、特に食品腐敗に関与している菌株の培養物は、リンゴや腐敗メロンのような果物臭がある。少なくとも1つの*Alcaligenes*属の菌株が牛乳やパンの品質劣化に関係している。

アクロモバクター属（*ACHROMOBACTER*）

これはもはや公式に認められている属ではないが、食品細菌学者はこれを、非色素産生性グラム陰性桿菌で非運動性、Hugh and Leifson培地で酸化的であり、オキシダーゼ陽性、グルコースから酸を産生するがガスは産生せず、パープルミルク培地で酸を産生するかまたは無変化、アルギニンを水解せず、通常ゼラチンを液化するといった性状の桿菌をまとめる属名として便利な「ごみ溜」とみている。

フラボバクテリウム（*FLAVOBACTERIUM*）

Flavobacterium 属は沢山の菌種を含んでおり、同定が困難であり、その内いくつかは他の属へ移されている（Murray *et al.* 1999）。しかし、食品細菌学者は、しばしば彼らの材料からグラム陰性の桿菌からなる黄色コロニーを分離している。そのいくつかは疑いなく他の属に属するが、多くの食品細菌学者はそれらを‘flavobacteria’と便宜的に呼びなれている。これらの菌のあるものはタンパク分解性あるいはペクチン分解性であり、魚、果実、野菜の腐敗に関係がある。

医学的に重要な菌種が 1 種ある。

フラボバクテリウム・メニンゴセプチカム（*Flavobacterium meningosepticum*）

新生児髄膜炎の脳脊髄液（CSF）や他のヒト材料、病院の静脈内輸液や洗浄液から分離されている。

普通の培地で発育し、18 時間で 1 ～ 2mm の滑らかでととのった、灰色あるいは黄色ぎみのバター様のコロニーとなる。血液寒天で溶血はなく、DCA（deoxycholate agar）培地で増殖しない。MacConkey 培地の初代培養では発育しないが、他の培地で幾代か継代培養した後ではこの培地で増殖する。黄色がかった緑色の色素が普通寒天培地に拡散する。

Flavobacterium meningosepticum は Hugh and Leifson 培地で酸化的であり、非運動性、オキシダーゼとカタラーゼ陽性、5 日でゼラチンを液化し、硝酸塩を還元せず、Simmons クエン酸塩培地で増殖しない。エスクリンの急速な加水分解は、同定に有用な性状である。API ZYM 試験セットは有用である。アンモニウム塩培地の 10% グルコース、マンニトール、ラクトースから酸が産生されるが、蔗糖あるいはサリシンからは産生されない。インドール産生は、Ehrlich 法で陽性であるが、Kovac 法（Snell,1973）では

陰性である。pseudomonadsや*Acinetobacter*との分別には表23-1を参照のこと。さらなる情報はHolmes（1987）を参照のこと。

表23-1　Flavobacterium meningosepticum, Pseudomonas and Acinetobacter spp

菌種	オキシダーゼ	硝酸塩還元	クエン酸塩
F. meningosepticum	＋	−	−
Pseudomonas spp.	＋	＋	＋
Acinetobacter spp.	−	−	v

v、亜種で多様な反応，本文参照

クロモバクテリウム属（*CHROMOBACTERIUM*）とジャンチノバクテリウム属（*JANTHINOBACTERIUM*）

これら菌種の重要な性状は、紫色色素の産生である（非色素産生菌株も知られていないことはない）。もっともこの色素産生は、コロニーが数日培養の古いものにならないと明瞭でない。普通の培地に良好に発育してクリーム色あるいは黄色ぎみのコロニーをつくり、その辺縁が紫色にかわる。この色素は、エタノール可溶性であるがクロロフォルムや水には不溶であり、培地にマンニトールや肉エキスを加えると産生が促進される。基礎合成培地には、マロン酸塩でなくクエン酸塩が用いられる。カタラ－ゼ試験は陽性、ウレアーゼ試験は陰性である。アンモニアが形成される。ゼラチンは液化される。オキシダーゼ試験は陽性であるが、色素が十分に形成されると試験は困難になる。

クロモバツテリウム・ビオラセウム（*Chromobacterium violaceum*）

この菌種は中温好性であり、37℃では発育するが5℃では発育しない。Hugh and Leifson培地で発酵性であり、アルギニンとカゼインを加水分解するがエスクリンを分解しない（表23-2)。偏性嫌気性菌である。紫色色素は、マンニトールと酵母エキスの寒天培地で25℃培養したときにもっともよく見られる。培養すると色素を産生しない変異株のコロニーもみられることがある。

通常は腐生菌（saprophyte）の一つであるが、ヒトおよび動物での感染例がヨーロッパ、米国、極東で記載されている。

表 23-2　Chromobacterium violoceum and Janthinum lividum

菌種	増殖			加水分解		
	5℃	37℃	HL 試験	アルギニン	カゼイン	エスクリン
C. violaceum	−	＋	F	＋	＋	−
J. lividum	＋	−	O	−	−	＋

a Hugh and Leifson (発酵　酸化) 試験
F,　発酵的；O,　酸化的

ジャンチノバクテリウム・リビダム（*Janthinobacterium lividum*）

この菌は低温菌（psychrophilic）であり、5℃で発育するが37℃では発育しない。Hugh and Leifson 培地で酸化的であり、アルギニン、カゼインを加水分解しないがエスクリンを加水分解する。偏性好気性菌である。

これら菌種の同定に関するさらに多くの情報は Logan and Moss（1992）で得られる。

酢酸菌（*ACETIC ACID BACTERIA*）

この細菌は植物に広く分布している。発酵業やピクルス業、例えばサイダー製造業にとって経済的に重要であり（Carr and Passmore, 1979）、またビールの品質劣化やワインの酸敗、食酢中の保存材料の脱香と腐敗の原因としても重要である。エタノールは *Gluconobacter* 属菌種によって酢酸へ酸化されるが、*Acetobacter* 属菌種はこの酸化を継続して炭酸ガスと水を産生する。また、この両菌種の違いは、*Acetobacter* が乳酸塩から炭酸塩を産生し、周毛性の鞭毛を持っているのに対して、*Gluconobacter* は炭酸塩を産生せず、極性の鞭毛を持っているところにある。*Acetobacter* の 7 菌種、*Gluconobacter*

の 3 菌種が知られているが、同定は困難である。

分離と属までの同定

菌種までの同定はめったに必要でない。通常は酢酸菌であると識別して、この細菌が酢酸を産生するか、そして / あるいは酢酸の分解がどうであるかを判定すれば十分である。

麦芽汁寒天あるいはユニバーサル・ビール寒天あるいは酵母エキス寒天に 10% グルコースを濾過滅菌したものを 50℃で添加し、さらに 3% 炭酸カルシウムを pH4.5 になるように加えた培地に接種する。25℃で 24 ～ 48 時間培養する。コロニーは大きく粘液性である。2% エタノールと pH4.5 の指示薬コンゴーレッドを加えた酵母液体培地へ継代する。酸が産生される。

2% 酢酸を加えた普通ブイヨン培地で酢酸からの炭酸ガスの産生能を試験する。そのため Durham 管を使用する。

5% グルコースと少なくとも 3% 炭酸カルシウムを細かく粉砕して懸濁させたものを加えて pH4.5 とした酵母エキス寒天培地へ細菌塊接種（濃厚接種、広げない）する。3 週間のうちに塊の周囲に透明領域が生じるが、もし白墨（炭酸カルシウム）の使用量が少ないと、ある種のシュードモナス属も同じ様相を呈する。

2% 乳酸カルシウムを含む酵母エキス寒天培地で培養する。*Acetobacter* 属菌はよく発育して炭酸カルシウムを沈澱させる。*Gluconobacter* 属菌は発育が悪く、沈澱も生じさせない。

Carr and Passmore（1979）は、この二属の菌を分別する培地を報告している。すなわち 2% エタノールとブロモクレゾールグリーン（1 リットル当たり 2.2% 溶液を 1ml）を加えて斜面にした酵母エキス寒天培地である。*Gluconobacter* 属、*Acetobacter* 属の菌の両方が、エタノールから酸を形成して指示薬の色が青—緑色から黄色へ変化する。*Acetobacter* 属菌は、さらにこの酸を利用して色調を緑色に戻し変える（表 23-3）。

一層多くの情報は Carr and Passmore（1979）および Swings ら（1992）を参照のこと。

表 23.3 酢酸菌

属	エタノールから酸産生	酢酸から CO_2 産生	炭酸カルシウム沈降
Gluconobacter	+	−	−
Acetobacter	+	+	+

[参考文献]

Bergogne-Berezin, E., Joly-Guillou, N. L. and Towner, K.J. (1996) Acinetobacter: *Microbiology, Epidemiology, Infections and Management*. Boca Raton, FL: CRC Press.

Carr, J. G. and Passmore, S. M. (1979) Methods for identifying acetic acid bacteria. In: Skinner, F. A. and Lovelock, D. W. (eds), *Identification Methods for Microbiologists*, 2nd edn. Society for Applied Bacteriology Technical Series No. 14. London: Academic Press, pp. 33-45.

Holmes, B. (1987) Identification and distribution *Flavobacterium meningosepticum* in clinical material. *Journal o f Applied Bacteriology* 43: 29-42.

Logan, N. A. and Moss, M. O. (1992) Identification of *Chromo-bacterium, Janthinobacterium* and *Iodobacter* species. In: Board, R. G., Jones, D. and Skinner, F. A. (eds), *Identification Methods in Applied and Environmental Microbiology*. Society for Applied Bacteriology Technical Series No. 29. London: Blackwells, pp. 183-192.

Murray, P. R., Baron, J. 0., Pfaller, M. A. et al. (eds) (1999) *Manual of Clinical Microbiology*, 7th edn. Washington: American Society of Microbiology.

Snell, J. J. S. (1973) *The Distribution and Identification of Non-fermenting Bacteria*. Public Health Laboratory Service Monograph No. 4. London: HMSO.

Swings, J., Gillis, M. and Kersters, K. (1992) Phenotypic identification of acetic acid bacteria. In: Board, R. G., Jones, D. and Skinner, F. A. (eds), *Identification Methods in Applied and Environmental Microbiology*. Society for Applied Bacteriology Technical Series No. 29. London: Blackwells, pp. 103-110.

Vivian, A., Hinchcliffe, E. J. and Fewson, C. A. (1981) *Acinetobacter calcoaceticus*: some approaches to a problem. *Journal of Hospital Infection* 2: 199-204.

第 24 章

ビブリオ属（*Vibrio*）、プレシオモナス属（*Plesiomonas*）およびアエロモナス属（*Aeromonas*）

このグループの細菌および腸内細菌の類別のための性状は表 24-1 に要約されている。

表 24-1　属を区別する性状

属	O /F 試験	オキシダーゼ	O/129150 µg	NaCl 促進
Vibrio	F	+	S	+
Plesiomonas	F	+	S	−
Aeromonas	F	+	R	−
Enterobacteria	F	−	R	−
Pseudomonas	O/N	+	R	−

F, 発酵的；　O/N,　酸化的 / 酸非産生；　R,　抵抗性；　S,　感受性
O/129,　2,4-diamino-6,7-di-isopropyl pteridine

ビブリオ属菌（*VIBRIOS*）

Vibrio 属はグラム陰性で無芽胞桿菌、極性の鞭毛により運動し、莢膜に覆われている。少なくとも 40 種を含んでいる。ある菌種は、側面性の鞭毛を有して固形培地上を遊動する。カタラーゼ陽性、炭水化物を発酵利用し稀にガスを産生する。1 種（*Vibrio metschnikovii*）を除きすべてがオキシダーゼと硝酸塩還元酵素活性が陽性である。ビブリオ静菌剤である 2、4 ジアミノ 6、7 ジイソプロピルプテリジン（0/129）の 150µg 含有ディスクに感受性である。例外は *V. cholerae* O:139 であり、この菌種は 0/129 に抵抗性

がある。多くの種類の細胞外酵素が産生される。Vibriosは自然界で淡水、塩水にみられる。ヒトや魚に病原性を示す菌種がある。*Vibrio Plesionmonas, Aeromonas, Pseudononas* 属菌および腸内細菌の類別について表24-1を参照のこと。

分離

Vibriosはほとんどの普通の培地で容易に発育するが、糞便や混合細菌叢を含む材料などでは増菌培地や選択培地が必要である。

糞便

20mlの修正アルカリ性ペプトン水（MAPW）に糞便2gを加える。チオ硫酸—クエン酸—胆汁塩 蔗糖 寒天培地（TCBS）に接種。 MAPWを37℃で5～8時間あるいは20～25℃で18時間培養し、TCBSへ継代する。TCBS培養を37℃で終夜培養する。

その他のヒト由来材料

Vibriosは創傷や、特に海水浴の履歴がある場合には他の材料にもみられうる。始めに血液寒天平板で調べる（コロニーの外観については下記を参照のこと）。

水と食品

MAPW 100mlに被検水20mlを加える。MAPW 22.5mlへ2.5gの食品試料を加えてStomacher中で乳化する。37℃ 18時間培養してからTCBSで継代する。もし、とくに *V. parahaemolyticus* を検索するのであれば、MAPWに加えて食塩ポリミキシン液体培地（SPB）で増菌する。

食品および環境試料から特定のvibrios菌種を調べるための培地の組み合わせについてのさらなる情報は、Donovan and van Netten（1995）を参照のこと。

Vibriosの菌数算定

生の液体試料およびて10倍希釈した液体試料を用いる。固体試料の均質懸濁液の10倍希釈系列をつくる。50または100μlをTCBS培地へ撒き、20—24時間培養してvibrio様コロニーを計数する。試料1グラムあたりのコロニー形成単位（cfu）を記録する。

3管最確数（MPN）算定法用に10^{-1},10^{-2},10^{-3}希釈系列を用意する。各希釈の1mlを3管のAPWおよび／またはSPBへ加えて、30℃で終夜培養する。TCBSへ植え継いで37℃で20—24時間培養する。Vibrio様のコロニーを調べてそれらを同定し、この3管を食品試料の菌数算定に使用する（Roberts *et al.* 1995）。

コロニーの形態

表24-2はTCBS培地上でのビブリオ属菌と関連細菌のコロニーの外観を挙げている。非選択培地ではコロニーの形態は種々である。コロニーは不透明または半透明、平坦またはドーム状、溶血または非溶血、平滑または粗である。縮葉状で培地にぴったり固着する変異株もある。

表24-2　チオ硫酸クエン酸胆汁食塩寒天（TCBS）でのビブリオの増殖，37℃ 18時間

ビブリオ属の菌種	増殖	スクロースからの酸産生	色彩	コロニー大きさ（mm）
V. cholerae	+	+	Y	2-3
V. Parahaemollytics	+	−	G	2-5
V. vulnificus	+	−	G	2-3
V. alginolyticus	+	+	Y	3-5
V. fluvialis	+	+	Y	2-3
V. furnissi	+	+	Y	2-3
V. metschnikovii	+	+	Y	2-4
V. anguillarum	+	+	Y	1-3
V. hollisae	−	−		−
V. damsela	+	−	G	2-3

G, 緑色のコロニー；　Y,　黄色のコロニー

同定

以下の試験はふつうに見られる菌種の同定を可能にする。もっと詳細な試験に API 20F と 20NE システムを用いる（Austin and Lee., 1992）。しかし、CLED（シスチン—ラクトース—電解質欠損）培地上での 0/129 感受性と発育性の試験を含めること。

酸化／発酵試験

Hugh and Leifson 法を用いる

オキシダーゼ試験

非選択培地のコロニーを試験するには 179 頁の方法を使用する。TCBS あるいは発酵可能な炭水化物を含む他の培地のコロニーを使わないこと。なぜなら pH の変化がこの反応に干渉するからである。

アルギニン ジハイドロラーゼ（Arginine dihydrolase）

アルギニン液体培地または 1％食塩添加 Moeller 培地を使う。

デカルボキシラーゼ（decarboxylase）試験

1％食塩含有 Moeller 培地を使う、しかし培地がアルカリになる前に初期の酸性反応があるから、結果を読むのを早や過ぎないようにする。ブランクの対照は酸性反応を示さなければならない。試験の失敗は、多くの場合発育が貧弱なことを示唆するので、電解質の補充をするべきである。

炭水化物発酵試験

1％食塩添加ペプトン水糖類を使用する。

インドール（Indole）試験

1％食塩添加ペプトン水と Kovac 法を使用する。

フォーゲス プロスカウアー（Voges-Proskauer）試験

半固形培地を規定条件下で使用する。もしも培養が長引いたり、感度の高い方法が用いられたりすると、ほとんどどんなビブリオ属菌種も陽性反応を呈しうる（Furniss *et al.*）。

ゼラチン液化試験

ゼラチン寒天培地を使用する。

ONPG試験

1％食塩添加ONPG液体培地でβ-ガラクトシダーゼ活性を試験するか、またはディスク法を使用する。

43℃での発育

1％食塩を加えた普通ブイヨンに接種して水槽で培養する。

2,4–ジアミノ-6,7–ジイソプロピルプテ、リジン(0／129)感受性試験 Sensitivity to 2,4-diamino-6,7-di-isopropylpteridine（0/129）

これは、もともとはvibrios（感受性）とaeromonads（抵抗性）を鑑別するためのディスク法として用いられたが、2ディスク（150μgと10μg）を用いることでvibriosの2つのグループを類別できる。普通寒天培地に菌を塗り込んで0／129の各濃度のでディスク一枚ずつをのせて終夜培養する。特別な抗生物質感受性試験用の培地はどんなものであれ用いないこと。なぜならそれらの培地でのvibriosの発育と0／129拡散性状は、普通寒天培地におけるものと異なるからである。

CLED培地での増殖

あるvibrio⊠菌種は培地への食塩の添加を要求するが、他の菌種は要求しない。電解質欠損の培地、例えばCLED培地で培養する。この方法は好塩性と非好塩性ビブリオの2グループを類別しうる。CLED培地に分離菌株を薄く接種して37℃で終夜培養する。

食塩耐性試験」

この試験法は菌種によって異なる。食塩を0、3、6、8、10％添加したペプトン水に接種する。この技術は一定した結果を得るために標準化されなければならない（Furniss *et al.* 1978）。

毒素の検出

培養濾液のコレラ毒素を検出する試験キット（例えばOxoid）がある。しかし、*V. cholerae* O:1とO:139の分離の場合には、その培養は国際的な参照研究室へ照会される必要がある。

ビブリオ属菌（*VIBRIOS*）、プレシオモナス属（*PLESIOMONAS*）およびアエロモナス属（*AEROMONAS*）の性状

表24-2および表24-3に示されている。

vibriosの菌種

＊コレラ菌 *Vibrio cholerae*

0/129に感受性、オキシダーゼ陽性、リジンとオルニチンを脱炭酸するがアルギニンを加水分解せず、蔗糖から酸を産生するがアラビノースあるいはラクトースからは酸を産生しない。CLED培地で発育するので非好塩性である。

すべての菌種は同じ易熱性のH抗原を持っているが、O抗原によっていくつかの血清型に分けられる。現在、198の‘O’血清型がある。

＊血清型O:1　：コレラビブリオ Serovar O:1 : the cholera vibrio

これは伝染性あるいはアジアコレラの原因細菌である。特異的O:1コレラ抗血清で凝集される。ファージ型別（Lee and Furniss, 1991）は疫学的価値がある。特有のファージ型を示す非毒素産生菌種の *V. cholerae* O:1が分離されている。

注意深く吸収処理された血清の使用で *V. cholerae* O:1の2つの亜種を分別することが可能である。これらはOgawaとInabaとして知られている。

表 24-3　ビブリオ属の菌種と近縁の属

菌種	オキシダーゼ	O/129		CLED 上の増殖	食塩			リジン	アルギニン	オルニチン	ONPG 水解	スクロースからの酸産生
		10μg	150μg		0%	6%						
V. cholerae	+	S	S	+	+	−	+	+	−	+	+	+
V. Parahaemollytics	+	R	S	−	−	+	−	+	−	+	−	−
V. vulnificus	+	S	S	−	−	+	+	+	−	+	+	−
V. alginolyticus	+	R	S	−	−	+	+	+	−	+	−	+
V. fluvialis	+	R	S	−	−	+	−	−	+	−	+	+
V. furnissi	+	R	S	+	v	+	−	−	+	−	+	+
V. metschnikovii	−	S	S	v	+	v	v	v	+	−	v	+
V. anguillarum	+	S	S	+	v	v	+	−	+	−	+	+
V. mimicus	+	S	S	+	+	−	−	+	−	+	+	−
Aeromonas	+	R	R	+	+	−	v	v	+	−	+	+
Plesiomonas	+	S	S	+	+	−	−	+	+	+	+	−

S, 感受性；　R,　抵抗性；　v、多様

しかしこれらは完全には安定でなく、*in vitro* および *in vivo* で変異が起こりうるので、この 2 亜種の分別の疫学的価値は大きくない。

V. cholerae O:1 の 2 つの生物型—古典型（非溶血性）とエルトール型（溶血性）—があるが、前者は今では事実上存在しない型である。従って生物型別は有用な疫学的道具ではない（表 24-4）。

表 24-4　Vibrio cholerae O:1 viovar（生物型）

	Classic	Eltor
溶血性	−	V
VP	−	+
トリ血球凝集	−	+
ポリミキシン B　50IU	S	R
Classic phage IV	S	R
Eltor phage 5	R	S

S, 感受性；；　R,　抵抗性

＊ O:1 以外の血清型、非 O:1 コレラ菌 Serovar other than O:1, non-O:1 *V. cholerae*

これらの血清型は、*V. cholerae* O:1 と同じ生化学的性状および同じ H 抗原をもっているが、異なる O 抗原をもっているので O:1 血清では凝集しない。それらは「非凝集」（NAG）vibrios と呼ばれる。しかしこれは明らかに誤った名称である。それらは、コレラ H 抗血清および保持している特有の O 抗原に対して作成された抗血清の両方で凝集する。使用されているもう 1 つの術語は ‘non-cholera vibrio’（NCV）である。これら 2 つの術語は異なった仕方で使用されているので、かなりの混乱をまねいている。これらの vibrios は non- O: 1V. cholerae として言及されるか、あるいは血清型別されているならその型別名によって言及されるのが最も良い。

＊コレラ菌 O:139（ベンガル）*Vibrio cholerae* O:139（Bengal）

1992 年、コレラの新しい流行がインド亜大陸で生じた。病原菌は *Vibrio cholerae* 血清型 O:139（Bengal）と同定された。この菌種はコレラ毒素（CT）を産生するが、その時点で存在した抗血清セット（1—138）では型別できなかった。この菌種はビブリオ静菌剤 0 ／ 129 に抵抗性であり、インド亜大陸から外へ広がることはなかった。

他の血清型のあるものは確かに潜在的病原体であり、全く同じではないとしてもコレラ菌に類似した毒素を産生する。いくつかの流行が発生しているが、ほとんどの分離株は散発的流行事例からのものである。これらのvibriosは英国を含めて世界中いたるところの淡水や汽水中（塩気のある）に分布している。しかし、それらは真性の流行性コレラを引き起こすものではない。

＊ビブリオ・パラヘモリティカス *Vibrio parahaemolyticus*

この好塩性海洋ビブリオはCLED上で発育しない。蔗糖を醗酵しないのでTCBS寒天培地で（大型の）緑色コロニーを形成する。OとK抗原が分離菌株の血清型別に使用できる。海産物摂取後の胃腸炎発生に関係があり、日本での食品中毒の最もふつうの原因として知られている。英国では温暖な月間のみであるが沿岸水域に通常存在する。Kanagawa溶血試験は病原性と相関しているといわれる（Barrow and Feltham, 1993を参照）。ヒト赤血球の溶血試験のためには、きちんと規制された条件が必須である。十分な経験をもった研究室のみが、この試験をするべきである。ほとんどの環境由来株は陰性である。

＊ビブリオ・バルニフィカス *Vibrio vulnificus*

これらのビブリオは、ラクトースを醗酵することから、最初L+ビブリオと呼ばれた。ONPG陽性であり、10μgの0／129ディスクに感受性である。注意して*V. parahaemolyticus*から区別することが必要である。*Vibrio vulnificus*は、sodium dodecylsulphate polymyxin B蔗糖寒天培地（SPS）でスルファターゼ（不透明な暈）を産生するが、*V. parahaemolyticus*は産生しない（Kitaura *et al.*, 1983；Donovan and van Netten, 1995）。

＊ビブリオ・アルギノリティカス *Vibrio alginolyticus*

たいへんよくみられる海洋（好塩性）ビブリオで世界中に分布する。MAPW液体培地やTCBSおよびその他の平板培地によく発育する。TCBS培地上で大きな蔗糖醗酵性のコロニーをつくり、ほとんどの菌株は海洋または海水寒天培地上で密集した発育状態をしめす。生化学的に*V. parahaemolyticus*と類似するが蔗糖を醗酵する能力によって鑑別される。ヒトの胃腸炎をひきおこさない。ほとんどの海水中に存在するのでこのビブリオは海産食物の指示菌として価値がある。

＊ビブリオ・フルビアリス *V. fluvialis*

最初はグループFビブリオとして報告された、河川とくに河口の汽水中に普通にみられ、ヒトの胃腸炎の原因となりうる。*V. fluvialis* を *V. anguillarum* と鑑別する必要がある（表24-3参照）。

＊ビブリオ・ファーニッシイ *V. furnissi*

以前は *V. fluvialis* 生物型Ⅱと分類されていた。日本や他の東アジアでのヒト胃腸炎に関係し、環境や海産食品からも分離されてきた。

＊ビブリオ・メチニコフィイ *V. metschnikovii*

オキシダーゼと硝酸塩還元性の両方とも陰性であるが、他の性状は典型的なビブリオである。これは現在正式の菌種ではない *V. proteus* を含んでいる。水と貝からしばしば分離されるが、ヒトに対する病原性に関しては証拠がほとんどどない。

＊ビブリオ・アングイラールム *V. anguillarum*

これは表現型的には同一の菌種とは程遠い。魚に対して病原性のある菌株もあるが、その名前が示唆しているようにとくにウナギでは特別なものではない。多くの菌株は37℃で発育せず30℃以下で発育し、37℃あたりの培養温度に限定している研究室では見のがされているかも知れない。

＊ビブリオ・ホリザエ *V. hollisae*

ヒトの胃腸炎患者から分離された好塩性ビブリオで、TCBS培地には発育しない。ヒト材料由来の他の好塩性ビブリオとは、リジン、アルギニン、オルニチン試験が陰性で限られた種類の炭水化物の醗酵によって鑑別される。環境からは回収されたことがなく、またヒトの病気との明瞭な関係は未確定である。

＊ビブリオ・ダムセラ *V. damsela*

ヒトの創傷、水、スズメダイの皮膚潰瘍から分離された。アルギニン陽性でグルコースからガスを産生し、発芽に食塩を要求し、生物発光はなく、グルコース、マンノース、マルトースを醗酵する。他の名前のビブリオとはDNA-DNAハイブリダイゼーション法で鑑別される。

＊ビブリオ・ミミカス *V. mimicus*

非-O:1 *V. cholerae* に似ているが、VP 試験陰性で蔗糖を醗酵しない。それゆえ TCBS 培地上のコロニーは緑色である。環境から分離されており、海産食品に関係している。ヒトの糞便からも分離されている。コレラ様毒素を産生する株がある。

プレシオモナス・シゲロイデス（*Plesiomonas shigelloides*）

この細菌は、分類学上の変化の歴史をもっており、C27 *Paracolon, Pseudomonas, Aeromonas,* また *Vibrio shigelloides* と記載されてきた。腸内細菌類に近く、ある菌株は *Shigella sonnei* 抗血清で凝集するので shigella- 様という名前、つまり *shigelloides* がつけられた。しかし、この細菌はオキシダーゼ陽性であり、0 ／ 129 に感受性である。これらの性状が、他の腸内細菌からこの菌種を区別している。

旅行後の下痢患者から分離されることがほとんどなので、今では胃腸炎の原因と考えられている。

Plesiomonas 属菌のための特別の増菌法や増菌培地はみられない。TCBS 培地上での発育は貧弱であるが、DCA や MacConkey のような腸内細菌用培地にはよく増殖する。コロニーは shigella 様であり、表 24-3 に示されているように一連の試験によって同定できる。鍵になる性状は、0 ／ 129 リジン、アルギニンに感受性、オルニチンデカルボキシラーゼ陽性、オキシダーゼ陽性および shigella 抗血清との交差反応である。

アエロモナス属（*Aeromonas species*）の菌種

これらは　極性の鞭毛によって運動性をしめすグラム陰性桿菌である。オキシダーゼとカタラーゼ陽性、0 ／ 129 に抵抗性である。炭水化物を醗酵させて代謝し（グルコースからはガスを産生する）、ゼラチンを液化し、硝酸塩を還元する。アルギニン液体培地を使ってのアルギニン・ジヒドロラーゼ試験は、ほとんどの菌株で陽性である。インドールと VP 反応は菌種によって様々である。ある菌株は好低温性であり、ほとんどの株は 10℃で発育する。他のグループとの鑑別については表 24-2 と表 24-3 を見よ。この属は2つのグループ、Salmonicida と Hydrophila（表 24-5）に分かれる。

表 24-5　アエロモナス群

群	運動性	37℃での増殖	褐色色素産生
Hydrophila	＋	＋	v
Slmonicida	−	−	＋

サルモニシダ（Salmonicida）グループ

これは好低温性で非運動性の aeromonads を含む。このグループは亜種レベルで分けられ、魚の養殖にとって経済的に重要な病気であるフルンケル症（せっ腫症）に関係がある（Frerichs and Hendrie, 1985）。Salmonicida グループ中の aeromonads はヒトの病気とは関係がないし、食品中では見出されていない。

ハイドロフィラ（Hydrophilia）グループ

このグループの aeromonads は運動性があり、中等温度好性で、標準的な研究室での培養温度 30℃ないし 37℃で発育する。このグループは多くの菌群（clusters）あるいは菌種（species）をふくんでいる。ほとんどの研究者は　*A. hydrophila*、*A. sobria* および *A. caviae* を識別している（表 24-6）。他の菌種、たとえば *A. media*、*A. veronii*、*A. schuberli* は近年報告されたものである。満足できる同定システムが利用できるようになり、その有効性が認められるまでは、Hydrophilia グループを単に *A. hydrophila*、*A. sobria*、*A. caviae* だけに分けるのが慎重でよい。

このグループの菌種はヒトの胃腸炎の原因でありうる。幾人かの研究者は、毒力関連因子、たとえば臨床分離株で腸管毒素産生を検出している。これらの因子はおもに *A. hydrophila* と *A. sobria* で見い出されているが、*A. caviae* 分離株では頻度が低い。外気温の高い国では、飲料水のなかに aeromonads が普通にみられ、しばしば正常便または下痢便材料から分離される。このグループの aeromonads は創傷感染でみられ、また稀ではあるが血液培養で分離される。

Hydrophilia グループの aeromonads は冷蔵庫の温度でさえ食品中で急速に発育するし（Mattrick and Donovan, 1998a, b）、また1995年に英国とウエールスでのEC共同食品衛生計画 European Community Co-ordinated Food Control Programme においてサラダ試料の54%に見出された（Little *et al.*, 1997）。これらは自然界に広く分布しており、しばしば水、動物、下水、乳製品および魚にみられる。ラクトース醗酵性の菌株が多いので誤って「大腸菌」と同定されることがある。

表 24-6　Aeromonas hydrophilia の群

菌種	エスクリン水解	グルコースからガス産生	アラビノースからガス産生	リジン	VP	溶血性	硫化水素
ガス産生	+	v	+	+	+	++	+
ガス産生	+	−	+	−	−	±	−
脱炭酸酵素産生	−	+	−	+	+	++	+

v、多様

分離

30℃の培養温度がすべての処理で推奨される。*Aeromonas* の菌種は血液寒天培地のような非選択培地でよく発育する。血液寒天培地は糞便以外の臨床材料に適している。

＊糞便

胆汁酸塩イルガサン ブリリアントグリーン寒天培地のような選択寒天培地あるいは Ryan の修飾法（変法）を施した XLD 培地（RXLD）に接種する（Mattrick and Donovan, 1998a）。*Aeromonas* の菌種は BSB または RXLD 培地上でキシローズ非醗酵性のコロニーを形成する。糞便には増菌培地は通常必要としない。

＊食品

均質化した食品材料を、BSB あるいは RXLD およびデンプン・アンピシリン寒天培地（SAA）に塗布する。この方法は多数を検出するし、定量法として使うことができる。増菌のためにはアルカリ・ペプトン水（APW）および30mg/lアンピシリンと40mg/lイルガサン含有トリプトン・ソイ液体培地（TSB）に接種する（Mattrick and Donovan, 1998a）。

＊水

SAA培地を用いて膜濾過法によって処理水と生水の両方の定量試験をする。

同定

推定試験のために、疑いのある菌コロニーについてオキシダーゼ試験とインドール試験を実施する。*Aeromonas*の菌種は両試験ともに陽性を示す。

好低温性のSalmonicidaグループと中温性のHydrophiliaグループを鑑別するためにオキシダーゼ試験、グルコースの醗酵性と0/129ディスクでの抵抗性試験を行う。この2つのグループに分けるために20℃と37℃での発育試験と1%チロシン含有培地で20℃に培養したときの運動性と褐色色素産生を試験する（表24-5参照）

Hydrophiliaグループ内の種を同定するためには、エスクリン加水分解試験、リジン脱炭酸酵素試験、VP試験、グルコースからのガス産生、硫化水素産生、アラビノースとサリシンからの酸産生および属同定の確認のためにアルギニンヒドロラーゼ試験を行う（表24-6）。

[参考文献]

Austin, B. and Lee, J. V. (1992) Aeromonadaceae and Vibrionaceae. In: Board, R. C., Jones, D., Skinner, F. A. (eds), *Identification Methods in Applied and Environmental Microbiology*. Society for Applied Bacteriology Technical Series No. 29. Oxford: Blackwells, pp. 163-183.

Barrow, G. 1. and Feltham, R. K. A. (1993) *Cowan and Steel's Manual for the Identification of Medical Bacteria*. Cambridge: Cambridge University Press.

Donovan, T. J. and van Netten, P. (1995) Culture media for the isolation and enumeration of pathogenic *Vibrio* species in foods and environmental samples. *International Journal of Food Microbiology* 26: 77- 91.

Frerichs, G. N. and Hendrie, M. S. (1985) Bacteria associated with disease of fish. In: Collins C. H. and Grange , J. M. (eds), *Isolation and Identification of Micro-organisms of Medical and Veterinary*

Importance. Society for Applied Bacteriology Technical Series No. 21. London: Academic Press, pp. 355-371.

Furniss, A. L., Lee, J. V. and Donovan, T. J. (1978) *The Vibrios*. Public Health Laboratory Service Monograph No. 11. London: HMSO.

Kitaura, T., Doke, S., Azuma, I. et al. (1983) Halo production by sulphatase activity in *V. vulnificus* and *V. cholerae* 0:1 on a new selective sodium dodecyl sulphate containing medium: a screening marker in environmental surveillance. *ELMS Microbiology Letters* 17: 205-209.

Lee, J. V. and Furniss, A. L. (1981) Discussion 1. The phage-typing of *Vibrio cholerae* serovar 01. In: Holme, T., Holmgren, J., Mersom, M. H. *et al.* (eds), Acute Enteric Infections in Children. New prospects for treatment and *prevention*. Amsterdam: Elsevier, pp. 191-222

Little, C. L., Monsey, H. A., Nichols, G. L. *et al.* (1997) The micro-biological quality of refrigerated salads and crudites. *PHLS Microbiological Digest* 14:142-146.

Mattrick, K. L. and Donovan, T. J. (1998a) Optimisation of the protocol for the detection of *Aeromonas* species in ready-to-eat salads, and its use to speciate isolates and establish their prevalence. *Communicable Disease and Public Health* 1: 263-266.

Mattrick, K. L. and Donovan, T. J. (1998b) The risk to public health of aeromonas in ready-to-eat salad products. *Communicable Disease and Public Health* 1. 267-270.

第25章

腸内細菌への手引き

グラム陰性の非芽胞形成桿菌のこの非公式的なグループは、腸内細菌科 Enterobacteriaceae の多くの菌種および他科の菌種を含んでいる。そのうち比較的一般的なものだけを次に続く章で検討する。これらは、好気性、通性嫌気性、オキシダーゼ陰性であり、Hugh & Leifson 培地で醗酵性である。その他詳しいことは Topley and Wilson の Microbiology and Microbial Infections（Collier *et al.*, 1993）や、Cowan and Steel の Manual for the Identification of Medical Bacteria（Barrow and Feltham, 1993）の最新版にみられる。

この章と次に続く章で検討される属は、便宜上4つのグループに分けられる：

1. *Escherichia, Citrobacter, Klebsiella,Enterobacter* の各菌種、これらは通常乳糖から酸とガスを産生する。歴史的理由から、これらは総称的に大腸菌群（coliform bacilli）として知られている。
2. *Edwardsiella, Hafnia, Serretia* の各菌種、これらは通常乳糖の醗酵をしない。これらを大腸菌群に含めている研究者たちもいる（27章参照）。
3. *Salmonella, Shigella* の各菌種、これらは乳糖の醗酵はしないが重要な腸管の病原体である（28章参照）。
4. *Proteus, Providencia, Morganella* の各菌種、これらは乳糖を醗酵しないが、他のグループとはフェニルアラニンを脱アミノ化する点で異なっている（第29章参照）

表25-1には、これらの属の一般的な生化学性状が示されている。

Yersinia については、腸内細菌に含めている研究者らもいるが、この本

表 25-1　腸内細菌の一般性状

属	インドール	運動性	酸産生			クエン酸塩利用	ウレアーゼ	硫化水素産生	ゼラチン液化	PPA	ONPG水解	
			ラクトース	マニトール	イノシトール							
Escherichia	+	+	+	+	−	−	−	−	−	−	+	26章
Citrobacter	v	+	v	+	−	+	−	+	−	−	+	
Klebsiella	v	+	v	+	+	+	(+)	−	−	−	+	
Enterobacter	−	+	v	+	−	+	−	−	−	−	+	
Erwinia	−	+	v	+	−	v*	−	−	v	−	+	27章
Edwardsiella	+	+	−	−	−	v*	−	+	−	−	−	
Hafnia	−	+	−	+	−	+	−	−	−	−	+	
Serratia	−	+	−	+	−	+	−	−	+	−	+	
Salmonella	−	+	−	+	+	+	−	+	−	−	−	28章
Shigella	v	−	−	v	−	−	−	−	−	−	+	
Proteus	v	+	−	v	v	v	+	v	v	+	−	29章
Providencia	+	+	−	v	+	+	−	−	−	+	−	
Morganella	+	+	−	−	−	v	+	−	−	+	−	

v、多様；　(+)、遅い；　v*、方法で多様；　* phenylalanine deaminase

では便宜上第 34 章で検討する。

[参考文献]

Barrow, G.L. and Feltham, R.K.A.(1993) *Cowan and Steel's Manual for the Identification of Medical Bacteria*, 3rd edn. Cambridge: Cambridge University Press.

Collier,L., Balows, A. and sussman, M. (edn) (1998) *Topley and Wisson's Microbiology and Microbial Infections*, 9th edn. Vol. 2, Systematic acteriology. London: Arnold.

第26章
エシェリキア属（*Escherichia*）、サイトロバクター属（*Citrobacter*）、クレブシエラ属（*Klebsiella*）とエンテロバクター属（*Enterobacter*）

これらの属は、乳糖醗酵性、グラム陰性、芽胞非産生の菌であり、非公式的に「大腸菌群」として知られているグループに含められている。それでこの章では一括して検討する。これらはオキシダーゼ陰性、発酵性（*Pseudomonas* の菌種と異なる）、栄養要求は厳密でなく普通の培地でよく発育する。これらはまた、多くの球菌やグラム染色陽性桿菌の発育を阻止する胆汁の存在下でも増殖する。

表25-1にはこれらの一般性状が示されており、27-29章で検討する他のグラム染色陰性菌の性状との違いも示されている。

分離

病理学的検体

動物の糞便や腸管内容、尿沈渣、膿などをMacConkey, エオジン メチレンブルー寒天培地（EMB）または遠藤寒天培地および血液寒天培地に塗布する。シスチン　ラクトース電解質欠損培地（CLED）は尿の細菌検索に有用である。*Proteus* 属菌はこの培地で発育しない。37℃で培養する。

食品

食品中の細菌は損傷されていて、直接接種では発育しないことがある。トリプトンソイ液体培地で10% 懸濁液を作成する。25℃で2時間培養してからブリリアントグリーン胆汁液体培地とラウリルトリプトース液体培地へ継代培養する。MacConkey 培地は使うべきでない。なぜなら、37℃の培養で酸とガスを産生する *Clostridium perfringens* の発育を支持するからである。鉱物質を補添したグルタミン酸塩液体培地は、「損傷された」大腸菌群の回収に有用でありうる。37℃で終夜培養してから MacConkey, 遠藤 , EMB, バイオレットレッド胆汁寒天または CLED 培地へ塗布する。

同定

大腸菌群は、MacConkey 培地上で直径 2-3 ミリメートルのピンク色か赤色のコロニーになる。*Klebsiella* のコロニーは大きくムコイド状（粘液状）である。EMB 寒天培地上で、*Escherichia coli* のコロニーは、透過光で青黒色、投射光の下では金属光沢を呈する。*Klebsiella* のコロニーは大きく、帯褐色、凸状でムコイド状、そして融合する傾向がある。遠藤培地上ではこれら両方のコロニーは深紅色でコロニー周囲の培地を色付ける。これらのコロニーは、黄金色の光沢を持つこともある。

完全な調査のためには次のような試験をする : 硫化水素産生（Triple Sugar Iron 寒天培地または Kligler 培地）、Simmon のクエン酸塩寒天培地上での発育、リジンとオルニチン脱炭酸酵素活性、アルギニン加水分解酵素活性、尿素加水分解活性、シアン化カリ液体培地での発育、フェニルアラニン脱アミノ酵素活性、ゼラチン液化能、β - グルクロニダーゼ活性（β -GUR, 以下および表 26-1 を参照）。

以下の簡潔な組み合わせ形式が有用である。

臨床材料からの菌株

グラム染色塗沫を検査する。球菌やグラム陽性の桿菌の中には、MacConkey 培地とか CLED 寒天のような選択培地上で発育するものがある。

インドール産生（37℃と 44℃で）および運動性と β - グルクロン酸酵素活性を検査するために、ペプトン水に接種する。β - ガラクトシダーゼ活性の試験には、ONPG 液状培地に接種する。

表26-1 Esherichia, Citrobacter, Klebsiella and Enterobacter spp

	インドール産生		リジン 脱炭酸酵素	オルニチン 脱炭酸酵素	アルギニン 脱水酵素	クエン酸 塩利用	硫化水素	酸産生		ウレアーゼ	ONPG
	37℃	44℃						アドニトール	イノシトール		
Escherichia coil	+	+	+	v	v	−	−	−	−	−	v
Chromobacter freundii	v	−	−	−	+	+	+	+	−	v	+
C. koseri	+	−	−	+	+	+	−	+	−	v	+
Klebsiella Pneumonniae	v	−	+	−	−	+	−	+	+	+	+
K. oxytoca	+	−	+	−	−	+	−	+	+	+	+
K. ozaenae	−	−	v	−	v	+	−	+	v	−	+
K. rhinoscleromatis	−	−	−	−	−	−	−	+	+	−	−
Enterobacter aerogenes	−	−	+	+	−	+	−	+	+	−	+
E. cloacae	−	−	−	+	+	+	−	v	−	v	−

v、多様
出典：Donovan(1966)

臨床材料以外の菌種

グラム染色塗沫を検査する。指示薬と Durham 管を入れたラクトース液体培地に、インドール試験にはトリプトン・ペプトン水にそれぞれ接種する。44℃ ± 0.2℃の水槽で培養する。以下の対照を置く。

- 保存の *E. coli* 株で、ガス産生とインドール産生が陽性のもの
- 保存の *K. aerogenes* 株でガスを産生せず、またインドール産生も陰性のもの

メンブレン濾紙上および一次液体培地中の乳糖発酵性菌のコロニーの存在を確認すること。それにはトリプトン・ペプトン水とラクトース液体培地へ継代接種して 37℃と 44℃でのインドール産生とガス産生を試験する。コロニーの外観を観るために MacConkey 寒天に塗沫培養する。以下の同定試験を行う。アドニトールとイノシトールの発酵試験は有用である（表 26-1 参照）。

β-GUR と MUG 試験

この二つの試験はインドール試験と共に、*Escherichia coli* と他の大腸菌群の識別、特に食品検査にきわめて有用である。

β-GUR 酵素は 90% 以上の *E. coli* 株で産生されるが、O157 株は産生しない（以下参照）。この酵素は他の腸内細菌種でも産生するものがある（Perez *et al.*, 1986）。

0.1%p ーニトロフェニルーβ—D —グルコピラノシドを含む 0.067M リン酸緩衝液 0.5ml に、18 時間ペプトン水培地で培養したものの 1 白金耳を接種する。37℃で 4 時間培養する。p- ニトロフェノールが遊離すると、黄色を呈する。固体培地は、一枚でいくつかのコロニーを試験することができるので有用である（MAST）。

MUG とは、蛍光色素剤である 4 —メチル　ウンベリフェリルーβ − D —グルクロニドのことであり、培養培地への添加剤として市販品が利用できる。*E. coli* のコロニーは紫外線（UV）灯下で蛍光を発する（光源は 6 ワット以下）。

「簡易セット」法

Donovan（1966）の「簡易セット」方式の変法は、試験管の培地を使用する（表26-2）。2つのAPI方式がある。RAPID*EC coli* とRAPIDEC GURであるが、両方ともβ-GUR試験を含んでいる。

多点接種試験法は、多数の菌株を試験するのに費用対効果がよい。MAST域の「簡易セット」は、β-GUR, イノシトール、エスクリン、硫化水素試験に有用である。あるいは全MAST15方式が使用される。*E. coli* に焦点を合わせた2つの方式がある。すなわち、一つはColi strip（LabM, 英国）で、これは蛍光基質とインドール試験を利用する方法、もう一つはChromocult Coliform agar（Merk, ドイツ）で、これはβ-GURとインドールを利用している。

表26-2　大腸菌の「Short set」

菌種	ベーターGUR	運動性	イノシトール	エスクリン	硫化水素	インドドール
E. coil	+	+	−	−	−	+
Klebsiella spp.	−	−	+	+	−	v
C. freundii	−	+	−	−	+	−
C. koseri	−	+	−	−	−	+
Enterobacter spp.	−	+	−	v	−	−

v、多様；　ベーターGUR − glucuronidase

腸内細菌の抗原

O、H、K、Viという4種類の抗原がある。O抗原は菌体抗原であって多糖体であるが、耐熱性で100℃に抵抗性である。H抗原または鞭毛抗原（と言われるもの）は、タンパク質であり60℃で破壊される。K抗原とVi抗原は、外皮（エンベロープ）、鞘、または莢膜の抗原であり易熱性である。K抗原には3種類ある。（その中の）L抗原は100℃で破壊される外皮で、ときに莢膜の抗原である。またA抗原は121℃で破壊される莢膜の抗原である。さらにB抗原は100℃で破壊される外皮の抗原である。これらのKとVi抗原はO抗原を覆っており、O血清での凝集は菌懸濁液を加熱して

KとVi抗原を不活化しないと生じない。

大腸菌群の菌種

大腸菌

この菌種は、運動性があり、44℃とそれ以下の温度で乳糖から酸とガスを産生し、44℃と37℃でインドール陽性であり、クエン酸塩存在下で発育しない。MR陽性、VP陰性、硫化水素産生が陰性、そして通常はリジンを脱炭酸する。尿素を加水分解せず、シアン酸カリ肉汁中で増殖もせず、またゼラチンを液化することもない。ほとんどの株はβ－GURとMUG試験が陽性である。

これはいわゆる“faecal coli”（糞便大腸菌）といわれ、普通はヒトや動物の腸管にみられるものである。食品中に存在する場合には、その食品が最近糞便で汚染したと推定するのが当然である。自然界に広く分布しており、そしてほとんどの株は多分その起源が糞便由来であるが、その存在、特に少量の存在は必ずしもその食品が糞便材料を含有していることを意味するわけでない。それは衛生状態が低いことを示唆しているのである。これらを「糞便大腸菌」と称することを避け、*E. coli*として報告するのがよいであろう。

通常は、ヒトや動物の腸管の共生細菌として存在しているが、この*E. coli*はまたヒトや動物の感染症にも関与している。ヒトの尿管感染症の最も多い原因体であり、また化膿巣にもみられるし、新生児敗血症や髄膜炎でもみられる。動物では、牝犬の乳房炎、子宮膿腫、家禽の大腸肉芽腫や仔牛の下痢症（白痢）を引き起こす。

腸管疾病の原因となる大腸菌の病理型

少なくとも4種類が記載（Gorbach, 1986, 1987）されている。すなわち、（腸管）病原性大腸菌（EPEC）、腸管毒素原性大腸菌（ETEC）、腸管侵入性大腸菌（EIEC）とベロ毒素原性大腸菌（VTEC）である。それぞれの病理型のなかに、多くの異なるO血清型がある。これらの血清型の目録はたびたび変わる。

EPEC菌株は乳幼児下痢症と旅行者の下痢症の発生に関与しており、血清学的方法で同定されるが（上記参照）、しかしこの同定は感染流行の発生においてのみ必要である。EPECの個別事例がこの方法で研究されることは推奨されない。

ETEC菌株は成人（旅行者の下痢症）と子供（特に発展途上国の）の両方の胃腸炎を引き起こす。この場合の感染媒介物は、汚染された水と食料である。これらの菌種はエントロトキシンを産生するが、その1つは易熱性毒素（LT）、他は耐熱性毒素（ST）である。

EIEC菌株は赤痢菌症に似た下痢をひき起こす。侵襲性赤痢型下痢に関与する株は、典型的な *E. coli* よりも反応性に乏しい。リジン陰性、ラクトース陰性、ガス非産生で赤痢菌属に似ている。血清型と病原性との相関は不完全である。参照研究所（Reference laboratories）では、組織培養や他の特別な試験法を使用している。

VTEC菌株の名前は、組織培養のベロ細胞に対する細胞毒性効果に由来する。別名を腸管出血性大腸菌（EHEC）という。溶血性尿毒症性症候群や出血性大腸炎に関与しており、また食品媒介性疾病に関与することでも知られる。

これらの病原菌を検出、同定する数種類の試験キットが利用可能である。それらはPhadebact UK, VET-RPLA（Oxoid）, E. COLI ST EIA（Oxoid）である。

大腸菌の血清学的試験

最初に抗血清（市販品が利用可能）でスライド凝集を行って選別する。菌材料の生理食塩水懸濁液を沸騰水浴で1時間加熱してH抗原とK抗原を破壊する。冷やしてから試験管内O凝集反応試験を行う。対照試験には50倍希釈材料の試験管試験が適当である。3時間後に凝集の判定を行い、しかる後に机上に一夜放置して再判定する。

血清型O157:H7は近年重篤な感染流行発生をひき起こしている。この菌はソルビトールを発酵しない。ソルビトールMacConkey寒天培地上で検知され、市販のO157抗血清（Oxoid latex）で同定される。

O157株の同定キットには、Microscreen（Microgen），Prolex（Prolab）とCaptivate（LabM）がある。

サイトロバクター・フレウンディイ（*Citrobacter freundii*）

この菌は運動性があり、インドール反応は不定、クエン酸塩とシアン酸カリ中で発育しONPG陽性である。硫化水素陽性であるが、リジン脱炭酸酵素試験は陰性である。尿素の加水分解性は変動性である。ラクトース非発酵性または遅発酵性の菌株が生じている。この菌は自然界で土壌中にみられる。ヒトや動物で尿管感染症やその他の感染症をひき起こしうる。

サイトロバクター・コセリ（*Citrobacter koseri*）

この菌種はC. freundiiとは違って、硫化水素産生が陰性であり、シアン酸カリ中では発育しない。尿管感染症で見出され、ときに髄膜炎で見い出される。

クレブシエラ・ニューモニアエ（*Klebsiella pneumoniae*）

Friedlanderの肺炎桿菌（pneumobacillus）の名前でも知られているこの菌種は、インドール産生が陰性でリジン脱炭酸酵素活性陽性であるが、硫化水素を産生しない。ウレアーゼとβ－ガラクトシダーゼは陽性である。炭水化物を含有する培地で大型のムコイド（粘液状）のコロニーを形成する。

重篤な呼吸器感染症に関与し、また尿管感染症も引き起こしうる。

クレブシエラ・アエロゲネス（*Klebsiella aerogenes*）

この菌と*K. pneumoniae*の間には若干の混乱がみられるが、それは後者の名前が米国で使用されていたからであるが、今では*K. pneumoniae*の亜種と考えられている。*K. aerogenes*はグルコン酸塩テスト陽性であるが*K. pneumoniae*は陰性である。

クレブシエラ・オキシトカ（*Klebsiella oxytoca*）

この菌種は、インドール産生が陽性である点で *K. pneumoniae* とは異なっている。

クレブシエラ・オゼネ（*Klebsiella. ozoenae*）

K. pneumoniae と違って、尿素を加水分解できない。また同定は容易でないが、気管支の慢性損傷と関連して呼吸気道に見られることも稀ではない。

クレブシエラ・リノスクレロマティス（*Klebsiella. rhinoscleromatis*）

K. pneumoniae と違ってクエン酸塩培地で発育せず、β-ガラクトシダーゼ陰性で、リジンの脱炭酸をしない。同定は難しいが、臨床材料には稀であり、上部呼吸気道の肉芽腫性病巣で見出されることがある。

エンテロバクター・クロアカエ（*Enterobacter cloacae*）

この菌種は運動性があり、インドール産生が陰性、MR試験陰性、VP試験陽性でクエン酸塩培地に発育し、ゼラチンを液化する（しかしこの性質は潜在的、遅延的で、消失することもある）。硫化水素を産生せず、リジン脱炭酸酵素試験も陰性である。下水や汚染水中に見られる。

エンテロバクター・アエロゲネス（*Enterobacter aerogenes*）

これは *E. cloacae* に類似しているがリジン脱炭酸酵素試験が陽性である。ゼラチンの液化は遅い。この菌は *K. aerogenes* としばしば間違えられる。*E. aerogenes* は運動性がありウレアーゼは陰性であるが、*K. aerogenes* は非運動性でウレアーゼ陽性である（表26-1参照）。

ラクトース非発酵性腸内細菌

より詳しい情報、特に多くの新しい菌種については以上に触れなかったが、Barrow and Feltham（1993）, Altwegg and Bockemühl（1999）および Holmes（1999）を参照のこと。

[参考文献]

Altwegg, M. and Bockemühl, J. (1999) *Escherichia* and *Shigella*. In: Collier, L., Balows, A. and Sussman, M. (eds) *Topley and Wilson's Microbiology and Microbial Infections*, 9th edn. Vol 2, *SystematicBacteriology*, CD-ROM. London: Arnold, Chapter 40.

Barrow, G. I. and Feltham, R .K. A. (eds) (1993) *Cowan and Steel's Manual for the Identification of Medical Bacteria*, 3rd edn. Cambridge: Cambridge University Press.

Donovan, T. J. (1966) A Klebsiella screening medium. *Journal of Medical Laboratory Technology* 23: 194-196.

Gorbach, S. L. (1986) *Infectious Diarrhoea*. London: Blackwells.

Gorhach, S. L. (1987) Bacterial diarrhoea and its treatment. *Lancet* ii: 1378-1382.

Holmes, B. (1999) The Enterobacteriaceae: general characteristics. In: Collier, L., Balows, A. and Sussman, M. (eds) *Topley and Wilson's Microbiology and Microbial Infections*, 9th edn. Vol. 2, *Systematic Bacteriology*, CD-ROM. London: Arnold, Chapter 39.

Perez, J. L., Berrocal, C. I. and Berrocal, L. (1986) Evaluation of a commercial beta-glucuronidase test for the rapid and economical identification of *Escherichia coli. Journal of Applied Bacteriology* 61:541-545.

第27章

エドワージエラ属（*Edwardsiella*）、ハフニア属（*Hafnia*）およびセラチア属（*Serratia*）

これら3つの属の殆どの菌種は、ラクトースを通常は発酵しないけれども大腸菌群に含める研究者もいる。

グラム染色陰性で、運動性があり、オキシダーゼ陰性、発酵性（O/F試験）、非芽胞性桿菌でカタラーゼとクエン酸塩陽性、ウレアーゼ陰性（例外あり）、アルギニン加水分解酵素とフェニルアラニン脱アミノ酵素の活性は陰性である（表25-1参照）。

同定

インドール、リジン脱炭酸酵素、マンニトールとイノシトールの発酵、硫化水素（TSI培地を用いて）、ゼラチン液化とONPG試験を行う（表27-1）。

表27-1　Edwardsiella, Hafnia and Serratia 菌種

菌種	インドール産生	リジン脱炭酸酵素	酸産生		硫化水素	ゼラチン液化	ONPG水解
			マニトール	イノシトール			
Edwardsiella tarda	+	+	−	−	+	−	−
Hafnia alvei	−	+	+	v	−	−	+
Serratia marcescens	−	v	+	+	−	+	+

a TSI, Triple Sugar Iron
v, 多様

菌種

エドワージエラ・タルダ（*Edwardsiella tarda*）

この菌種は *Edwardsiella* 属の中で医学的に興味深い唯一の菌種である。グループの中でインドールと硫化水素（TSI 培地中で）を産生しマンニトールを発酵しないただ 1 つの菌種である。リジン脱炭酸酵素活性陽性で ONPG は陰性、そしてゼラチンを液化しない。

この菌種は魚類の病原体であり、ヒトではときに創傷感染を起こすことがあるが、稀である。下痢の患者から分離されることがたまにあるが、病原としての役割は不確実である。

ハフニア・アルベイ（*Hafnia alvei*）

この菌種は 20—22℃ で試験したときにだけ信頼性のある生化学的反応をしめす。マンニトールを発酵し、リジンを脱炭酸し、ONPG 試験は陽性であるが、インドールと硫化水素は陰性でありゼラチンを液化しない。動物の腸管内共生細菌であり、水、下水、土壌に存在し、病原性はあったとしても稀である。

セラチア・マルセッセンス（*Serratia marcescens*）

以前は、*Chromobacterium prodigiosus* として知られていた。この菌種は時に寒天培地上で培養温度に依存して赤色の色素を産生することで知られている。マンニトールとイノシトールを発酵し、ゼラチンを液化し、ONPG 試験陽性であるが、インドールと硫化水素の産生はない。

もともと腐生性の菌（非病原菌）と考えられ、エアロゾルやフィルターの試験に使用されていた。現在では、敗血症、髄膜炎や心内膜炎、尿管感染症のような院内感染に関与していることが知られている。*Serratia* の「新しい」菌種がいくつか最近出現している（Holme and Aucken, 1998）。

これらの菌種に関する生化学反応などの一層くわしい情報は Farmer *et*

al.（1985）、Barrow and Feltham（1993）．および Holmes and Aucken（1999）を参照のこと。

［参考文献］

Barrow, G. I. and Feltham R. K. A. (1993) *Cowan and* Steel's Manual for the Identification of Medical *Bacteria*, 3rd edn. Cambridge: Cambridge University Press.

Farmer, J. J., Davis, B. R., Hickman-Brenner, F. W. *et al.* (1985) Biochemical identification of new species and biogroups of Enterobacteriaceae. *Journal of Clinical Microbiology* 21: 46-76.

Holmes, B. and Aucken, H. M. (1999) *Citrobacter, Enterobacter, Klebsiella, Serratia and* other members of the Enterobacteriaceae. In: Collier, L., Balows, A. and Sussman, M. (eds), *Topley and Wilson's Microbiology and Microbial Infections*, 9th edn. Vol 2, *Systematic Bacteriology*, CD-ROM. London: Arnold, Chapter 42.

第28章

サルモネラ属（*Salmonella*）とシゲラ属（*Shigella*）

これらの2属は哺乳類の重要な腸管の病原体であり、遺伝学的には無関係であるが、それらの分離方法では同一の培養基と培養法を利用し、また同定は主として多価の特異的抗血清を使う凝集試験によるので、この章では一緒に検討される。それ故、それらの抗原構造をまず最初に概観する。

サルモネラ抗原とその命名

サルモネラ属菌の同定には、Kauffmann-White（Threlfall *et al,* 1999参照）のシステムを用いる。それは抗原構成分に従って同定するもので、同定に使用するその表で名前がつけられる。

サルモネラ属菌には、60以上の菌体抗原、つまり、O抗原があり、これらは群（グループ）ごとに特徴をもって存在する。抗原1—50はA—Zに群分布している。これに続く群は51—61と標識される。これは1700以上のサルモネラ属の「菌種」または血清型を可能とし、約40群に分類されるが、ごく普通にみられる菌は最初の6群に入る。例えば表28-1において、B群のそれぞれの菌は抗原4と12を所有している。抗原12は別の群でもみられるが、抗原4はそうでない。同様にC群ではすべての菌が抗原6を持っている；そのうえある菌は抗原7も持ち、他のものは抗原8を持っている。D群では抗原9が共通抗原である。不要な抗原をこれらの血清から吸収除去して、単一の因子O血清を作成したものが利用可能である。これによってほとんど全てのサルモネラ属をスライド凝集試験により群分けすることが可能となる。いろいろな市販の多価血清を利用できる。

しかし、各群の個別の菌を同定するには、H抗原、つまり鞭毛抗原を決定することが必要である。ほとんどのサルモネラ属菌には2種類のH抗原がある。すなわち個々の菌細胞は1つH抗原または他の1つのHをもっている。それ故、1つの培養は、全部が同一のH抗原を持っているか、あるいは2種のH抗原の混合物である。別の抗原セットは相（*phases*）とよばれ、これによれば1つ培養は相1、相2もしくは同時に両相からなっている。

相1の抗原は小文字で示されている。残念ながらzより後にさらに抗原が見つかったので引き続いてz1, z2, z3、などと名付けられた。したがってz1とz2の違いは、aとbの違いほどに異なっていることに注意することが重要である、つまりそれらはzの単なる亜型ではないということである。

相2の抗原はアラビア数字1―7で記されるが、いくつかの文字で記される抗原も相2の細菌細胞に存在し、群中のほとんどは、例えばe, h；e, n. z15；e, n, x；l, y, などである。これらを別にして相2では文字表示の抗原は稀である。

同定過程では、最初にO抗原を見つけるのが有効である。このために多種の多価血清や因子血清が市販されており利用できる。次いで、H抗原が市販の急速サルモネラ診断血清（Rapid Slmonella Diagnostic sera, RSD）を用いて検出される。これらは混合された抗血清であり、相1の抗原を決めることができる。相2の抗原は、因子1―7を含有する多価血清および個別の血清で検出される。

他の抗原はVi抗原であり、*S. typhi* と若干の他の菌種中に見られる。これは菌体表層の抗原であり、O抗原を被覆している。この抗原が存在するときは、菌懸濁液を煮沸しないと、O血清で凝集しないかもしれない。

サルモネラ属の新菌種の報告は珍しいことではないが、Kauffman-White大綱は国際サルモネラセンターによって数年毎に改訂されている。

長い間、サルモネラ属は種の状態で位置づけられ、しばしば最初に分離された地名に基づいた特別な別名がある。これは臨床細菌学者や公衆衛生担当者によく利用されているが、細菌類の国際命名規約 International Code of Nomenclature of Bacteria の規則と一致していない。それで Popoff and LeMinor（1992）の新しくつくった *Salmonela enterica* という種名に関して、単一の菌種の命名のための提案をおこなった。結局のところ DNA 交雑研究に基づいて、サルモネラ属の菌種は 2 種類に減らされた。すなわち *S. enterica* と *S. bongori* であり、*S. enterica* には 6 亜種がある。: それは哺乳動物の病原体を含む。つまり *enterica*、そして *salamae, arizonae, diarizonae, houtenae* と *indica* の 5 つである。後者の 5 亜種は冷血動物と環境中にみられるがこの本では検討しない。

Salmonela enterica の亜種の血清型の名称はイタリックでないローマ字で書かれ、大文字の頭文字で与えられる。他の亜種の血清型はもはや名称を有しないがそれらの antigenic formula で示される。

幸い、広く同意されてきた正しい名称の *Salmonela enterica* 菌種の *enterica* 血清型 Typhimurium（*Salmonella enterica* ssp. *enterica* serotype Typhimurium）は、現在は単純に *S.* Typhimurium　と記載されてよい。

Threlfall *et al.*（1999）はこれらの変遷を詳細に記している。この本では亜種の *enterica* における血清型のみについて検討することにする。

シゲラの 抗原

Shigella 属は抗原的および生化学的に A-D の 4 種類のサブグループ（表 28-2）に分けられる。

サブグループ A

＊シゲラ・ディセンテリアエ *Shigella dysenteriae*

10 種類の血清型があってそれぞれ異なった抗原を有し、マンニトールを発酵しない。

表28-1 よく見られるサルモネラ属菌の抗原構造（Kauffman − White 分類）

同定に利用される吸収O血清	群	名前	菌体(O)抗原	鞭毛(H)抗原	
				相1	相2
因子2	A	*S. paratyphi A*	1, 2, 12	a	−
因子4	B	*S. paratyphi B*	1, 4, 5, 12	b	1, 2
		S. stanley	4, 5, 12	d	1, 2
		S. schwarzengrund	4, 12, 27	d	1, 7
		S. saintpaul	1, 4, 5, 12	e, h	1, 2
		S. reading	4, 5, 12	e, h	1, 5
		S. chester	4, 5, 12	e, h	e, n, x
		S. abortus equi	4, 12	−	e, n, x
		S. abortus bovis	1, 4, 12, 27	b	e, n, x
		S. agona	1, 4, 12	gs	−
		S. typhimurium	1, 4, 5, 12	i	1, 2
		S. bredeney	1, 4, 12, 27	l, v	1, 7
		S. heidelberg	1, 4, 5, 12	r	1, 2
		S. brancaster	1, 4, 12, 27	z_{29}	−
因子7	C1	*S. paratyphi C*	6, 7, Vi	c	1, 5
		S.cholerae-suis[a]	6, 7	c	1, 5
		S.typhi-suis[a]	6, 7	c	1, 5
		S. braenderup	6, 7	e, h	e, n, z_{15}
		S. montevideo	6, 7	g, m, s	−
		S. oranienburg	6, 7	m, t	−
		S. thompson	6, 7	k	1, 5
		S. infantis	6, 7, 14	r	1, 5
		S. virchow	6, 7	r	1, 2
		S. bareilly	6, 7	y	1, 5
因子8	C2	*S. tennessee*	6, 8	z	−
		S. muenchen	6, 8	d	1, 2
		S. newport	6, 8	e, h	1, 2
		S. bovis morbificans	6, 8	r	1, 5
		S. hadar	6, 8	z_{10}	e, n, z
因子9	D	*S. typhi*	9, 12, Vi	d	−
		S. enteritidis	1, 9, 12	g, m	−
		S. dublin	1, 9, 12	g, p	−
		S. panama	1, 9, 12	lv	1, 5
因子3,10	EI	*S. anatum*	3, 10	e, h	1, 6
		S. meleagridis	3, 10	e, h	1, w
		S. london	3, 10	l, v	1, 6
		S. give	3, 10	l, v	1, 7
因子19	E4	*S. senftenburg*	1, 3, 19	g, s, t	−
因子11	F	*S. aberdeen*	11	i	1, 2
因子13,22	G	*S. poona*	13, 22	z	1, 6

国際サルモネラセンター前所長、F.Kauffman博士の許可により最初の命名法によって再現した。
定期的な改訂の完全な表は、ここに掲載するには大き過ぎる。それらはSalmonella Centersから入手できる。
a 血清学的に同一だが生化学的に異なる。

表 28-2　Shigella の分類（表 28.4 も参照）

亜群	種	血清型
A: マニトール非発酵	*S. dysenteriae*	1 － 10　全て異なる
B: マニトール発酵	*S. flexneri*	1 － 6　全て関連；1 － 4 亜血清型に分かれる
C: マニトール発酵	*S. boydii*	1 － 15 全て異なる
D: マニトール発酵、遅れてラクトース発酵	*S. sonnei*	1 血清型

サブグループ B

＊シゲラ・フレクスネリ ***Shigella flexneri***

6 種類（1 — 6）の血清型を有し、これらはグループ因子（3、4、;4;6;7; および 7、8）の所持によって亜血清型（subserotypes）に分けられる。

X 変異菌は、型抗原を失っているがグループ因子の 7、8 を所有している菌である。Y 変異菌は型抗原を失っていて、グループ因子 3、4 を所有している菌である。

サブグループ C

＊シゲラ・ボイディイ ***Shigella boydii***

それぞれ異なる抗原の 15 血清型があり、そのすべてはマンニトールを発酵する。

サブグループ D

＊シゲラ・ゾンネイ ***Shigella sonnei***

この亜群はただ 1 つの別個の血清型を有する。マンニトールを発酵する。相 1 か相 2 の状態で存在する。これらの相はときに「スムース（平滑)」、「ラフ（粗)」と呼ばれる。相 1 から相 2 への変化は変異の消失であり、相 2 の菌は凝集しないか、しても非常に弱い、時間のかかるゆっくりとした凝集をする。相 2 の菌は臨床分野では稀にしか遭遇しないが、両相を凝集する血清が市販されている。

サルモネラ属菌とシゲラ属菌の分離

培地の選択

＊液体培地

液体培地は一般的に大腸菌に対して増殖阻止的であるが、サルモネラ属菌に対しては阻止の程度は弱い。セレナイトF培地が一般に使われている。過度に加熱されないならば、セレナイトF培地は *S. sonnei* と *S. flexneri* 6の増菌はしないが発育を可能にする。食品からのサルモネラ属菌分離にマンニトール・セレナイトあるいはシスチン セレナイト液体培地を使用するのがよいとする研究者がいる。テトラチオン酸塩培地ではサルモネラ属菌だけが増菌するが、シゲラは発育しない。

これらの液体培地から採取した菌は、固体培地に接種される。

＊固体培地

サルモネラ属菌とシゲラ属菌を分離するための培地はたくさんある。糞便からの分離には、我々の経験では、デオキシコール酸塩—クエン酸塩寒天培地（DCA）のHynesの修飾培地と、キシロース・リジン・デオキシコール酸塩（XLD）寒天培地がもっともよい成績を与えている。食品からのサルモネラ属菌の分離にはXLDとブリリアント・グリーン寒天培地（BGA）がDCAよりすぐれている。

コロニーの外観

＊デオキシコール酸塩—クエン酸塩寒天培地

理想的なDCA培地上でサルモネラ属菌とシゲラ属菌の菌コロニーは粘着性でない。サルモネラ属菌のコロニーはクリーム色を帯びた褐色であり、24時間培養後には直径2-3mmで通常中央が黒色ないし褐色を呈するようになる。残念ながら、プロテウス属の菌種のコロニーも同様である。シゲラ属菌のコロニーはより小さく、通常はかすかにピンク色を呈し中央の黒色はない。*S.* Cholerae-suisはこの培地での増殖は貧弱である。白色の不透明なコロニーは重要でない。ある種の *Klebsiella* 属が発育する。

＊キシロース・リジン・デオキシコール酸塩寒天培地

サルモネラ属菌のコロニーは赤色で中央部が黒く、直径が 3-5mm である。シゲラ属菌のコロニーは赤色で 2-4mm である。

＊ブリリアント・グリーン寒天培地

サルモネラ属菌のコロニーは薄いピンク色で周辺がピンク色の暈になっている。他の菌は黄緑色で周辺部に黄色の暈がみられる。

検査手順

＊糞便、直腸綿棒と尿

糞便、直腸綿棒を DCA 寒天と XLD 寒天に塗沫する。セレナイト F 液体培地に豆粒大の便、または液状糞便の 0.5-1.0ml を接種する。直腸綿棒をこの液体培地の中へ折って入れる。約 10ml の尿を 2 倍濃度のセレナイト F 液体培地に接種する。

この寒天培地と液体培地を 37℃で 18-24 時間培養する。液体培地から DCA 培地、XLD 培地または BGA 培地に塗沫して 37℃に 18 時間培養する。

＊排水と下水

3ないし4枚の棉ガーゼ片（約15x20cm）を10x4cmの大きさに折りたたむ。たたんだガーゼ片を糸で縛ってから細かい目の金網で包んで、ネズミの破壊行為を阻止する。高圧滅菌して、個々のプラスチック袋またはガラス広口壜にいれる。排水または下水の中に針金で吊るして浸し、数日間放置する。液を壜の中に絞り入れて、同量の 2 倍濃度のセレナイト F 液体培地を添加する。絞ったガーゼを別の壜に入れて、200ml の 1 倍濃度セレナイト F 液体培地を加える。両方の壜を 43℃で 24 時間培養してから Moore（1948）によって記載された糞便の方法に準じて処置する（Vassiliadeset *al.*, 1978 も参照）。

＊食品、飼料と肥料

試料の性状と菌の総数によって試験方法を選択する。概して、挽肉のような生の食品は大量の総菌数を有し、サルモネラ属菌が多いようである。他方、加熱処理や凍結食品の菌数は少数であるに違いなく、もしもサルモネラ属菌が存在したとしても、加熱や低温ショックを受けているので修復化と、事前増菌処理が必要である。

＊事前増菌処理

試験試料の10分の1懸濁液または溶液をペプトン水で作成する。可能であれば食品25gを使用する。乾燥牛乳に対しては、滅菌水に0.002%にブリリアントグリーン色素を加えて懸濁液を作成する。必要があればStomacher均質混合機を使用する。37℃で16-20時間培養する。

＊増菌処理

事前増菌処理した試料10mlを、100mlのMuller-Kauffmanのテトラチオン酸塩液体培地（MK—TB）に加え、よく混合して、炭酸カルシウムで水素イオン濃度（pH）を安定させる。43℃で48時間まで培養する。

＊選択的接種

18-24時間と42-48時間培養した時点で、MK-TB表層からブリリアントグリーン・フェノールレッド寒天へ継代する。37℃で22-24時間培養する。

サルモネラ属菌のコロニーは桃色、平滑で、低い凸面を呈する。同定のための継代は少なくとも2コロニーについて行う。

＊追加処置

事前強化増菌処理した材料0.1mlを、10mlのRappaport-Vasiliades（RV）増菌培地に接種する。MK-TB培地の時と同様の間隔で継代する。この方法はDCA培地やXLD培地での追加培養と同様に、分離率を増加しうる。

食品中のサルモネラ属菌の存在を決定するために、数多くの迅速で自動的な方法が開発されてきている。いろいろな市販の機器や装置がある。

同定

試料中のサルモネラ属菌をスクリーニング（ふるい分け）する組合わせキットによる試験法が増えてきた。これらのキットは、もしもサルモネラ属菌（どんな血清型でも）が存在するかどうかだけを知りたいのであれば、また感染流行の状況下で大量の材料の試験を迫られるときには、有用である。これらには、免疫捕獲法である Tecra（Tecra Diagnostics, 米国）、特異抗体を結合した着色ラテックス粒子法の Spectate（Rhone Poulene, フランス）；目的設計の培養容器を使用する *Salmonella* Rapid（Oxoid, 英国）、ラテックス凝集反応の Rapid *Salmonella* Latex（Oyoid）、コロニーを試験するのに蛍光物質使用する Microscreen（Mercia, 英国）と MUCAP 等々がある。

サルモネラ属とシゲラ属の菌種と血清型を完全に同定するには 2 つの接近法がある。すなわちスクリ－ニング試験または生化学試験で支えられる凝集試験と、もうひとつは生化学試験の次に凝集試験を行うという方法である。これらのうち前者は、まずもってコロニーの認識（評価）と凝集操作に関する十分な専門知識を必要とする。しかし、最初の接種から 24 時間以内という早くに答えが得られるが、それは増菌後 48 時間までには確認される。

サルモネラの凝集試験

多価血清、特異血清、RSD 血清は市販品が利用可能である。RSD 血清は 3 ないし 4 種類の特異血清と非特異血清との混合品であり、凝集試験を組合わせることによって共通抗原またはグループ抗原の存在を示すことになる。

疑わしい菌を、O 多価血清でスライド凝集試験をする。もしも陽性であったら、関連のある 1 因子の O 血清でスライド凝集試験を続ける。1 つの反応だけが陽性のはずである。疑わしいときは 500 分の 1 のアクリフラビンで試験してみて、もし陽性であればその菌はサルモネラ属菌である可能性は低い。

グルコース液体培地に継代して水浴中で 37℃ 3-4 時間培養すれば、試験管内 H 抗原凝集反応を実施するのに十分に発育する。試験管内 H 抗原凝集反応はスライド凝集反応よりも信頼性が高い、なぜならば、固体培地で培養した菌は非運動性になることがあるからだ。最良の結果は菌濃度が 6 ～ 8 × 108 あたりで得られる。必要があれば、フォルマリン生理的食塩水で希釈する。5ml の液体培養へ 0.5ml のフォルマリンを加えて、少なくとも 10 分間置いて殺菌する。

75 × 9mm 試験管に1滴の多価（相1と相2）サルモネラH血清を入れる。フォルマリン処理菌懸濁液0.5mlを加えて52℃水浴で30分間置く。凝集がみられれば、この菌は多分サルモネラ属菌の一種である。

H抗原を次のようにして同定する。RSD血清、*S*、*Typhimurium*（*i*）に対して試験管内凝集反応をする。もしRSDセットの中に*S*、*Typhimurium*（*i*）がないなら相2複合体の1—7EN（*e,n*）複合体とL（*l*）複合体で行う。製品製造者の手引きは、どの血清または血清グループで凝集反応が生ずるかによって、どの相1の抗原が存在するかを提示している。もし可能であれば指示された単一因子血清による試験管内凝集反応を行って、結果を検証する。試験の結果がEN（*e, n*），GまたはL（*l*）複合体を示したならば、その培養を公衆衛生または伝染病研究所へ送付する。

もし凝集が相2の1—7血清でみられたら、単一因子の2、5、6と7のそれぞれで試験する。市販の血清では因子1が未吸収であることに留意し、この反応を避けるために10分の1もしくはより低力価の血清の1滴を用いる。

＊ H相変異

もし凝集がただ1つの相だけで起こるなら、その菌が他の相に変化するように誘導されねばならない。よく乾燥した普通寒天培地に50 × 20mmの溝を切る。滅菌濾紙片（36 × 7mm）をその菌を凝集させたH血清に浸す。ついでその濾紙片を溝と直角に置く。一方の端に1滴の0.5%チオグリコール酸を付けて血清中の保存料を中和する。もう一方の端に直径7mmほどの濾紙ディスク置き、その濾紙の半分は血清濾紙上にのせ、他の半分は寒天にのるように置く。濾紙片の他端に若い液体培養菌を接種して終夜培養する。滅菌ピンセットでディスクを取り出し、グルコース液体培地に入れ水浴で約4時間培養する。その頃には、交替した相を見い出すための凝集試験を再度行うのに十分に発育しているはずである。もともと表現されていた相の菌は、濾紙片の上で凝集している。交替した相の菌は、凝集されず濾紙片を越えて広がっていく。

この相はCraigie管を使用することによって変化し得る。血清0.1mlと0.5%チオグリコール酸0.1mlをCraigie管の内管に入れ、この内管の中に菌培養液を接種する。終夜培養してから外管部分をさらにグルコース液体培地に継代する。

ある菌、例えば *S.* Typhi はただ1つの相だけを持っている。これらは参照研究所へ送付されるべきである。

＊抗原構造式

O抗原、相1抗原、相2抗原をこの順序で示す。また菌の同定のためには Kauffmann-White の表を参照のこと。その表で抗原構造式は、同定のため完全な形で、但し単一の因子血清として表わされている。それは通常次のように記述される：

S. typhimurium	4, *i*, 2
S. typhi	9, *d*, —
S. newport	6, 6, *e*, *h*, 2

（— はこの菌が単一相の菌であることを示す）

＊ Vi 抗原

もしもこの Vi 抗原が存在して、O血清による菌の凝集を妨げるようであれば、寒天斜面から採菌して、生理的食塩水で濃厚懸濁菌液を作り、水槽で1時間煮沸する。この前操作で Vi 抗原は破壊され、O凝集が可能になる。

生化学的選別試験

朝できるだけ早く、ウレア斜面寒天上の典型的なコロニーを採取する。水槽にて 35-37℃で培養する。午後になってウレア陽性を示した培養菌は全て除き、それ以外のものから以下の培地へ継代する。Triple Sugar Iron（TSI）培地の斜面に塗布し、また穿刺する。インドール試験のための液体培地へ継代する。リジン脱炭酸酵素試験用培地に継代する。37℃で終夜培養（表 28-3）してから、もし指示されれば血清学的同定を進める。

全生化学的性状

サルモネラ血清型および亜属の同定には、API 20E, Mast ID-15（Mast、英国）、および Enterotube（Roche、英国）を使うのが最も良い。より詳細に

表28-3　Salmonella, Shigella 等の生化学的反応

菌	TSIa		H2Sb 産生	インドール加水分解	ONPG 脱炭酸酵素	リジン
	Butt	斜面				
S. typhi	A	—	+[b]	—	—	+
S. paratyphi A	AG	—	—	—	—	—
Other Salmonellas	AG	—	±	—	—	+
Shigella	A	—	—	±	±	—
Citrobacter	AG	—	+	—	+	—

A, 酸；AG, 酸とガス
a TSI 培地における Butt の酸はグルコースの発酵を示し、斜面培地ではラクトースおよび / またはスクロースの発酵を示す。
B　S.typhi による H2S 産生は最小限でありうる。

は Holmes and Costas（1992）を参照すること。

サルモネラ属菌種と血清型

***Salmonella* Typhi、および、ある国々では *S.* Paratyphi A（国別リスト参照）は危険グループ *3* である。試験の結果、もしも被疑菌がこの *2* つのうちのどちらかであることが示唆されたなら、それ以後の検査は生物学的封込施設レベル *3* の下でなされなければならない。**

＊サルモネラ・ティフィ *Salmonella* Typhi

この菌種はグルコースとマンニトールから酸を産生するが、ガスを産生しない。ズルシトールから酸を産生し、クエン酸塩培地中で発育せず、ゼラチンを液化しない。リジンを脱炭酸するがオルニチンの脱炭酸はしない。また ONPG を加水分解しない。新鮮分離株は、最初は運動性を示さない。この菌種は腸チフスをひき起こす。

＊他の血清型

これらはグルコース、マンニトール、ズルシトールから酸を産生し、通常はガスも産生する（嫌気性株もある）。また稀にラクトースを発酵する菌もある。クエン酸塩培地中で発育するがゼラチンを液化しない。リジンとオルニチンの脱炭酸をする（*S.* Paratyphi A を除く）。また ONOG を加水分解しない。*S.* Paratyphi A, B, C も腸チフス（enteric fever　腸チフス）をひき起こしうる。抗原構造式 4; b; 1、2 の株は、*S.* Paratyphi B であって通常は

腸チフスに関係している。あるいは *S.* Java も同じ抗原構造であって通常は食中毒に関係している。他の多くの血清型の菌種も食中毒をひき起こす。

参照研究所（Reference laboratories）

入手可能な市販血清によって、何百もの全てのサルモネラ血清型を全て同定することは不可能であるし、また規模の小さな研究施設でもできない。以下の菌は参照研究所もしくは伝染病研究所へ送付されるべきである。

・RSD 血清でグループ E, G, L とされたサルモネラ
・多価血清 H あるいは単一特異性 H 血清で凝集するが、相 II 血清では凝集しないサルモネラ属菌
・多価血清 H で凝集するが、相 I または相 II 血清では凝集しないサルモネラ属菌
・抗原構造式 4;b;1、2 を持ち、食中毒に関連した *S.* Paratyphi B またはその亜型
・*S.* Typhi, *S.* Paratyphi *B, S.* Typhimurium, *S.* Thompson, *S.* Virchow, *S.* Hadar および *S.* Hnteritidis の菌種はファージ型別をするために送付するのがよい。

しばしば食品中に見いだされれる Brevibacterium 属の菌種は、サルモネラ属菌の抗原を有していることに注意すること。これらの菌種はグラム染色が陽性である。

シゲラ属菌の凝集試験

S. sonnei（相 I と相 II）抗血清と多価 Flexner 抗血清および多価 Boyd 抗血清を用いてスライド凝集試験を実施する。その結果、陰性であったら *S. dysenteriae* 抗血清で試験する。多価抗血清で凝集がみられたら個々の抗血清 :Flexner1 ― 6 および Boyd1 ― 5 を用いて試験する。

生化学試験はシゲラ属菌であることを示しているのに凝集しないことがときどきある。これは表面抗原（K）で被覆されている結果であるかもしれない。そのときはその菌の懸濁液を煮沸して再試験する。

各地の検査室では同定できない菌株、つまり的確な生化学試験結果が得

られていても利用可能な血清で凝集しない菌株は、参照研究所へ送るとよい。

運動性のある *Plesiomonas shigelloides* が *S. sonnei* の抗血清で凝集することがあるので注意すること。

生化学試験

グルコース、乳糖、蔗糖、ズルシトールからの酸産生、インドール産生、リジンとオルニチンの脱炭酸酵素活性（表28-4）を試験する。または代替法として腸内細菌用キットの1つを使用する。

表28-4　Shigellas

菌種	酸形成					インドール産生	リジン脱炭酸酵素	オルニチン脱炭酸酵
	グルコース	ラクトース	スクロース	ズルシトール	マニトール			
S. dysenteriae	+	−	−	−	−	−/+	−	−
S. flexneri 1-5	+	−	−	−	+	v	−	−
S. flexneri 6 (Boyd 88)	+ (G)	−	−	−	+/−	−	−	−
S. sonnei	+	(+)	(+)	−	+	−	−	−
S. boydii 1-15	+	−	−	−	+	+/−	−	−

+（G）、ガスの小泡が形成されうる；−/+、殆どの株が陰性；+/−、殆どの株が陽性
これらの菌のいずれもクエン酸中で増殖せずサリシンを発酵しない；H2Sを産生せず、ゼラチン液化せず、運動性がない。

シゲラ属の菌種

＊シゲラ・ディセンテリアエ *Shigella dysenteriae*（*S. shiga*）（志賀赤痢菌）

グルコースから酸を産生するがガスの産生はなく、マンニトールを発酵しない。型1、3、4、5、6、9、10の菌種はインドール試験陰性である。型2、7、8の菌種はインドール試験陽性であり *S. schmitzii*（*S. ambigua*）として知られる。*S. dysenteriae* は極東地域の古典的細菌性赤痢の原因菌である。

＊シゲラ・フレクスネリ Shigella flexneri

血清型1―5はグルコースとマンニトールから酸を産生するが、ガスは産生しない。またインドールも産生する。6型の株（Newcastle株）にはマ

ンニトールを発酵せずインドールも産生しないものもある。グルコース試験管の中でガスの気泡が発生する。この型は亜セレン酸塩培地で発育阻止はみられない。血清型1—6は広域にわたり、とくに地中海地方に分布しており、しばしば温暖地方の精神病院や老人病院、保育園や学校で感染流行をひき起こす。

＊シゲラ・フレクスネリ亜血清型 *Shigella flexneri subserotypes*

ある抗血清製造所は、型3血清からグループ6因子を吸収していない。そしてグループ因子7、8と3、4を含有するXとY変異血清を供給してもいる。それ故、これらの血清は疫学的目的（表28-4）でFlexner亜血清型を決めるのに使用できる。

＊シゲラ・ソンネイ *Shigella sonnei*

この菌種はグルコース、マンニトールから酸を産生するがガス産生はなく、インドール試験は陰性でオルニチンを脱炭酸する。もっともよくみられる軽度の赤痢症状をひき起こすが、ほとんどは乳児や年少児が罹患し、学校や保育園を介して流行が急速に広がる。亜セレン酸塩培地では生残するものがある。

＊シゲラ・ボイディイ *Shigella boydii*

グルコースとマンニトールから酸を産生するがガスの産生はない。インドール産生は不定である。この菌種の15血清型は広く分布してはいるが、余り普通の菌ではなく、軽度の赤痢症状をひき起こす。

[参考文献]

Holmes, B. and Costas, M. (1992) Methods and typing of Entero-bacteriacea by computerized methods. In: Board, R. G., Jones, D. and Skinner, F. A. (eds), *Identification Methods in Applied and Environmental Microbiology*. Society for Applied Bacteriology Technical Series No. 29. Oxford: Blackwells, pp. 127-150.

Moore, B. (1948) The detection of paratyphoid B carriers by means of sewage examination. *Monthly Bulletin Ministry o f Health and PHLS 6*: 241-251.

Popoff, M. Y. and Le Minor, L. (1992) Antigenic formulas of the salmonella serovars, 6th rev. WHO Collaborating Centre for Reference and Research on Salmonella. Paris; Institut Pasteur.

Threlfall, J., Ward, L. and Old, D. (1999) Changing the nomenclature of salmonella. *Communicable Disease and Public Health* 2: 156-157,

Vassiliades, P., Trichopoulos, D., Kalandidi, A. and Xirouchaki, E. (1978) Isolation of salmonellas from sewage with a new enrichment method. *Journal of Applied Bacteriology* 44: 233-239.

第29章

プロテウス属（*Proteus*）、プロビデンシア属（*Providencia*）およびモーガネラ属（*Morganella*）

これらの菌は自然界に広く分布している。*Proteus* 属の菌種のなかには普通の寒天培地表面に広がって発育する（スウォーミング swarming）ものがあり、他の菌のコロニーを不明瞭にする。これは抱水クロラール寒天を使用すれば阻止できる。スウォーミングはシスチン・ラクトース・電解質欠損培地（CLED）では起こらず、また胆汁酸塩を含有する培地でも生じない。この菌属を他の腸内細菌と区別する重要な性状は、フェニルアラニンを脱アミノ化する能力（PPA 試験陽性）である。ここではすべての菌種を取り上げてはいない。他の情報は Senior（1999）を参照のこと。

分離

普通寒天または血液寒天に材料を接種してスウォーミングを観察する。また CLED と抱水クロラール寒天上でスウォーミングを阻止して他の菌を顕在化する。37℃で終夜培養する。テトラチオン酸塩液体培地に濃厚な汚染材料を接種して、終夜培養してから上記のように平板へ接種する。

同定

PPA 試験陽性の菌株について運動性、インドール産生、マンニトールとイノシトールの発酵性、クエン酸塩利用性、硫化水素産生、ゼラチン液化能力およびウレアーゼ活性を試験する（表29-1）。

表29-1　Proteus, Providencia と Morganella の菌種

菌種	運動性	インドール産生	酸形成		クエン酸利用	H_2S産生	ゼラチン液化	ウレアーゼ
			マニトール	イノシトール				
Proteus vulgaris	v	+	−	−	v	+	v	+
P. mirabilis	+	−	−	−	+	+	+	+
Providencia alcalifaciens	v	+	−	−	+	v	−	−
P. rettgeri	+	+	+	+	+	+	−	+
P. stuartii	v	+	−	+	+	−	−	−
Morganella morganii	+	+	−	−	v	+	−	+

v、多様性

プロテウス属（*Proteus species*）の菌種

＊プロテウス・ブルガリス *Proteus vulgaris*

この菌種はインドール試験陽性、硫化水素を産生（酢酸鉛濾紙試験）するが、マンニトールまたはイノシトールを発酵しない。多くの菌株は普通寒天上でスウォーミングする（上記参照のこと）。

ヒトと動物の腸管内に見られ、尿管、創傷、その他の病巣中の日和見病原体である。食品腐敗の菌であり土壌や下水汚染水のなかに広く分布している。

＊プロテウス・ミラビリス *Proteus mirabilis*

この菌種は、*P. vulgaris* とは主としてインドールを生産しない点で異なっている。胃腸炎の原因菌としては不確かであるが、尿管中、院内感染、敗血病巣などに見出される。動植物の腐敗進行に関与する。

プロビデンシア属（*Providencia species*）の菌種

＊プロビデンシア・アルカリファシエンス *Providencia alcalifaciens*

この菌種は、ウレアーゼを持たない点で *Proteus* 属の菌種と異なる。臨

床材料中に見出され、日和見感染病原体とみなされる。

＊プロビデンシア・レットゲリ *Providencia rettgeri*

この菌種はマンニトールとイノシトールを発酵し、硫化水素を産生し(酢酸鉛濾紙上で、但しTriple Sugar Iron［TSI］では非産生)、ウレアーゼ陽性である。家禽チフスに関係しており、ヒトでは尿管感染と日和見感染に関与している。

＊プロビデンシア・スチュアーティイ *Providencia stuartii*

この菌種は、イノシトールを発酵するがマンニトールは発酵しない。また硫化水素を産生するが、ウレアーゼは陰性である。院内感染、特にカテーテル装着の老齢者の感染で報告されている。

モーガネラ属（*Morganella species*）の菌種

＊モルガネラ・モーガニイ *Morganella morganii*

この菌種は記載されてきた限りでの唯一の菌種である。マンニトールまたはイノシトールを発酵せず、硫化水素を産生せず、ウレアーゼは陽性である。ヒトや他の動物の腸管の共生細菌であり、院内感染で見出され、子供にみられる“夏期の下痢”に関連しているようだ。

[参考文献]

Senior, B. W. (1999) *Proteus, Morganella and Providencia*. In: Collier L, Balows, A. and Sussman, M. (eds), *Topley and Wilson's Microbiology and Microbial Infections*, 9th edn. Vol. 2, *Systematic Bacteriology*, CD-ROM. London: Arnold, Chapter 43.

第30章

その他の医学的に重要な種々の好気性、非芽胞性、グラム陰性桿菌への手引き

ここで取り上げる13の属は、一般性状に基づいて4グループに分けられる。

1．*Brucella*属，*Bordetella*属とMoraxella属の菌種は、非運動性で嫌気的には発育できず、カタラーゼとオキシダーゼ陽性、Hugh and Leifson培地を変化させず、特別な発育栄養素を必要としない（31章参照）
2．*Haemophilus*属，*Gardnerella*属と*Streptobacillus*属の菌種は、非運動性、嫌気的に発育可能で、Hugh and Leifson培地で発酵し、特別な発育栄養素を要求する（32章参照）。
3．*Campylobacter*属と*Helicobacter*属の菌種は、運動性があり、嫌気的に発育可能であり、Hugh and Leifson培地を変化させず、特別な発育栄養素も要求しないが微好気性の性状を示す（33章参照）。
4．*Actinobacillus*属，*Pasteurella*属，*Yersinia*属，*Cardiobacterium*属 と*Francisella*属の菌種は、非運動性で嫌気的に発育可能であり、Hugh and Leifson培地で発酵し、特別な発育栄養素も要求しない（34章参照）。

表30.1は一般性状を示している。グループ内の同定に有用な性状は該当する章に与えられている。

表 30-1　グラム陰性非芽胞桿菌

属	運動性	通性嫌気性	カタラーゼ	オキシダーゼ	O/F	増殖因子要求姓
Brucella	−	−	+	+[b]	−	−
Bordetella	−	−	+	v	−	−
Moraxella	−	−	+	+	−	−
Haemophilus	−	+	v	+	F	+
Gardnerella	−	+	−	−	F	+
Steptobacillus	−	+	−	−	F	+
Campylobacter	+	v[d]	v	+	−	−
Helicobacter	+	v[d]	+	+	−	−
Actinobacillus	−	+	+	+[c]	F	−
Pasteurella	−	+	+	+	F	−
Yersinia	−	+	+	−	F	−
Cardiobacterium	−	+	−	+	F	−
Francisella	−	+	+	v	F	−

a 酸化 / 発酵試験、Hugh and Leifson 培地
b 通常
c A.actinomecetemcomitans を除く
d 微好気生
v 、多様性

第31章

ブルセラ属（*Brucella*）、ボルデテラ属（*Bordetella*）およびモラクセラ属（*Moraxella*）

ブルセラ属

Brucellaは危険度3の病原菌を含んでいる。全ての操作、特にエーロゾルが発生する操作は、バイオセーフティ／封じ込めレベル3実験室内の微生物学的安全キャビネットの中で行うべきである。

この属には3つの重要な菌種と幾つかの他の小さいグラム陰性桿菌がある。それらは非運動性で硝酸塩を亜硝酸塩に還元する。しかし通常の培養法が使用されるときには炭水化物は代謝されない。菌種のなかには幾つかの生物型がある。

分離

＊ヒトの病気

血液培養を行う。どの血液培養の系を使用してもよいが、固体と液体の両培地を同一の壜の中にあるCasteñada double-phase法は、反復継代を行う際に、起こりうる汚染のリスクを小さくするとともに、研究室員の感染の危険を最小限にする。発育栄養素と選択補助剤を加えたブルセラ寒天を使用する。

週毎にCasteñada壜を調べて固体層での発育を観察する。もし発育が見られないならば、壜を傾けて寒天層を液体培地で浸してから元の垂直位置に戻して再度培養する。6 週間経過するまでは廃棄しない。

骨髄と肝臓の生検材料を同じ方法で処理する。ブルセラ選択培地および血清グルコース寒天あるいはチョコレート血液寒天上で継代する。

＊動物材料

子宮と子宮頚部のぬぐい取り綿棒材料、あるいは胎児の均質化材料をブルセラ選択寒天に接種する。

＊牛乳

咽喉頭材料採取用の綿棒を遠心浮上脂肪層に浸してからブルセラ選択培地に接種する。全ての培養は 37℃ 10% 炭酸ガス存在下で行い、5 日間まで毎日観察する。

同定

分離初代の培地上でのコロニーは小さく、平坦でわずかに盛り上がって半透明である。硫化水素産生を試験するため、湿らせた酢酸鉛濾紙片を試験管上部に付けたグルコース・トリプトン寒天斜面で継代する。

色素阻止試験を行う。参照研究所ではチオニンと塩基性フクシンの数種類の濃度について生物型を同定するため色素阻止試験を行う。診断目的では、(1) 50,000 分の 1 チオニンと (2) 50,000 分の 1 塩基性フクシン (National Aniline Division, Allied Chemical and Dye Corp.) を含有するブルセラ選択培地またはグルコース・トリプトン血清寒天に継代する。24 時間培養菌の少量の白金耳分を試験管または平板に接種する。

表 31-1　Brucella 菌種

菌種	1：50000 での増殖		CO_2 要求性	H_2S
	チオニン	塩基性フクシン		
B. melitensis	＋	＋	－	－
B. abortus	－[a]	＋[a]	＋[a]	＋[a]
B. suis biogroup I	＋	－[a]	－	＋
B. suis other biogroups	＋	－[a]	－	－
B. canis	＋	－[a]	－	－

a 殆どの株

Type Culture Collections あるいは CDCs から入手可能な *B. abortus* 554, *B. melitensis* 16M および *B. suis* 1330（表 31-1）の参照株を使ってブルセラ同定作業を管理することが望ましい。

入手可能な市販血清を使用してスライド凝集試験をおこなう。

ブルセラ（*Brucella*）の菌種

＊ブルセラ・メリテンシス *Brucella melitensis*

この菌種は血液寒天とグルコース・トリプトン血清寒天で好気的に 3-4 日間発育させる。発育の開始に二酸化炭素を必要としない。硫化水素を産生せず、50,000 分の 1 のフクシンまたはチオニンで発育は阻止される。ヒトのブルセラ症、つまり地中海熱またはマルタ熱をひき起こす。保菌動物はヒツジとヤギであり、感染はヤギの乳の飲用で起こる。3 つの生物型がある。

＊ブルセラ・アボルタス *Brucella abortus*

血液寒天とグルコース・トリプトン血清寒天上で 3-4 日間発育させる。ほとんどの菌株は、発育開始に 5-10% 二酸化炭素を要求する。硫化水素を産生し、50,000 分に 1 のチオシンとフクシンに対する感受性は一定しない。8 つの生物型があり、そのあるものは *B. melitensis* に類似する。

Brucella abortus はウシで伝染性流産をひき起こす。ヒトは感染牛乳を飲用することで波状熱が起きる。獣医師と牧畜業者は感染動物の出産と流産時に生じるエアロゾルによってしばしば罹患する。実験室感染は、通常は不完全な技術によって発生するエアロゾルにより起きる。

＊ブルセラ・スイス *Brucella suis*

この菌種の 5 つの生物型は発育開始に二酸化炭素を要求しない。生物型 1 は豊富な硫化水素を産生する。その他の生物型は産生しない。50,000 分の 1（1/50,000）チオニンによって阻止されないが、50,000 分の 1 のフクシンよる阻止は一定しない。ブタの伝染性流産を起こし、ヒト、トナカイ、野ウサギにも感染することがある。

他の 3 つの菌種（ここでは取り上げない）である *B. ovis*（ヒツジ）、*B. canis*（イヌ）および *B. neotomae*（砂漠森ネズミ）のうち *B. canis* だけがヒトに病気を起こすようである。

牛乳中の検出

＊牛乳リング試験

この試験の抗原は獣医学研究所または民間研究所から入手できる。これはヘマトキシリンまたは他の色素で着色した*B. abortus*菌体の懸濁液である。

この試験は一括集積した生乳または個々の動物からの生乳に適用できる。後者の場合、乳房の4分房全てから検査試料を採取する。試験するまでその生乳を4℃で終夜保存する。

細小試験管（75x9mm）によく混合した生乳1mlをとり、染色抗原菌液1滴（0.03ml）を加える。ただちに数回上下転倒して混合し37℃に1時間静置する。

もし牛乳中に抗体が存在すれば、その抗体は抗原を凝集し、着色した凝集物は乳脂とともに浮上し、牛乳の白色柱の上に青い牛脂の線を生じる。弱陽性の場合は青い牛脂線を生ずるとともに牛乳全体が青色を帯びる。青い牛乳の上部に白い乳脂線がみられるのは抗体の無いことを示している。対照として低脂肪乳に既知の陰性乳脂を加えたものが必要である。

偽陽生は泌乳の開始時と終了時に採取された生乳で得られることがあるが、恐らくこれは生乳への血清抗体の漏出の結果とみられる。S19菌株での最近の予防接種は結果に影響しうる。

このリング試験は、殺菌処理した牛乳、またはヤギ乳では満足した結果が得られない。

＊乳清凝集試験

この試験は、個々の乳牛から採取した牛乳へ適応されたときは有用であるが、ひとまとめに集積した牛乳の試験としての価値は疑わしい。

4分房の生乳を遠心操作して乳脂を除去する。脱脂した乳にレニンを2、3滴加え37℃で6時間培養する。凝固したら遠心し、乳清については1/10から1/2,560までの2倍段階希釈を75 × 9mm試験管で作成する。各試験管に標準濃度のB. abortus懸濁液1滴を加え、水槽中に37℃ 24時間置く。凝集価を読む。1:40以上の凝集価は、このウシが最近予防接種されたものでない限り、乳房感染の証拠となる。

＊血清学的診断

標準凝集試験（上記）以外に、他の試験法があるが、この本の取り扱い範囲外である。それらには、補体結合試験や酵素免疫吸着測定法（ELISA）がある。これらに関してはCorbel and Hendry(1985）が有用な情報を与える。

ブルセラ症の実験室診断法の総説は、Corbel（1998）およびCorbel and MacMillan（1999）を参照のこと。

ボルデテラ属

この属の菌は小さく、1.5x0.3μmで揃っている。硝酸塩は還元されず、炭水化物は分解されない。

分離と同定

経鼻の綿棒（アルギン酸カルシウムが望ましい）の方が、咳飛沫を受けことで試料採取する寒天平板法より優れている。この綿棒は市販の輸送培地に入れて研究所へ送るとよい。Bordetella培地、またはセファレキシンを40mg/ml（Oxoid Bordetella補助材）含有の炭末寒天培地に接種する。

高湿度条件下で37℃ 3日間培養する。毎日観察し、入手可能な市販血清を用いスライド凝集反応で同定する。蛍光抗体（FA）試薬も入手可能である。

普通寒天上での発育と色素形成、ウレアーゼ、硝酸塩還元酵素および運動性を試験する表31-2)。

表31-2　Bordetella菌種

菌種	ニュートリエント寒天培地	褐色色素	ウレアーゼ	硝酸塩還元	運動性
B. pertussis	−	−	−	−	−
B. parapertussis	+	+	+	−	−
B. bronchiseptica	+	−	+	+	+

ボルデテラ属（*Bordetella*）の菌種

＊ボルデテラ・パーツシス *Bordetella pertussis*

上記の培地上の発育は、アルミニウムペイントの縞模様のように見えると記述されている。コロニーは小さく（約 1mm の直径）、真珠様の灰色である。この菌は、初代培養では加熱血液なしには発育しないが、継代培養では普通寒天に適応して発育するようになる。*B. pertussis* はオキシダーゼ陽性、硝酸塩とウレアーゼは陰性である。MacConkey 寒天には発育せず、血液寒天で β - 溶血を呈する。

Bordetella pertursis は百日咳をひき起こす。この病気の微生物学的診断についての詳細な情報は、Wardlaw（1990）と Parton（1998）を参照のこと。

＊ボルデテラ・パラパーツシス *Bordetella parapertussis*

血液寒天上での発育は 48 時間を要し、コロニーの下に褐色の色素が形成される。普通寒天および MacConkey 寒天で発育する。Bordetella 培地もしくは類似の培地において真珠様（'aluminium paint'）のコロニーは B. pertussis の場合よりも早期に形成される。Hugh and Leifson 培地を変性させず、また炭水化物も代謝しない。オキシダーゼと硝酸塩はともに陰性であるが、ウレアーゼは陽性である。

この菌は百日咳の原因菌のひとつである。

＊ボルデテラ・ブロンキセプチカ *Bordetella bronchiseptica*

この菌種は、以前は *Brucella* 属と *Haemophilus* 属に位置づけられていた。小さな滑らかなコロニーを形成し、ときに血液寒天上で溶血を示し、37℃で最もよく発育し、運動性があり、硝酸塩、ウレアーゼ陽性である。

イヌで気管支肺炎をひき起こし、しばしばジステンパーに関係する。齧歯類の気管支肺炎、ウサギの鼻風邪に関係する。かつて百日咳に関係したこともある。

この属の詳細は Pittman and Wardlaw（1981）, Wardlaw（1990）, および Parton（1998）により論じられている。

モラクセラ属

この菌は膨らんだ型（2 × 1μm）で、しばしば端と端がくっつき合い対をなした形で、非運動性である。オキシダーゼ陽性で糖を分解しない。インドールを産生せず、硫化水素を産生せず、ペニシリンに感受性である。菌種のあるものは増菌培地を要求する。

浸出液、結膜液などを血液寒天に接種して37℃で終夜培養する。膨らんだ、オキシダーゼ陽性、グラム陰性菌のコロニーを血液寒天と普通寒天（増菌培地でない）、ゼラチン寒天（平板法使用）とLoeffler培地に継代して、37℃で培養する。硝酸塩還元とカタラーゼ試験（表31-3）を実施する。

表31-3 Moraxella 菌種

菌種	ニュートリエント寒天培地	ゼラチン液化	硝酸塩還元	カタラーゼ	ウレアーゼ
M. lacunata	v	+	+	+	−
M. nonliquefaciens	v	−	+	+	−
M. bovis	+	+	v	+	−
M. osloensis	+	−	v	+	−
M. catarrhalis[a]	+	−	v		−
K. kingii[b]	+	−	−	−	−

a 従来名のBranhamella
b Kingella, 従来名のMoraxella
v, 多様性

モラクセラ（*Moraxella*）の菌種

＊モラクセラ・ラクナタ *Moraxella lacunata*

血液寒天上のコロニーは小さく溶血性である。増菌培地でないと発育しないか、もしくは極めて貧弱な発育しか示さない。Loeffler培地上のコロニーは、可視的ではないが、液化した窪み（lacunae）によって示される。

ゼラチンはゆっくり液化される。硝酸塩は還元される。

この菌種は眼角部結膜炎に関係しており、Morax-Axenfeld 桿菌として知られる。

＊マラクセラ・リケファシエンス *Moraxella liquefaciens*

この菌種は *M. lacunata* に類似しており、この種の生物型のひとつかもしれない。ゼラチンを迅速に液化する。

＊モラクセラ・ノンリケファシエンス *Moraxella nonliquefaciens*

この菌種も *M. lacunata* に類似しているが、ゼラチンを液化しない。

＊モラクセラ・ボビス *Moraxella bovis*

この菌種は増菌培地を要求し、ゼラチンを液化し、硝酸塩を還元することがある。ウシの感染性結膜炎 pink eye をひき起こすが、ヒトの病気は報告されていない。

＊モラクセラ・オスロエンシス *Moraxella osloensis*（*M. duplex, Mima polymorpha var. oxidans*）

増菌培地は必要でない。ゼラチンは液化されず、硝酸塩は還元されない。ヒトの皮膚で、また目の中、呼吸器管中に見出されるが、その病原性は確かでない。

＊モラクセラ・キンギイ *Moraxella kingii*（現在の *Kingella kingii*）

コロニーは溶血性で、溶血性連鎖球菌あるいは溶血性ヘモフィルスと間違えられることがある。増菌培地を必要としない。この菌種はこの属で唯一のカタラーゼ陰性菌である。関節病巣や呼吸気道にみられる。

＊モラクセラ・カタラーシス *Moraxella catarrhalis*

以前は *Branhamella catarrhalis*（*Neisseria* としても）として知られ、発育は血液寒天上で良好であり、色素非形成、非溶血性のコロニーをつくる。β-lactamase と DNase は陽性である（Buchanan, 1998）。炭水化物は発酵されず；オキシダーゼ、カタラーゼ試験は陰性である。Tributyrin を分解する（市販のブチラーゼ濾紙試験が利用可能）。

Moraxella catarrhalis はヒトの材料中にみられる。以前は呼吸気道における共生菌と考えられていたが、現在では上部と下部呼吸器系の日和見病原体と考えられており肺膿瘍に関係している。本菌の中耳感染症は普通にあ

る。

［参考文献］

Buchanan, B. K. (1998) *Moraxella, Branhamella, Kingella and Eikenella*. In: Collier L, Balows, A. and Sussman, M. (eds), *Topley and Wilson's Microbiology and Microbial Infections*, 9th edn. Vol. 2, *Systematic Bacteriology*. London: Arnold, Chapter 48.

Corbel, M. J. (1998) *Brucella*. In: Collier L, Balows, A. and Sussman, M. (eds), *Topley and Wilson's Microbiology and Microbial Infections*, 9th edn. Vol. 2, *Systematic Bacteriology*. London: Arnold, Chapter 35.

Corbel, M. J. and Hendry, D. (1985) Brucellas. In: Collins, C. H. and Grange, J. M. (eds), *Isolation and Identification of Micro-organisms of Medical Importance*. Society for Applied Bacteriology Technical Series No. 21. London: Academic Press, pp. 53-82.

Corbel, M. J. and MacMillan, A. P. (1999) Brucellosis. In: Collier L, Balows, A. and Sussman, M. (eds), *Topley and Wilson's Microbiology and Microbial Infections*, 9th edn. Vol. 3, *Bacterial Infections*, CD-ROM. London: Arnold, Chapter 41.

Parton, R. (1998) *Bordetella*. In: Collier L, Balows, A. and Sussman, M. (eds), *Topley and Wilson's Microbiology and Microbial Infections*, 9th edn. Vol. 2, *Systematic Bacteriology*. London: Arnold, Chapter 38.

Pitman, M. and Wardlaw, A. C. (1981) The genus *Bordetella*. In: Starr, M. P., Stolp, H., Truper, G., Balows, A. and Schlegel, A. (eds), *The Prokaryotes: A handbook of habitats, isolation and identification of bacteria*. New York: Springe-Vedag,pp.1506-1529.

Wardlaw, A. C. (1990) *Bordetella*. In: Parker, M. T. and Duerden, B. I. (eds), *Topley and Wilson's Principles of Bacteriology, Virology and Immunity*, 8th edn, vol. 2. Edward Arnold: London, pp. 321-338.

第32章

ヘモフィラス属（*Haemophilus*）、ガードネレラ属（*Gardnerella*）およびストレプトバチルス属（*Streptobacillus*）

ヘモフィラス属

この属菌は、概して小さな球桿菌（1.5x0.3μm）であるが、多形性でときに単繊維状である。グラム陰性で非運動性、硝酸塩を亜硝酸塩に還元する。

普通培地には発育せず、血液中に存在する2つの因子のどちらか、または両方を必要とする：その2因子とはX因子のヘマチンと、V因子のニコチンアミド・アデニン・ジヌクレオチド（NAD）である。このV因子はコエンザイムI, IIで置換しうる。

X因子は耐熱性であり、V因子は易熱性である。V因子は*Staphylococcus aureus*によって合成される。

分離と同定

喀痰、脳脊髄液（CSF）、目ぬぐい液などを、チョコレート寒天、つまり1%酵母自己融解物と5%ヒツジ血液を加えてチョコレート寒天にしたGC寒天平板に接種する（Rennie *et al.*, 1992）。37℃で18-24時間培養する。コロニーは通常1-2mmの灰色、半透明である。脊髄液の培養菌はグラム染色すると単繊維状の形態を示すことがある。

「衛星現象」、すなわちV因子を合成する黄色ブドウ球菌や他の菌のコロニー周辺に本菌の大型コロニーが観察される。

X因子とV因子の要求を次のように試験する。幾つかのコロニーを普通寒天の全面に広げて塗り、継代培養する。X 因子の濾紙ディスク、V 因子の濾紙ディスクおよびXとV因子の両ディスクをその寒天培地上に置き、37℃で終夜培養する。濾紙ディスクの周辺の発育を観察する。すなわち、この菌がXとVの両因子を要求するか、X 因子またはV因子いずれかを要求するか、両因子とも要求しないかどうかを観察する（表 32-1）。

表 32-1　Haemophilus 菌種

菌種	血液寒天培地上の溶血	要求因子			10% CO_2 による増殖促進
		X+V	V のみ	X のみ	
H. influenzzae	−	+			−
H. parainfluenzae	−		+		−
H. haemolyticus	+	+			−
H. parahaemolyticus	+		+		−
H. haemoglobinophilus	−			+	−
H. ducreyi	v			+	v
H. aphrophilus	−			v	+

v，多様性

凝集試験と莢膜膨化試験

同定の確認のために市販血清を用いて凝集試験を行う。この凝集試験は、莢膜保有株では 1 つ以上の血清で凝集が起こるので満足する結果を与えない。同種対応血清による莢膜膨化を試験するには、濾過したメチレンブルー色素液で着色したごく薄い生理食塩水菌懸濁液を用いる。この菌懸濁液一滴と血清一滴をスライドグラス上で混合してカバーグラスを被せる。弱光下で油浸レンズで鏡検する。膨化した莢膜は、膨化していないものと比べてずっと明白に見えるはずである。これらの試験についてのより多くの情報は Turk（1982）により与えられる。

抗原検出

Haemophilus 抗原は、向流免疫電気泳動法によって、直接的に脳脊髄液中に検出できる（McIntyre, 1987）。

ヘモフィラス属（*Haemophilu*）の菌種

＊ヘモフィラス・インフルエンザエ *Haemophilu influenzae*

この菌種はX因子とV因子の両方を要求し、グルコースから酸を産生するがラクトースまたはマルトースからの酸産生はなく、インドール産生は一定しない。自然界では鼻咽頭にみられ、副鼻腔炎や生命を脅かすことのある急性喉頭蓋炎を含む上部呼吸気道感染症に関係している。これらはまた、肺炎とくにインフルエンザ後肺炎を引きおこす。目の感染症（pink eye ピンクアイ）では Koch-Weekes 桿菌として知られている。これらはまた正常膣内にも見られる。また化膿性髄膜炎および化膿性中耳炎の起炎菌の1つである。幾つかの血清型と発育「相」（growth 'phases'）がある。

＊ヘモフィラス・パラインフルエンザエ *Haemophilus parainfluenzae*

この菌種はX因子を要求しないところだけが *H. influenzae* と異なる。6-アミノレブリン酸からポルフィリンを産生する。自然界では咽喉頭部に存在するが、病原的でありうる。

＊ヘモフィラス・ヘモリティカス *Haemophilus haemolyticus* とパラヘモリティカス *parahaemolyticus*

この菌種のコロニーは血液寒天上で溶血性であり、それ以外は *H. influenzae* および *H. parainfluenzae* とそれぞれ同じ性状を有している。

＊ヘモフィラス・ヘモグロビノフィラス（H. カニス）*Haemophilus haemoglobinophilus*（*H. canis*）

この菌種はX因子を要求するがV因子は要求しない。イヌの包皮感染症、およびヒトの呼吸器管で見出される。

＊ヘモフィラス・デュクレイー *Haemophilus ducreyi*

Ducrey 桿菌は軟性下疳（chancroid あるいは soft sore）に関係がある。臨床材料の直接塗沫標本で、この菌種は「魚の学校 school of fish」配列状態を呈する。本菌を発育させるのは困難であるが、横痃から採取した膿汁をウサギ全血斜面もしくは30% ウサギ血液添加普通寒天もしくはイソビタレクス（Isovitalex）添加 Mueller-Hinton 培地へ濃厚に接種することで純培養状態が得られる。30-34℃より高温にしないで、10% 二酸化炭素存在下で培養する。48時間でのコロニーは緑色、灰色または褐色を呈し、そのまま容易に培地表面に押される。X因子を要求するがV因子を要求しない。

＊ヘモフィラス・アフロフィラス *Haemophilus aphrophilus*

培養24時間後のチョコレート寒天上のコロニーは小さく（0.5mm）滑らかで半透明である。10%二酸化炭素存在下ではよりよい発育が得られる。X因子を要求する菌株がある。MacConkey寒天上では発育しない。グルコース、マルトース、乳糖および蔗糖から酸を産生するが、マンニトールからは産生しない。発酵培地はFildesの抽出物で増強されとよい。オキシダーゼとカタラーゼは陰性である。この菌は、*Actinobacillus actinomycetemcomitans*によく類似しているが、*Actinobacillus*は乳糖と蔗糖から酸を産生しない（表34-1を参照）。

心内膜炎を含むヒトの感染症が報告されている。この*Haemophilus*属に関するより多くの情報は、Slack and Jordans（1999）を参照のこと。

ガードネレラ属

この属の*Gardnerella vaginalis*は、以前に*Haemophilus vaginalis*または*Corynebacterium vaginalis*として知られていた。グラム染色性は一定せず、多形性、非運動性であり通性嫌気性である。

直接試験法

分泌物の塗沫ギムザ染色は、通常は多数の細菌（指標細胞、clue cells）で覆われた数多くの扁平上皮細胞の存在を示す。塗沫のグラム染色は、通常のグラム陽性の乳酸菌よりもむしろグラム染色に反応しない多量の桿菌を現す。

培養

検査試料を輸送培地（StuartまたはAmiesの輸送培地）中に入れる。補塡剤（Oxoid）を添加したColumbia血液培地上に接種し、5-10%二酸化炭素存在下、たとえばロウソク瓶中で培養する。48時間培養でコロニーは非常に小さくて（1mm）、露滴状に光っており、ヒト血液寒天上では β-溶血性である。塗沫のグラム染色では、細くて貧弱に染まった桿菌（確実に染色される類ジフテリア菌と異なり）が見られる。分離当初はグラム陽性であるが、後に陰性になる。

Columbia 血液培地平板 2 枚に密に接種して広げる。一つの平板に一滴の 3% 過酸化水素を垂らす。別の平板にトリメトプリム（5µg）の濾紙ディスクを置く。48 時間培養する。Gardnerellas（ガードネレラ属菌）は過酸化水素で阻止され、またトリメトプリムに感受性である。乳酸菌と類ジフテリア菌は抵抗性である。X 因子も V 因子も要求しない。MacConkey 寒天上で発育せず、グルコース（Fildes の抽出物添加）からの酸産生は別として、生化学試験はすべて陰性のようである。

血液寒天上で継代してメトロニダゾール（50µg）とスルフォンアミド（100µg）の濾紙ディスクを適用する。*G. vaginalis* はメトロニダゾールに感受性であるがスルフォンアミドには抵抗性である。

ほかの 2 つの試験が有用である。それらは SPS 感受性試験と馬尿酸塩加水分解試験である。ポリエチレン硫酸ナトリウム（SPS）の濾紙ディスク（市販品利用）を血液平板上に置いて終夜培養する。Gardnerellas（ガードネレラ属菌）は感受性であり β-溶血を示す。馬尿酸塩試験には、1ml の馬尿酸塩液体培地または馬尿酸塩ディスク（市販品）を含む生理食塩水で菌懸濁液を作成する。4 時間培養して 2、3 滴のニンヒドリン試薬を添加する。馬尿酸塩の加水分解は深青紫色によって示される（Forbes *et al.* 1985）。

API 120 キット試薬は有用である。*G. vaginalis* はヒトの膣内に見出され、非特異的膣炎に関係している（Easmon and Ison, 1985 を参照）。

ストレプトバチルス属

この属には 1 つの菌種、*Streptobacillus moniliformis* があるだけである。これは単一繊維状で膨化していたり、しなかったりする。栄養要求性が厳しく、発育に血液または血清を必要とする。齧歯類の共生細菌であり、マウスの病原体であり、ヒトでの鼠咬症の病原体のひとつである。牛乳媒介性疾病（Haverhill fever）が報告されたことがあった。

分離と同定

血液培養はふつうの分離方法であるが、Liquoid（Sodium polyanethyl sulphonate）を含む培地はこの菌の発育を阻止するので避けるべきである。増菌液体培地に関節の吸引液などを接種する。

この菌は液体培地でゆっくりと発育し、綿毛状のボールまたはパン粉に似たコロニーを形成する。これをピペットで採ってグラム染色し、また血液寒天に継代する。37℃で3日間培養する。コロニーが生じ、顆粒状で1-4mm直径になる。L型のコロニーが見られることがある（Barroe and Feltham, 1993）。

Streptobacillus moniliformis は非運動性、通性嫌気性、カタラーゼとオキシダーゼ陰性であり、Hugh and Leifson 培地中で発酵性である（表30-1参照）。

［参考文献］

Barrow, G. I. and Feltham, R. K. A. (1993) *Cowan and* Steel's Manual for the Identification of Medical *Bacteria*, 3rd edn. Cambridge: Cambridge University Press.

Easmon, C. S. F. and Ison, C. A. (1985) *Gardnerella vaginalis*. In: Collins, C. H. and Grange, J. M. (eds), *Isolation and Identification of Micro-organisms of Medical and Veterinary Importance*. Society for Applied Bacteriology Technical Series No. 21. London: Academic Press, pp. 115-122.

Forbes, B. A., Sahm, D. F. and Weissfeld, A. S. (1998) *Bailey and Scott's Diagnostic Microbiology*, 10th edn. St Louis, MO: Mosby. McIntyre, M. (1987) Counter-current immunoelectrophoresis for the rapid detection of bacterial polysaccharide antigen in body fluids. In: *Immunological Techniques in Microbiology* Grange, J. M., Fox, A. and Morgan, N. L. (eds), Society for Applied Bacteriology Technical Series No. 24. Oxford: Blackwell, pp. 137-143.

Rennie, R., Gordon, T., Yaschak, Y. et al. (1992) Laboratory and clinical evaluations of media for the primary isolation of *Haemophilus* species. *Journal of Clinical Microbiology* 30: 1917-1921.

Slack, M. P. E. and Jordens, J. Z. (1999) *Haemophilus*. In: Collier L, Balows, A. and Sussman, M. (eds), *Topley and Wilson's Microbiology and Microbial Infections*, 9th edn. Vol. 2, *Systematic Bacteriology*, CD-ROM. London: Arnold, Chapter 50.

Turk, D. C. (1982) *Haemophilus influenzae*. Public Health Laboratory Service Monograph. London: HMSO.

第33章

キャンピロバクター属（*Campylobacter*）とヘリコバクター属（*Helicobacter*）

これらの菌は元来ビブリオ属に入れられており、次いでキャンピロバクター属に入れられた。最近になってHelicobacterは多くの分類学的差異があるのでキャンピロバクター属から分けられた。

キャンピロバクター属

小さくて曲がった、活発に運動する桿菌で、微好気性、亜硝酸塩を亜硝酸へ還元するが、炭水化物を代謝しない。本菌は近年食中毒の原因として非常に重要になっている（13章参照）。約20菌種があるが、頻繁に遭遇する菌種のみをここでは取り扱う。

分離

＊糞便

市販のキャンピロバクター発育用および抗生物質選択用補助物質を含む血液寒天平板に糞便乳濁液を塗抹する。24-48時間37℃と42℃でだいたい5%酸素、10%炭酸ガスおよび85%窒素圧下で2系列培養する。このときガス発生キットを使うことが望ましいが、さもなければロウソク瓶を用いる。

＊食品

食品は冷凍、冷蔵、あるいは加熱処理されているが、これらの処理はすべてこの菌に対して亜致死障害を生じさせ得る。

＊牛乳

棉栓を通して200mlの牛乳検体を濾過する。その栓を、抗生物質を含んでいないキャンピロバクター増菌培地100mlの入っている滅菌ジャーへ入れる。37℃で2時間培養する。それから選択的抗生物質を加えて43℃で36時間培養する。表層をキャンピロバクター選択寒天平板に継代して、微好気的条件下で43℃ 36-48時間培養する。

＊水

0.45µmのメンブレンフィルターで水100mlを濾過し、そのメンブレンの表を下にしてキャンピロバクター選択寒天培地上に置く。微好気的条件下で43℃ 24時間培養する。そのフィルターを除去して、その寒天平板を43℃で36-48時間再度培養する。

除去したフィルターは増菌培地100mlに入れ、その後は牛乳の場合と同様に進める。

＊肉、鶏肉など

試料10gを抗生物質添加キャンピロバクター選択培地100mlに加え、37℃で2時間培養する。次いで43℃で培養を続け、牛乳の場合と同様に進める。

酵素結合免疫吸着法（ELISA）が今では食品中のキャンピロバクター検出に利用できる（Frickerand Park, 1987）。

同定

キャンピロバクターのコロニーは24時間で直径約1mm、灰色、水様で平坦である。グラム染色した塗沫を調べて、43℃での発育、馬尿酸塩の加水分解、triple sugar iron（TSI）中での硫化水素産生、および3.5%食塩存在下での発育を調べる。この菌の発育を支えることが知られている培地を使い、対照として既知の菌種を置くこと（表33-1）。

CAMPYキット（BioMerieux）とMicroscreen（Microgen）は有用である。

表 33-1　Campylobacter 菌種

菌種	増殖性　k		馬尿酸塩加水分解	TSI 培地での H2S	3.5% 食塩培地での増殖
	25℃	43℃			
C. jejuni	−	+	+	−	−
C. coil	−	+	−	+	−
C. lari	−	+	−	+	−
C. fetus	+	v	−	−	−
C. hyointestinalis	v	+	−	v	−
C. sputorum	−	v	−	+	+

v、多様性

キャンピロバクター属の菌種

43℃で発育するこの属の菌種は、「好熱キャンピロバクター」と呼ばれ、もっとも頻繁にヒトから分離される。

＊キャンピロバクター・ジェジュニ *Campylobacter jejuni*

この菌種はヒトの急性大腸炎の重要な病原体である（「食中毒におけるキャンピロバクター腸炎」、13 章参照）。これらはまた多くの野生動物や家畜の腸管内共生細菌でもある。

＊キャンピロバクター・コリ *Campylobacter coli*

この菌種もまたヒトの急性胃腸炎に関与しているが、*C. jejuni* より一般的でない。

＊キャンピロバクター・ラリ *Campylobacter lari*

この菌種はもっとも稀なキャンピロバクター腸炎の原因である。

＊キャンピロバクター・フェタス *Campylobacter fetus*

この亜種の C. fetus はウシとヒツジの伝染性流産の病原体であり、時にヒトに感染する。

＊キャンピロバクター・ハイオインテスティナリス *Campylobacter hyointestinalis*

この菌種はブタとウシの病原体であり、時にヒトの下痢の原因になる。

＊キャンピロバクター・スプトルム *Campylobacter sputorum*

この菌種はヒトの口腔内の共生細菌である。

多くの亜種と生物型がある。生物型の型別などに関する情報は Bolton *et*

al.（1992）を参照。

キャンピロバクター属菌は最近数年間の間にもっとも関心をあつめてきた菌である（Griffiths and Park, 1990; Skirrow, 1990; Bolton *et al.*, 1992;Nachamkin and Skirrow, 1999）。Thomas *et al.*（1999）の水生環境に関する総説も参照のこと。

ヘリコバクター属

Helicobacters は運動性があり、曲がっており、グラム陰性の微好気性桿菌である。約 14 菌種があるが、そのうちただひとつ、*H. pylori* だけをここで取り上げるが、それは胃癌や胃潰瘍に関連しているからである。

直接鏡検法

ヘマトキシリンとエオジンで、またはギムザ法で塗沫を染色し、特徴的な湾曲形または S 字形の桿菌を探す。

分離と同定

採取直後の新鮮な生検材料を使用する（さもなくば輸送培地中の材料を使用)。補填剤添加の市販キャンピロバクター培地の 1 つで培養する。微好気性条件（5-20% 炭酸ガス）と高湿度条件下で 3-5 日間培養する。コロニーは円形、凸型、半透明である。

オキシダーゼ、カタラーゼ、ウレアーゼを試験する。*H. pylori* はこれら 3 つがいずれも陽性である（キャンピロバクターは、ウレアーゼ陰性)。

他の試験

＊ Clo 試験法

これは市販の試験法である（CLO=campylobacter-like organisms; Tri-Med Specialties, Utah, USA)。これは尿素寒天培地と指示薬を含むプラスチック皿である。生検材料の小片を培地中に埋め込む。1-24 時間後、黄色から赤紫色

への変化があればhelicobacterの存在を示す（Murray *et al.*, 1999）

＊尿素呼吸試験

患者は炭素同位元素標識の尿素を投与される。この尿素は、もし *H. pylori* が胃に存在すればアンモニアと二酸化炭素にまで加水分解され、後者は呼気中に吐き出される。吐き出された二酸化炭素は、使用した炭素同位元素の種類によってシンチレーション測定器もしくは質量分析器で測定される。その値は胃中のピロリ菌のウレアーゼ活性の程度を示すことになる。

分子的ないしはELISA法も利用される。少なくとも2種類の有用な診断キットがある。つまりCAMPY, RAPIDEC Pylori（Biomerieux）とSigma EIAである。より多くの情報はSkirrow（1990），Blaser（1998）とGlupczynski（1999）を参照のこと。

[参考文献]

Blaser, M. J. (1998) *Helicobacter pylori* and gastric disease. *British Medical journal* 316: 1507-1510.

Bolton, F. J., Waring, D. R. A., Skirrow, M. B. and Hutchinson, D. N. (1992) Identification and hiotyping of campylobacters. In: Board, R. G., Jones, D. and Skinner, F. A. (eds), *Identification Methods in Applied and Environmental Microbiology*. Society for Applied Microbiology Technical Series No. 29. Oxford: Blackwell, pp. 151-162.

Fricker, C. R. and Park, R. W. A. (1987) Competitive ELISA,co-agglutination and haemagglutination for the detection and serotyping of campylobacters. In: Grange, J. M., Fox, A. and Morgan, N. L. (eds), *Immunological Techniques in Microbiology*. Society for Applied Bacteriology Technical Series No. 24. Oxford: Blackwells, pp. 195-210.

Glupczynski, Y. (1999) Infections with *Helicobacter*. In: Collier L, Balows, A. and Sussman, M. (eds), *Topley and Wilson's Microbiology and Microbial Infections*, 9th edn. Vol. 2, *Systematic Bacteriology*, CD/ROM. London: Arnold, Chapter 30.

Griffiths, P. L. and Park, R. W. A. (1990) Campylobacters associated with human diarrhoea) disease. *Journal of Applied Bacteriology* 69: 281-301.

Nachamkin, I. and Skirrow, M. B. (1999) *Campylohacter, Arcohacter and Helicobacter*. In: Collier L, Balows, A. and Sussman, M. (eds), *Topley and Wilson's Microbiology and Microbial Infections*, 9th edn. Vol. 2, *Systematic Bacteriology*, CD/ROM. London: Arnold, Chapter 54.

Murray, P. R., Baron, E. J., Pfaller, M.A. et al. (1999) *Manual of Clinical Microbiology*, 7th edn. Washington: American Society of Microbiologists.

Skirrow, M. B. (1990) *Campylobacter, Helicobacter* and other motile, curved Gram-negative rods. In: Parker, M. Y. and Duerden, B. I. (eds), *Topley and Wilson's Principles of Bacteriology, Virology and Immunity*, 8th edn. London: Edward Arnold, pp. 531-549.

Thomas, C., Gibson, H., Hill, D. J. and Mabey, M. (1999) *Campylo-bacter* epidemiology; an aquatic perspective. *Journal of Applied Bacteriology Symposium Supplement* 85: 168S-177S.

第34章

アクチノバチルス属（*Actinobacillus*）、パスツレラ属（*Pasteurella*）、エルシニア属（*Yersinia*）、カーディオバクテリウム属（*Cardiabacterium*）およびフランシセラ属（*Francisella*）

この章で記述される菌属の一般的な性状は表 30-1 に示されている。

アクチノバチルス属

この属は非運動性のグラム陰性桿菌で、発酵性であるがガス産生はなく、またインドール陰性である。ほとんどの菌株は MacConkey 寒天で増殖し ONPG 陽性である。ヒトまたは動物の病原体であるものがある；他は片利共生体である。

表 34-1　Acinetobacillus 菌種

菌種	オキシダーゼ	MacConkey での増殖	酸			エスクリン加水分解	ウレアーゼ
			ラクトース	マニトール	スクロース		
A. lignieresii	+	+	v	+	+	−	+
A. equuli	v	+	+	+	+	−	+
A. suis	v	+	+	−	−	+	+
A. actinomycete-comitans	+	v	−	v	−	−	−

v , 多様性

分離と同定

小さな白色顆粒をふくむ膿汁あるいは浸軟組織片を、血液寒天上に接種して、37℃ 48-72 時間、10％二酸化炭素存在下で培養する。コロニーは小さく、粘着性で固着している。小さな平坦コロニーを、MacConkey 寒天、Hugh and Leifson 培地に継代し、運動性、カタラーゼ、オキシダーゼ反応、乳糖、マンニトールと蔗糖からの酸産生、およびエスクリン加水分解を試験する（表 34-1、および表 30-1 参照）

アクチノバチルス属（*Actinobacillus*）の菌種

＊アクチノバチルス・リグニエレシイ *Actinobacillus lignieresii*

この菌種は、MacConkey 寒天で発育し、発酵性があり、そして乳糖（遅延）、マンニトール、蔗糖から酸を産生する。

オキシダーゼ、カタラーゼとウレアーゼ陽性だが、エスクリンを加水分解しない。ウシの木舌に関係がありヒトの感染症が報告されてきた。

＊アクチノバチルス・エクリ *Actinobacillus equuli*

この菌種は *A. lignieresii* に類似しているが、乳糖を急速に発酵する。乳糖、蔗糖とマンニトールが発酵される。ウレアーゼ陽性だが、エスクリンは加水分解されない。子馬の関節病と睡眠病に関係がある。

＊アクチノバチルス・アクチノミセテムコミタンス *Actinobacillus actinomycetemcomitans*

この菌種は分離初期に二酸化炭素を要求するし、またX因子を要求する菌株もある。増菌培地を使用し、X因子の濾紙ディスクを濃厚接種部分に置く。MacConkey 寒天で発育しないし、オキシダーゼ試験も陽性である。乳糖と蔗糖は発酵されないが、マンニトールから酸を産生する菌株もある。エスクリンとウレアーゼは陰性である。

この菌は *Haemophilus aphrophilus* と区別するのが困難である（表 32-1 参照）。この菌はしばしば *Actinomyces israelii* による感染症と関係しており、心内膜炎者の血液培養から採取されたことがある。

＊アクチノバチルス スイス *Actinobacillus suis*

この菌種はエスクリンを加水分解しマンニトールを発酵しない。ブタから分離されている。

これらの菌の同定に関するより多くの情報は Barrow and Feltham（1993）

および Holmes（1999）を参照のこと。

エルシニア属

Yersinias は、ヒトと動物のペスト、仮性結核および胃腸炎を引き起こす。これらは、現在では腸内細菌科に分類されているが、実用的理由からここでは留保する。カタラーゼ陽性、Hugh and Leifson 培地で発酵する（但し反応は遅い）。硝酸塩を亜硝酸塩へ還元し、ゼラチンを液化しない。

ペスト菌、*Yersinia pestis* はハザードグループ3に入っており、すべての取り扱いはバイオセーフティ（封じ込め）レベル3実験施設内の微生物安全キャビネットの中でなされねばならない。分離および仮同定後、培養菌はそれ以上の試験のために参考研究所へ送ったほうがよい。

分離と同定

＊エルシニア・ペスティス *Yersinia pestis*

腺ペストの疑いがある場合は、横痃からの膿汁を検査する、肺ペストの場合は喀痰を、ペスト敗血症のときは血液を、ネズミの場合は心臓血、肥大リンパ節および脾臓を検査する。ネズミを検査する前には数時間殺菌剤の中に浸けて、感染しているかもしれないノミを殺す。

グラム染色とメチレンブルー染色の塗沫標本を作り、莢膜のある小型の卵形のグラム陰性桿菌を探す。両極染色性がしばしば新鮮分離材料のメチレンブルー染色で見られる。酸素圧を減少させるのために 0.025％亜硫酸ナトリウムを添加した血液寒天に、また 3％塩寒天および MacConkey 寒天に接種する。24 時間培養する。

ペスト菌のコロニーは平坦もしくは凸型、灰白色であり、24 時間培養で直径が約 1mm である。普通ブイヨンへ継代して液体パラフィンを重層する。22℃での運動性、サリシンと蔗糖の発酵性、エスクリン加水分解性とウレアーゼ活性を試験する。

食塩寒天上のコロニーの塗沫は、西洋梨形および球形を呈する。ペスト菌は MacConkey 寒天で増殖し、パラフィンで重層された液体培地中で鍾乳石状の発育をする。37℃と 22℃では非運動性である。サリシンから酸を産生するが蔗糖からの酸産生はなく、またエスクリンを加水分解するがウレアーゼ陰性である（表 34-2）。

参照研究所および伝染病研究所では蛍光抗体法（FA）、バクテリオファージ試験、特異的凝集試験、沈降試験および動物接種が実施される。

表 34-2　Yersinia 菌種

菌種	22℃での運動性	スクロースからの酸形成	エスクリン加水分解	ウレアーゼ
Y. pestis	−	−	＋	−
Y. pseudotuberculosis	＋	−	＋	＋
Y. enterocolitica	＋	＋	−	＋

＊エルシニア・エンテロコリティカ *Yersinia enterocolitica*

糞便をエルシニア選択培地（cefsulodin-irgasan-novobiocin 寒天、CIN）上で培養する。30℃で 24-48 時間培養し「雄ウシの目」状のコロニーを探す。糞便からこの菌を分離するために増菌培地を使用することは、通常は推奨されない。菌株のあるものは、デオキシコール酸塩寒天（DCA）で発育し、37℃培養後でさえ、乳糖を発酵しない小さいコロニーに発育する。

ペプトン水希釈液で食品試料の 10%　懸濁液を作成する。そのうちいくらかを 32℃で 24 時間培養する。残りの懸濁液を 4℃で冷蔵して 21 日間まで保存し、間隔を置いてエルシニア選択寒天で継代する。他の腸内病原体に使用される培地で 28-30℃　24 時間再培養し、*Y. enterocolitica* を試験するが、この菌の菌株のなかには胆汁酸塩やデオキシコール酸塩で阻止されるものがある、

塗沫標本のグラム染色では、他の腸内細菌の長い桿菌とは違って、小さい球桿菌状を呈する。

普通寒天や MacConkey 寒天での発育を試験し、22℃での運動性、蔗糖からの酸産生、エスクリン加水分解とウレアーゼを試験する。37℃より 30℃で培養する（表 34-2 参照）。

いくつかの血清型と生物型がある。あるものはヒトに対して病原性があり（O：3、O：5,O：8, O：9)、他のものは動物に対して病原性がある。特異血清に対する血清学的試験は診断価値がある。

Yersinia enterocolitica はヒトおよび動物で腸炎を引き起こす。ヒトではまたリンパ節炎、敗血症、関節炎や結節性紅斑を起こす。病原体保有動物はブタ、ウシ、家禽、ネズミ、ネコ、イヌやチンチラである。この菌は牛乳や乳製品、水、カキ、イガイで見い出されている。4℃で発育するので、たぶん食品の低温保存中に増殖する。ヒトからヒトへの感染が主として家族の間で起こる。

Yersinia fredericksenii, Y. kristensenii および *Y. intermedia* は、*Y. enterocolitica* に類似しているが、病気での役割は不確かである。さらなる情報は Brewer and Corbel（1985）, Mair and Fox（1986）, Doyle and Cliver（1990）, および Holmes（1999）を参照のこと。

＊エルシニア・シュードツベルクロシス *Yersinia pseudotuberculosis*

リンパ節などをトリプトン液体培地で懸濁化する。その懸濁液のいくらかを血液寒天に接種する。残りの懸濁液を 4℃に保ち、3 週間ほど毎 2 ～ 3 日おきに血液寒天に継代する。

ペプトン水希釈液で乳化した糞便を yersinia 選択培地（CIN）に接種する。血液寒天上のコロニーは隆起しており、ときに突起状でまた顆粒状であり直径が約 1 ～ 2mm である。ラフ型変異が生じる。MacConkey 寒天上の発育は明確であるが貧弱である。*Y. pseudotuberculosis* は 22℃で運動性を示し、サリシンを発酵するが蔗糖は発酵せず、エスクリンを加水分解し、ウレアーゼ陽性である（表 34-2 参照）

この菌は齧歯類、とくにモルモットで仮性結核を引き起こす。ヒトの感染もあり、その症状は *Y. enterocolitica* 感染の症状と類似している。*Y. pseudotuberculosis* は糞便からはめったに分離されない。特異抗体に対する血清学的試験が有用である。エルシニアに関するさらにくわしい情報は Wanger（1999）を参照すること。

パスツレラ属

パスツレラ・ムルトシダ *Pasteurella multocida*

両極染色性と多形性はYersinia属の菌種よりも明確ではない。菌はきわめて小さく（約1.5 × 0.3μm）、非運動性である。普通寒天上（37℃）のコロニーは半透明で、わずかに隆起しており、24時間で直径約1mmである。血液寒天上ではわずかに大きく、より不透明で、非溶血性である。MacConkey寒天上では発育しない。ほとんどの菌株はマンニトールから酸を産生し、インドールとウレアーゼを産生する。エスクリンを加水分解しない（表34-3）。

表34-3　Pasteurella菌種

菌種	MacConkeyでの増殖	マニトールからの酸形成	エスクリン加水分解	インドール産生	ウレアーゼ
P. multocida	−	(+)	−	(+)	−
P. pneumotropica	v	−	−	+	+
P. haemolytica	+	−	v	−	−

V、多様性；(+) 通常は陽性

この菌は家畜および野生動物や鳥類でたとえば家禽コレラ、豚ペスト、輸送熱のような出血性敗血症を引き起こす。ヒトは動物に咬まれたり、動物のくしゃみで生じた小滴を吸い込んだりして感染することがある。敗血症の指からも分離されている。

しばしば、宿主動物ごとに特別な名称を持っている。たとえば、トリでは *avicida, aviseptica*、ブタでは *suilla, suiseptica*、ウシでは *bovicida, boviseptica*、ヒツジでは *ovicida, oviseptica*、家ウサギでは *cuniculocida*、野ウサギでは *lepiseptica*、ネズミでは *muricida, muriseptica* である。宿主間で相互に特異性がみられるものがある。たとえばウシの菌株はマウスにも病原性をもつが、家禽には病原性を示さない。家禽コレラの菌株はウシとマウスにも病原性を示す。ヒツジ敗血症の菌株は齧歯類には病原性を示さない。

パスツレラ・ニューモトロピカ *Pasteurella pneumotropica*、ヘモリティカ *P. haemolytica* およびガリナルム *P. gallinarum*

これらの菌種は獣医関連材料から稀ならず分離される。

この *Pasteurella* 属に関するよりくわしい情報は Carter(1984), Curtis(1985), Barrow and Feltham（1993）, および Holmes（1999）を参照すること。

カーディオバクテリウム属

カーディオバクテリウム・ホミニス *Cardiobacterium hominis*

この菌種は通性嫌気性であり、増菌培地と高湿度を要求する。発育は7-10%二酸化炭素下で最善である。37℃での血液寒天上のコロニーは、24時間では微小であり、48時間では直径が約1mmであり、凸型、光沢があってバター様である。MacConkey 培地上では発育せず、オキシダーゼ試験陽性、グルコース、蔗糖はガスを産生することがなく発酵するが、乳糖は発酵しない。カタラーゼ、ウレアーゼと硝酸塩還元試験は陰性である。硫化水素を産生するが、ゼラチンを液化しない。

この菌は、心内膜炎患者の血液培養から分離されてきたが、上部呼吸気道にも見い出されている。

フランシセラ属

野兎病菌 *Francisella tularensis* は、ハザードグループ3に属している。感染性が高く、多くの実験室感染を引き起こしている。その取り扱いは、バイオセーフティ（封じ込め）レベル3実験施設内で微生物学的セーフティキャビネットの中で最大の注意を払ってなされねばならない。

血液、滲出液、膿汁または均質化組織を、血液寒天（増菌培地）、シスチン - グルコース寒天と濃縮卵黄培地の何本かの斜面で培養する。同時に普通寒天の試験管にも接種する。3-6日間培養して、きわめて小さい露滴状のコロニーを調べる。もしも被検材料がひどく汚染されているならば100μg/mlのサイクロヘキシミドもしくは200単位／mlのナイスタチン、および2.5-5μg/mlのネオマイシンを添加する。

小さくて、膨化した、または多形性のグラム陰性桿菌のコロニーを、血液および普通寒天、MacConkey寒天および増菌液体培地に継代する。グルコースとマルトースからの酸産生と22℃での運動性およびウレアーゼ活性を試験する。

この菌はきわめて小さく、両極染色性を示し、また非運動性である。普通寒天もしくはMacConkey寒天では発育せず、血液寒天上での発育は貧弱できわめて小さい灰色のコロニーを呈する。濃縮卵黄培地上では、3-4日でコロニーは小さく露滴状である。絶対的な好気性である。グルコースと蔗糖から酸を産生する。オキシダーゼ陽性でありインドールを産生する。

*F. tularensis*はジリス（ground squirrel）や米国西部やスカンジナビアの他種の齧歯類にみられるペスト様の病気（野兎病）の病因である。

野兎病の疑いがある場合の培養物と材料は参照研究所へ送るとよい。蛍光抗体法が迅速診断には使用されている。

*Francisella*属の詳細はEigelsbach and MacGamm（1987）およびNano（1992）に記述されている。

[参考文献]

Barrow, G. I. and Feltham, R.K. A. (eds) (1993) *Cowan and Steel's Manual for the Identification of Medical Bacteria*, 3rd edn. Cambridge: Cambridge University Press.

Brewer, R. A. and Corbel, M. J. (1985) Yersinia enterocolitica and related species. In: Collins, C. H. and Grange, J. M. (eds), *Isolation and* Identification of Micro-organisms o f Medical and *Veterinary Importance*. Society for Applied Bacteriology Technical Series No. 21. London: Academic Press, pp. 83-104.

Carter, G. R. (1984) Pasteurella. In: Krieg, N. R. and Holt, J. G. (eds), *Bergey's Manual of Systematic Bacteriology*, Vol. 1. Baltimore, MA: Williams & Wilkins, pp. 552-558.

Curtis, P. E. (1985) *Pasteurella multocida*. In: Collins, C. H. and Grange, J. M. (eds), *Isolation and Identification of Micro-organisms of Medical and Veterinary Importance*. Society for Applied Bacteriology Technical Series No. 21. London: Academic Press, pp. 43-52.

Doyle, M. P. and Cliver, D. O. (1990) *Yersinia enterocolitica*. In: Cliver D. O. (ed), *Foodborne*

Diseases. New York: Academic Press, pp. 224-229.

Eigelsbach, H. T. and McGann, V. G. (1984) Genus *Francisella*. In: Krieg, N. R. and Holt, J. G. (eds), *Bergey's Manual of Systematic Bacteriology*, Vol. 1. Baltimore, MA: Williams & Wilkins, p. 394.

Holmes, B. (1999) *Actinobacillus, Pasteurella* and *Eikenella*. In: Collier L, Balows, A. and Sussman, M. (eds), *Topley and Wilson's Microbiology and Microbial Infections*, 9th edn. Vol. 2, *Systematic Bacteriology*, CD-ROM. London: Arnold, Chapter 51.

Mair, N. S. and Fox, E. (1986) *Yersiniosis: Laboratory diagnosis, clinical features and epidemiology*. London: Public Health Laboratory Service.

Nano, F. E. (1992) The genus *Francisella*. In: Balows, A., Truper, H. G., Dworkin, M. et al. (eds), *The Prokaryotes*, 2nd edn. New York: Springer-Verlag.

Wanger, A. R. (1999) *Yersinia*. In: Collier L, Balows, A. and Sussman, M. (eds), *Topley and Wilson's Microbiology and Microbial Infections*, 9th edn. Vol. 2, *Systematic Bacteriology*, CD-ROM. London: Arnold, Chapter 44.

第35章

レジオネラ属（*Legionella*）とマイコプラズマ属（*Mycoplasma*）

これら2つの属は、2つとも非定型肺炎に関与しているのでここで一緒に検討する。

[レジオネラ属]

この属は好気性のグラム陰性桿菌で42菌種があり、そのうち18種はレジオネラ症（在郷軍人病）やポンティアック熱のようなヒトの病気に関与している。この細菌は水生生息地や土壌に広く分布している。この属および引き起こされる病気に関するより詳しいことについてはHarrisonn and Taylor（1988）, Stout and Yu（1997）, およびWinn（1999）を参照のこと。

分離

培養は、実験室診断のために好んで選択される方法である。レジオネラ属菌は増殖の要求性がとりわけ厳しく、普通血液寒天上には増殖しない。

ペプトン水希釈液中で材料（喀痰、気管支吸引物など）を均質乳化し、緩衝化炭末酵母エキス寒天（BCYE）に接種する、この寒天培地には2-oxoglutarate（α-ketoglutarate）（BCYE-α）と、各種の抗生物質を加えて、他の微生物の増殖を阻止する（市販のレジオネラ選択培地に抗生物質を添加したもの）。

5%二酸化炭素下と高湿度下で培養し、3、5、7および10日後まで調べてから廃棄処分する。ほとんどの菌株は、2-3日後に培養陽性となる。レジオネラ属菌のコロニーは小さく円形で、直径3mmまでの灰色、または緑色を帯びた褐色、すりガラス様の外観を呈する。

レジオネラ属菌はまた最新の血液培養系（例えば、Oxoid Signal, Difco Sentinel）によっても分離できるが、選択培地への接種を含む処理を追加する必要があるし、その感度は低い。

水試料からのレジオネラ属菌の分離については 20 章を参照のこと。

同定

疑いのあるコロニーについては塗沫のグラム染色を調べ、グラム陰性のものについて蛍光抗体（FA）血清、および多価血清による凝集試験を行う。可能であれば特異血清で試験を進める。

BCYE 培地で継代して、カタラーゼ、オキシダーゼおよび馬尿酸塩加水分解試験をする。ゼラチン液化試験も行うが、この培地にシステインと鉄塩（市販の増殖補填剤が利用可能）を含有していることを確認する。レジオネラ属菌はカタラーゼ陽性である。他の反応は菌種によって一定しない（以下参照）。

レジオネラ属菌のふるい分けと同定キットには Sigma と Microscreen がある。

完全な同定と血清群別のためにはレジオネラ属菌の培養を参照研究所へ送付することが勧められる。

レジオネラ属（*Legionella*）の菌種

比較的よくみられる菌種だけが以下に列記されている。生化学的性状の有用性は限られている。同定は、凝集試験に信頼を置くものでなければならない。

＊レジオネラ・ニューモフィラ *Legionella pneumophila*

この菌種はもっとも普通にみられる菌種である。オキシダーゼ陽性で馬尿酸塩を加水分解するただ 1 つの菌種である。ゼラチンを液化する。

＊レジオネラ・ボゼマニイ *Legionella bozemanii*、L. デュモフィイ *L. dumoffii* と L. ゴーマニイ *L. gormanii*

これらはオキシダーゼ陰性、馬尿酸塩を加水分解しないがゼラチンを液化する。

＊レジオネラ・ミクダディ *Legionella micdadei*

オキシダーゼ陽性、馬尿酸塩を加水分解しないしゼラチンも液化しない。

＊レジオネラ・ロングビーチ *Legionella longbeachii* およびL. ジョルダニ *L. jordanii*

これらもオキシダーゼ陽性で馬尿酸塩を加水分解しないが、ゼラチンを液化する。

直接免疫蛍光法

この方法は臨床材料中のレジオネラ抗原を検出するのに使用できる。結果は迅速に得られるが、この方法の感度はしばしば貧弱で、交差反応が他の細菌との間に生じて、疑陽性の結果を与えることがある。この試験は交差反応が高頻度で起きるので、レジオネラ感染の頻度が低い地域では、限定された役割を果たすだけである。

尿抗原

尿中のレジオネラ抗原の検出は、改良が進められているので、好んで選択される診断法になっているようである。今では酵素免疫抗体（EIA）検査法キットが、市販されており利用できる。感度も特異性も共に高く、試験は迅速に実施可能である。これら試験の主要な限界は、*L. pneumophila* 血清群1以外のレジオネラ感染症の診断ではこれらの試験は信頼できないということである。世界の多くの地域において、他の菌種ならびに血清群が、レジオネラ肺炎症例のかなりの割合での原因となっている。尿抗原試験は数週間から数カ月にわたって陽性を保持することがある。それゆえ、陽性結果は必ずしも急性感染を反映していない。

血清学

急性期の血清試料が採取され保存されるべきである。もしも他の試験結果が陰性であって、なおかつレジオネラ感染が疑われるなら、少なくとも3週間後の回復期血清試料が採取され、両方の血清試料について同時に抗体検索がなされるべきである。もしも血清抗体価の変化（seroconversion）

がこの段階で生じていないならば、さらに3週間後に血清試料を採取し試験されるべきである。

血清中のレジオネラ抗体の検出はレジオネラ感染診断の鋭敏な方法であり、とくに *L. pneumophila* 血清群1に起因する場合に鋭敏な方法である。血清学的試験の主要な欠点は、遡及的診断（retrospective diagnosis）結果だけを示すことであり、また他の菌種との交差反応が疑陽性結果を引き起こす点である。そのような交差反応を示す菌には、*Pseudomonas aeruginosa*、*Stenotrophomonas maltophilia*、*Bacteroides* 菌種、*Campylobacter jejuni* および *Bordetella pertussis* がある。多くの住民が比較的高い基底値（バックグラウンド）のレジオネラ抗体陽性率を有しているが、たぶんこれは過去の感染（しばしば無症状）の結果による。それ故レジオネラ症が診断される前には、4倍またはそれ以上の抗体価の上昇（1:128まで）が記録されている必要がある。抗体価（seroconversion）はレジオネラ感染後しばしば遅延して変化するので、回復期の血清試料は急性期の試料採取後、少なくとも3週間を置いて採取されることが推奨される。一方だけの血清試料（急性期あるいは回復期血清のどちらか1方）の試験が正当化されることは極めて稀な場合でしかない。

表35-1にレジオネラ症に関するする実験室試験の要約が示されている。

表35-1　レジオネラ症の実験室診断手順の要約

試験	試料	感度(%)	特異性(%)	費用	注釈
培養	喀痰 BAL	＋＋	＋＋＋	＋＋	全菌種
直接 IF	喀痰 BAL	＋＋	＋＋	＋	*L. pneumophila* 血清群のみ
尿中抗原	尿	＋＋	＋＋＋[a]	＋＋	*L. pneumophila* 血清群1のみ
血清学		＋＋	＋＋	＋＋	
4倍変動単一値 >1：256	血液	＋	＋＋	＋＋	*L. pneumophila*
PCR	喀痰 BAL	＋＋＋	＋＋＋	＋＋＋	全菌種ただし必ずしもいつも利用可能とはかぎらない

BAL、気管支肺胞洗浄液；IF，免疫蛍光；PCR，ポリメラーゼ連鎖反応
＋＜30%；＋＋　30－90%；＋＋＋　＞90%；a ただし p323 参照

［マイコプラズマ属］

マイコプラズマは最も小さい浮遊細菌（遊離生存細菌）で通常直径0.2-0.3μmである。細胞壁を欠損しているのでペニシリン耐性である。細菌濾過フィルターを通過しうる。その形態は一定していない。細胞は球菌状、単繊維状、あるいは星状形である。個々の細胞はグラム染色されない。マイコプラズマは、通常その特徴的なコロニーの形態を低倍率顕微鏡で観察して認識される。

分離

＊検査材料

喀痰、咽頭拭い液、気管支洗浄液、肺生検材料や脳脊髄液が検査材料となる。喀痰を同量のマイコプラズマ培地を加えてガラス粒子の入っている壜の中で振盪して均質懸濁液にする。組織は、マイコプラズマ培地に入れ均質化する。拭いスワブは、マイコプラズ培地に入れて検査実験室へ輸送する。そして検査のためその拭いスワブを培地中に絞り出す。他の検査材料（脳脊髄液、尿など）は前処置なしで、または遠心分離分離した沈渣を培養する。

＊培地

マイコプラズマの培地は、寒天平板または液体培地、あるいは2相性の形状として市販品が利用できる。それらの培地では酢酸タリウムおよびペニシリンを入れて他の細菌の増殖を阻止し、アンフォテリシンBを入れて真菌類を抑制する。これらの培地には表35-2に示されているようにグルコース、尿素、アルギニンを添加することがよくある。

マイコプラズマ寒天平板、マイコプラスマ液体培地、およびSP4液体培地（ウシ胎児血清含有マイコプラズマ液体培地）あるいは選択培地に2枚ずつ検査材料の0.1mlを接種する。表35-2に示された大気条件下において、嫌気瓶の中で37℃で培養する。寒天培地のコロニーを毎日20日間まで観察する。*M. pneumoniae* または *M. genitalium* のコロニーは、5-20 日の間に発育する。液体培地は、色調が適当に変化したら固形培地に継代培養する。

ある菌種のコロニー（コロニー）は暗い中心部と明るい周辺部をもっており、「目玉焼き」状の外観を呈する。他の菌種、とくに、*Mycoplasma pneumoniae* はこの形状を欠いている。

表 35-2　ヒト起原性マイコプラズマの分離

菌種	臨床材料	培養培地	基質	pH	培養環境	集落形状	増殖速度
M. pneumoniae	BAL 液 咽頭スワブ 喀痰	二相培地；SP4 培地；ウマ血清寒天と液体培地；SP4 液体または寒天培地	グルコース	7.8	1 ＋ 2	桑の実状	遅速 （5 日以上）
M. genitalium	尿道スワブ、咽頭スワブ、喀痰	SP4 液体または寒天培地	グルコース	7.8	1 ＋ 2	桑の実状	遅速 （5 日以上）
Ureaplasma urealyticum	膣スワブ、頸部スワブ、尿道スワブ、尿	尿素培地または集落を染色する、$MnCl_2$ 補充寒天	尿素	6.0	3	小型の目玉焼卵状	中速 （2 日以上）
M. hominis	膣スワブ、頸部スワブ、尿道スワブ	ウマ血清 液体または寒天培地	アルギニン	7.0	1 ＋ 2	目玉焼き卵状 （50-500μm）	急速 （しばしば 24 時間内）

a、スワブは適切な培地中にて実験検査室へ輸送されねばならない（本文を参照）。
b、環境：1 = 5% CO_2 /95% N_2; 2= 大気；3 = 10 − 20% CO_2/80 -90 % N_2
BAL, 気管支肺胞洗浄

同定

マイコプラズマ属は顕微鏡観察や継代のために白金線や白金耳を用いて、通常の方法で寒天培地から掻き採ってはいけない。滅菌した外科用メスで寒天を 5mm 角で 1 ないしそれ以上のコロニーを含む塊に切り出す。以下の方法で処理する。

顕微鏡観察

コロニーを上にして寒天塊をスライドガラスに載せる。カバーグラスに一滴のDiene染色液を載せ、それを裏返して寒天塊の上に載せる。低倍率の顕微鏡で観察する。

マイコプラズマ属のコロニーの印影は深い青色に染まり、ウレアプラズマ属のコロニーの印影は緑を帯びた灰色に染まる。細菌も青色に染まるがその青色は30分後には退色する。マイコプラズマ属の青色は数時間保たれる。この染色法はマイコプラズマ属を、同様な外観を呈する結晶のような人工産物から区別できる。

継代培養

コロニーの面を下にして寒天塊をマイコプラズマ寒天の表面に置き周りに動かして擦り付ける。新しいコロニーがその塊を擦った跡に成長する。

高度免疫血清による阻止試験

コロニーを含む寒天塊を切り出してマイコプラズマ液体培地に接種する。4-10日間培養しその培養液をマイコプラズマ寒天平板に重層する。放置して乾燥させてから、高度免疫血清をしみ込ませた濾紙片を、その寒天平板上に置く。コロニーが見えるようになるまで培養する。分離したマイコプラズマ属に対応する抗体をしみ込ませたその濾紙片の周囲に増殖阻止帯がみられる。

血球吸着試験

リン酸緩衝生食水（PBS）で0.5%濃度に調製した洗浄モルモット赤血球懸濁液を、約100個のコロニーを有している寒天平板上に重層する。室温に30分放置してからその血球液を除去し寒天表面をPBSで洗浄してから低倍率の顕微鏡で赤血球の吸着を調べる。*M. pneumoniae*のコロニーで吸着が起きている。

溶血試験

洗浄モルモットまたはヒツジ赤血球の20%PBS懸濁液の1mlを3mlのマイコプラズマ寒天基礎培地（45℃で）と混合して重層用寒天を作成する。

これをマイコプラズマ属のコロニーのある平板にゆっくり重層し固化させてから37℃で好気的に培養する。24時間後と48時間後にその平板を4℃の冷蔵庫に30分置いてから溶血を調べる。*M. pneumoniae*のコロニーの周辺にはβ-溶血帯がみられる。他のマイコプラズマ属のコロニーの周辺にはα-溶血帯がみられるが、その溶血帯はより小さくその成長も時間がより長く掛かる。

免疫蛍光染色法

これはマイコプラズマコロニーを同定するための信頼できる方法であるが、ウサギを用いて作成される特異抗体は現在のところ市販されていない。

マイコプラズマ属（*Mycoplasma*）の種

表35-3はヒトと動物の病気に関与するマイコプラズマ属を掲載している。そのうちでヒトの病気に関与するものについて簡単に以下に記述する。マイコプラズマ属によって引き起こされる病気の臨床的観点の詳細についてはMardh（1999）およびTaylor-Robinson（2002）を参照のこと。

＊マイコプラズマ・ニューモニエ *Mycoplasma pneumoniae*

この種は、好気状態と同じく5%二酸化炭素と95%窒素ガスの中で培養されたときにも、グルコースを含む培地では4-5日間で塊状のコロニーを形成する。

原発性非定型肺炎の主要な原因体であり、入院患者の肺炎の原因の15%にのぼる。この流行は4年周期でみられる。感染極期に、すべての利用可能な検査において適切な診断を行い、迅速かつ適切な化学療法、通常はエリスロマイシンあるいはテトラサイクリンで治療をしなければならない。

＊マイコプラズマ・ゲニタリウム *Mycoplasma genitalium*

コロニーと増殖条件は*M. pneumoniae*の場合と同じである。コロニーは成長するのに5日間を要する。*M. genitalium*は、非淋菌性尿道炎の男性の尿道から初めて分離された。その後、*M. pneumoniae*の関与した呼吸器官から分離されたが、この種はグルコースを代謝することや交差反応する抗原があることを含めて*M. pneumonia*と共通の性状を持っている。泌尿生殖

表 35-3　マイコプラスマが原因となるヒトおよび動物の病気

宿主	*Mycoplasma* sp.	主要な分離部位	疾病関連性
ヒト	*M. pneumoniae* *M. genitalium* *M. hominis* *M. fermentans* *Ureaplasma urealyticum*	呼吸気道 生殖器と気道 生殖器、ときに呼吸器 生殖管 生殖管と中咽頭	非定型肺炎 非特異的尿道炎 敗血症性創傷感染 生殖器（その他？） 感染症 非淋菌性尿道炎と 慢性肺疾患
ウシ	*M. mycoides* subsp. *mycoides* *M. bovis* *Mycoplasma* spp. (bovine group 7)	呼吸気道 関節、乳、生殖管	牛伝染性胸膜肺炎 （牛肺疫） 乳房炎と呼吸器疾患 伝染性無乳症
ヒツジ／ヤギ	*M. agalactiae* *M. mycoides* subsp apr I *M. capricolum*	関節、乳、血液 呼吸気道 関節、乳房、血液	伝染性無乳症 山羊伝染性胸膜肺炎 敗血症性関節炎
ニワトリ	*M. gallisepticum* *M. synoviae*	呼吸気道	気嚢空気炎症、 副鼻腔炎、関節炎
ブタ	*M. hypopneumoniae*	呼吸気道	気嚢空気炎症と 関節炎 流行性肺炎
ラット／マウス	*M. artthritidis* *M. pulmonis*	関節 呼吸気道	関節炎 マウス呼吸器 マイコプラスマ症

器や呼吸器中の感染頻度はまだ確定していない。

＊マイコプラズマ・ホミニス *Mycoplasma hominis*

M. pneumoniae の場合と同じ大気条件下で、この種はアルギニンを含む培地上に「目玉焼き」状のコロニーを形成する。増殖は迅速で 24 時間で可視的となる。

約 20% の女性の生殖器管中に存在し、多分日和見病原体の 1 つとみなされている。軽度の分娩後発熱の女性の血液培養からときたま分離され、また骨盤内炎症や不妊症の原因となりうる。

＊ウレアプラズマ・ウレアリティクム *Ureaplasma urealyticum*

尿素を含む培地で二酸化炭素 10-20% と窒素ガス 80-90% を含む大気条件で培養すると小さな「目玉焼き」状コロニーが現れる。コロニーの成長には2日またはそれ以上の日数がかかる。

約60%の健康な女性が生殖器官にこのマイコプラズマをもっている。*M. hominis* と同様に日和見病原体の1つとみなされているが、それは軽度の分娩後発熱の女性の血液培養からときどき分離され、また胎盤内炎症と不妊症の原因になりうるからである。男性の非特異的尿道炎や出生時低体重児の慢性肺疾患に関与している。

血清学的診断

血清学的診断は、特に *M. pneumoniae* によって引き起こされる一連のマイコプラズマ感染症について記述されてきた。しかしながら、現在相変わらず培養が最も有用な診断法である。

寒冷凝集試験のような歴史的方法は比較的感度の低い方法であり、感染流行期の迅速診断用として留保しておくべきである。*M. pneumoniae* の補体結合試験もまた感度の低い方法である。もっと感度のよい方法には、抗原被覆ゼラチン粒子の凝集試験および特異IgM抗体検出用のμ捕捉酵素結合免疫吸着分析法（ELISA）がある。*M. pneumoniae* の再感染中の特異的IgM産生は貧弱（低い）であるから、このような時期の患者で検出率を最大にするには、IgM分析は同時に特異的IgGまたはIgAの分析で補われるべきである。

ポリメラーゼ連鎖反応

M. pneumoniae の核酸をPCR法によって検出する極めて感度の高い市販の分子アッセイ（測定）キットがいくつかある。マイコプラズマは感染後数週間にわたって呼吸気道中に留まるので、この分析結果の解釈は難しいかもしれない。分泌物中のマイコプラズマの存在量の定量的分析方法の確立が待たれる。*M. pneumoniae* の診断的試験法について表35-4に要約されている。

汚染因子としてのマイコプラズマ属

マイコプラズマ属は組織培養の汚染因子としてしばしば認められる。そ

表 35-4　*Mycoplasma pneumoniae* 診断試験の要約

培養	試料	感度（%）	特異性（%）	費用	注釈
	咽頭スワブ 喀痰、BAL	＋＋	＋＋＋	＋＋	集落進展に 2 週間、広くは使えない
血清学：CFT	血液	＋＋	＋＋	＋	組試料が必要
血清学：特異的 IgM	血液	＋＋（＋）	＋＋	＋＋	再感染が非検出のまま残る
血清学：IgM と IgG/A	血液	＋＋＋	＋＋	＋＋（＋）	初期感染と再感染が検出
PCR	咽頭スワブ 喀痰、BAL	＋＋＋	＋＋＋	＋＋	広くは使えない

BAL，気管支肺胞洗浄液；　CFT、補体結合試験；　Ig、免疫グロブリン；　PCR、ポリメラーゼ連鎖反応
＋＋ 30 － 90%；　＋＋＋　≧ 90%

の汚染は上記の培養法によって、あるいは DNA プローブ（例えば、Gen-Probe, San Diego）によって検出できる。もし汚染があれば、抗微生物感受性試験を実施することでこの組織培養培地中に添加する適切な抗生物質を測定する。マイコプラズマ属に関するより詳しい情報等は Taylor-Robinson and Tully（1999）を参照のこと。

[参考文献]

Harrison, T. G. and Taylor, A. G. (1988) *A Laboratory Manual for Legionella*. London: Wiley. Mardh, P-A. (1999) Mycoplasma and ureaplasma. In: Armstrong, D. and Cohen, J. (eds), *Infectious Diseases*, Vol. 2, Section 8. London: Moshy, pp. 1-6.

Stout, J. E. and Yu. V. L. (1997) Legionellosis. *New England Journal of Medicine* 337: 682-687. Taylor-Robinson, D. (2002) Mycoplasmas. Atypical pneumonia: genital tract infection. in: Greenwood, D., Slack, R., Peutherer, J. (eds), *Medical Microbiology*, 16th edn. Edinburgh: Churchill Livingstone, pp. 379-389.

Taylor-Robinson, D. and Tally, J. G. (1999) Mycoplasmas, ureaplasmas, spiroplasmas and related organisms. In: Collier, L., Balows, S. and Sussman, M. (eds), *Topley and Wilson's Microbiology and Microbial Infections*, 9th edn, Vol. 2, *Systematic Bacteriology*, CD-ROM. London: Arnold, Chapter 34.

Winn, W. C. (1999) Legionella. In: Murray, P. R., Baron, E. J., Pfaller, M. A. et al. (eds), *Manual of Clinical Microbiology*, 7th edn. Washington DC: ASM, pp. 572-585.

第36章

レジオネラ属（*Legionella*）と マイコプラズマ属（*Mycoplasma*）

これら2つの属を一緒に検討するが、両者に関連性はない。これらはしばしば病的材料や食品から分離される。これらを区別することが重要である。あるブドウ球菌は病原菌であり、あるものは病原性が疑わしいか日和見病原菌である。その他のものとミクロコッカス属菌は無害とみられているが、汚染の有益な指標になる。ブドウ球菌は発酵性であり、嫌気的にグルコースから酸を産生する。ミクロコッカス属菌は酸化的であり、酸素の存在下でのみグルコースから酸を産生する。ブドウ球菌は、一平面にとどまらず多平面に二分裂して、その結果不規則な塊となり、しばしばぶどう房状を呈する。

他の微生物のグループの場合と同様に、分類学的および命名の基準が最近変ったが、臨床材料および食品からのグラム陽性球菌の同定法がかならずしも容易になったわけではない。ミクロコッカス“micrococci”という術語は未だに厳密で無く、容易に同定できない多くの菌を含んで広く使用されている（アエロコッカス属について627-8頁、ペディオコッカス属について630-1頁をも参照のこと）

分離

病理学的材料

膿汁、尿、綿棒採取物等を、血液寒天または、プロテウス属菌種の発育を阻止するために、コリスチンとナリジクス酸をそれぞれ10mg/mlずつ加えた血液寒天に、接種する。また食塩肉汁培地に接種する。37℃で終夜培養する。その食塩肉汁を血液寒天に接種する。

食品材料

ストマッカー容器内で0.1％ペプトン水を用いて10％食品材料懸濁液を調製する。もしも加熱刺激が加えられていると思われたときには、10mlの脳心臓エキス培地を入れた各管にそれぞれ材料懸濁液0.1mlを加える。3～4時間培養してから継代する。以下の培地のうち1つまたはそれ以上を使用する。牛乳食塩寒天（milk salt agar, MSA）、フェノールフタレイン・リン酸塩・ポリミキシン寒天（PPP）、Baird-Parker培地（BP）および亜テルル酸塩・ポリミキシン・卵黄培地（TPEY）。24～48時間培養する。フォスファターゼ陽性のコロニーを検出するために、PPP培地のアンモニア試験（以下参照）を実施する。エンテロトキシン検出のための市販の試験法もある（Berry *et al.*, 1987）。

MSA寒天は、ブドウ球菌を選択するために高濃度食塩を利用している。PPP培地では、ポリミキシンが多くの他の菌を抑制している。BP培地は、選択度が非常に高いが、プロテウス属菌種の過剰増殖がありえる。この過剰増殖はスルファメタジン50μg/mlを培地に加えることで抑制される。

増菌または大量のブドウ球菌を解析するためには、食塩肉汁培地またはマンニトール食塩培地を使用する。0.1または1.0mlの懸濁液を10mlの培地に、また10mlを50mlの培地に加える。一晩培養し、固形培地の1つに継代接種する。もしブドウ球菌が食品中に大量に存在すれば、0.1mlの摂取量のところから濃厚な増殖になる。極めて少量であれば10mlの接種のところだけに増殖がみられる。

もし菌数測定が必要であれば、Miles and Misraの方法で固形培地の1つを使用する。

ブドウ球菌性食中毒

全ての患者の糞便を試験する必要はなく、10 ～ 20% の患者の材料で十分である。食塩 7-10% を含有する Robertson のクックド・ミート培地（salt meat medium）に 2-5g の糞便または吐瀉物を接種して一晩培養し、血液寒天または特別ブドウ球菌用培地の 1 つに接種する。全ての食品取扱者の身体の露出部にみられる病巣とその拭い材料（スワブ）を検査し、またすべての厨房従事者の鼻、手、指の爪についても検査する。俎板およびブドウ球菌が付きそうな割れ目やひび割れがある調理器具のスワブを検査する。通常の病理実験室用のスワブ綿棒を使用する。細い針金または棒に巻いた綿を試験管の中で滅菌したもの（これらの拭い綿棒は、ほとんどの実験室の供給材料の中にもある）。スワブ綿棒を固形培地に接種し、またクックドミート培地の中に切りとって入れる。

ブドウ球菌性食中毒発生時の患者、食品、器具や食品取扱者から分離された黄色ブドウ球菌の全菌株は参照研究所へ送付すべきである。全ての菌株が中毒を引き起こしうるわけではないし、他の株は普通、研究調査中に遭遇するものである（13 章参照）。

同定

ブドウ球菌とミクロコッカス属菌の普通培地上でのコロニーは、金色、褐色、白色、黄色あるいは桃色、不透明、ドーム状である。血液寒天では 24 時間後に直径 1-3mm となり、通常容易に乳濁化できる。血液寒天上で β − 溶血性を示しうる。Aerococci は α - 溶血性を示す。

Baird-Parker 培地で 24 時間後の *S. aureus*（黄色ブドウ球菌）は黒色で、光沢ある、凸面状の直径 1-1.5mm のコロニーを生ずる。コロニーには狭い白色の縁があり、そのコロニーは直径 2-5mm の澄明な帯域によって取り囲まれている。この澄明帯域は培養後 36 時間でのみ明らかである。

他の staphylococci と micrococci、enterococci のあるもの、コリネ型菌類（類

ジフテリア菌）と腸内細菌は増殖して黒色のコロニーを産生するが、澄明帯域を作ることはない。*S. epidermidid* のある菌株は、狭い澄明帯域に取り囲まれる広い不透明の帯域を持っている。灰色または白色のコロニーはどんなものでも無視ししてよい。ほとんどの他の細菌は増殖が阻止される（Proteus 属菌種を除く―上記参照）。

TPEF 培地では、*S. aureus* のコロニーは黒色または灰色であり、そのコロニーの周囲か下部、もしくはその両方に沈降帯域を生ずる。

次いでグラム染色塗沫を検鏡する。臨床材料から分離されてクラスター（菌塊状）状に増殖しているグラム陽性球菌については、クランピング因子とコアグラーゼの試験を実施する。これが同定の近道である。両方の試験で陽性のものは恐らく *S. aureus* である。

クランピング因子とコアグラーゼ試験

血漿を凝固するコアグラーゼ酵素を持っていることは、ブドウ球菌以外にはほとんどない性状である。スライド試験法は、フィブリノーゲンに直接作用して「結合」性コアグラーゼ（クランピング因子）を検出する。試験管法は、血漿中にある他の因子と協同してフィブリノーゲンに作用する「遊離」コアグラーゼを検出する方法である。結合性か遊離性かまたは両方のコアグラーゼが存在する。

スライド、クランピング因子試験

スライドガラスの上に水を一滴置き、そこに 1 または 2 個のコロニーを懸濁させる。もし 10-20 秒の間に凝集が起こらない時は、直線針金をヒトまたはウサギ血漿（EDTA 添加）に浸し、それで菌懸濁液を攪拌する。10 秒以内に *S. aureus*（黄色ブドウ球菌）は凝集して、可視の凝集塊を形成する。生食水の代わりに水を用いるのは、ある種のブドウ球菌はとくに食塩培地で培養されると食塩感受性となるからである。過剰の（例えば 1 白金耳量の）血漿を使用するのは疑陽性を生ずることがあるので避けること。使用する血漿を、既知のコアグラーゼ陽性ブドウ球菌であらかじめ点検しておくこと。

試験管コアグラーゼ試験

この試験をクランピング因子試験の陽性または陰性の確認のために実施する。0.8mlの普通ブイヨン培地（グルコース不含有）を入れた小試験管に、0.2mlの血漿を加える。疑わしいブドウ球菌を接種して、37℃の水槽中で培養する。3時間後に調べて、もし陰性であったら終夜室温に放置して再び調べる。

*Staphylococcus aureus*は凝固物を作って試験管内容物の全体をゲル化し、またはゆるいクモの巣状のフィブリンを形成する。さらに長時間培養すると、消化（フィブリン溶解）によってこの凝固はたぶん消失する。

既知の陽性および陰性対照株を置くこと。試験管法ではクエン酸塩血漿は、クエン酸塩を利用するどんな菌、例えば糞便streptococciストレプトコッカス（カタラーゼ陰性であるが）、*Pseudomonas*や*Serratia*属菌種によっても凝固される。それゆえEDTA血漿（市販品が利用可能）または蓚酸塩血漿もしくはヘパリン血漿を使うのが得策である。試験管法コアグラーゼ陽性の菌のすべてについてグラム染色塗沫を調べる。

S. aureus（黄色ブドウ球菌）をラテックス凝集反応で同定するための市販キット、例えばProlex（Prolab）、Microscreen（Microgen）およびStaphytect（Oxoid）がある。これらのキットの使用はヒト血漿を取り扱う際の潜在的危険性を取り除く。クランピング因子とプロテインAを結合した試験もある。その他は血球凝集反応を採用している。

フォスファターゼ試験

フェノールフタレイン・リン酸塩寒天に接種して終夜培養する。アンモニア蒸気に曝露する。フォスファターゼ陽性ブドウ球菌staphylococciのコロニーは桃色に変色する。*S. aureus*(黄色ブドウ球菌）は陽性結果を示す（ただし陰性株が報告されている）。

もし菌種の同定（*S. aureus*黄色ブドウ球菌以外の）が必要なときはAPI STAPH-IDENT系を使用するが、硝酸塩還元試験、ノボビオシン（5-μgディスク片）感受性試験、およびマンニトール、トレハロース、蔗糖発酵試験（Baird-Parker糖培地）を実施する（表36-1と以下を参照)。（さらにくわし

い情報は、Jones *et al.*, 1990 と Kloos, 1999 を参照のこと）

表36-1　数種のStaphlococcus 菌種の性状

菌種	色素	コアグラーゼ	フォスファターゼ	ノボビオシン5μg/ディスク	酸形成		
					マニトール	トレハロース	スクロース
S. aureus	+	+	+	S	+	+	+
S. chromogenes	+	−	+	S	v	+	+
S. hyicus	−	−	+	S	−	+	++
S. intermedius	−	v	+	S	+	+	+
S. epidermidis	−	−	+	S	−	−	+
S. warneri	−	−	−	S	v	+	+
S. saprophyticus	−	−	−	R	+	+	+

v，多様性；　S、感受性；R、抵抗性

スタフィロコッカス属

Staphylococcus 属には現在少なくとも30菌種があるが、ほとんど関心のないものもある。これらの菌種は、3つのグループに分けることができる。(1) コアグラーゼ陽性、(2) コアグラーゼ陰性でノボビオシン感受性および (3) コアグラーゼ陰性でノボビオシン抵抗性。以下に既知もの、および日和見病原菌のみを取り上げる。

黄色ブドウ球菌 *Staphylococcus aureus*

この菌種はコアグラーゼとフォスファターゼが陽性、マンニトールとトレハロースと蔗糖から酸を産生し、ノボビオシンに感受性である。中にはウマ血液寒天上で溶血性のものがあるが、その溶血帯はコロニーの直径に比べて比較的小さい（溶血性連鎖球菌とは違っている）。

黄金色の色素産生は、多分もっとも変異しやすい性状である。若い培養は全く色素を産生することはないようである。培養を1ないし2日間室温にて実験台上に放置して置くと色素が発生してくる。色素産生は、ラクトースが培地に存在するとき、もしくは他の炭水化物やそれらの分解産物が存在するとき亢進される。

Staphylococcus aureus（黄色ブドウ球菌）は化膿性感染症や食中毒でよくみられる原因菌である（13章参照）。Staphylococci（ブドウ球菌）はベッドの整頓、着衣、脱衣のような普通の家庭や病棟での作業のなかで広く撒き散らされる。それらは大部分の人々の鼻や皮膚や髪の中に存在している。

メチシリン耐性ブドウ球菌 *Methicillin-resistant staphylococci*

メチシリン耐性ブドウ球菌（MRSA）は深刻な院内感染を引き起こしており、速やかに同定することが必要である。普通、培養したものは抵抗性株と感受性株との混合物である。

4mg/l のメチシリンを含有するマンニトール食塩寒天培地に接種して終夜培養する。マンニトールを発酵する *S. aureus*（黄色ブドウ球菌）のほんどの菌株は増殖するが、コアグラーゼ陰性のブドウ球菌 staphylococci の中には増殖するものがある。この培地での直接凝集試験は満足する結果を与えないことがあるので、いくつかのコロニーを血液寒天に継代培養してから上記のようにその増殖を試験するか、あるいは既述の市販キットで試験する。他の培地も利用できる。Davies（1997）、Davies *et al.*（2000）を参照のこと。また Cookson and Phillips（1990）も参照のこと。

コアグラーゼ陰性ブドウ球菌属菌

＊スタフィロコッカス・エピデルミディス（S. アルブス）*Staphylococcus epidermidis*（*S. albus*）

この菌種は色素を非産生である。コロニーは陶器白色（china white）を呈する。抗生物質抵抗性の菌株は珍しくなく、しばしば尿を含む臨床材料から分離され、日和見感染症の病原菌となることがある。

Staphylococcus epidermidis は、例えば人工心臓弁や関節、心室血管側路や心室カニューレのような体内埋め込み材料での感染に関係する。多種の抗生物質に抵抗性の菌株が生じている。

＊スタフィロコッカス・サプロフィティカス Staphylococcus saprophyticus

この菌種は若い性活動の活発な女性の尿管感染症を引き起こす。診断キットがある（Dermaci , Sweden）。

＊他の菌種

Staphylococcus chromogenes は *S. aureus*（黄色ブドウ球菌）と同様に色素を産生し蔗糖を発酵する。日和見感染病原菌であり、ブタや牛乳で見出されている。*S. hyicus* は、日和見感染病原菌でありブタの皮膚炎や家禽、牛乳に見い出されている。*S. intermedius* は、イヌで感染症を引き起こすことが知られている。*S. warneri* と *S. cohnii* は、日和見感染病原菌である。

＊ブドウ球菌の毒素

食品中のこれら毒素の存在を試験するキットがあり、このキットはまた生理用タンポンの使用に関連して起きるトキシンショック症候群の研究にも利用される（Berry *et al.*, 1987; Arbuthnot *et al.*, 1990 参照）。

＊ブドウ球菌の型別

院内感染または食中毒事例から分離された菌株は、疫学的目的のために型別されるべきである。これは参照研究所でなされるのが最善である（Richardson *et al.*, 1992 参照）。

ブドウ球菌属の総説は Society for Applied Bacteriology Symposium（Jones *et al.*, 1990）および Kloos and Bannerman（1995）と Kloos（1999）によって書かれている。

ミクロコッカス属

グラム陽性、オキシダーゼとカタラーゼ陽性の球菌であるが、ブドウ球菌属とは違ってグルコースを酸化的に利用し、または培地中の指示薬の色調を変化させるのに十分なだけの酸の産生はない。これらは空気、水、土壌にみられる普通の腐生性の菌であり、しばしば食品中にもみられる。

現在、分類は混乱している。この菌属は、以前には *Gaffkya* とか *Sarcina* と呼ばれていた4連球菌（tetrad-）や小包形成球菌（packet-forminng cocci）を含んでいる。これらの形態学的性状は培養条件によって様々であり、分類学的目的に十分なほど一定しているとは考えられない。Sarcina 属は今のところ嫌気性球菌のみを含んでいる。

現在、新しく分離された菌株を初期の教科書に溢れている特別な名前のどれかによって記載することが妥当とは思われない。

［参考文献］

Arbuthnott, J. P., Coleman, D. C. and De Azavedo, J. S. (1990) Staphylococcal toxins in human disease. In: Jones, D., Board, R. G. and Sussman, M. (eds), *Staphylococci*. Society for Applied Bacteriology Symposium Series No. 19. Oxford: Blackwells, pp. 101S-108S.

Berry, P. R., Weinecke, A. A., Rodhouse, J. C. and Gilbert, R. J. (1987) Use of commercial tests for the detection of *Clostridium perfringens* and *Staphylococcus aureus* enterotoxins. In: Grange, J. M., Fox, A. and Morgan, N. L. (eds), *Immunological Techniques in Microbiology*. Society for Applied Bacteriology Technical Series No. 24. London: Blackwells, pp. 245-250.

Cookson, B. and Phillips, I. (1990) Methicillin-resistant staphylococci. In: Jones, D., Board, R. G. and Sussman, M. (eds), *Staphylococci*. Society for Applied Bacteriology Symposium Series No. 19. Oxford: Blackwells, pp. 55S-70S.

Davies, S. (1997) Detection of methicillin-resistant *Staphylococcus aureus*: then evaluation of rapid agglutination methods. *British Journal of Biomedical Science* 54: 13-15.

Davies, S., Zadik, P. M., Mason, C. M. et al. (2000) Methicillin-resistant *Staphylococcus aureus*: evaluation of five selective media. *British Journal of Biomedical Science* 57: 269-272.

Jones, D., Board, R. G. and Sussman, M. (eds) (1990) Staphylococci. *Journal of Applied Bacteriology Symposium* No. 19, 69: 1S-188S.

Kloos, W. E. (1999) *Staphylococcus*. In: Collier, L., Balows, A. and Sussman, M. (eds), *Topley and Wilson's Microbiology and Microbial Infections*, 9th edn. Vol. 2, *Systematic Bacteriology*. London: Arnold, Chapter 27, CD-ROM.

Kloos, W. E. and Bannerman, T. L. (1995) *Staphylococcus and Micrococcus*. In: Murrau, P. R., Baron, E. J., Pfaller, M. A. *et al.* (eds), *Manual of Clinical Microbiology*, 6th edn. Washington: ASM Press.

Richardson, J. F., Noble, W. C. and Marples, R. M. (1992) Species identification and epidemiological typing of the staphylococci. In: Board, R. G., Jones, D. and Skinner, F. A. (eds), *Identification Methods in Applied and Environmental Microbiology* Society for Applied Bacteriology Technical Series No. 29. Oxford: Blackwells, pp. 193-220.

第37章
ストレプトコッカス属（*Streptococcus*）、エンテロコッカス属（*Enterococcus*）、ラクトコッカス属（*Lactococcus*）、アエロカッカス属（*Aerococcus*）、ロイコノストック属（*Leuconostoc*）およびペディオコッカス属（*Pediococcus*）

このグループは、食品や酪農業で使用される発酵開始剤、腐敗作用物質、腐生性菌だけでなく、医学、歯科学および獣医学で重要な細菌を含んでいる。グラム染色陽性でカタラーゼ陰性の球菌は、広範囲にわたる分類学的改訂がなされており、いくつかの新しい属と種が本書の最終版が出た後に記述されている（Facklam and Elliott, 1995; Hardie and Whiley, 1997; Facklam, 2002）

Streptococcus、*Enterococcus*、*Lactococcus*、*Leuconostoc*、*Abiotrophia* および *Aerococcus* の菌種を区別する重要な性状は表37-1に示されている。

表37-1　一般性状

属	溶血性	45℃での増殖	6.5NaCl中の増殖	エスクリン加水分解	ガス	バイコマイシン（30μg/ディスク）	PYR
Streptococcus	α β n	−	−	v	−	S	−[a]
Enterococcus	α β n	+	+	+	−	S[b]	+
Lactococcus	α n	−	v	−	−	S	+
Aerococcus	α	−	+	v	−	S	±
Leuconostoc	α n	−	v	v	+	R	−
Abiotrophia	α	−	−	−	−	S	+

PYR、pyrrolidonyl-β-naphthylamide reaction
n、なし；v、多様性；S、感受性；R、抵抗性
a *S.pyogenes, S.iniae* と *S.porcinus* は陽性
b 抵抗性を示す株が出る

ストレプトコッカス属

ストレプトコッカス（連鎖球菌）はグラム染色陽性球菌で、常に同一面で分裂し 2 連または連鎖を形成する。カタラーゼとオキシダーゼ陰性、芽胞を有せず、運動性がなく、あるものは莢膜を有している。通性嫌気性であり、あるものはふつう以上の炭酸ガス濃度を要求する。

分離

＊臨床材料由来

血液寒天が通常の第一次培地である。嫌気的に培養されれば、重要な連鎖球菌は増殖するが、他の多くの細菌は増殖を阻止される。もしその材料が他の多くの細菌を含んでいることが知られていたら、濃厚接種部位上に 30μg のネオマイシン含有の濾紙ディスクを置く。他の方法として、10μg コリスチンおよび連鎖球菌に選択的な 5μg/ml のオキソリン酸（COBA 培地：Petts, 1984）を含有する血液寒天を使用する。（クリスタル・バイオレット血液寒天は、バッチごとに色素の品質変動があり、コロニーサイズと溶血度合に影響が出るので十分には満足できない）。

Islam の培地（Islam, 1977; 市販品利用可能）は、例えば出生前のスクリーニングにおいて（予め）B 群連鎖球菌を識別するのに役立つ。37℃で嫌気的に培養する。

＊歯垢

血液寒天、トリプティケース酵母エキス・シスチン寒天、あるいはミチスサリバリウス寒天に接種する。

＊ウシ乳房炎

Edwards の培地を使用する。クリスタルバイオレットと硫酸タリウムはほとんどの腐生性菌を阻止する。エスクリン - 発酵性腐生性連鎖球菌は黒色コロニーを与え、乳房炎連鎖球菌は淡灰色のコロニーを与える。

＊酪農製品

中温菌には酵母グルコース寒天、および好熱菌には酵母ラクトース寒天を使用する。

＊空気

病院内交差感染調査での β - 溶血連鎖球菌には、スリット（細隙）標本採取器を用いて、50 万分の 1 濃度のクリスタルバイオレット（十分濃度）を含有するクリスタルバイオレット寒天を使用する。口腔連鎖球菌の変異の証明にはミチス サリバリウス寒天を使用する。

連鎖球菌の同定

血液寒天上のコロニーは、通常小さく直径 1-2mm で、完全な縁を持った凸状を呈する。コロニーには、'glossy'（光沢のある）、'matt'（くすんだ、艶消しの）、'mucoid'（粘液様）がある。液体培地中での増殖は、しばしば顆粒状で試験管の底に沈殿する。

最初の分類は、ヒツジまたはウマ血液寒天上での溶血を基になされる。α - 溶血連鎖球菌はしばしば「ビリダンス viridans」連鎖球菌と言われており、コロニーの周りに小さな緑色気味の帯域をつくる。これはチョコレート血液寒天でもっともよく見られる。

β - 溶血連鎖球菌は小さなコロニーを作り、その回りはもっと大きく明瞭な溶血領域で囲まれている。その溶血領域では赤血球がすべて破壊されている。

血液寒天上の溶血は、病原性にとって単なる大まかな指標でしかない。β - 溶血連鎖球菌はヒトおよび動物に病原性を有する菌株を含んでいるが、溶血の型は培養条件や血液寒天の基礎材に使った培地に依存しているようだ。α - 溶血連鎖球菌のなかには、コロンビア血液寒天上で β - 溶血を示すものがある。

腐生性菌の連鎖球菌のなかには β - 溶血性のものがあり、また他の属の細菌で同様なコロニー形態のものもある。グラム染色塗沫が検査されないと、咽喉頭のスワブ中にある溶血性のヘモフィルス属菌種は、しばしば溶血連鎖球菌として報告されてしまう。

＊臨床材料の菌株

臨床材料からのβ-溶血連鎖球菌は、通常それらのLancefield群（以下参照）を決定することで、あるいはバシトラシンに対する感受性（以下参照）によって*S. pyogenes*（A群参照）として同定される。*S. pneumoniae*（肺炎球菌）はオプトヒンに対する感受性によって、あるいは胆汁溶解性によって同定される。他の連鎖球菌株は、別のさらなる試験が必要である。

連鎖球菌の抗原

連鎖球菌の菌種と菌株は通常、血清学的群と型によって同定される。細胞壁に含まれる一連の炭水化物抗原によって決められるLancefield群（A-W群、但しI群を除く）がある。各群の既知の菌種でウサギを免疫して抗血清を作成する。その抗血清は、相同の菌の抽出物抗原と*in vitro*で特異的に沈降反応を起こすであろう。この炭水化物はC物質として知られている。*S. pyogenes*（A群）に入る連鎖球菌は、2種類のタンパク抗原、つまりM, T抗原によって血清学的型（Griffith）に分けられる。

Mは型特異的抗原であり菌体の表層近くあり、トリプシン処理で除去される。このM抗原はマット型とムコイド型のコロニーに存在するがグロッシー型には存在しない。これは沈降反応によって証明される。T抗原は型特異的ではなく、M抗原と共に存在するかあるいは独立に存在しており、該当する抗血清での凝集反応によって証明される。

Lancefield群別は通常、菌の分離をおこなう研究室で実施されるが、市販品の抗血清または凝集反応試薬を使用する。日常の目的ではA, B, C, DおよびG群の試薬だけを使うことが必要であるが、ほとんどの凝集反応キットにはF群も含まれている。

試験従事者はこれらの群別が必ずしも常に種特異的ではないことを知っているべきだ。腸球菌の中にはD抗原の他にG抗原を有するものがある。anginosus群の連鎖球菌の菌種（下記参照）は、A, C, FおよびG群として反応するが、溶血性を示すときは化膿連鎖球菌と混同することがありえる。“viridans”連鎖球菌の中にもA群あるいはC群に群別されるものがあり、ある条件下ではβ-溶血を呈することもある。

溶血性の菌株（A群、その他）についてGriffithの型別をすることが疫学的目的では必要である。疫学的型別の図式が主要病原体のほとんどに関して存在する。この図式は参照研究所によって実施されるのが最もよい。

連鎖球菌の血清学的群別

この方法には二つある。市販のラテックス凝集反応キットは迅速であり、1次培養の増殖が測定できる状態であれば1時間以内に結果がえられる。沈降反応はもっと時間がかかるが、多くの群を同定できる。

ラテックス凝集反応キット試験

種々の市販商品が入手可能である。そのなかにはOxoid、Murex、Pharmacia、Prolab およびDiagnostic Productsがふくまれている。連鎖球菌の抗体がラテックス粒子に付着している。この抗体被覆粒子は、同一群の連鎖球菌の懸濁液ないしは菌抽出液とスライドグラス上で混合すると凝集する。ラテックス凝集法では、この菌の酵素抽出液または亜硝酸抽出液をこの抗体被覆ラテックス試薬とスライドグラス上で混合する。A, B, C, D, FとG群はこの方法で同定される、けれども腸球菌および*S. bovis*を同定するため、またC群あるいはG群株の菌種を同定するため、そしてviridans連鎖球菌を同定するためには、D群の連鎖球菌に関して生化学的試験を行うことが望ましい。

沈降毛細管試験法

この方法は凝集試験に大きく取って代えられているが、以下の3つの方法がいまだに使用されている。

1%グルコース培地中の連鎖球菌の一夜培養の50mlを遠心分離する、または濃厚に接種した血液寒天培地の終夜培養菌を掻き取って懸濁液を調製する。

Lancefield法では、遠心沈渣に0.2モル塩酸0.4mlを加えて懸濁し、沸騰水槽で10分間加温する。冷却後一滴の0.02%フェノールレッドを加え、さらに微量の0.5モル濃度の苛性ソーダを色彩がわずかにピンク色

(pH7.0) に変化するところまで加える。これを遠心分離すれば、その上清が抽出液である。

Fullerのフォルムアミド法では、遠心沈渣を0.1mlのフォルムアミドに懸濁し、油浴で160℃ 15分加熱する。冷却後0.25mlの酸アルコール(エタノール95.5:1M 塩酸0.5)を加える。混合して遠心する。上清を分離して、これに0.5mlのアセトンを加える。

遠心操作の間、アセトンが爆発する可能性がある。

混合し遠心して上清を捨てる。この沈渣に0.4mlの生食水、1滴の0.02%フェノールレッド、白金耳で0.2モル水酸化ナトリウムを中性(pH7.0)になるまで加える。これが抽出液である。この方法は、D群連鎖球菌にとってはあまり良い方法ではない。

Maxred法では、C物質は連鎖球菌の懸濁液を*Streptomyces*の1株から調製された酵素と反応させることで抽出される。この酵素を調製するには、国の標準菌株コレクションから*Streptomyces*属菌種のNo.787を入手し、緩衝酵母エキス寒天上で37℃数日間培養する。この培地は平壔(120ml 医用平壔)で最もよい斜面となる。良好な増殖がみられたら、冷凍庫内または固形の二酸化炭素の破片を入れた容器に培地を保存する。24時間後にその培地を溶けるままにして溶液を分離する。この液がその酵素を含有している。少量ずつ壔に小分けして冷蔵庫に保管する。連鎖球菌抽出液を得るためには、血液寒天培養菌から大白金耳分を採取し酵素溶液0.5mlとともに小試験管に懸濁して、水槽で37℃ 2時間加温する。遠心した上清を、以下に記すように沈降試験に使用する。この方法は、D群菌株の試験ではうまくいかない。

パスツールピペットから毛細管を作成する。毛細管の細端を群血清の中に浸けて数ミリメートル充たす。それをプラスチック粘土に刺し立て、極細のパスツールピペットを用いてその血清の上に抽出液を重層する。これら2層は混ざり合わないで明瞭な界面が維持される。ピペット操作にあたっては少し慣れが必要となる。2層の間に空気泡ができたときは、極細の針金を挿入すると界面が普通に形成される。

陽性結果は、界面に白い沈降物が形成されることで示される。良好な沈降物を得るには、時に抽出液を生理食塩水で 1:2 あるいは 1:5 に希釈する必要がある。

バチトラシン ディスク法

血液寒天平板に濃密に菌を接種してから、その平板上に市販のバチトラシン・ディスクを置いて一晩培養する。もしも接種した菌が A 群の連鎖球菌であればディスクの周りに増殖阻止帯が現れる。この試験は完全には信頼できる方法ではない。それで、スクリーニング法として用いる以外は次第に使われなくなっている。

生化学的試験

現在のところ沢山の菌種があるので、従来の試験法は時間がかかり過ぎる。それゆえ、API20 Strep（bioMérierux）、ID 32 STREP（bioMérirux）、RapidID STR（Innovative Diagnostic Systems）のような市販の同定キットを使用して、それらのデータベースを参照するのが最善である。表 37-2 および表 37-3 は、より一般的な菌種のあるものについての生化学的性状を示している。

連鎖球菌の種と群

Lancefield の群別は、連鎖球菌であることの有用な証拠になるけれども、それはいつでも種特異的というわけではない。分類学的研究によれば、連鎖球菌は 6 つの群（クラスター）に分けられるようであり、それらは生態学的および病原的性状を反映している（Hardie and Whiley, 1997）。

1．*Pyogenic* : 主に β - 溶血性の菌種で人または動物に病原性を示す。
2．*Anginosus* : 人の口腔、腸、生殖管にみられ、また創傷感染や膿瘍から分離されることもある。
3．*Mitis* : *S. pneumoniae* を含む口腔連鎖球菌。
4．*Salivarius* : 酪農関連の連鎖球菌のいくつか、およびヒトの口腔にもみられる菌種。

表 37-2　化膿性連鎖球菌と S.suis

菌種	ランス フィールド 群	溶血性	CAMP	PYR	VP	加水分解			胆汁寒天培地での増殖	酸形成			
						エクスリン	馬尿酸塩	アルギニン		マニトール	ソルビトール	ラクトース	リボース
S.pyogenes	A	β	−	+	−	v	−	+	−	v	−	+	−
S.agalactiae	B	β	+	−	+	−	+	+	+	−	−	v	+
S.equi ssp.equi	C	β	−	−	−	−	−	+	−	−	−	−	−
S.equi ssp. zooepidemicus	C	β	−	−	−	v	−	+	−	−	+	+	v
S.dysgalactiae ssp.dysgalactiae	C	α, β	−	−	−	−	−	+	−	−	−	v	+
S.dysgalactiae ssp.equisimilis	C, GL	β	−	−	−	v	−	+	−	−	−	−	+
S.canis	G	β	±	−	−	v	−	+	−	−	−	−	+
S.inaie	[a]	α β	+	+	−	+	−		−	+	+	−	−
S.porcinus	E, P, U, V[a]	β	+	+	+	+	v	+	−	+	+	v	+
S.uberis	E[a]	α	−	+	+	+	+	+	−	+	+	+	+
S.suis	D	α β n	−	−	−	+	−	+	+	−	−	+	−

a 群なし、または A,B,C,D,F,G でない
n、なし；v、多様性

表37-3　Aginosus,Salivarius,Mitis,Bobis および Mutans 群と他の連鎖球菌の例

菌種	ランスフィールド群	溶血性	加水分解		VP	胆汁寒天培地での増殖	酸形成		
			エクスリン	アルギニン			マニトール	ソルビトール	ラクトース
Anginosus group									
S.aginosus	A, C, F, G, ＊	β,n	+	+	+	−	−	−	+
S.constellatus	C, F, ＊	β,n	+	+	+	−	−	−	v
S.intermedius	＊	β,n	+	+	+	−	−	−	+
Salivarius group									
S.salivarius	＊	α	+	−	+	−	−	−	−
S.thermophilus	＊	α,n	−	−	v	+	−	−	v
Mitis group									
*S.pneumoniae***	＊	α	−	−	−	−	−	−	−
S.mitis	＊	α, β	−	−	−	+	−	−	v
S.oralis	＊	α, β	−	−	−	+	+	−	v
Bovis group									
S.bovis	D	α	+	−	+	+	v	−	+
S.equinus	D	α	+	−	+	+	−	−	−
Mutans group									
S.mutans	＊	α	+	−	+	−	+	+	+
Other streptococci									
S.acidominus	＊	α	+	−	−	−	+	+	+

* 群なし、または A,B,C,D,F,G でない
** オプヒトン感受性と胆汁可溶性試験が陽性
*** さらなる情報は Facklam RR(2002) へ
v、多様性；n、非溶血

5．*Bovis*：ヒトや動物の腸管内に生息。

6．*Mutans*：ヒトやある種の動物の歯牙表面にコロニー形成。

どの群にも含まれない菌種がいくらかある。

＊化膿性群

ストレプトコッカス・ピオゲネス（A群）*Streptococcus pyogenes*（group A）

これらはβ-溶血性であり、猩紅熱、扁桃炎、産褥性敗血症やその他のヒトの感染症に関わるいわゆる溶血連鎖球菌である。莢膜を有する菌株が

あり、培地の表面に水滴様の大型（3mm）コロニーを作る。この菌種は、他の菌種とは区別されて市販キットによる PYR（pyrrolidonyl-β-naphthylamide）陽性反応によって A 群に分別される。

ストレプトコッカス・アガラクティアエ（B 群）*Streptoous agalactiae*（group B）

これはウシの慢性乳房炎の原因菌であり、新生児の髄膜炎、敗血症の重要な原因でもある。女性の生殖管や腸管内にも見られる。尿管系感染症の原因として報告されてきた。通常は β- 溶血性であるが非溶血の菌株もみられる。10% 胆汁酸塩培地で増殖し、CAMP（Christie, Atkinns and Munch-Petersen）試験陽性である（p.180-1 を参照のこと）。

ストレプトコッカス・ディスガラクティアエ（C, G または L 群）
Streptococus dysgalactiae（group C,G or L）

ヒトから分離される C 群の β- 溶血性連鎖球菌、ウシ乳房炎から分離される α- あるいは β- 溶血性 C 群の'*S. equisimilis*'、ヒトから分離される大型コロニーの β- 溶血性を示す G 群の *S. dysgalactiae*、および動物から分離される L 群の連鎖球菌は、遺伝学的に同一であることが示され 1 つの菌種 *S. dysgalactiae* とされた。二つの亜種がある。つまり *S. dysgalactiae* 亜種 *equisimilis* は C 群、G 群の β- 溶血性のヒトの株、そして *S. dysgalactiae* 亜種 *dysgalactiae* は α- 溶血性、β- 溶血性あるいは非溶血で動物由来の C 群または L 群の株である。これらは、ヒトあるいは動物のフィブリンまたはプラスミノーゲンに対する効果によって互いに鑑別される。

ストレプトコッカス・エクイ　および　ズーエピデミカス（C 群）
Streptococcus equi and *S. zooepidemicus*（group C）

これらの β- 溶血性の C 群連鎖球菌は、従来から遺伝学的に同一であることがわかっており、現在は二つの亜種がある *S. equi* といわれている。すなわちウマやロバの腺疫の原因になる *S. equi* 亜種 *equi* と、動物の感染症流行の原因であり、またヒトの感染症の原因としてもいくつか報告されている *S. equi* 亜種 *zooepidemicus* とである。

ストレプトコッカス・カニス（G 群）*Streptococcus canis*（group G）

イヌと他の動物の病原体、およびウシ乳房炎の病原体である。

ストレプトコッカス・イニエ *Streptococcus iniae*

イルカおよび天然や養殖の魚類の病原体である。

ストレプトコッカス・ポーシヌス *Streptococcus porcinus*

ブタの呼吸器管および頚部膿瘍中に見つかっている。

ストレプトコッカス・ユベリス *Streptococcus uberis*

これは動物の菌種であり、ウシ乳房炎の病原体のひとつである。

＊アンギノーサス群 Anginosus group

以前の *S. milleri* は、現在三つの菌種からなる。つまり *S. anginosus*、*S. constellatus*、および *S. intermedius* である 。

＊サリバリウス群 Salivarius group

Streptococcus salivarius は、ヒトの口腔粘膜の正常細菌叢の一部である。*S. thermophilus* は生化学的には D 群連鎖球菌に類似しているが、D 抗原を持っていない。その至適増殖温度は 50℃ である。（*Lactobacillus bulgarius* とともに）ヨーグルト製造に使用される。

＊ミティス群 Mitis group

このグループの中で最も重要なものは *S. pneumoniae* であり、一般には肺炎球菌 pneumococcus と呼ばれている。ヒトの大葉性肺炎、中耳炎および髄膜炎の原因菌であり、またその他のヒトや動物のいろいろな感染症の病原菌であり、稀であるが乳房炎の原因でもある。臨床材料では莢膜をもった双球菌として見つかるが、検査用培地上では通常は連鎖状に増殖し、莢膜を提示しないのが普通である。幾つかの血清学的な型があるが、血清学的同定は今日ほとんど試みられることはない。血清型Ⅲの菌株は通常高度に粘液様 mucoid のコロニーを産生するが、ほとんどの他の菌株は平坦な「チェスの駒型 draughtsman-type」のコロニーであり、1-2mm 直径で緑色気味の溶血コロニーを示す。

肺炎球菌は、しばしば「ビリダンス viridans」連鎖球菌と培養上で類似している。以下の試験が急速な鑑別を可能にする。肺炎球菌はオプトヒン（ethylhydrocupreine hydrochloride）に感受性である。ほとんどの培地製造業者はオプトヒン ディスクを供給している。肺炎球菌を接種した平板に置いたディスクは、好気的（二酸化炭素の不在下）で培養すると少なくとも

10mm の阻止帯を示す。肺炎球菌は胆汁で溶解される。他の連鎖球菌は溶解されない。10% デオキシコール酸ナトリウム生食水 0.2ml を 5ml の一夜培養液体培地（グルコース液体培地は使用しない）に加える。37℃で培養する。培養菌液の溶解による透明化は 30 分以内に完全になされねばならない。

肺炎球菌は連鎖球菌の中でただ 1 つイヌリンを発酵する菌であり、多くの“virians”連鎖球菌のようには耐熱性ではない。これらの二つの判定基準は単独では分別に使用すべきでない。

ストレプトコッカス・サンギス *Streptococcus sanguis*

この菌種は、このグループの他の菌種と同じくヒトの心内膜炎に関与している。

ストレプトコッカス・パラサンギス *Streptococcus parasanguis*

これはヒトから分離された菌種である。ヒツジの無症候性乳房炎の原因菌として報告されている。

＊ボビス群 Bovis group

ストレプトコッカス・ボビス（D 群）*Streptococcus bovis*（group D）

これはヒトおよび動物の腸管内に存在している。ヒトの腸管疾患のとき、血流に侵入して心内膜炎を引き起こすことがある。血液培養でこの菌種が陽性のときは、しばしば腸の悪性疾患に関わっている。PYR 試験の陰性反応によって腸球菌と区別される。

ストレプトコッカス・エキナス（D 群）*Streptococus equinus*（group D）

動物（とくにウマ）の腸管に定着し、また牛乳中に見つかる。ヒトの感染症が報告されてきた。

＊ミュータンス群 Mutans group

ストレプトコッカス・ミュータンス *Streptococcus mutans*

歯の菌垢（プラーク）にみられる菌種で、齲歯に関連している。

＊他の菌種

ストレプトコッカス・スイス *Streptococcus suis*

これはブタの髄膜炎に関わっており、おそらくヒトにも感染し得る。

ストレプトコッカス・アシドミニマス *Streptococcus acidominimus*

これはウシの生殖系中の片利共生細菌である。

エンテロコッカス属

この属は、対または連鎖を形成する好気性のグラム陽性球菌を含んでいる。連鎖球菌と同様にカタラーゼ陰性であるが、40%胆汁と6.5%食塩存在下で増殖するし、またエスクリンを加水分解する。血液寒天上での溶血は様々である（α、β、もしくは非溶血）。この属はLancefieldのD群であり、ほとんどがPYRを加水分解する。17菌種があり、そのうちあるものは運動性である。広い範囲にわたり動物の腸管内にみられ、また糞便汚染の指標菌として利用される（Leclerc *et al.*, 1996; Goodfree *et al.*, 1997）。

分離

＊臨床材料

血液寒天、MacConkey、Edwards培地に接種する。Edward培地にはエスクリンが含まれており、腸球菌によって加水分解されると黒色のコロニーを呈する。

同定

10℃と45℃での増殖、エスクリン加水分解、アルギニン加水分解酵素活性、運動性、黄色色素産生およびマンニトール、ソルビトール、蔗糖、アラビノース、アドニトールからの酸の産生を試験する（表37-4）

API20 STREPキットの系でほとんどの菌種が同定される。菌種のなかには伝統的な方法では同定困難なものがあり、ポリメラーゼ連鎖反応（PCR）が使用される（Woodford *et al.*, 1997）。この属の同定についての一層くわしい情報はFacklam *et al.*（1999）を参照のこと。

よくみられるエンテロコッカス属の菌種

重要な生化学的反応が表 37-4 に示されている。

＊エンテロコッカス・フェーカリス *Enterococcus faecalis*

この菌種はヒトの腸管に普通に存在し、それゆえ糞便汚染の指標菌として利用される。ニワトリの腸管にもみられるが、その他の動物の腸管にはあまりみられない。創傷や尿管感染症から分離されることがある。2、3、5-3 フェニルテトラゾリウム塩酸（TTC;Mead 培地中）を還元する唯一の腸球菌である。0.03% テルル酸カリウムの存在下で増殖する。

＊エンテロコッカス・フェシウム *Enterococcus faecium*

この菌種はブタおよび他の動物の腸管内に存在し、「滅菌された市販」ハム缶詰の腐敗の原因となっている。TTC を還元せず、また 0.03% のテルル酸カリウムを含有する培地では増殖しない。他の腸球菌よりも抗生物質に一層抵抗性であり、院内感染症で分離されることがある。

＊エンテロコッカス・デュランス *Enterococcus durans*

この菌種は牛乳や酪製品中にみられるが、臨床材料では普通はみられない。

表 37-4　Enterococcus の菌種

菌種	増殖		アルギニン脱炭酸酵素	運動性	黄色色素	酸形成				
	10℃	45℃				マニトール	ソルビトール	スクロース	アラビノース	アドニトール
E.faecalis	+	+	+	−	−	+	+	+	−	−
E.faecium	+	+	+	−	−	+	v	+	+	−
E.avium	+	+	−	−	−	+	+	+	v	+
E.durans	+	+	+	−	−	−	−	−	−	−
E.casseliflavus	+	+	+	+	+	+	v	+	+	−
E.gallinarum	+	+	+	+	−	+	−	+	+	−
E.malodoratus	+	+	−	−	−	+	+	+	−	+
E.munditii	+	+	+	−	+	+	−	+	+	−

v、多様性

＊エンテロコッカス・アビウム *Enterococcus avium*

この菌種はニワトリや他の動物の腸管内に存在するが、臨床材料でみつけられる頻度は少ない。

＊エンテロコッカス・カゼリフラバス *Enterococcus casseliflavus*

この菌種は植物材料と関連しているが、ヒトからも分離されてきた。運動性がある。もしコロニーに綿棒を接触させると、その綿棒は黄色に染まる。この菌種はバンコマイシンに対して低レベルの自然抵抗性を有する。

＊エンテロコッカス・ガリナルム *Enterococcus gallinarum*

この菌種はニワトリの腸管内にみられ、運動性を有するが黄色色素は産生せず、またバンコマイシンに対して低レベルの自然抵抗性を持っている。

＊エンテロコッカス・ムンテイ *Enterococcus mundtii*

この菌種は、黄色色素を産生するが非運動性である。

＊エンテロコッカス・マロドーラツス *Enterococcus malodoratus*

この菌種はチーズの中にみられる。

ラクトコッカス属

以前 *Streptococcus* に分類されていたこれらの菌種は、牛乳、酪農製品、野菜や魚と関係がある。

表 37-5 Lactcoccus の菌種と S.thermophilus

菌種	増殖		アルギニン加水分解	酸形成		PYR	VP
	10℃	45℃		マニトール	ソルビトール		
L.lactis ssp.lactis	+	−	+	+	−	v	v
L.lactis ssp.cremoris	+	−	−	−	−	−	+
L.plantarum	+	−	−	+	+	−	+
S.thermophilus	−	+	−	−	−	−	+

v、多様性

分離と同定

血液寒天あるいは牛乳寒天を用いて10、25、45℃で培養する。アルギニン加水分解活性、マンニトール、ソルビトールの発酵性およびPYR試験とVoges- Proskauer試験を行う（表37-5）。

ラクトコッカス属の菌種

＊ラクトコッカス・ガルビエアエ（従来のエンテロコッカス・セリオリシダ
Lactococcus garvieae（*previously Enterococcus seriolicida*)）

この菌種は水牛とウシの乳房炎を引き起こす；ヒトの血液と尿から分離されている。

＊ラクトコッカス・ラクティス・亜種 ラクティス *Lactococcus lactis* ssp. *lactis*

この菌種は腐敗している牛乳中に存在し、独特の風味を与える。チーズの発酵開始剤として利用される。

＊ラクトコッカス・ラクティス・亜種 クレモリス *Lactococcus lactis* ssp. *cremoris*

この菌種は、酪農産業において発酵開始剤として利用される。

＊ラクトコッカス・プランタルム *Lactococcus plantarum*

この菌種は、冷凍野菜の腐敗の原因であると考えられてきた。

アエロコッカス属

通常これらの菌種は、房状、双球菌状、短連鎖状を呈する。

分離

食品乳化材料と空気採取材料について、血液寒天を使用し30-35℃で培養する。

同定

*Aerococcus*属の菌は血液寒天上でα-溶血性であり、他の‘viridans’連鎖球菌と類似している。胆汁寒天で増殖するが、腸球菌と違って45℃で発

育せず、D抗原を所有しない。

アエロコッカス属の菌種

＊アエロコッカス・ビリダンス Aerococcus viridans

この菌種は、空気由来でよくみられる汚染菌である。漬物の塩水のなかにもみられる。ヒトでは皮膚にみられ、創傷感染や心内膜炎にの原因になることがある。この菌に感染したロブスターは、腹部表面がピンク色に変色し、血液はその特徴的な青みを帯びた緑色が失せてピンク色になる。

＊アエロコッカス・ウリナエ Aerococcus urinae

この菌種は、尿および心内膜炎の症例から分離されている。

ロイコノストック属

この属は、経済的に重要ないくつかの微好気性の菌種を含んでいる。凍結野菜の表面にデキストランの粘液を作る菌種がある。Leuconostoc属の菌種は、チーズ発酵開始剤として使用されている。ヒトの感染症から分離される場合には、これらの菌種はバンコマイシン耐性であるので、バンコマイシン耐性の腸球菌（VRE）と混同されることがある。しかし、Leuconostoc属は10℃で増殖するが45℃では増殖せず、またPYR試験が陰性で

表37-6 Leuconostocの菌種

菌種	酸形成						粘液物
	アラビノース	キシロース	グルコース	マニトール	ラクトース	スクロース	
L. cremoris	−	−	＋	−	＋	−	−
L. dextranicum	−	v	＋	v	＋	＋	＋
L. lactis	−	−	＋	v	＋	＋	−
L. mesenteroides	＋	v	＋	＋	v	＋	＋＋
L. paramesenteroides	v	v	＋	＋	v	＋	−

v、多様性

ある。

分離

被検材料を酵母グルコース半流動寒天（pH6.7 ～ 7.0）で、5% 二酸化炭素の条件下に 20 ～ 25℃で培養する。

同定

MRS 培地で、グルコース、乳糖、蔗糖、マンノース、アラビノースおよびキシロース等の糖類からの酸産生を試験し、また、グルコースを含有する固形培地上でのデキストラン粘液層形成（表 37-6）を検出する。

ロイコノストック属の菌種

＊ロイコノストック・メセンテロイデス *Leuconostoc mesenteroides*

これは最も重要な菌種である。グルコースを含有する培地や野菜材料上で、ガスおよび大量のデキストラン粘液を産生する。糖を含有しない培地での菌コロニーは小さくて灰色を呈する。酵母エキスを含有しない培地での増殖はきわめて貧弱である。Sauerkraut（塩漬け発酵キャベツ）の発酵や silage（貯蔵牧草）生産に寄与し、またピクルスの粘液病（slime disease）に関わる（高塩分によって *Lactobacillus plantarum* が発育を促進されないならば）。豆類や果汁の生産での「粘液性糖 slimy sugar」や「砂糖病 sugar sickness」の原因でもある。

＊ロイコノストック・パラメセンテロイデス *Leuconostoc paramesenteroides*

この菌種は、*Leuconostoc mesenteroides* に似ているがデキストラン粘液を産生しない。野菜や牛乳、乳製品に広く分布している。

＊ロイコノストック・デキストラニカム *Leuconostoc dextranicum*

この菌種は、*Leuconostoc mesenteroides* に比べて粘液の度合いは少なく、生化学的な活性度も低い。発酵野菜、牛乳、乳製品に広く分布している。

＊ロイコノストック・クレモリス *Leuconostoc cremoris*

これは自然界には稀な菌種であるが、乳製品の発酵開始剤としてよく使わている。

＊ロイコノストック・ラクティス *Leuconostoc lactis*

これは普通にみられる菌種ではない。牛乳、酪製品に見られる。

ペディオコッカス属

ペディオコッカス属菌は、無莢膜の微好気性球菌で単球菌または双球菌の状態でみられる。栄養要求性が厳密であり、醸造、発酵、食品加工業において経済的に重要な菌である。

分離

ビール腐敗を起こすペディオコッカス属菌には、増菌培地や麦芽寒天培地を使用する。pH5.5のトマトジュース培地が最善である。5～10％炭酸ガス存在下で菌種ごとに適した温度で培養する。

ペディオコッカス属菌は、アルギニンを加水分解する点と粘液や粘液様コロニーを形成しない点でleuconostoc属菌と異なる。この菌は酢酸塩あるいは酢酸寒天培地で増殖する。

同定

もしも種を同定することが必要である場合には、乳糖、蔗糖、ガラクトース、サリシン、マルトース、マンニトール、アラビノースおよびキシ

表37-7　Pedicoccusの菌種

菌種	増殖		酸形成							
	10℃	45℃	ラクトース	スクロース	マルトース	マンニトール	ガラクトース	サリシン	アラビノース	キシロース
P.damnosus	−	−	−	−	＋	−	−	−	−	−
P.acidi-lactici	＋	＋	v	v	−	−	＋	−	−	−
P.pentosaceus	＋	＋	＋	v	＋	−	＋	＋	＋	＋
P.urinae-equi	＋	−	＋	＋	＋	−	＋	＋	v	v

v、多様性

ロースを含むMRS糖培地に接種する。そして適切な温度で培養する。どの菌種からもガスの産生はない（表37-7）

ペディオコッカス属の菌種

＊ペディオコッカス・ダムノサス（P. セレビジアエ）*Pediococcus damnosus*（*P. cerevisiae*）

この菌種は酵母と麦芽汁の中にみられる。ビールの汚染は、濁った、特有な臭いを伴う酸っぱい産物を生ずる。つまりサルシナ病である。*P. damnosus* はホップ中の抗細菌成分に抵抗性である。

＊ペディオコッカス・アシディ - ラクティシ *Pediococcus acidi-lactici*

この菌種は、塩漬け発酵キャベツ（ザウアークラウト）、麦芽汁、発酵穀物汁の中で見出される。ホップ中の抗細菌成分に感受性である。

＊ペディオコッカス・ペントサセウス *Pediococcus pentosaceus*

ピクルスだけでなく、ザウアークラウト、サイレージ（貯蔵牧草）、穀物汁でもみられるが、ホップで苦味をつけられたビールでは見出されない。

＊ペディオコッカス・ウリナエ - エクイ *Pediococcus urinae-equi*

この菌種は、ビール醸造酵母の汚染菌である（その名前は、ウマの尿から最初に分離されたことを示す）。

アビトロフィア属

従前は栄養変異ストレプトコッカスと呼ばれていたこの菌は、培養するのに0.001％ピリドキサル塩酸塩または0.01％　Lシステインを含む血液寒天を必要とする。この菌は、黄色ブドウ球菌 *Staphylococcus aureus* と交差画線培養すると衛星現象を示す。ヒトの口腔にみられ、心内膜炎、眼感染症、脳膿瘍から分離されている。

［参考文献］

Facklam, R. R. (2002) What happened to the streptococci?: overview of taxonomic and nomenclature changes. *Clinical Microbiology* Reviews 15: 613-630.

Facklam, R. R. and Elliott, J. A. (1995) Identification, classification, and clinical relevance of catalase-negative gram-positive cocci; excluding the streptococci and enterococci. *Clinical Microbiology* Reviews 8: 479-495.

Facklam, R. R., Sahm, D. F, Tiexeira, L. M. (1999) Enterococcus. In: Murray, R.M., Baron, E.J., Pfaller, M. A. et at. (eds), *Manual of Clinical Microbiology*, 7th edn. Washington DC: ASM Press, pp. 297-305.

Goodfree, A. F., Kay, D. and Wyer, M. D. (1997) Faecal streptococci as indicators of faecal contamination in water. *Society for Applied Bacteriology Symposium Series no.* 26 83: 1105-1195. London; Blackwells. Hardie, J. M. and Whiley, R. A. (1997) Classification and overview of the genera Streptococcus and Enterococcus. *Society for Applied Bacteriology Symposium Series no.* 26 83: 15-118.

Islam, A. K. (1977) Rapid recognition of Group B streptococci. *Lancet* I: 256-257.

Leclerc, H., Devriese, L. A. and Mussel, D. A. A. (1996) Taxonomical changes in intestinal (faecal) enterococci and streptococci: consequences on their use as indicators of faecal contamination in drinking water. *Journal of Applied Bacteriology* 81:459-466.

Petts, D. N. (1984) Colistin-oxolinic acid blood agar: a new selective medium for streptococci. *Journal of Clinical Microbiology* 19: 4-7.

Woodford, N., Egelton, C. M. and Morrison, D. (1997) Comparison of PCR with phenotypic methods for the speciation of enterococci. *Advances in Experimental Medicine and Biology* 418: 405.

第38章

ラクトバチルス属（*Lactobacillus*）とエリジペロトリックス属（*Erysipelothrix*）

これら2つの属は、グラム陽性で非運動性の微好気性および通性嫌気性桿菌を含んでいる。表38-1と表38-2はお互いを区別し、また*Listeria*と区別する基本的な性状を示す。

表38-1　数種の *Lactobacillus* 菌種

菌種	増殖		酸形成				アルギニン脱炭酸酵素	エスクリン加水分解
	15℃	45℃	ラクトース	サリシン	マニトール	ソルビトール		
L.casei	+	v	v	+	+	+	−	+
L.plantarum	+	−	+	+	+	−	−	+
L.brevis	+	−	v	−	−	−	+	v
L.leichmanhii	−	+	v	+	−	−	v	+
L.acidophilus	−	+	+	+	−	−	−	+
L.delbrusckii	−	+	v	v	−	−	v	−
L.salivarius	−	+	+	v	+	+	−	v

v、多様性

表38-2　*Lactobacillus, Erysipelothrix* と *Listeria* 菌種 a

属	運動性	カタラーゼ	5℃での増殖	サリシンからの酸形成	H2S産生	増殖要求性 b
Lactobacillus	−	−	−	+	−	+
Erysipelothrix	−	−	+	−	+	−
Listeria	+	+	+	+	−	−

a 比較として添付
b 例えばMRS培地

ラクトバチルス属

これらのグラム陽性桿菌は連鎖を形成することがあり、corynebacteriaと似ている。非運動性、カタラーゼ陰性、発酵性であり、特異的な増殖要求性をもっている。

食品、酪農、醸造産業、動物共生体として重要であり、またヒトの腸管や膣にもみられる。植物材料中にみられる菌種もある。一般的に非病原性と考えられているが、齲歯に関係する菌種もあり、また血液培養から得られるものもある。

分離

MRS培地（deMann, Rogosa and Sharp）、Rogosa培地およびpH5.0-5.8の同様な平板培地それぞれ2枚ずつに接種する。LS確認培地はヨーグルトの試験に特に有用である。ビールにはRaka-Ray寒天培地を使用する。多くの菌種はpH7.0で増殖したとしても貧弱であるが、ヒトの病理学的材料は血液寒天平板に接種する（以下を参照）。一組の平板は好気的に、他の一組は5:95の炭酸ガス環境下で培養する。食品材料は28-30℃で、ヒトおよび動物材料は35-37℃で、48～72時間培養する。極めて小さい白色のコロニーを調べる。この酸性培地ではカビ以外の他の細菌はほとんど増殖しない。

ヒト材料でもっとも普通にみられる*L. acidophilus*の仮同定のためには、接種した血液寒天平板に以下の濾紙ディスクを置く。(1) 飽和蔗糖液に浸したスルホンアミド感受性ディスク、(2) ペニシリン（5単位）ディスク。

*Lactobacillus acidophilus*は緑色の溶血を示す。増殖は蔗糖で促進される。またスルホンアミド抵抗性、ペニシリン感受性である。

同定

菌種まで同定することは滅多に必要でない。それは容易でないからである。つまり、技術次第で反応は異るし、また菌種のあるものは分類学的位置付けがまだ確かでないからだ。

純培養を得る必要がある場合は、継代培養し、以下の糖類を含む修正MRS液体培地に濃厚に接種する。乳糖、サリシン、マンニトール（アルギニン水解試験用）およびソルビトール。28-30℃で3-4日間培養する。MRS液体培地試験管へ接種して、15℃と45℃（表38-1）で培養する。アルギニン加水分解酵素とエスクリン加水分解を試験する。

カタラーゼ試験のために炭水化物の少ない固形培地で培養する（炭水化物が多い培地では擬陽性を示すことがある）。カタラーゼ試験は陰性である（lactobacilliと混同されることのあるcorynebacteriaやlisteriaはカタラーゼ陽性である）。

表38-1は、普通にみられるlactobacilli種の性状を示すが、これ以外にも多くの菌種がある。この属の菌種の完全な同定にはAPI 50CHLの系が推奨される。

ラクトバチルス属の菌種

＊ラクトバチルス・アシドフィラスとカゼイ *Lactobacillus acidophilus* and *L. casei*

これらの菌種は広く分布しており、牛乳や酪製品中、また哺乳類の消化管中の共生菌としてみられる。これらの菌は他の菌と共に、ヨーグルト生産に使用され、またヒトに二次侵入細菌としての齲歯に関連している。*L. acidophilus*は、多分Boas-Oppler桿菌としてヒトの胃ガンの症例にみられる細菌であり、またヒトの膣内に見られたDoderlein桿菌でもある。

寒天培地上のこの菌のコロニーは、「羽毛状」とか「カニ様」とか称せられる。

＊ラクトバチルス・プランタルム *Lactobacillu plantarum*

この菌種は植物（生きたものと死んだもの）に広く分布している。ピクルス発酵に関与する細菌の1つであり、ザウエルクラウトおよび貯蔵牧草の生産に使用される。

＊ラクトバチルス・デルブレッキイ *Lactobacillu delbrueckii*

この菌種は、植生と穀類に普通にみられる。ある穀類の酵母発酵において酸性状態開始のための発酵開始剤として用いられる。この菌は寒天培地上で増殖して、円鋸歯状の小型、扁平コロニーを形成する。この菌種は現在では、以前の *L. lactis, L. bulgaricus* を含んでいる。

＊ラクトバチルス・レイクマンニイ *Lactobacillu leichmannii*

この菌種はほとんどの酪製品にみられる。乳酸の商業生産に使用され、寒天上で小型の白色コロニーに増殖する。

＊他の菌種

その他の菌種に関しては ,Sharp（1981）および Kandler and Weiss（1986）を参照のこと。肉から分離される lactobacilli のあるものは、現在は *Carnobacterium* 属に位置付けされている（Collins *et al.*, 1987 を参照）。

ラクトバチルス属菌の計数

lactobacilli の計数は、酪農生産業における衛生と滅菌の有用な指標である。壜や撹拌機のすすぎ水、または 0.1% ペプトン水に浸した綿棒の適当な希釈液を用意する。Rogosa 培地または lactobacilli 用に推奨されている他の培地のいずれかに注ぐ（「平板計数」）。37℃で 3 日間、または 30℃で 5 日間、5% 炭酸ガス環境下で培養する。

歯科医師や口腔衛生士は、ときどき唾液中の lactobacilli の計数を要請されることがある。患者は唾液の浸出を促進するためにパラフィン蝋を噛み、10ml の唾液を収集して平板計数のために希釈する。通常は、1:10、1:100、1:1000 の希釈で十分である。

唾液 1ml あたり 10 の 5 乗個の菌数が算定された場合は、カリエス（虫歯）の可能性を示していると考えられている。唾液 0.2ml を培地に加え、振盪培養する。簡易比色試験法がある。色調の変化があれば齲歯の傾向があったことを示している。

この属に関するより詳細な知見は、Sharpe（1981）、Kandler and Weiss（1986）を参照のこと。

エリジペロトリックス属

この属は小型（2 × 0.3μm）のグラム陽性桿菌で、健康な動物の体内や体表、魚の鱗で見出される。ヒトは、そのような動物とりわけブタや魚を取り扱う際に擦り傷を通して感染するようである。感染の結果生ずる皮膚の病巣は、類丹毒と呼ばれる。本菌によるマウスの流行性敗血症も報告されている。表 38-2 は *Erysipelothrix* と *Lactobacillus* および *Listeria* の諸菌種を鑑別する性状を示している。

この属の 2 つの菌種は好気性、通性嫌気性、非運動性でグルコース、ラクトース、マルトースから酸を産生するが、キシロース、マンニトールからは産生しない。硫化水素を産生し、エスクリンを加水分解せず、カタラーゼ陰性であり、ネオマイシンに抵抗性である。5℃で増殖する（表 38-2）

分離と同定

病巣辺縁部から組織および浸出液をとって培養する。病巣の拭き取り材料よりも生検材料の乳化物のほうが材料としてはよりふさわしい。血液寒天、クリスタルバイオレットあるいはアジド血液寒天に接種し、5 ～ 10% 炭酸ガス存在下で 37℃にして 24 ～ 48 時間培養する。

コロニーは小型（0.5 ～ 1.0mm）で露滴状または大型で顆粒状であり、α 溶血を示す。若い培養は、グラム染色性が不足である。古い培養は繊維状を呈する。Craigie 試験管を用いて運動性を試験する。たとえば、Fildes 抽出物を含有する液体培地のような増菌培地を用いて、グルコース、乳糖、マルトース、蔗糖、マンニトールの発酵性を試験する。エスクリン肉汁に接種する。増菌寒天培地の試験管 2 本をつくり、5℃と 37℃で培養する。カタラ－ゼ試験を行い、濾紙ディスク法でネオマイシン感受性試験を行う。ゼラチン穿刺試験管に接種して、22℃ 2-3 日間培養し、この 2 菌種の性状である「試験管ブラシ」状の増殖を探す。

エリジペロトリックス属の菌種

2つの菌種がある、すなわち *E. rhusiopathiae* と *E. tosillarum* である。この2菌種は非常によく似た培養性状と生化学的性状を示すが、後者は蔗糖から酸を産生するが、前者は産生しないという点だけ違う。*E. rhusiopathiae* はブタの病原体であり、*E. tosillarum* はブタの扁桃腺にみられるが病原性はない。

Erysipelothrix属に関するより詳しい情報は、Jones（1986）およびMcLauchlin and Jones（1999）を参照のこと。

[参考文献]

Collins, M. D., Farrow, J. A., Phillips, B. A., Feresu, S. B. and Jones, D. (1987) Classification of *Lactobacillus divergens, Lactobacillus piscicola* and some catalase-negative, asporogenous, rod-shaped bacteria from poultry in a new genus *Carnobacterium. International Journal of Systematic Bacteriology* 37: 310.

Jones, D. (1986) The genus *Erysipelothrix*. In: Sneath, P. H. A. *et al.* (eds), *Bergey's Manual of Systematic Bacteriology*, Vol. 2. Baltimore, MA: Williams & Wilkins, p. 1245.

Kandler, O. and Weiss, N. (1986) The genus *Lactobacillus*. In: Sneath, P, H. A., Mair, N. H. S., Sharpe, M. E. *et al.* (eds), *Bergey's Manual of Systematic Bacteriology*, Vol. 2. Baltimore, MA: Williams & Wilkins, p. 1245.

McLauchlin, J. and Jones, D. (1999) *Erysipelothrix* and *Listeria*. In: Collier, L., Balows, A. and Sussman, M. (eds), *Topley and Wilson's Microbiology and Microbial Infections*, 9th edn. Vol. 2, *Systematic Bacteriology*, CD-ROM. London: Arnold, Chapter 30.

Sharpe, M. E. (1981) The genus *Lactobacillus*. In: Starr, N. P., Stolph, H., Trüper, H. G. *et al.* (eds), *The Prokaryotes: a Handbook on Habitats, Isolation and Identification of Bacteria*. New York: Springer, p. 1653.

第39章

コリネバクテリウム属菌
(*Corynebacteria*)

この細菌はしばしば棍棒状の形態で、中央部が薄く両端部が異染色性の顆粒を持っていて膨らんでいる。この形態は、Albert 染色または Neisser 染色をしたときに最もよく観察される。染色された菌体は、細胞分裂時に折り目が入る結果、「柵状」または「中国文字」状の配列をして、縞模様の筋がつくこともある。

ジフテリアのグループと関連菌

ジフテリアは、現在、発展国では極めて稀な病気であり、多分、臨床症状は非定型的である。

コロニーの形態や顕微鏡的形態からみてその菌がジフテリアである疑いのあるときは、その菌の同定をするより前に、直ちに医師に連絡すること。もし可能であれば、培養菌を適格な参照研究所へ送付する。

こうすることは、その患者にとって可能な最良の利益となる。もしも最終結果が陰性であってもなんら障害は生じないが、陽性例確認のために24時間またはそれ以上遅れると、その病気の流行は別として、特に非免疫児童に重篤な結果を招きかねない。一人のジフテリア患者発生は、通常その患者の接触者から多数の拭い綿を採取することになる。できるだけ短時間内に多数の分析用の拭い試料を採取し、その試料試験については、Collins and Dulake（1983）を参照すること。

'Diphtheroids'（類ジフテリア菌）は臨床微生物学者が、初期培養で一見ジフテリア菌に似ている細菌に対して伝統的に付けてきた非公式な名前である。

ジフテリア菌とその関連菌種の分離と同定

喉、鼻腔の拭い綿棒その他を Hoyle またはその他の亜テルル酸塩培地、または血液寒天培地に接種する。37℃に培養し 24 時間と 48 時間で試験する。コロニー性状に関しては、菌種の性状記述の項を参照すること。

疑わしい菌コロニーのグラム染色塗沫を作成する。この方法は、亜テルル酸塩培地からのコロニーの検査には、Albert 法や他の染色法より優れている。*C. diphtheriae* は容易に脱色される傾向がありグラム陰性のように見える。この点で、グラム染色が堅固に陽性である diphtheroids とは対照的である。同じスライドグラス上で対照としてブドウ球菌を染色する。

亜テルル酸塩培地からのコロニーを、出来るだけ早く Loeffler 培地（斜面）に継代する。37℃で 4-6 時間培養する。Loeffler 培地が適量の凝結水を含み、試験管には綿栓をするか栓を緩く被せておいたときに最善の結果が得られる。グラム染色と Albert 染色塗沫標本について、先端部に異染色性顆粒を有する典型的なビーズ状の桿菌の有無を検査する。Robinson's serum water sugars（グルコース、蔗糖、デンプン）と尿素斜面培地に接種する。しかし、この培養結果を待たずに、平板培地で毒素原性の試験を先に行う。

Robinson's sugar 培地は、ウマ血清を含有し緩衝された培地であることに留意する。緩衝されていないウマ血清培地は、含まれている少量のグリコーゲンが発酵し、多くの corynebacteria によってグリコーゲンは代謝されるので擬陽性の結果になることがある。同様に、非加熱ウサギ血清を含有する培地では擬陽性のデンプン発酵反応を起こすことがある。天然のアミラーゼはデンプンを加水分解し、グルコースを形成するが、このグルコースはこの菌によって発酵される。生化学的反応は表 39-1 に挙げられている。API CORYNE キットの使用が有益である。

表 39-1　ヒト材料からのコリネバクテリア

菌種	酸形成			β-溶血性	ウレアーゼ
	グルコース	スクロース	スターチ		
C.diphtheriae					
gravis	+	−	+	−	−
mitis	+	−	−	+	−
intermedius	+	−	−	−	−
C.ulcerans	+	−	+	−	+
C.pseudodiphtheriticum	−	−		−	−
C.xerosis	+	+	+	−	−
C.jeikanum	+	−		−	−

平板毒素原性試験

Davies（1974）が修正したElek法は、優れた結果を与える。この方法は、対照株として毒素原性株（例えばNCTC10648）と非毒素原性株（例えばNCTC10356）、および市販のジフテリア抗毒素を必要とする。これらの対照株は、Dorset鶏卵斜面培地で維持することができる。利用できる抗血清の力価は一定していないので、実験室では対照株の保存に対して、新入手の抗血清（バッチ）は力価を測定する。この際500から1000単位/ml濃度のものを使用する。この測定は、ジフテリア検査が差し迫っていない時に前もって実施されなければならない。

未だ理由は明らかでないが、培地や血清のある一群は不十分な結果を与える。培地や血清を試験するために、上記の対照株とともに毒素原性の弱いNCTC3894株を使用する。抗血清の強さは決定的に重要である。

臨床医にとって価値があるためには、この平板毒素原性試験は18-24時間の間に明確な結果を出さなければならない。もしも毒素原性の対照株が24時間の時点で反応線を出さない場合は、その培地または血清は不満足なものである。この試験はある種の経験が必要であり、使用する培地と血清は頻繁に試験されなければならない。

朝できるだけ早くに、一次培養平板から1つのコロニーをLoeffler培地の湿潤斜面に接種する。同時に何本かのLoeffler斜面培地に保存培養の対照株も接種する。37℃で4-6時間培養する。

Elek培地1.5ml入り試験管2本を溶解して50℃に冷やす。各々に3mlの滅菌ウマ血清を加えてから、プラスチック平板または極めて清澄なガラス平板へ注ぎ入れる。各々の平板の中で培地が固まらないうちに、直ちにジフテリア抗血清に浸した濾紙片（60mm × 15mm）を置く。平板の直径に沿ってその濾紙片を置くこと。次いで平板を乾燥する。この状態で数日間、冷蔵庫中で保存できる。

各平板上で4～6時間培養のLoeffler培養菌を濾紙片と直角に画線塗布する。そして図39.1に示すように約10mm離して毒素原性と非毒素原性の対照群の間に被検株を置くようにする。37℃で18～24時間培養する。もしも沈降反応線が見られない時には、さらに12時間継続して培養する。黒い背景にして透過光で観察する。もしも未知の被検株が毒素原性であれば、その沈降反応線は、同一の反応であるから対照の毒素原性株の沈降反応線と融合するはずである。毒素をほとんど産生しない株の場合は沈降反応線を生じないが、隣接する毒素原性株の反応線の向きを変える。

もう1つ別の方法は、Jamieson（1965）の方法である。上記と同じようにLoeffler培地を用意する。それを板に注ぎ入れるが、この時抗血清の濾紙片は加えない。平板を乾燥させ、平板の直径に沿ってジフテリア抗血清（濃度は上記と同じ）に浸しておいた濾紙片（75 × 5mm）を置く。図39.2のように標識した鋳型厚紙の上に平板を置く。そして矢じり型にLoeffler培養を濃厚接種する。二つの対照の間に未知の検体を置く。37℃で18～24時間培養し、反応の同一性を検査する。

被検菌が*C. diphtheriae*の毒素原性または非毒素原性のいずれかで、その培養型は*gravis*か*mitis*か、あるいは*intermedius*であるかを報告する。

毒素原性株によるジフテリア症のどのような発生においても、一定の割合で非毒素原性の*C. diphtheriae*を伴うことがあることに留意すること。

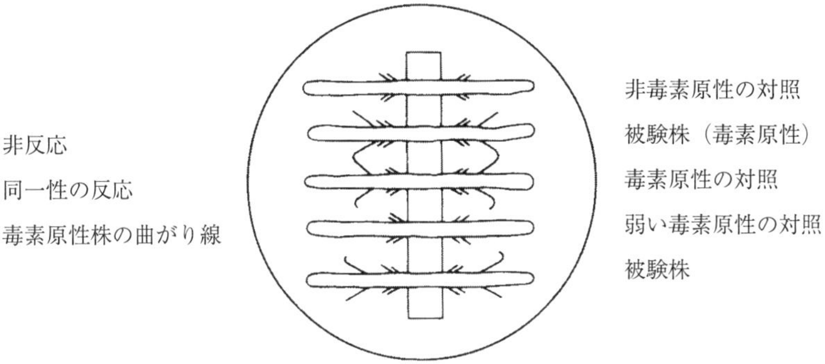

図 39-1　Elek 平板毒素原性試験

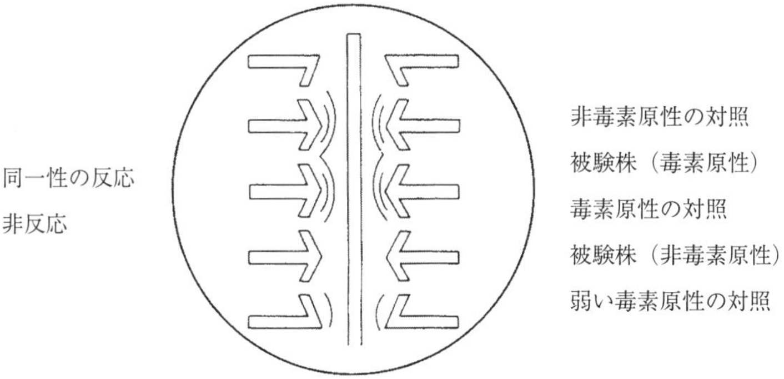

図 39-2　Jamieson の方法による平板毒素原性試験

ヒト由来材料からのコリネバクテリア属の菌種

ジフテリア菌と類ジフテリア菌のコロニー外観と顕微鏡的形態についての以下の一般的記述は、手引書程度のものでしかない。

コロニーの外観は培地によってかなり異なる。このことを、保存菌株（NCTC と ATCC）で、またもし可能であれば、最近の症例からの菌株でもって、定期的に照合検査するのが賢明である。それでも、新しいあるいは通常とは異なる外観を示すコロニーの菌株に遭遇するかもしれない。

＊ジフテリア菌 *Corynebacterium diphtheriae*

3つの生物型があり、疾患の臨床症状の重篤、温和、中間型の各々に応じて*gravis*、*mitis*、*intermedius*と従来から呼ばれていた。これらの名前はコロニーの形態に付随しており、デンプン発酵性にも関係している。これらの性状はいつでも一致するわけでない。またその菌がどの菌種に属するかを確定するためにだけ使われるコロニー性状や生化学的性状を吟味するよりも、毒素原性試験を実施するほうがずっと重要である。以下のコロニー外観はHoyle型の亜テルル酸培地に関連している。

＊ジフテリア菌、グラビス型 *Corynebacterium diphtheriae, gravis* type

18～24時間培養でコロニーは直径1～2mm、中央部がより濃い真珠色で、コロニーの辺縁部はわずかに鋸歯状である。白金耳で触れると砕け易いが、バター様ではない。48時間培養で3～4mmの大きさになり、一層暗色の強まった灰色を呈し、辺縁部の鋸歯状は一層著明となり、放射状の溝がみられる。これは「ヒナギクの頭部」型のコロニーである。この菌は生理食塩水中で乳濁化することはない。メチレンブル－で染色した塗沫標本では、短くて、しばしば棒状または数珠玉状の桿菌が不規則な「冊」形または「漢字」形に並んいるのがみえる。よく脱色されたグラム染色塗沫標本では、同じスライドグラス上のブドウ球菌や類ジフテリア菌と比較すると、比較的グラム陰性のように見える。グルコースとデンプンは醗酵されるが、蔗糖は醗酵されない。血液寒天平板上での溶血はない。

＊ジフテリア菌、ミティス型 *Corynebacterium diphtheriae, mitis* type

18～24時間培養でコロニーは、直径1～2mm、暗灰色の平滑で光沢がある。コロニーは触れると壊れ易いが、*gravis*型に比べるとずっとバタ－状である。48時間培養でコロニーは大きくなり（2～3mm直径）、中央部の光沢は少なく暗色化し、隆起して「落とし卵」状の外観を呈する。生理食塩水中で菌液は容易に乳濁化する。塗沫標本は、長く細い桿菌で通常は数珠状を呈し、また顆粒があるが、明らかなグラム陽性とはいえないかもしれない（上記参照）。グルコースは醗酵されるが、デンプンや蔗糖は醗酵されない。血液寒天平板上でコロニーは溶血性である。

＊ジフテリア菌、インターメディウス型 *Corynebacterium diphtheriae, intermedius*

type

18 ～ 24 時間培養のコロニーは小さく（1mm 直径）平坦であり、鋭利な辺縁をもち、黒色で輝きも光沢もない。48 時間培養でも殆ど変化がない。菌液は容易に乳濁化される。塗沫標本では数珠玉状の桿菌であり、*gravis* 型と *miti* 型の中間の大きさを呈する。グルコースは醱酵されるがデンプン、蔗糖は醱酵されない。血液寒天平板上でコロニーは非溶血性である。

＊コリネバクテリウム・アルセランス *Corynebacterium ulcerans*

この菌は *gravis* 型のジフテリア菌に類似しており、しばしば間違えられる。しかし、この菌は *gravis* 型よりずっと均一に染まり、その菌体は *C. diphtheriae* よりも通常は短い。コロニーはその中央部でより顆粒状になる傾向がある。グルコースとデンプンは醱酵されるが蔗糖は醱酵されない。*Corynebacterium ulcerans* は尿素を分解するが *C. diphtheriae* は分解しない。*C. ulcerans* は 25 ～ 30℃でよく増殖する。この菌は、平板毒素原性試験および *C. diphtheriae* の抗血清試験で不完全な同一性を示す。この菌はジフテリア症を引き起こすことはなく、直ちに伝染することはないが潰瘍性扁桃炎を引き起こしうる。

＊コリネバクテリウム・シュードジフテリティカム *Corynebacterium pseudodiphtheriticum*

以前は Hoffman 桿菌として知られていたものであり、この菌種のコロニーは 18-24 時間培養で直径 2-3mm、半球状、光沢があり、暗灰色あるいは黒色を呈する。バター状（しばしば粘着性）を呈し、容易に乳濁化する。塗沫標本では強いグラム陽性の桿菌であるが、ジフテリア菌に比べるとより小型であり、形、大きさ、配列は均質である。炭水化物は醱酵されない。この菌種はふつうにみられるもので、無害の共生細菌である。

＊コリネバクテリウム ゼローシス *Corynebacterium xerosis*

18-24 時間培養のコロニーは直径 1-2mm、平坦で灰色、粗面で鋸歯状の辺縁を有する。48 時間培養で直径 2 ～ 3mm になる。塗沫標本は数珠状のはっきりしたグラム陽性の桿菌を示す。この菌は結膜の共生細菌であり、女性生殖器中にもしばしばみられる。病原菌ではないが顕微鏡的形態はジフテリア菌とよく似ている（コロニーの形は異なる）。しかし、*C. diphtheriae*

に比べてより強いグラム陽性を呈するし、グルコースから酸を形成し、通常蔗糖からも形成するが、デンプンからは形成しない。

＊コリネバクテリウム・ジェイケイウム *Corynebacterium jeikeium*

以前には「JK類ジフテリア菌」と呼ばれていた菌で、血液および「滅菌状態」の体液から分離されていた。人工補綴装具に定着することがあり、また多くの抗生物質に抵抗性である（Jackman *et al.*, 1987を参照）。

動物材料からのコリネバクテリウム属菌

分離と同定

膿汁等を血液寒天および亜テルル酸培地で37℃に培養し、24時間と48時間目にグラム陽性桿菌のコロニーを調べる。corynebacteriaには血液寒天上で溶血性を示すものもある。亜テルル酸培地上で小さい灰黒色のコロニーが通常はみられる。

Loeffler培地上で継代培養し、6～18時間目にAlbert染色した塗沫標本で異染色性の顆粒をもつ棍棒状または数珠状の桿菌を検査する。Loeffler培養基から、ゼラチン培地、普通寒天培地、グルコース、蔗糖、マンニトール、マルトース、乳糖を加えたRobinsonの血清水に、および尿素培地へ接種する。37℃で24～48時間培養する（表39-2）。API CORYNEキットが有用である。

表39-2　動物材料からのコリネバクテリア

菌種	ゼラチン液化	酸形成					β-溶血性	ウレアーゼ
		グルコース	スクロース	マンニトール	マルトース	ラクトース		
C.pseudotuberculosis	v	+	v	−	+	v	v	+
C.kutscheri	−	+	+	−	+	−	−	v
C.renale	−	+	−	−	v	−	−	+
C.bovis	−	+	−	v	+	v	−	−

v、多様性

＊コリネバクテリウム・シュードツベルクロシス（オビス） *Corynebacterium pseudotuberculosis*（*C. ovis*）

コロニーは小さく、通常は灰色だが黄色気味を呈することもあり、とくに嫌気的な培養下では溶血性を示すことがある。Loeffler 血清培地は液化されることがある。菌体は、*C. diphtheriae* とよく似て、細長く棍棒状である。齧歯類の流行病の原因菌であり、また実験動物舎で問題になる。

これは、ヒツジ、ウシ、ブタの仮性結核、およびウマのリンパ管炎を引き起こす Preisz-Nocard 桿菌である。

＊コリネバクテリウム・クッチェリ（ムリウム）
***Corynebacterium kutscheri*（*C. murium*）**

血液寒天上のコロニーは平坦、灰色そして溶血性を呈する。菌体は細長く、しばしば繊維状である。Loefflerb 培地は液化されない。マウス、ラットの致死的な敗血症の原因菌である。

＊コリネバクテリウム・レナーレ *Corynebacterium renale*

この菌は現在 3 つの別々の菌種— *C. renale*、*C. pilosum* および *C. cystitidis* と信じられている。3 菌種ともにウシの尿管感染症に関係している。

＊コリネバクテリウム・ボビス *Corynebacterium bovis*

この菌種は、ウシの乳房にみられ、乳房炎を引き起こすことがある。

以前に corynebacteria と考えられていた 2 つの菌種が他の属菌へ移された。*C. equi* は現在は *Rhodococcus equi* であり、*C. pyogenes* は現在は *Actinomyces pyogenes*（662 頁参照）である。

「コリネ型桿菌」"*CORYNEFORM BACILLI*"

この非公式な名称は、corynebacteria に形態が類似した種々の桿菌に与えられており、動物や乳酪製品と関連してみられる。これらは比較的に熱抵抗性（70℃ 15 分）である。その 1 つは *Microbacterium lacticum* であり、熱抵抗性で厳密な好気性菌である。非運動性であり、牛乳寒天培地では 30℃

でゆっくり増殖し、グルコース、乳糖から酸を形成し、カタラーゼ陽性、デンプンを加水分解し、脂溶性であるが7日間培養してもゼラチンを液化しない。薄い黄色の色素産生がみられることがある。これらの菌は牛乳の腐敗の原因になり、乳製品の衛生状態が不満足の指標となる。これらの菌はまた鶏小屋の敷きわら中にみられる。

Corynebacterium 属については von Graevenitz *et al.*（1998）による総説がある。また Clarridge *et al.*（1999）も参照すること。

[参考文献]

Clarridge, J. E., Popovic, T. and Inzana, T. J. (1999) Diphtheria and other corynebacterial and coryneform infections. In: Collier, L., Balows, A. and Sussman, M. (eds), *Topley and Wilson's Microbiology and Microbial Infections*, 9th edn. Vol. 3, *Bacterial Infections*, CD-ROM. London: Arnold, Chapter 19.

Collins, C. H. and Dulake, C. (1983) Diphtheria: the logistics of mass swabbing. *Journal of Infection* 6: 227-230.

Davies, J. R. (1974) Identification of diphtheria bacilli. In: Collins, C. H. and Willis, A. T. (eds), *Laboratory Methods 1*. Public Health Laboratory Service Monograph No. 4. London: HMSO.

Jackman, P. J. H., Pitcher, D. G., Pelcznska, S. and Borman, P. (1987) Classification of corynebacteria associated with endocarditis (Group JK) as *Corynebacterium jeikeium* sp. nov. *Systematic and Applied Microbiology* 9: 83-90.

Jamieson, J. E. (1965) A modified Elek test for toxigenic *Coryne-bacterium diphtheriae. Monthly Bulletin of the Ministry of Health* 24: 55-58.

von Graevenitz, A. W. C., Coyle, M. B. and Funke, G. (1998) Corynebacteria and rare corynefoms. In: Collier, L., Balows, A. and Sussman, M. (eds), *Topley and Wilson's Microbiology and Microbial Infections*, 9th edn. Vol. 2, *Systematic Bacteriology*. London: Arnold, Chapter 25.

第40章

リステリア属（*Listeria*）と ブロコトリックス属（*Brochothrix*）

Listeria 属と *Brochothrix* 属の菌は好気性、グラム陽性、カタラーゼ陽性、非芽胞性の桿菌である。両属とも食品工業において関心がもたれている。*Listeria* 属菌は食品媒介性の感染症に関連しており（13 章参照）、*Brochothrix* 属菌は食品を腐敗させる細菌である。表 40-1 は両者を識別する幾つかの性状を示す。

表 40-1　*Listeria* と *Brochothrix* の菌種

属	増殖	
	37℃	Gardner's STAA 培地での
Listeria	+	−
Brochothrix	−	+

リステリア属

この属菌は好気性、通性嫌気性、グラム陽性桿菌であり、カタラーゼは陽性、炭水化物を醗酵する。Gardner の STAA 培地では増殖しない。

草、貯蔵牧草、土壌、下水、水で見出される。7 種類の菌種があり、そのうち *L. monocytogenes* と *L. ivanovii* の二つはヒトと動物の病原体である。listerias は重要な食品媒介性病原体となってきた（第 13 章参照）。寒冷貯蔵下で生存し、低温で増殖することもある。

分離

＊臨床材料

脳脊髄液（CSF）、遠心沈渣材料、血液培養を血液寒天とリステリア選択寒天培地（Oxford）に接種する。他に市販品で利用可能な選択培地があるが、これは他の菌の増殖を阻止する各種の抗生物質（例えばcycloheximide colistin sulfate, cefotetan, fosfomycin）を含んでいる。

組織をペプトン水希釈液中で均質化してから血液寒天とリステリア選択寒天培地に接種する。残りの均質材料を糞便材料と同様に処理する（以下参照）。37℃で24～48時間培養する。

糞便をペプトン水中で均質化する。その1容量を9容量のリステリア選択液体培地に加える。4時間目と24時間目に選択培地に継代する。培養24時間で、0.1mlを2番目（第二段階）のリステリア選択液体培地に加える。37℃で24～48時間培養してから選択寒天培地に接種する。

＊食品

2.5gの被検材料を22.5mlの市販リステリア増菌培地中で均質化する。30℃で48時間培養する。リステリア選択寒天培地（Oxford-MOX-修飾培地またはPALCAM）へ継代してから微好気性条件下（例えばcampylobacter gas-generatingキット、Oxoid）に37℃で48時間培養する。コロニーはMOX培地上で黒色、PALCAM培地上では灰色を帯びた緑色または黒色であり、縮んだ中央部と黒色の暈（halo）を有す。両培地ともlisteriasに対しては全く選択的でない。

同定

血液寒天上でのコロニーは小さく（1mm直径）滑らかで、狭いβ－溶血域により取り囲まれている。選択培地（Oxford）上でこれらコロニーは同じ大きさの黒色であり、黒色の暈とくぼんだ中心部を持つ。透明培地の上で45度斜下から反射光を当ててみると（Henry法、Prentice and Neaves, 1992）、灰青色の繊細な構造をしている。大部分の他の菌のコロニーは、不透明もしくは他の色調を有するか、またはその両方の性状を呈する。

20～22℃（listeriasは25℃以上で非運動性であるから、これ以上高くしない）

での典型的な「転回」運動性を検査する。グルコース、ラムノース、キシロースおよびマンニトール（紫色培地中10%濃度）からの酸産生を試験し、CAMP（Christie, Atkins, Munch-Petersen）試験を実施する。

＊ CAMP試験

新鮮な洗浄脱繊維ヒツジ血で調製した血液寒天を使用する。listeriasを疑うコロニーおよび*Staphylococcal aureus*（NCTC 1803）のコロニーから濃厚懸濁菌液をつくる。血液寒天に約2-3cm幅で*S. aureus*を画線接種する。listeriasを疑う菌液を、*S. aureus*の画線と直角に画線接種する。画線が互いに接触しないように接種すること。37℃で12～18時間（それ以上は不可）培養する。

*Listeria monocytogenes*と*L. seeligeri*は、*S. aureus*の交叉画線の近くに狭い帯域幅のβ－溶血を与える。他の菌種はこの反応がない（表40-2）

表40-2　Listeriaの菌種

菌種	β-溶血性	CAMP試験 (S.aureus)	酸形成		
			ラムノース	キシロース	マンニトール
L. monocytogenes	+	+	+	−	−
L. ivanovii	+	−	−	+	−
L. innocua	+	−	v	−	−
L. seeligeri	W	W	−	v	−
L. welshimeri	−	−	v	+	−
L. grayi	−	−	−	−	+
L. murraayi	−	−	−	−	+

w、弱い；v、多様性

＊製品キットと商用試験

幾つかの市販キットがあり食品試料の検査が容易におこなえる。これらには、Rosco Listeria ZYM（Lab M）、Pathalert（Merk）、Microscreen（Microbact）、astalist（Mast）、Micro IDおよびAPI listeria stripがある。モノクローン抗体を使用する酵素免疫吸着測定法（ELISA）のキットがあり（Listeria-TEC, Organon）、gene probe system（Gene-Trak and GenProbe）もある。これらの幾つかについての総説はBeumer *et al.*（1996）を参照のこと。

リステリア属の菌種

＊リステリア・モノサイトゲネス *Listeria monocytogenes*

ヒトのリステリア症の原因菌であり、通常は食品媒介性である。症状は髄膜炎（特に新生児）と敗血症である。

＊リステリア・イバノビイ *Listeria ivanovii*

家畜の敗血症、脳炎および流産をひき起し、またヒトの疾患の原因ともなる。

他の菌種、*L. innocua*、*L. seeligeri*、*L. welshimeri*、*L. grayi*、*L. murrayi* は臨床的に重要ではないが、病原菌と区別することが大事なので表 40-2 に入れてある。

リステリア症の総説は Bahk and Marth（1990）を参照し、分離と同定に関する一層詳細な情報は Prentice and Neaves（1992）をみること。

ブロコトリックス属

この属は、好気性、通性嫌気性、グラム陽性、非運動性桿菌であり、単独または短鎖または繊維状で、しばしば多形性である。カタラーゼ陽性、炭水化物を醗酵し、4℃と 25℃で増殖するが 37℃では増殖しない。MRS 培地での増殖は貧弱であるが、STAA 培地ではよく増殖する。

二つの菌種がある。*B. thermosphacta* は肉の腐敗菌であり、低温下の自然酸敗ソーセージ（British fresh）、フィルム包装製品、牛乳やチーズでみつかった。*B. campestris* は草や土壌中でみつかっている。

分離

Gardner の STAA 培地で 20 ～ 25℃で培養する。

同定

最も重要な特性は STAA 培地での増殖性である。8% 食塩存在下での増殖性と馬尿酸の加水分解性を試験する。*B. thermosphacta* は食塩培地中で増殖するが、馬尿酸の分解は陰性である。*B. campestris* は食塩培地で増殖できないが馬尿酸を加水分解する。

より詳しい情報は、Gardner（1966）および Dodd and Dainty（1992）を参照すること。

[参考文献]

Bahk, J. and Marth, E, H. (1990) Listeriosis and Listeria *monocytogenes*. In: Cliver, D. O. (ed.), *Foodborne Diseases*. New York: Academic Press, pp. 248-259.

Beumer, R. R., te Giffel, M. C., Kok, M. T. C. *et al.* (1996) Confirmation and identification of *Listeria* species. *Letters in Applied Microbiology* 22: 448-452.

Dodd, C. E. It. and Dainty, R. H. (1992) Identification of *Brochothrix* by intracellular and surface biochemical composition. In: Board, R. G., Jones, D. and Skinner, F. A. (eds), *Identification Methods in Applied and Environmental Microbiology*. Society for Applied Bacteriology Technical Series No. 29. Oxford: Blackwells, pp. 297-310.

Gardner, G. A. (1966) A selective medium for the enumeration of *Microbacteriuni thermosphactum* in meat and meat products. *Journal of Applied Bacteriology* 29: 455-457.

Prentice, G. A. and Neaves, P. (1992) The identification of *Listeria* species. In: Board, R.G., Jones, D. and Skinner, F.A. (eds), *Identification Methods in Applied and Environmental Microbiology*. Society for Applied Bacteriology Technical Series No. 29. Oxford: Blackwells. pp. 283-296.

第41章

ナイセリア属（*Neisseria*）

Neisseria 属の菌種は好気性、オキシダーゼとカタラーゼが陽性で、グラム陰性の球菌である。大概の場合、卵形または腎臓形の球菌が菌体の長軸に沿って対を成して配列している。非運動性で、芽胞を形成せず、オキシダーゼ陽性、そして硝酸塩を亜硝酸塩に還元する。二つの重要な病原菌がある。つまり淋病の原因菌である *N. gonorrhoeae*（*gonococcus* 淋菌）と髄膜炎をひき起す原因菌の一つ *N. meningitidis*（*meningococcus* 随膜炎菌）とである。両方の菌種とも血液あるいは血清を含有する培地を必要とする。コロニーは色素非形成の半透明性である。

他に約 17 菌種があるが、共生細菌あるいは日和見病原菌である。それらの殆どは普通寒天培地上にて 22℃で増殖し、コロニーは不透明でありしばしば黄色の色素形成がみられる。

二つの重要な病原菌

ナイセリア・ゴノレエ *Neisseria gonorrhoeae*

グラム染色した滲出物（尿道、子宮頸部、結膜等）の塗沫標本で細胞内のグラム陰性双球菌の有無を調べる。膣や結膜の材料、および子供の試料での淋菌の存在を報告するときは用心すること。

直ちに培養するか、または輸送用の培地の 1 つを使用する。市販の選択的増殖促進剤を加えた New York City（NYC）培地あるいは Thayer Martin（TM）培地の深層平板培地（20 ～ 25ml）上で培養する。培養はすべて、35

～36℃（37℃よりも良好）で、5～10% 炭酸ガス存在下、70% の湿度条件下で行う。24 時間目と 48 時間目に検査する。*N. gonorrhoeae* のコロニーは直径約 1mm の透明な円盤状であり、後に大きさと不透明度が増して辺縁が不規則になる。疑わしいコロニーは、塗沫標本をグラム染色して調べる。またオキシダーゼ試験も行う。典型的な形態とオキシダーゼ試験の陽性は、男性の尿道からの材料では淋菌の推定証拠となるが、他の部位からの場合はそうでない。

迅速に結果を得るためには、コロニーを FA 法、共凝集法（Phadebact）あるいは迅速生化学試験（Gonocheck Ⅱ, Rapid IDNH）で検査する。

オキシダーゼ陽性のコロニーをチョコレート寒天培地へ継代し、10% 炭酸ガス環境下で一晩培養する。初代培養のコロニーを炭水化物試験の培地へそのまま直ぐに継代すると、それらの培地は抗生物質を含んでいるので満足な結果が得られないことがある；また他の菌が増殖するかもしれない。継代培養でオキシダーゼ試験を繰り返し、陽性のコロニーを約 1ml の血清液体培地に入れて乳濁化する。血清を含まない培地中に加えたグルコース、マルトース、蔗糖、乳糖からの酸産生試験にこの乳濁菌液を使用する。血清培地の中にはマルトースを含んでいる培地があるので、マルトースに関しては擬陽性反応の出る可能性がある。淋菌は液体培地を好まないので、最善の結果は半流動培地を使った時に得られる。（表 41-1）。API QUADFERM および API WH は有用である。

醗酵試験の結果を凝集反応試験または共凝集反応試験（Phadebact）で確認する。

適当な経験なしには、これらの菌検出を報告するのは注意が必要である。子供の材料、眼の拭い材料、肛門拭い材料、あるいはその他の部位から検出した場合は、特に注意を必要とする。それらは、髄膜炎菌または、性病の原因菌ではない生殖器官の共生細菌である他種のナイセリア属菌であるかもしれない。その場合は、糖反応試験とコロニーの形態は必ずしも完全には信頼できるものでない。他の菌である *Moraxella* と *Acinetobacter calcoaceticus* は、直接塗沫や初代分離で淋菌と似ている。*Neisseria* に似て Moraxella はオキシダーゼ陽性であるが、Acinetobacter はオキシダーゼ陰性である。

表 41-1　Neisseria の菌種

菌種	ニュートリエント寒天での増殖	22℃での増殖	酸形成			
			グルコース	マルトース	スクロース	ラクトース
N.gonorrhoeae	−	−	+	−	−	−
N.meningitidis	−	−	+	+	−	−
N.lactamica	+	−	+	+	−	+

淋菌に関するさらに詳しい情報は Jephcott and Egglestone（1985），Jephcott（1987）および Morse and Genco（1999）を参照すること。

ナイセリア・メニンジティディス *Neisseria meningitidis*

髄液の塗沫標本についてグラム陰性の細胞内双球菌の存否を調べる。脳脊髄液（CSF）またはその遠心沈渣を血液寒天とチョコレート寒天に接種する。できれば 5% 炭酸ガス環境下で 37℃ に終夜培養する。残りの脳脊髄液を終夜培養してチョコレート寒天での培養を繰り返す。

髄膜炎菌のコロニーは、18-24 時間培養で透明な直径約 2mm の盛り上がった平板状の形態を示す。脳脊髄液の培養では純培養状態に発育するが、眼の浸出液や幼弱な子供の膣拭い物等では他種の細菌が存在しているであろう。グラム陰性双球菌のオキシダーゼ陽性コロニーを半流動血清糖培地（グルコース、マルトース、蔗糖）にて継代培養する。髄膜炎菌は、グルコースとマルトースで酸を産生する（表 41-1 を参照）。

凝集血清は利用可能であるが注意して使用すべきである。少なくとも 4 つの血清学的群がある。スライド凝集反応は信頼できないかもしれない。試験管凝集試験には、フォルマリン生理食塩水に懸濁した菌液を調製するのが最善である。

他の菌種および類似菌

これらは普通寒天培地で増殖する。コロニーの性状はいろいろである。

つまり1～3mm、不透明、光沢があるかまたは粘着性、脆弱かまたは密着性である。その他きめ粗くかつ顆粒状のこともある。

Neisseria lactamicaはオキシダーゼ陽性で22℃では増殖しないため、病原菌の菌種と混同してしまう可能性があるということで重要である。醗酵性でありラクトースから酸を産生するが、この反応は遅延して起こるかもしれない。病原菌のほうは、ラクトースを変化させず酸化的である。

他の菌種としては、黄色の色素を産生する *N. flavescens*、*N. mucosa*、*N. elongata*、*N. subflava* がある。これらの菌種の性状については、Cowan and Steel's Manual（Barrow and Feltham, 1993）を参照すること、また潜在的な病原性については、Johnson（1983）をみること。

Gemella haemolysans は、グラム陽性であるが容易に脱色されるので、ときどきナイセリア属菌と混同される。*G. haemolysans* は、β-溶血性、オキシダーゼとカタラーゼが陰性という点でナイセリア属の菌とは異なっている。

［参考文献］

Barrow, G. I. and Feltham, R. K. A. (eds) (1993) *Cowan and Steel's Manual for the Identification of Medical Bacteria*, 3rd edn. Cambridge: Cambridge University Press.

Jephcott, A. F. (1987) Gonorrhoea. In: *Sexually Transmitted Diseases*. London: Public Health Laboratory Service, pp. 24-40.

Jephcott, A. E. and Egglestone, S. I. (1985) *Neisseria gonorrhoeae*. In: Collins, C. H. and Grange, J. M. (eds), *Isolation and Identification of Micro-organisms of Medical and Veterinary Importance*. Society for Applied Bacteriology Technical Series No. 21. London: Academic Press, pp. 143-160.

Johnson, A. P. (1983) The pathogenic potential of commensal species of *Neisseria. Journal of Clinical Pathology* 36: 213-223. Morse, S. A. and Genco, C. A. (1999) *Neisseria*. In: Collier, L., Balows, S. and Sussman, M. (eds), Topley and Wilson's Microbiology and M *Infections*, 9th edn, Vol. 2, *Systematic Bacteriology*, CD-ROM. London: Arnold, Chapter 37.

第42章

バチルス属（*Bacillus*）

グラム陽性の大きな属であり、芽胞を形成する桿菌で、好気性、通性嫌気性そしてカタラーゼ陽性である。多くの菌種が土壌、腐敗中の動物や野菜材料などに普通に存在している。1つの菌種である *Bacillus anthracis* は、ヒトおよび動物の炭疽の原因菌である。現在その他の幾つかの菌種がヒト（例えば、食中毒）および動物の疾病菌として知られている。食品腐敗の原因菌となっているものもある。

本属の菌は大きくて（10 × 1μm 程度）、ふつう鎖状にくっついている。大部分の菌種は運動性があり、あるものは莢膜を有し、またあるものは蔗糖をふくむ培地で粘着性のあるレバン（levan）多糖を形成する。芽胞は円形または卵形型で、菌体中心部または末端近辺に存在する。

生理学的性状はいろいろである。厳密な好気性のものもあり、通性嫌気性のものもある。好熱性のものが少しある。古い培養ではグラム陰性になるものが見られることがあり、菌種によっては「グラム不定性」と記載されるのが最も良い。

炭疽 *ANTHRAX*

Bacillus anthracis は、動物に致命的な敗血症をひき起す。ヒトへ伝染し、限局した皮膚壊死（「悪性膿疱」）あるいは芽胞の吸入の結果として肺炎（かつて羊毛選別職人病として知られた）を発生させる。またこの菌がテロリストの武器として使用された時に、芽胞吸入で「風邪様」の病気をひき

起すかも知れない。

輸入骨粉、肉粉や他の肥料、そしてときには飼料の原料が汚染されているかもしれない。これらはしばしば、炭疽で死んだ動物の死体から調製されるからである。ほとんどの開発国では、炭疽で死んだ動物は、獣医師の監督の下に生石灰の中に埋める。埋める深さはミミズが生育している深さより下でなければならない。

炭疽が流行している外国からの獣毛や皮革の輸入を規制する法規がある。

病理材料からの炭疽菌の分離

獣医師は、しばしば臨床的所見に基づいて、さらに多色性メチレンブルーで染色した塗沫標本を調べることによって炭疽の診断をする。この塗抹染色の観察では、大きい連鎖した四角の端末をもった桿菌がみられる。そして隣接する菌の端間にピンク色の破片状をなしている莢膜の遺残物（残屑）がみられる。これがM' Fadyean反応である。

動物の血液、およびGriffith管または湿潤器の中で細かく砕いた脾臓、あるいは他の組織を培養する。ヒトの場合は、皮膚病巣、糞便、尿、および喀痰の材料を培養する。

血液寒天およびPLET寒天すなわちmlあたりポリミキシン30単位、リゾチーム40μg、EDTA 300μg,酢酸タリウム40μgを含む脳心臓エキス寒天培地に接種する。グラム陽性桿菌で羊毛状、脂蝋状の「メドゥーサの頭」様のコロニーを、運動性試験のためにクレーギー管へ、また抱水クロラール血液寒天上に継代培養する。何回かの継代培養なしで純培養を得るのは困難である。同定のためには下記をみること。

獣毛、皮革、飼料、および肥料からの炭疽菌の分離

試料は200～300mlのスクリュー栓付き容器に入れるべきであり、約110ml程度を占めるのがよい。

その試料を被うに十分な量の加温0.1%ペプトン水を加える。振盪して37℃に2時間放置してから、液体部分を移してその液体を60℃で15-30分加温する。もしも懸濁液が強度に濁っているときは、遠心し、その沈査を

蒸留水で 10^{-1}、10^{-2}、10^{-3} 希釈液をつくる。これらの希釈を平板へ接種し、さらに沈査を PLET 培地上へ接種する（上記を参照）。37℃で 36 〜 48 時間培養する。上記のように特徴的なコロニーを継代培養する。

さらに、稀釈液 0.1 〜 0.5ml と沈渣の数白金耳量を平板に置いてから、溶解した PLET 培地の 40 〜 50℃に保ったものを 15 〜 20ml 注ぎ入れて上記のように培養する。低倍率の双眼（平板用）顕微鏡で観察する。表面のコロニーは無視して、深部のダリアあるいは中国アザミに似ているコロニーを調べる。これらのコロニーを上記と同じように継代培養する。

炭疽菌の同定

寒天培地上での *B. anthracis* の増殖は、白金線で触れたとき特徴的な羊毛状または脂蝋状を呈する（粘り試験）。

Bacillus anthracis は非運動性である。Craigie 管法はこのことを示す最善の方法である。ほとんどの他の *Bacillus* 属の菌種は運動性である。標準の血液寒天培地上で溶血はみられない。免疫蛍光法で容易に同定される。抗血清は市販品が利用可能である。もしも（研究機関か企業研究機関由来の）炭疽菌 w（もしくはγ）バクテリオファージが利用可能ならば、疑いのある培養の菌苔（菌の芝生）を血液寒天上に作成し、1 滴（0.02ml）のファージ（約 10^6 プラーク形成単位［pfu/ml］の力価）を菌苔表面に置いて 37℃で終夜培養する。*B. anthracis* は、はっきりした溶菌帯域を形成する（幾つかの他の Bacillus 属菌種も同様である）。ある研究機関と企業研究所はファージを保有しているが、市販品は利用できる状態ではない。

Bacillus anthracis はペニシリン（普通寒天上で 10 単位ディスク）に感受性であり、ml あたり 0.5 単位ペニシリンを含む普通液体培養で 37℃ 3-6 時間増殖後に湿潤状態で「一連の真珠」の外見を呈する。

表 42-1 に与えられている生化学性状は有用ではあるが、同一菌種内および異菌種間で多くの変動があるので、完全には信頼できるものではない。API 50 CHB キットは多分より優れている。

B. anthracis に関するより詳しい情報は Turnbull（1990）, Turnbull and Kramer（1995）および Quinn and Turnbull（1999）を参照のこと。

食中毒

Bacillus 属の菌種の幾つかは、食中毒に関係している（第 13 章参照）。それらは *B. cereus*、および頻度は低いが *B. subtilis*、*B. licheniformis*、*B. pumilus* および *B. sphaericus* である（Turnbull, 1997; 第 13 章も参照）。

食品等からの分離

食品、糞便、吐瀉物の 10% 懸濁液を 0.1% ペプトン水で破砕器（Stomacher）を使って調製する。グルコーストリプトン寒天と *Bacillus cereus* 選択寒天に接種する。30℃で 24-48 時間培養する。この培地は卵黄反応とマンニトール醗酵を示し、芽胞形成を促進する（下記参照）。*B. cereus* のコロニーは黄色であるが、他の菌種はマンニトールを醗酵してピンク色を呈する。

10^{-1}、10^{-2}、10^{-3} 希釈をつくり、その 0.1ml を *B. cereus* 選択寒天培地に接種する。37℃で 24 時間培養し、次いで 25 ～ 30℃でさらに 24 時間培養する。*B. cereus* と推定されるコロニーを計数する。105cfu/g 以上であればおそらく *B. cereus* であろう。

B. cereus の迅速染色法

芽胞形成を促進する *B. cereus* 選択培地のコロニーから塗沫標本を作成して風乾する。スライドを沸騰水の上に置いて 5% マラカイトグリーンで 2 分間染色する。洗浄して残った水気を吸い取り乾燥する。70% アルコール中の 0.3% ズダンブラックで 15 分間染色する。キシロールで洗浄して、吸い取り紙を当てて乾かす。0.5% サフラニンで 20 秒間対比染色する。洗浄し乾燥する。*B. cereus* の芽胞は、卵型、中央またはやや末端寄りに在り、菌体を膨らますことなく、緑色に染まる。栄養形細胞は赤色に染まり、黒色の顆粒を持っている。

食品腐敗

グラム染色した塗沫標本について芽胞保有のグラム陽性菌を調べる。0.1％ペプトン水で10％の食品懸濁液をつくり、その一部を75～80℃で10分間加熱し、栄養形細胞を死滅させる。

グルコーストリプトン寒天と*B. cereus*選択培地に非加熱材料と加熱殺菌処理した材料の両方を各々接種する。

25～30℃で終夜培養する。もしも食品が缶詰であるなら、60℃で反復培養する。グラム陽性菌のコロニーを同定する。

寒冷抵抗性の芽胞形成菌は重要な腐敗菌である。5℃で7日間培養する。

同定

VP反応試験（1％食塩グルコース液体培地を使用する）でコロニーを嫌気状態での増殖性、5℃と60℃での増殖性、グルコースからの酸の産生性（アンモニウム食塩糖培地）およびデンプン水解性について試験する（表42-1を参照）。API 20EおよびAPI50 CHBはより多くの菌種を同定しうる。

バチルス 属の菌種 *BACILLUS SPECIES*

バチルス セレウス *Bacillus cereus*

一般性状は上に記述されている。この菌は、特に暖かい気候のときにみられる“bitty cream（玉状の脂肪の塊）”に関係している。食中毒の原因菌となりうる（上記参照）。*B. cereus*に関連した菌血症と肺炎が報告されている。本菌は殻付き卵にふつうみられる汚染菌である。マンニトールを醗酵しない点以外では、*B. megaterium*と似ている。

バチルス・サブティルス（「B. メセンテリクス」）*Bacillus subtilis*（‘*B. mesentericus*’）

グルコーストリプトン寒天上のコロニーは、皺状もしくは平滑な折り重なった状態で、4～5mmの直径、黄色の暈（酸産生）がある。粉ミルクや

表 42-1　数種の Bacillus 菌種

菌種	病原性 a	食品腐敗	運動性	VPb	嫌気培養	増殖		グルコースからの酸形成 c	スターチ加水水解	芽胞
						5℃	60℃			
B. anthracis	+	−	−	+	+	−	−	+	+	CO
B. cereus	+ FP	+	+	+	+	−	−	−	+	CO
B. subtilis	(+) FP	+	+	+	−	+	−	−	+	CO
B. pumilus	(+) FP	−	+	+	−	+	−	−	−	CO
B. coagulans	+	−	+	+	+	+	−	−	+	C(T)O
B. macerans	+	−	+	−	+	+	−	+	+	CO
B. circulans	+	−	+	−	v	+	−	−	+	C(T)O
B. brevis	+	−	+	−	−	+	−	−	−	CO
B. licheniformis	+ FP	−	+	+	+	+	−	−	+	CO
B. sphaericus	+ FP	−	+	−	−	−	−	−	−	TR
B. stearothermophilus	−	+	+	−	−	+	+	−	+	C(T)O
B. megaterium	−	−	+	−	−	−	−	−	+	CO
B. polymyxa	−	+	+	+	+	−	−	+	+	CO

a Turnbull（1997）から引用
b 1%グルコース培地中で
c アンモニウム塩の糖中
FP、食中毒；CO、中央に卵形；TR 、末端性の円形；C(T)O、中央、ときに末端性の円形ある種の果物、野菜製品の腐敗に関係している。ロープ状（ropey）ねばねばパンの原因である。*B. subtilis* は、生物学的洗剤の酵素を生産する工業において使用されている。

バチルス・ステアロサーモフィルス *Bacillus stearothermophilus*

この菌および関連の好熱菌は、60℃での酸産生のため生じる黄色の暈を伴う大型（直径4mm）のコロニーを、グルコーストリプトン寒天上に形成する。これらは、37℃での増殖は貧弱であり20℃では増殖しない。この菌は、缶詰め食品の「密閉後の缶内発酵」（フラットサワー、ガスを産生しない酸敗）腐敗の原因となる。より詳しくは16章を参照すること。

バチルス・リケニフォルミス *Bacillus licheniformis*

食中毒の原因になりうる。

バチルス・メガテリウム *Bacillus megaterium*

これは大きな桿菌で、広く分布している。*B. cereus* に似た食中毒をひき起しうる。

バチルス・プミルス *Bacillus pumilus*

この菌は植物にみられる。また培地汚染のごくふつうの原因菌である。

バチルス・コアグランス *Bacillus coagulans*

この菌は広く分布しており、缶詰食品にみられている。

炭疽菌 *Bacillus anthracis*

上記を参照のこと。

バチルス・ポリミクサ *Bacillus polymyxa*

この菌は、土壌や腐敗している野菜に広く分布している（ペクチナーゼを保有している）。抗生物質のポリミキシンの供給源である。

バチルス・マセランス *Bacillus marcerans*

この菌は土壌中に普通にみられ、また腐敗している亜麻でみつかっている。

バチルス・サークランス *Bacillus circulans*

この菌は運動性のコロニーを形成する。同時に非運動性の変異菌もある。土壌中にみられる。

バチルス・スフェリクス *Bacillus sphaericus*

この菌は大きな芽胞を持ち、外観は破傷風菌 *C. tetani* に似ている。運動性のコロニーを形成し、土壌細菌である。

他にも多数の菌種がある（Claus and Berkeley, 1986; Quinn and Turnbull, 1999 を参照）。

[参考文献]

Claus, D. and Berkeley, R. C. W. (1986) The genus *Bacillus*. In: Sneath, P. H. A., Mair, N. S. and Sharpe, M. E. (eds), *Bergey's Manual of Determinative Bacteriology*. Baltimore, MA: Williams & Wilkins, pp. 1105-1139.

Quinn, C. P. and Turnbull, P. C. B. (1999) Anthrax. In: Collier, L., Balows, A. and Sussman, M. (eds), *Topley and Wilson's Microbiology and Microbial Infections*, 9th edn. Vol. 3, *Bacterial Infectious*, CD-ROM. London: Arnold, Chapter 40.

Turnbull, P. C. B. (ed.) (1990) *Proceedings of an International Workshop on Anthrax, Winchester, 1989. Salisbury Medical Bulletin* No. 68. Special Supplement. Porton Down, Salisbury: PHLS.

Turnbull, P. C. B. (1997) The role of the *Bacillus* genus in infection. *Culture* 18: 5-8. Turnbull, P. C. B. and Kramer, J. M. (1995) Intestinal carriage of *Bacillus cereus*: faecal isolation studies in three population groups. *Journal of Hygiene, Cambridge* 95: 629-638.

第43章

グラム陰性・嫌気性の桿菌と球菌

グラム陰性・嫌気性桿菌

グラム陰性の嫌気性桿菌類は、人および他の動物の消化管や尿道・生殖管さらには壊死性病巣で見出される。それらはしばしば他の菌種と共存している。また、多型性を示し、培地上ではしばしば発育困難であり死滅し易く、同定するのが難しい。この菌の専門家たちは、ガス - 液体クロマトグラフィー法で同定作業をすることが多い。

グラム陰性の嫌気性桿菌の分類は、今まで色々変わってきた。*Bacteroides*は、今ではB. fragilisグループの菌だけを含む属名になっている。元来*B. melanimogenicus*グループであった菌は、今では2つの属、つまり*Prevotella*（糖分解性）と*Porphyromonas*（糖非分解性）とを含むものになっている。他の新しい属は、*Tissierella, Sebaldella, Rikenella, Fibrobacter, Megamonas, Mitsuokella*を含んでいる。もう1つの新しい属の*Biophyla*は壊疽性の虫垂で発見された菌である。*Eikenella*属の菌種は、厳密な意味での嫌気性ではなく、酸化炭素10%含有の空気中で発育する。*E. corrodens*として知られている菌は、もう1つ別の腐蝕性の菌である*Bacteroides urealyticus*と紛らわしいかも知れない。

病理検査用材料では、通常これらの菌は他の嫌気性菌や好二酸化炭素性菌と混在している。一般に、横隔膜より上部の初感染は*Fusobacterium*属の菌種で引き起こされる。しかし、Bacteroides属の菌はどの部位でも見出され、血液培養からもしばしば採取できる。

運動性の有る嫌気性・グラム陰性桿菌は多分、*Selenomonas* 属もしくは *Wolinella* 属あるいは、*Mobiluncus* 属といった新しく記載された菌属に属する。*Capnocytophaga* 属の菌種は、二酸化炭素依存性であるが嫌気性条件下で発育し、ヒトや動物の口腔内で見出される。

菌分離

まず病理検査用材料の塗抹標本をグラム染色して検査すること。ヴィンセント・アンギーナ（潰瘍性歯齦炎）は、希釈したフクシン液で対比染色した塗抹標本により診断可能である。その場合、スピロヘータ（*B. vincenti:* 第 49 章を参照）と思われる紡錘状の桿菌が多数認められる。さまざまな形や大きさをした多数の先端が尖っていて丸いグラム陰性桿菌は、Bacteroides 属の感染を示唆する。そのような検査材料は腐敗臭を呈することが多い。

Prevotella melaniniogenica および *Prevotella* 属の他の種が関係している感染は、長波長の紫外線（UV,365.[a-z]m）を当てて注意深く観察することにより、迅速に診断できる。これらの菌および *Prophyromonas* 属の菌種は、鮮明な赤色蛍光を発するポルフィリン（porphyrins）を産生する。

膿その他の検査材料は、嫌気性条件および 5 ～ 10% の二酸化炭素を含む好気性条件で培養する。嫌気性培養には、非選択培地および、たとえばヘミン（haemin）、メナヂオン（me-nadione）、ピルビン酸ナトリウム、塩酸システインを加えた強化培地の両方を用いるか、

さもなければ市販の厳密な嫌気性寒天（FA）を用いること。通常の選択用薬剤は、ネオマイシン 75μg/ml、ナリデイキシック酸 10μg/ml および、ヴァンコマイシン 2.5μg/ml である。ある試料由来の通性嫌気性菌叢の汚染を制限するには、これら薬剤のいろいろな組み合わせが使われてよい。たとえば、上部気道由来の膿に対しては、ネオマイシンとヴァンコマイシンという具合に。

ジョサマイシン、ヴァンコマイシンおよびノルフロキサシンを、それぞれ 3、4 および 1μg/ml を含有する Fusobacteria 用の選択培地は、期待でき

る培地である（Brazier *et al.*1991）。

偏性嫌気性菌であることを迅速に知るには、どの嫌気性菌もメトロニダゾールに対しては感受性があるから、画線培養物の上に5μgのメトロニダゾールを含むディスクを置くこと。そして37℃で48時間培養する。

選択培地上と非選択培地上での発育を比較する。さらに、嫌気性培養と好気性培養とを比較する。

同定

グラム染色は重要であるが、あいまいな結果を示すこともある。これらの菌種の同定は困難であり、滅多に必要ではない。臨床検査室で必要なことは、検査材料に嫌気性菌が存在するか否かを確かめることである。つまり、「メトロニダゾールに感受性のある嫌気性菌が混在している」との簡単な報告でふつうは十分である。

血液中とかその他のふつうは無菌的な部位に嫌気性菌が存在する場合には、菌種を同定することが一層重要であり、同定のための簡単な推定試験は有用である。

＊水酸化カリウム試験

スライド上に3%KOH一滴をとり、その中で2、3個の菌コロニーを乳状化する。

*Bacteroides*属の菌種は、白金耳を乳状滴から動かすと「糸を引く状態」になる傾向を示す。

＊紫外線蛍光試験

長波長の紫外線光下で検査する。赤色蛍光を発した場合は、*Prevotella*属または*Por-phyromonas*属の菌種であるとみられる。その赤色蛍光は、特徴的な黒色色素よりずっと早く発生する。グラム陰性桿菌で黄色蛍光を発した場合はFusobacterium属である（Bra-zier,1986）。

＊フォスフォマイシン試験

菌を植えたシャーレに、フォスフォマイシン300μg/ml液に浸したディスク置いて培養する。Fusobacterium属はふつう感受性があり、*Bacteroides*属は抵抗性である（Bennett & Duerden,1985）。

＊炭水化物発酵試験

この試験の情報については、Phillip（1976）と Holdeman *et al.*（1977）とを参照すること。

＊抗生物質反応型〈Antibiogram〉と市販の同定用キット

抗生物質反応型〈Antibiogram〉による同定は正確度が低く、限られた範囲の菌にしか役立たない。市販の同定用キットは改良されてはいるが、多数例の試験結果では誤りを生ずることがある。正確度は、同定の体系の基礎になっているデータベース次第である。API 32ATB キットは、最も有用なキットのひとつである。

嫌気性球菌

ヒトや動物由来のさまざまな検査材料の培養には、嫌気性球菌が存在する。それら球菌の分類法は最近変えられ、今では *Peptostreptococcus, Peptoniphilus, Anaerococcus, Finegoldia* および *Peptococcus* という属名で記載されている。

これらの属を区別することは難しい。球菌は単個で存在したり、対で存在したり、塊状や短鎖状で存在したりさまざまである。それらは、血液寒天で 37℃で発育し、非溶血性である。芽胞を形成しない嫌気性菌用で補助剤を含んでいる Wilkins-Chargren 寒天培地上ではずっと良く発育する。

これらの嫌気性球菌は、メトロニダゾール（metronidazole）（5μg disc）に感受性があり、ゆっくりと発育する。各属を識別する必要は無い。

Peptostreptococci はヒトや動物に対し病原性があるかも知れないし、壊死病巣に関係があるかも知れない。これらの菌は、腸内の偏性共生菌であり、健康な人や産褥熱患者の膣から分離されたこともある。また、血液寒天のような高タンパク質培地では大量の硫化水素を産生し、かつまた、普通の培地でも腐敗臭を発生する。API システムは、これらの菌の同定に有用である。

以前 *Gaffkya tetragenes* として知られていた菌種は、今では *Peptococcus tetra-*

dius と呼ばれている。*Peptococcus* 属は、今日 *P. niger* 1種を含むだけである。

Sarcina

Sarcina 属の菌は8群ほどある。それらは、偏性嫌気性菌であり、炭水化物培地で20 ～30℃での培養が必要である。それらは、空気、水、および土壌中で見出されるが、臨床検査材料でもときおり見つかる。

Sarcina ventriculi は4～8個の菌体が凝集状態に配列した大きな球菌である。この菌は、ヒトとくに植物食性のヒトの腸内で見出される。

Veillonella

この属の菌は、偏性嫌気性で非常に小さなグラム陰性球菌であり、呼吸器、消化管、生殖器等のいろいろな部分から分離・培養され、不規則な集塊状で存在する。*Veillonella* 属の菌は、病気を起こすとは思われない。

基礎培地に1% ピルビン酸ナトリウムと0.1% 硝酸カリとを加えることにより、発育が改善され得る。

分類学者たちは、今では7種を認知している。つまり、ヒトで *V. atipica, V. dispar* および *V. parvula* が、齧歯類で *V. caviae, V. criceti, V. ratti* および *V. rodentium* が知られている。臨床検査室で、*Veillonella* 属の種を同定することは必要でない。

この属の菌が紫外線灯下で発する蛍光は一般に微弱であり、急速に消えてしまう。しかし、それも培地次第である。*V. criceti* を除く *Veillonella* 属の各菌種は全て、ブレイン・ハート・インフュージョン培地（BHI）上でのみ蛍光を発する。*V. criceti* はいろいろな培地上で蛍光を発する（Brazier & Riley,1988）。表現型による識別は、カタラーゼ反応、果糖発酵、および菌株の由来に基づいて為される。さらに詳しい情報は、Mays *et al.*（1982）を参照のこと。

[参考文献]

Bennett, K. W. and Duerden, B. 1. (1985) Identification of fusobacteria in a routine diagnostic laboratory. *Journal of Applied Bacteriology* 59: 171-181.

Brazier, J. S. (1986) Yellow fluorescence of fusobacteria. *Letters in Applied Microbiology* 2: 125-126.

Brazier, J. S. and Riley, T. V. (1988) UV red fluorescence of *Veillonella* spp. *Journal of Clinical Microbiology* 26: 383-384.

Brazier, J., Citros, D. M. and Goldstein, E. J. C. (1991) A selective medium for *Fusobacterium* spp. *Journal of Applied Bacteriology* 71: 343-346.

Holdeman, L. V., Cato, E. P. and Moore, W. E. C. (eds) (1977) *Anaerobic Laboratory Manual*, 4th edn. Blacksburg, VA: Virginia State University.

Mays, T. D., Holdeman, L. V., Moore, W. E. C. and Johnson, J. L. (1982) Taxonomy of the genus *Veillonella* Prevot. *International Journal of Systematic Bacteriology* 32: 28-36.

Phillips, K. D. (1976) A simple and sensitive technique for determining the fermentation reactions of nonsporing anaerobes. *Journal of Applied Bacteriology* 41: 325-328.

第44章

クロストリジウム属（*Clostridium*）

クロストリジウム属は、グラム陽性（但し、下記の点参照のこと）であり、芽胞を有する嫌気性菌で、カタラーゼ反応陰性である（但し、2、3の菌種は空気寛容性有り）。普通この属の菌は土壌中に存在する。幾つかの菌種は、ヒトや動物の病気の原因になる。また、別の菌種は食物の腐敗（損失）に関係する。

クロストリジウム属は、形と芽胞の位置および生理的特性によって分類されている（表44-1）。大部分の種は中温性菌であるが、2、3種の重要な

表 44-1　クロストリジウム属のいくつかの種の形態とコロニーの外観

菌種	芽胞	菌	溶血反応	血液寒天上のコロニーの外観
C.botulinum	OC or S	普通	+	大きい、房状、透明
C.perfringens	[a]	大きい、厚い	+	平たい、円形、均一
C.tetani	RT	普通	+	小さい、灰色、房状、半透明
C.novyi	OS	大きい	+	平たい、びまん型の、透明
C.septicum	OS	普通	+	不均一、透明
C.fallax	OS	厚い	−	大きい、不均一、不透明
C.sordellii	OC or S	大きい、厚い	+	小さい
C.bifermentans	OC or S	大きい、厚い	+	小さい、円形、透明
C.histolyticum	OS	普通	−	小さい、均一、透明
C.sporogenes	OS	薄い	+	頭部がクラゲ型、扇状、不透明
C.tertium	OT	長い、薄い	−	小さい、均一、透明
C.cochlearium		薄い	−	円形、透明
C.butyricum	OC	普通	−	白い、円形、不均一
C.nigrificans		普通		黒い
C.thermosaccharolyticum		普通		粒状、端が羽毛状
C.difficile	OS	普通	−	灰色、半透明、不均一

芽胞：O 卵型；R 丸い；S 末端に近い；C 中央の；T 末端のあまり見られない

高温性菌もある。また、ある菌種は低温性つまり低温発育性菌である。エネルギー産生活動では、クロストリジウムは糖分解性またはタンパク分解性である。糖分解性の菌種は、糖類を分解して酪酸、酢酸およびアルコール類を形成する。この菌が発育すると、Robertson 培地中の肉は赤くなり、ガスが産生される。タンパク分解性の菌種は、アミノ酸を利用する。Robertson 培地中の肉は黒くなり、悪臭を発する。

クロストリジウム属は、便宜上 4 項目に分けて考察される。つまり、食中毒関連菌、破傷風とガス壊疽関連菌、偽膜性結腸炎と抗生物質性下痢関連菌、および食物腐敗関連菌である。

食中毒

ボツリヌス中毒

ボツリヌス中毒は極く稀にしか起きないが、起きた場合には極めてしばしば致命的である（第 13 章参照）。*Clostridium botulinum*（ボツリヌス菌）によって起こされる中毒である。この菌は絶対嫌気性菌であり、発育には中性の pH を要求する。純培養状態で分離するのは難しい菌である。何故なら、ボツリヌス菌は食品（例えば、缶詰その他の加工食品）に存在している可能性のある他種の微生物とほとんど競合しないからである。

疑わしい材料を、0.1% ペプトン水の中で乳化し、Robertson の肉培地を入れた試験管数本に接種する。この培地は、予め加熱して空気を除き、次いで室温にまで冷やしておく。接種した試験管の何本かを 75 ～ 80℃で 30 分加熱し、次いで冷却する。温めた試験管と温めない試験管とを共に 35℃で 3 ～ 5 日間培養する。次いで、嫌気培養瓶中で予め還元しておいた血液寒天平板および卵黄寒天平板に塗抹して厳重な嫌気性条件の下 35℃で 3 ～ 5 日間培養する。

もし材料が著しく汚染している場合には、乳化液を入れた試験管の何本かを上述のように加熱し、加熱材料と非加熱材料の希釈系列を数系列作り、それぞれの 1ml を、152 × 16㎜の試験管（Burri 試験管）の中で 50℃で溶解した 15 ～ 20ml のブドウ糖栄養寒天に加える。よく混ぜ、冷やして培養する。疑わしいコロニーが在る部位で試験管を切断し、パスツールピペットでコロニーを吸い取る。それらのコロニーを、1 当り cycloserine 250μg、sulphamethoxazole 76μg、trimethoprim 4μg をふくむ（Dezfullian *et al.*,1981）血液寒天培地もしくは卵黄寒天培地に塗抹する。

Clostridium botulinum は、卵黄反応および Nagler 反応（半抗毒素平板）が陽性である（以下を見よ）。A 型、B 型および F 型はゼラチンを液化し、調理肉培地を黒化して消化し硫化水素を産生する。C 型、D 型および E 型は、何れも上記反応が陰性である。全ての菌株は、ブドウ糖、果糖および麦芽糖から酸を産生する。そして、インドール反応は陰性である（表 44-2 と 612 頁、および表 44-1 を参照）。

蛍光抗体法を用いること、そしてその方法でボツリヌス菌と思われた菌株は、標準株検査室へ送付することが最善である。

A 型と C 型の botulinum は、普通は食肉と関係がある。E 型は、魚や魚肉製食品および河口汚泥中で見出され、低温発育性の菌である。

Clostridium perfringens による食中毒

Clostridium（訳注 :Welch 菌またはガス壊疽菌とも言う）は、食中毒の普通の原因菌である（第 13 章参照）。しかし、全ての菌株が症状を引き起し得るわけではない。分離株の約 5% が、本菌の腸管毒素（CPE）産生の遺伝子を持っている。この CPE は、腹痛と下痢を引き起こす。

＊糞便

本菌による食中毒は人間が媒介して広がるというわけではないから、この食中毒が発生した際に食品取り扱い者や患者に接触した人の糞便を検査するのは無意味である。

CPE 食中毒は、酵素免疫測定キット（*C. perfringens* Enterotoxin WIA, Biocon-nec- tions Ltd. Leeds）またはラテックス・キット（Berry *et al.*,1987）を用いて、糞便中の CPE を証明すれば診断が可能である。

エタノール衝撃法は恐らく有用である。まず、エタノール（工業用規格）中で糞便 1 容対エタノール 1 容の割合で乳化液をつくる。よく混合して静置する。乳化液の一部を培地に植えて嫌気性培養し、同定の項で示したように手順を進める。

＊食物

熱抵抗性および熱感受性の両菌株による食中毒の発生が報じられてきた（第13章を見よ）。

ストマッカーを使い、ペプトン水を溶媒にして食物の10％懸濁液を調製する。次いで、10倍～1000倍希釈液を作り、原懸濁液と希釈液の両者を、Willis & Hobbs培地、トリプトーズ-サルファイト-サイクロセリン寒天培地およびネオマイシン血液寒天培地に塗布する。塗布した寒天平板上にメトロニダゾールディスクを置き、37℃で1晩嫌気培養する。

クロストリジウム菌数を計算するためには、オレアンドマイシン-ポリミキシン-サルファダイアジン-パーフリンジェンス（OPSP）寒天に上記の希釈液を注ぐ。または、ネオマイシン血液寒天を用いてMiles & Misrahの方法を行なう。

クロストリジウム属菌と他属の菌とを識別するには、各希釈ごとに2枚の平板を、それぞれ1枚づつ好気性培養と嫌気性培養する。

Robertsonの調理肉培地が入っている2本の試験管に適当量の菌懸濁液を加える。各試験管を80℃で10分間加熱する。この加熱処理は、食中毒と最も関係があると思われる熱抵抗性菌株を選び出すのに役立つ。そして、上述したように1晩培養してから、平板上の発育菌を掻き取る。

腸管毒素の検出には、市販のキットが使える（Berry *et al.*,1987を見よ）。

＊同定

通常は、Nagler半抗毒素試験（下記参照）により *C. perfringens* であると同定すれば十分である。毒素以外の別の性状は、表44-1と表44-2に示してある。purple乳の「激しい発酵」に対しては、同定上大きな信頼を置くべきではない。一般的な培養法は、607頁に示してある。

Nagler半抗毒素試験

C. perfringens が産生する α 毒素に対する良質の抗毒素を、10％卵黄をふくむ栄養寒天平板培地の半分の面積に拡げて塗布する。その平板を乾かし、菌を平板の両半分に塗抹接種する。そして37℃で1晩培養する。

表 44-2　クロストリジウム属のいくつかの種の培養上及び生化学的性質

菌種	RCM				リトマスミルク	酸				インドール製造	ゼラチン液化	レシチナーゼ
	色	消化	におい	気体		グルコース	スクロース	ラクトース	サリシン			
C.botulinum	黒	+	−	+	D	+	v	−	−	−	+	−
C.perfringens	黒	+	+	+	CD	+	+	+	v	−	+	+
C.tetani	黒	+	+	−	C	−	−	−	−	+	+	−
C.novyi	赤	−	−	+	GC	+	−	−	−	v	+	v
C.septicum	赤	−	−	+	AC	+	−	+	+	−	+	−
C.fallax	赤	−	−	+	AC	+	+	+	+	−	−	−
C.sordellii[a]	黒	+	+	+	CD	+	−	−	−	+	+	+
C.bifermentans[a]	黒	+	+	+	CD	+	−	−	v	+	+	+
C.histolyticum	黒	+	+	−	D	−	−	−	−	−	+	−
C.sporogenes	黒	+	+	+	D	+	−	−	v	−	+	−
C.tertium		−	−	+	AC	+	+	+	+	−	−	−
C.cochlearium	赤	−	−	+		−	−	−	−	−	−	−
C.butyricum		−	−	+	ACG	+	+	+	+	−	−	−
C.nigrificans		−	−	−		−	−	−	−	−	−	−
C.thermosaccharolyticum		−	−	+		+	+	+	+	−	−	−

RCM：ロバートソン（Robertson）の調理肉培地
リトマスミルク：A 酸；C 凝固；D 消化；G 気体
C. sordelli はまた尿素を分割し、*C. bifermentans* はしない

抗毒素無添加の半部では、*C. perfringens* と *C. novyi* のレシチナーゼが丸い白色光輪のあるコロニーを作り出す。このレシチナーゼ活性は、抗毒素を添加した半部では阻害される。*C. bifermentans* と *C. sordelli* のレシチナーゼ活性は、*C. perfringens* に対する抗毒素で部分的に阻害される。しかし、これら両菌種はインドール反応が陽性であり、*C. perfringens* と区別できる。また、*C. perfringens* は *in vitro* で稀にしか見られない芽胞の存在によっても区別できる。

卵黄培地上では、ある種のクロストリジウム属菌は、脂肪分解の結果として「真珠のような層」を表わす。これは、*Clostridium* 属の菌種であることを識別するために役立つ判断基準である。

破傷風とガス壊疽

破傷風は、*C. tetani* の毒素原性株により引き起こされる。ガス壊疽に関係あるクロス トリジウム属は、*C. novyi, C. perfringens, C. septicum,* および、*C. sordelli* を含んでいる。*C. histolyticum* は病原菌の可能性がある。その他の種、つまり *C. sporogenes, C. tertium* や *C. bifermentans* のような菌も創傷部位で発見されることがあるけれども、病原菌であるか否かは未知である。

創傷滲出物の塗抹標本のグラム染色性および蛍光抗体染色性を検査する。菌体端末に存在する膨れた感じの芽胞（「太鼓のばち」状）を有する桿菌は、*C. tetani* であることを示唆するけれども、それだけでは診断できない。太い長方形の箱状の桿菌は、*C. perfringens* であることを示唆する。非常に大きい桿菌は、*C. novyi* であるかも知れない。

血液寒天平板 2 枚に菌を塗布し、うち 1 枚を嫌気性、他の 1 枚を好気性で培養する。また、Robertson 調理肉培地の試験管 2 本に接種する。1 本を 80℃で 30 分加熱してから冷却する。血液寒天平板および他の培地を 24 時間 37℃で、嫌気培養する。Robertson 培地上の培養を血液寒天その他のクロストリジウム用培地に植え継ぎ、10% 炭酸ガスの存在下で嫌気培養する。

同定

クロストリジウム属をふくむ嫌気性菌用の市販キットが通常使われる。しかし、はっきりしない結果を示す株は、標準株検査室に送って判定を待つべきである。

偽膜性大腸炎と抗生物質関連性下痢

偽膜性大腸炎は、もっぱら *C. difficile* によって起こされる。しかし、抗生物質関連性下痢は、*C. perfringens* の腸管毒素（CPE）産生株により起こされることもあり得る。　エタノールショック法で糞便を処理する。次いで、*cefoxitin* 8μg/ml と *cycloserine* 250μg/ml をふくむ選択培地（CCY 寒天平板、Bioconnections Ltd.,UK）に処理糞便を塗布し、同時に調理肉培地にも接種する。そうしない場合には、cefoxitin と cycloserine および 5% 卵黄をふくむコロンビア寒天培地に塗布する。これにより、レシチナーゼ産生株は無視できる（*C. difficile* はレシチナーゼ反応陰性である）。次いで 48 時間嫌気性培養をする。CPE を産生する *C. perfringens* は上述のように ELISA で同定してもよい。

C. difficile のコロニーは、直径 2 ～ 5mm で不整形、不透明である。ラテックス凝集反応（Mercia Diagnostics）で確認すること。*C. glycolium* との交差反応があるかもしれない。

長波長の紫外線光で血液寒天培養菌を検査する。*C. difficile* のコロニー（及びその他の何種類かの血液寒天培養菌コロニーも）、黄緑色の蛍光を発する。

大部分の診断室では、糞便中の毒素の検出が *C. difficile* による病気の判定に用いられている。A 型および B 型毒素両方を検出するためには、組織培養法または診断用のキット（Bioconnections Ltd.,UK および Premier Meridian Diagnostics, USA）が使われる。なぜなら、A 型毒素が陰性で B 型毒素は陽性という菌株も報告されているからである。

A 型と B 型毒素には診断キット（Porton,Cambridge,UK）があるし、*C. difficile* A 型毒素用キット（Premier Meridian Diagnostics, USA）もある。

医学上重要なクロストリジウム属の菌種

Clostridium botulinum, ボツリヌス菌

この菌は厳格な意味での嫌気性菌（strict anaerobe）であり、食物（例えば、缶詰、加工食品）中で発育するためには、pH7（中性）および競合する菌が存在していないという条件が必要である。菌体から遊離した芽胞が存在することもある。同じ菌株でも、また異なる菌株間でも培養特性が違うこともある。6つの抗原型（A～F）がある。A、BおよびF型はタンパク質溶解性があり、Willis & Hobbs培地上で培地を透明化するが、C、DおよびE型はそのようなことがない。この菌種は、ボツリヌス中毒の原因菌である。この中毒は、きわめて稀な中毒のひとつであるけれども、最も致命的な食中毒である。A型は普通は食肉と関係があり、E型は（低温発育性）魚肉製品と関係があり、土壌や海底汚泥中で見出される。

C. perfringens, パーフリンジェンス菌

この菌種は、非常に空気寛容性のある嫌気性菌で、ブイヨン培地、たとえば試料水を接種されたMacConkeyブイヨン培地中でも発育できる。芽胞は、培養菌では滅多に見られない（これは、診断上の特徴である）。けれども、Ellner培地や胆汁、重炭酸塩やキノリンを加えた培地で培養すれば、芽胞は現れる（Phillips,1986）。6つの抗原型（A～F型）が存在する。A型は、ガス壊疽・食中毒・抗生物質関連下痢等と関係があり、仔羊の赤痢・羊の胃腸病（struck）・仔羊の柔軟腎を引き起こす。この菌は、土壌・水および動物の腸管で見出される。

Clostridium tetani, 破傷風菌

破傷風菌は、厳格な嫌気性菌であり、空気に曝されると直ぐに死んでしまう。この菌は培地上を遊走するが、それを観察するのは難しい。しかし、それは診断上重要な特徴である。この菌は、土壌とくに動物性肥料を施肥

された土壌や動物の腸内で見出される。またこの菌は、破傷風の原因菌であるが、ワクチン接種その他の予防法が行なわれている西欧諸国で破傷風は今や滅多に見られない病気である。とはいえ、しばしば小さな創傷を経験して間もない中年過ぎの人で、顎部硬直という症状として破傷風が現れることがある。

Clostridium novyi または *C. oedematiens*

この厳格な嫌気性菌は、空気中で速やかに死滅する。4つの抗原型 (A～D型) がある。A型とB型はガス壊疽を起こす。D型は、牛では桿菌性血色素尿症を、羊では「黒色病 (black disease)」を起こす。

2000年に *C. novyi* A型は、イギリスの注射薬物常用者の間での致死的な重大疾病発生の原因菌とされた。この菌で汚染された一梱包のヘロインが、感染源と信じられた。そのような汚染源由来のクロストリジウムの同定については、Brazier *et al.* (2002) で論じられている。

Clostridium septicum, 悪性水腫菌、および *C. chauvoei*, 気腫疽菌

両種とも厳密な嫌気性菌であり、かつては同一の種と考えられていた。今では、両者は抗原的に異なっていることが知られている。*C. septicum* は人でガス壊疽を起こし、羊で悪性水腫を起こす。この菌は、結腸の悪性疾患患者の血液培養からしばしば分離される。*C. chauvoei* は、人に対しては病原性が無い。しかし、牛や羊に対しては悪性水腫 (quarter evil) や黒脚病 (black leg) や炭疽徴候 (symptomatic anthrax) を引き起こす。

Clostridium bifermentans および *C. sordelli*

これらは別々の菌種であり、生化学性状で区別される。しかし、便宜上一緒にして考えられている。と言うのは、両種は *C. perfringens* の毒素と似た毒素 (レシチナーゼ) を持っており、*C. perfringens* のA型抗血清を含んだ半抗毒素平板上で、同じ反応を示すからである。*C. sordelli* はウレアーゼ陽性であるが、*C. bifermentans* はウレアーゼ陰性である。また、*bifermentans* は病原性が無いが、*sordelli* は創傷感染やガス壊疽と関係がある。両者とも

土壌中で発見できる。

Clostridium fallax

この菌は、厳密な嫌気性菌でガス壊疽と関係がある。その芽胞は、熱抵抗性があまり無い。それ故、分別加熱法（differential heating methods）により殺菌できる。この菌は土壌中で見出される。

Clostridium difficile

この菌は、主として広範囲に発生する院内感染性下痢症を引き起こしている可能性がある。その下痢症の程度は、抗生物質関連の軽い下痢から致命的で本格的な偽膜性大腸炎に至る度合いである。

人の病理検査材料で、重要性が疑わしいか全く無い *Clostridium* 菌属の菌種

Clostridium histolyticum

この菌は厳密な嫌気性菌ではない。好気的な血液寒天平板上では、繊維形状の表面コロニーが発育する。この菌は、ガス壊疽に関係するが、普通は他のクロストリジウム属菌と混合感染状態にある。また、土壌中およびゼラチンのような骨由来生産物中、または人や動物の腸管内で見出される。

Clostridium sporogenes

この菌は病原性を持っていないが、普通に創傷を汚染している菌である。土壌中や動物の腸内に広く分布しているのが見出される。この菌は、ボツリヌス菌のタンパク質溶解株と表現型が同じである。したがって、標準検査室で行なわれる毒素産生の有無の証明により鑑別される。

Clostridium tertium

この菌は、空気耐性で、非病原菌である。

Clostridium cochlearium

この菌は、生化学的に不活性な唯一の普通のクロストリジウム属菌である。病原性は無い。

食物損傷性クロストリジウム属

Clostridium 菌属は、さまざまな種類の食物、たとえば、乳・肉製品・淡水魚や野菜といった食物の損害の原因であることが知られている。また、この菌は貯蔵牧草（サイレージ）の損害も引き起こす。

ストマッカーつまり混和器（ブレンダー）を用いて、0.1% ペプトン水で食物の 10% 乳剤を調製する。この乳剤の若干量を 75 ～ 80℃で 30 分間加熱する（パスターライズド試料または低温殺菌試料と称す）。Robertson の調理肉培地および / またはクロストリジウム用補強液体培地を入れた数本の試験管に、低温殺菌されていない試料と低温殺菌試料を接種し、非殺菌試料と殺菌試料を対にして種々な温度、たとえば、低温菌には 5 ～ 7℃、中温菌には 22 ～ 37℃および高温菌には 55℃を設定して培養する。融解したクロストリジウム用補強培地（RCM）を入れた試験管の深層に希釈乳剤を接種する。固まるままに放置する。次いで、望ましい温度で培養し、クロストリジウム属であることを示唆する黒色コロニーの発現または培地の黒変を探す。2ml の乳剤を、リトマス / 紫・乳汁培地（litmus/purple milk medium）入りの数本の試験管にそれぞれ接種し、必要温度で培養する。以上のことは、クロストリジウム属菌の同定にとり有用な指針である。

リトマス乳汁培地での性状

- *C. putrifaciens, C. sporogenes, C. oedematiens* および *C. histolyticum* は、微アルカリ性反応、ガス産生、柔軟な凝乳形成をする。引き続きこの凝乳は、明るい褐色の液、 黒色の沈殿物および汚臭を残して消化される。
- *C. sphenoides* は、微酸性反応で、柔軟な凝乳・乳漿および若干量のガスを発生する。

・*C. butyricum* は、酸と堅い凝固およびガスを産生する。

・*C. perfringens* は、ふつうでは荒っぽい凝固を作る。

・*C. tertium* は、ふつうは荒っぽい凝固を作る。

好気性で芽胞を持つ菌は、同様な反応を示すことがあるという点を注意すること。したがって、平板培地を好気性と嫌気性の両条件で培養すること。

缶詰食品の損害に関係ある高温菌

製造工程次第で結果として、クロストリジウム属菌による 2 種類の食品損害が発生することがある。つまり、「堅い膨張（hard swell）」と「硫黄臭発生（sulphur stinkers）」である。

グラム染色塗抹標本でグラム陽性の芽胞菌を探す。高層培養試験管に入れたクロストリジウム用強化培地またはぶどう糖トリプトン寒天、および亜硫酸鉄培地に、食物の 10% 乳剤 1ml を接種する。なお食物乳剤は、152 × 16mm の大きさの試験管中で希釈用ペプトン水を使って作る。また高層培養試験管には、50℃の融けた培地 15 ～ 20ml を含むものとする。固形培地または半固形培地のいずれを使ってもよい。2 系列の試験管を、60℃と 25℃でそれぞれ 3 日間培養する。

＊ *Clostridium thermosaccharolyticum*

この菌は 3 つの培地全てで白色のレンズ豆状のコロニーを作る。そして、ぶどう糖トリプトン寒天培地の色を紫色から黄色に変える。この菌は、「堅い膨張」の原因菌である。

＊ *Clostridium nigrificans*

この菌は、鉄を含む培地上でとくに黒色のコロニーを形成する。これは「硫黄臭発生」の原因菌である。

両菌種とも、25℃では判然とするほどには発育しない（表 44-3 を参照）。

表44-3　腐敗細菌

菌種	コメント
Thermophiles	
C.nigrificans	Sulphur stinkers
C.thermosaccharolyticum	hard swell
Mesophiles	
C.botulinum	Cheese disorders;butter and milk products
C.sporogenes	
C.sphenoides	Meat and dairy products
C.novyi	
C.perfringens	
Psychophiles	
C.putrefaciens	Bone taint,off-odours

食物中のクロストリジウム属菌数の計算

食物10gを、ホモジナイザー中で0.1%ペプトン水90mlにより乳剤にする。それを2つに分け、一方を75℃で30分間加熱する。

乳剤試料の10ml、1ml、0.1mlを用い、クロストリジウム用液体培地（DRCM）で、各分画を5管法または3管法によりMPN試験を行なう（第10章を参照）。クロストリジウム属菌はこの培地を黒色化する（「黒色試験管法」）。非加熱試料は総菌数算定に、加熱試料は芽胞数算定に使用する。

試料注ぎ平板法（pour-plate method）では、段階希釈された乳剤試料の0.1mlずつを溶解したOPSP培地に加える。24時間嫌気培養してから、大きな黒色コロニーを計数する。

多数のクロストリジウム属菌が存在している時には、試料を10倍または100倍希釈することが必要である。もしも他の菌種が多量に存在する場合には、非加熱試料に用いる培地1ml当りポリミキシン（polymyxin）75単位を加える。

個々のコロニーから菌を回収するには、Burri試験管を使うとよい。この試験管は両端が開いており、ゴム栓で閉じられている。固型DRCMを用い材料接種をした後、Burri試験管の両端を約2mlの融解パラフィンの層で覆う。これらの試験管を嫌気性で培養する必要はない。

培養と菌数計算の後、両端のゴム栓を外し、円筒状の寒天を取り出す。それを無菌ナイフで切断し、継代培養のためパスツールピペットで、菌コロニーを吸い取る。液体試料には膜濾紙を用いるとよい。その膜濾紙を巻き上げ、試験管内に置き、融けた培地で覆う。DRCMは、ほとんどの種類の菌の計数に適しているが、*C. nigrificans*には亜硫酸鉄培地がよい。計数する菌種ごとに、培養温度を選択すること。

一般的な同定手順

嫌気性のグラム陽性桿菌の各コロニーを、次の培地で継代培養する：Robertsonの調理肉培地；purple milk（紫色乳）；インドール産生用ペプトン水；ゼラチン培地；グルコーズ、ラクトーズ、シュークローズおよびサリシンを含有するペプトン水。これらの培地は綿栓をした試験管に入れるべきであり、スクリュー栓の試験管には入れないこと。また、これらの試験管には指示薬を入れないこと、なぜなら、嫌気性代謝過程で脱色されることがあるから。酸産生の試験を、24～48時間後にブロモクレゾール紫を用いて行なう。いくつかの培地をFildes抽出物で補強することが必要かも知れない。各試験管に鉄釘を入れておくと嫌気性代謝進行の助けになる。糖培地でのガス産生は、同定上非常に役立つというほどのことではない。それゆえ、ダーハム（Durham）管は使わなくてもよい。嫌気性菌のためのAPI20A方式は非常に役に立つ。

既述のように、半抗毒素平板法（Nagler法）を*C. perfringens* A型抗毒素と*C. novyi*抗毒素とを用いて行なう（表44-1と表44-2を参照）。

＊グラム陰性のクロストリジウム属菌

ある種の*Clostridium*菌属は、グラム陰性であるようだ。しかし、クロストリジウム属は、5μgのヴァンコマイシン・デイスクに感受性があり、他方グラム陰性の細菌類は抵抗性である（Engelkirk *et al.*, 1992）．クロストリジウム属につきさらに知りたい場合には、Willis（1977）およびHoldeman *et al.*（1977）ならびにPhillips *et al.*（1985）を参照。

[参考文献]

Berry, P. R., Weinecke, A. A., Rodhouse, J. C. et al. (1987) Use of commercial tests for the detection of *Clostridium perfringens* and *Staphylococcus aureus* enterotoxins. In: Grange, J. M., Fox, A. and Morgan, N. L. (eds), *Immunological Techniques in Microbiology*. Society for Applied Bacteriology Technical Series No. 24. London: Blackwells, pp. 245-2.50.

Brazier, J. S., Duerden, B. I., Hall, V. et al. (2002) Isolation and identification of *Clostridium* spp. from infections associated with the injections of drugs; experiences of a microbiological investigation team. *Journal of Medical Microbiology* 51, 985-989.

Dezfullian, M., McCroskey, C. L., Hatheway, C. L. and Dowell, V. R. (1981) Isolation of *Clostridium botulinum* from human faeces. *Journal of Clinical Microbiology* 13: 526-531.

Engelkirk, P. G., Duen-Engelkirk, J. and Dowell, V. R. (1992) *Principles and Practice of Anaerobic Bacteriology*. Belmont, NY: Star.

Holdeman, L. V., Cato, E. P. and Moore, W. E. C. (eds) (1977) *Anaerobic Laboratory Manual*, 4th edn. Blacksburg, VA: Virginia State University. Phillips, K. D. (1986) A sporulation medium for *Clostridium perfringens. Letters in Applied Microbiology* 3: 77-79.

Phillips, K. D., Brazier, J. S., Levett, P, N. et al. (1985) Clostridia. In: Collins, C.H and Grange, J.M. (eds), *Isolation and Identification of Micro-organisms of Medical and Veterinary Importance*. Society for Applied Microbiology Technical Series No. 21. London: Academic Press, pp. 215-236.

Willis, A. T. (1977) *Anaerobic Bacteriology*, 3rd edn. London: Butterworths.

第45章

マイコバクテリウム属（*Mycobacterium*）

マイコバクテリウムは抗酸性の細菌である。アリルメタン色素の強石炭酸溶液、たとえばカルボール・フクシン液で染めた後に薄い酸で洗っても、染まった状態のままである。他種の細菌は希酸で脱色されてしまう。マイコバクテリウム属のある菌種は酸およびアルコールに抵抗性であるが、他の菌種は酸にだけ抵抗性があるという一般に信じられている説には、何ら根拠が無い。これらの性状は処理技術や菌の生理的状態により違ってくるものである。

この属のなかで最も重要な菌種は、真正寄生性である。この属は、*Mycobacterium tu-berculosis*（結核菌）複合群、つまり、下記に記載したようないろいろの菌種、ならびにハンセン病菌（*Mycobacterium leprae*）を含んでいる。さらに、命名されている約100種のマイコバクテリウム属菌種および無名で種数も不明の同属菌種が、この自然環境下に存在している。そしてそれらのいくつかの種は、人や動物の日和見感染病原体であることが判っている。それゆえ、これらの菌種は、しばしば「環境マイコバクテリア(EM)」と名付けられており、また「非結核性」、「日和見性」もしくは、“MOTT”（定型的結核菌以外のマイコバクテリア）桿菌とも名付けられている。

結核菌複合群（ある国ではマイコバクテリウムの他の種類の菌と言われている。「国家リスト」を見よ）は、ハザードグループ3に属する病原体であり、空気感染する。エロゾールを作り出す恐れのある実験操作は全て、バイオセーフティーの封じ込めレベル3（*Bio-safety Containment Level* 3）の実験室内で行なうべきである。

Mycobacterium tuberculosis（結核菌）複合群

顕微鏡による直接検査

＊喀痰

結核菌を含有していると思われる検査材料のうちで最も普通のものは喀痰である。喀痰は一般に粘性が高くて、取り扱い難い。直接塗抹標本を作るには、使い捨ての10μlプラスチックループを使用する。そうすれば、安全キャビネット内でブンゼン灯を使わないで済む。使用後直ぐループを消毒液内へ捨てる。通例の細菌実験用ループは適当でなく、安全でない。検査材料の最も化膿した部分をごく僅か採取し、注意深くスライド上に拡げる。拡げる際には、材料中に存在している空気感染性微粒子を放出しないよう、激しいこすり方を避けること。塗抹済みスライドを安全キャビネット内で乾燥させ、次いで固定と染色のため取り出す。エロゾールは、塗抹作業中には発生するが、乾燥した塗抹薄層からは発生しない。とは言え、どれほどの時間であっても、乾燥標本を染色しないまま放置してはならない。固定処置は菌を殺すことではないし、乾燥した薄層標本は簡単に剥がれることがあるからだ。

直接検鏡には、培養用喀痰材料を、よく均質化してから遠心分離し、その沈殿物の10μlループ1杯分をスライド上で$1cm^2$に拡げる。ゆっくりと乾かす。注意して扱うこと。試料は、染色中にスライドから浮き出してしまうことがある。

＊脳脊髄液

約10mmの長さの目印平行線2本を、2～3mm離してスライドグラスの中央部に記す。脊髄液を遠心分離して、ループ1杯分の沈殿物を目印線の間に置く。乾燥させ、さらにもう1ループ分の沈殿物を載せる。乾燥・固定・染色前にこの手順を数回行なう。塗抹全域を検鏡する。

＊尿

尿の遠心沈殿物の直接検鏡の結果は信頼できない。何故なら、尿は環境に存在する抗酸性菌を含有していることがあるからだ。それらの環境由来抗酸性菌は、皮膚や無生物環境から試料の尿に入ってしまったものである。

＊吸引採取された膿

もし出来れば、遠心分離し、沈殿物の薄層塗抹標本を作る。遠心できない時には、膿の直接塗抹標本を作る。厚層膜標本だと、染色操作中に流れ出てしまうことがある。血液を多く含む試料は検査が困難であり、偽陽性の結果を示す可能性がある。

＊胃洗浄液

マイコバクテリアは食物中にしばしば存在する。したがって、胃の内容物にも同菌が存在するから、胃洗浄液の直接検鏡は病因を判断する上で信頼できない。

＊喉頭拭い液

直接検鏡しても益は無い。

＊血液、糞便および乳汁

抗酸性の人工物や環境由来のマイコバクテリアが存在していることもあり得るから、直接検鏡の結果は信頼できない。糞便および分離血液の遠心沈殿物の顕微鏡検査は、多発性マイコバクテリウム症の予備的診断には役立ち得る。この病気は、エイズ患者で通例では M. avium 複合群（MAC）により引き起こされる（AIDS; Kiehn *et al.*, 1985）。

＊組織

組織片を細切する。安全キャビネット内で作業すること。乾酪様物質を外科用メスで取り除き、乾酪化した部分と軟らかい部分との間の部分を掻き取る。採取した組織をスライドに塗り拡げる。この検査材料は、他の材料よりもはるかに多くの菌を含んでいる可能性がある。

＊染色

喀痰その他の検査材料の直接塗抹標本を、Ziel-Neelsen（ZN）法で染色する。菌を見つけだすのは難しく、各塗抹標本を検査するのに数分を必要とすることがしばしばある。オーラミン・フェノール（AP）法を使っての蛍光顕微鏡検査が、いくつかの検査室で好評である。低倍率の対物レンズを使うと、より多くの試料をより短時間で検査できる。この方法では、偽陽性が少なからずある。それゆえ、ZN 法により過剰に濃染した塗抹標本で、抗酸性菌の存在を確認すべきである。これらの方法は、第 7 章に書かれている。

＊報告

抗酸性菌が見られたか否かを報告する。もし、その存在が認められたら、高倍率視野での数を報告する。表 45-1 は、ヨーロッパで喀痰塗抹標本の検査結果の普通に行なわれている報告様式を示す。

表 45-1　顕微鏡で調べた喀痰塗抹標本内の抗酸菌（AFB）の報告尺度

観察された菌の数	報告
0 per 300 fields	抗酸菌に対して陰性
1-2 per 300 fields	(±) 反復検査
1-10 per 100 fields	+
1-10 per 10 fields	++
1-10 per fields	+++
≥ 10 per fields	++++

これは対数目盛りであることに注意。これにより作図が容易になる。

＊偽陽性

単個の抗酸性菌については注意して判定すべきである。それは、たとえば水由来の環境汚染菌であるかも知れない。それは、染色処理中とか、同じ吸い取り紙の一片を 1 枚以上のスライド標本に用いたりした場合とかに、ある 1 枚のスライドから別のスライドに移行したものであるかも知れない。

病理材料からの菌分離または菌検出

結核菌は、伝統的に固型鶏卵基礎培地で分離培養されている。けれども、この培養法では培養開始からコロニーが肉眼で見えるようになるまでに数週間を要する。そこで、別の技術が開発されるに至った。最も広く用いられている方法は、自動放射分析または非放射分析法および、ポリメラーゼ連鎖反応（PCR）のような核酸技術を基礎にした方法である。結核菌専門のある標準検査センターで使われている別の方法には、質量分析計により結核菌の特異的脂質を検出する方法（French *et al.*, 1987）とか、脳脊髄液

（CSF）のようなきれいな試料中のマイコバクテリア抗原を免疫学的方法で検出する方法（Drobnie-ski *et al.*, 2001）がある。

世界中の多くの結核検査室では、今日でも伝統的培養法を使っている。したがって、本章でもこの方法に重点を置くことにする。

培養のための病理材料の調製

マイコバクテリアは病理材料の中に僅かしか存在しないことがしばしばある。さらに、材料中に均等に分布しているわけでもない。また、他の多くの菌種が存在していることもある。それ故、他の細菌学的検査で用いられている平板培養法は役に立たない。抗酸性菌は、他の細菌種よりふつうずっとゆっくりした割合で発育し、しかも平板培養では過剰発育する。ある試料は正常では無菌の部位（血液、骨髄、脳脊髄液、いくつかの組織）からのものであり、培地に直接接種されても構わない。その他の試料は、多くの細菌やカビ類を含んでいる可能性があるから、他の細菌よりもマイコバクテリアに対しずっと致死作用の少ない試薬で先ず処理せねばならない。そして、その試薬は、検査のために調製された試料の粘稠度を低めて遠心分離を可能にするものであること。ただし、理想的な試薬は未知である。硬試薬（hard reagent）と軟試薬（soft reagent）との間に選択すべき度合の試薬はあるだろう。

硬試薬は、他の細菌類で重度に汚染している試料用に奨められる。試薬に曝す時間が決定的に重要である。この時間に無関心だと、他の細菌とともにマイコバクテリアも殺されてしまう。軟試薬は他の菌種の汚染がほとんど無い場合、たとえば採取直後の喀痰に対して使うのがよいと思われる。試薬は数時間標本と接触させたままにして置く。その間マイコバクテリアの数が大きく減少することはない。軟試薬は、結核菌以外のマイコバクテリアの培養も可能にしてしまうことがあるが、それらのマイコバクテリアは硬試薬では殺されることが多い。別の方法としては、マイコバクテリア以外の実質的に総ての細菌種を殺してしまうよな抗細菌剤混合物を含む培地に試料を接種する方法がある。

以下に記載する方法は、実験者に対する危険を最少にするために、操作の手数とくに中和や遠心分離の際の手数を減らすことを意図した方法である。

遠心分離処理後の沈殿物を培養すると最適の結果が得られるけれども、結核菌を含む液を遠心分離するのは危険であるから、実験者によっては避ける人もいる。この問題を克服するには、密封型遠心分離容器（安全カップ）を使うことである（第1章参照）。この方法は、遠心分離中に、もし液が遠沈瓶から漏れ出たり瓶が破損したりすることによるエアロゾール発生の危険をかなり減らす。遠心分離を終えた遠沈瓶は安全キャビネット内で開けるべきである。

検査試料を遠心分離しない場合には、ずっと沢山の本数の培地入り試験管に試料を接種すべきであり、液体培地も使うべきだ。その液体培地は抗生物質を混合したものとすべきである。

喀痰培養

喀痰を試料容器からピペットで調製瓶に移す。そのピペットは、無菌のガラス管で作ったもの（200 × 5mm）で、一方の端は喀痰成分を切り開くためきめ荒いままにしてあり、他方の端はゴム製乳首を付けられるよう火焔で滑らかにしてある。

硬い方法

スクリュー栓付きの25ml瓶の中で、約1mlの喀痰を、2mlの4%苛性ソーダ液もしくは2%苛性ソーダ液と1% Nアセチル-Lシステインとの混合液（粘液溶解液）に加える。しっかりと栓を締める。そして、事故によるエロゾールの拡散を防ぐため自動密封性のプラスチック袋に入れる。そして15～30分間振動器をもちいて機械的に、但し余り強すぎない程度にゆり動かす。薄い液性試料の場合にはもっと短時間の振動でよい。培養しなくてもよい。10%ほどのマイコバクテリアが生残する。

瓶をプラスチック袋から取り出し、十分な量のフェノール赤を含む14%（約1mol/l）o-燐酸2水素カリウム（KH_2PO_4）溶液を3ml加える。すると黄色を発する。この中和液はすぐに使えるよう調合して、小さなねじ栓付き瓶に滅菌・貯蔵して置くべきである。貯蔵瓶中からピペットで吸い取ることをすべきではない。

フェノール赤の色調が黄色からオレンジ色へと変化したことは、正しく中和反応が起きたことを示す。再度栓をしてゆっくり混合し、密封遠心沈殿容器に入れ、毎分3000回転で15分間遠心する。消毒液中に注意深く遠心上澄みを注ぎ出す。瓶の頸部分を濾紙片で吸い取り、その濾紙を消毒液中に捨てる。次いで沈殿物を培養する。

軟らかい方法

スクリュー栓付き瓶中の2～4mlの喀痰に、23%オルソ燐酸3ナトリウム（Na_3PO_4）溶液を等量加える。ゆっくり混和し、室温または冷蔵庫に18時間置く。次いで10ml瓶中の滅菌蒸留水を加えて粘り気を減らし、遠心分離し、上澄みを静かに移し、沈殿物を上記の方法で注意深く培養する。

＊喉頭およびその他の部位の拭い取り試料

拭い取った試料を、苛性ソーダ溶液（1mol/l）を入れた試験管中に5分間置く。次いで綿棒を取り出し、液を流し出し14%のオルソ燐酸2水素カリウム（KH_2PO_4）を入れた別の試験管中に5分間入れておく。綿棒から液を流し出し、培地に植える。

＊尿の培養

新鮮な早朝尿の流れの中ほどを試料にする。排出尿を数回分集めて試料とすることはしないこと。そうすると、培養の際しばしば雑菌の汚染があるからだ。採取した尿の25～50mlを、毎分3000回転で遠心分離し、沈殿物の塗抹標本をグラム染色して検鏡し、菌数を推定する。次いで沈殿物を、4%硫酸鉄2mlに、他種の菌の存在状況次第で15～40分懸濁させる。蒸留水15mlで中和して遠心し、沈殿物を培養する。

別の方法としては、血液寒天培地に適量の尿を塗布し一晩培養する。もし菌が無ければ50～100mlの尿を膜濾紙で濾過する。濾紙を細片に切り、各片をスクリュー栓付き瓶内の培地表面に置き培養する。

＊血液および骨髄

エイズの出現以来、血液や骨髄の検査によって多発性のマイコバクテリア症を検出することがしばしば必要になった。血液8.5mlを無菌的に採取し、その血液を0.35%硫化ポリエタノール・ナトリウム（sodium polyethanolium sulphate）1.5ml を入れた試験管に加える（SPS: これは抗凝固剤のうちで、マイコバクテリアに対する毒性が最も少ない。そして白血球を溶解する）。凝固を防ぐため混和する。そして、液体培地たとえば、0.025%SPS と、もし必要なら抗生物質の混合剤とをふくむ Middlebrook7H9 または 13A 液体培地の 10 ～ 20 容に接種する。Isolator-10 lysis 遠心分離方式（Du Pont Co.,Washington, DE, USA）も適している（Kiehn *et al.*, 1985）。または、抗凝固剤と血液細胞全てを溶かしてしまうサポニンを入れた試験管に、血液 10ml を採取し、3000 回転で 30 分間遠心分離し、沈殿物を Middlebrook 7H11 寒天培地に接種する。

別の方法としては、血液または骨髄を培地に直接加える。毎週その培地での菌の発育状態を検査する。ZN 染色した塗抹標本で抗酸性を確認する。そして、固形培地に植える。血液培養には、自動培養技術を使うのが理想的である。製造会社の使用説明書に従って使うこと（第 8 章を参照）。

＊糞便

M. avium 複合群により起こされたとみられる腸管の病気を患っているエイズ患者については、糞便培養が必要かもしれない（Kiehn *et al.*, 1985）。糞便 1g を Middlebrook7H9 液体培地 5mg に懸濁させる。喀痰処理のときのように、「硬い方法」で汚染菌を除いてから、Mitchison の抗生物質培地に接種する。

＊脳脊髄液、肋膜液、膿汁等の培養

試料をそのままか、または遠心分離した沈殿を血液寒天に塗る。そして一晩培養する。試料の残りを冷凍庫に保存しておく。もし血液寒天培養で菌が見出されない場合には、それ以上の処理をせず、試料をマイコバクテリア用培地に接種する。できるだけ多量の試料を用い、できるだけ多数の試験管に接種する。もし血液寒天培地が他種の菌の存在を示した場合には、抗生物質を含む培地に、喀痰および / または培養物に対するような手順を直接進める（以下を見よ）。元の容器に Kirchner 培地を半分満たし培養する。相当な数の結核菌が、ガラスまたはプラスチックに粘着するかも知れない。

＊組織の培養

組織のごく小さな断片たとえば子宮内膜掻爬片を、Vortex ミキサーでよく磨り潰すか、ガラス玉入り滅菌水中に懸濁させる。大きな試料は、ストマッカー、つまり混和器で均質化する。無菌の度合いを調べてCSFの場合のように手順を進める。培養が汚染していたり、テストを繰り返したりするときのために、ある程度の量の試料を凍結保存しておく。

環境からの菌分離

臨床検査材料や実験試薬が環境中に存在するマイコバクテリアで汚染しているときにその汚染源を探し当てるために、また、自然界におけるマイコバクテリアの分布状況を研究するために、環境からの菌分離を行なうことがある。

＊水

冷水蛇口や温水蛇口からの水2l（リットル）を膜フィルターを通過させる（水の細菌学については254頁を参照）。膜フィルターの水気を切り、そのフィルターを3％硫酸または蓚酸に3分間入れ、次いで無菌水に5分間入れる。フィルターを細切して、各細片をねじ栓付き瓶内の培地表面に置く。Lowenstein-Jensen培地と抗生物質を含むMiddlebrook7H11培地とを使うこと（下記を参照）。

冷水蛇口および温水蛇口の内側を綿棒で拭い、それを喉頭スワブのように処理する。

＊乳汁

動物個体ごとに採取した乳、最低100mlを遠心分離する。大量に溜めた乳を検査しても、その結果は役立たない。クリーム（生）と沈殿物とを別々にして苛性ソーダ法で処理し、培地入りの試験管数本で沈殿物を培養する。

＊塵埃と土壌

0.5％Tween 80をふくむ滅菌蒸留水1l（リットル）中に、試料2～5gを入れる。泡があまり沢山出ないようにゆっくり混和する。粗目のフィルターを通して大きな粒子を除去し、次いで24時間冷蔵庫に静置する。上清を注ぎ採り、それを上記の「水」の項で記したように膜フィルターを通す。沈殿物（フィルターに残っている滓）を遠心分離し、喀痰の場合のように苛性ソーダで処理する。次いで中和し、遠心分離し、数本の試験管に接種する。

培養基

鶏卵培地が最も普通に用いられる。どの鶏卵培地が良いかについてはほとんど選択を要さないと思われる。Lowenstein-Jensen 培地が最も多く使用されているが、アメリカでは ATS 培地もしくは Piezer 培地が頻繁に使われている。グリセリン培地（これは人型結核菌の発育を促進する）とピルビン酸塩培地（これは牛型結核菌と M. malmoense の発育を促進する）との両培地を使うべきである。日和見感染状態に在るマイコバクテリア種は、ピルビン酸塩培地では、ごく僅かしか発育できないから、ピルビン酸塩培地を単独で使うべきではない。

ある実験者は寒天を主材にした培地、たとえば Middlebrook7H10 または 7H11 を好んで用いる。Kirchner 液体培地も、遠心分離できない液体試料の場合や大量を培養することが望ましい場合には有用である。吸引された肋膜液・心嚢液・腹膜液は、採取量と同量の 2 倍強化 Kirchner 培地に、患者の寝台の傍で、直接加えてよい。

Mitchison *et al.*（1987）の抗生物質培地は、汚染した試料に有用である。なお、苛性ソーダその他の除染試薬で処理した後の試料でも有用である。抗生物質培地は、生検で採取した（バイオプシー）試料のように繰り返し採取の困難な試料にとって、培養の円滑な進行を保障する培地である。またこれらの培地は、組織・体液・尿の培養のための鶏卵培地の代わりとしても使われてよい。それらの調製法は以下の通りである。Kirchner 培地または Middlebrook7H11 培地に、次の抗生物質を添加する：ポリミキシン 200 単位 /ml、カルベニシリン 100mg/l、トリメトプリム 10mg/l、および、アンホテリシン 10mg/l。液体状の培地を 10ml ずつ分配し、固形の培地斜面にする。

とくに自動方式では、替わりに抗生物質混合物（PANTA）が使われる。PANTA には、最終濃度として、ポリミキシン 50 単位 /ml、アンホテリシン 5mg/l、ナリディキシック酸 20mg/l、トリメトプリム 5mg/l とアズロシリン 10mg/l を含むものとする。

培地への接種

各試験管に入れた培地に少なくとも 0.2ml（1 白金耳分ではない）の接種試料を用いる。各試料を鶏卵培地2本ずつに接種する。1本はグリセリンを、別の 1 本はピルビン酸を含む培地とする。その他の培地は上述の如くである。

培養

全ての培養試料を 35 ～ 37℃で、また、表層の病巣由来の試料は 30 ～ 33℃で、少なくとも 8 週間培養する。さらに 2 ～ 4 週間培養期間を延長すると、陽性結果が僅かに増加する。とくに、組織由来試料およびある種のマイコバクテリアに関しては、この増加傾向は判然としている。検査結果を毎週見ること。

自動培養

マイコバクテリア属菌の発育初期状態を、放射測定法または赤外線法によって検出するために市販の器械（たとえば、BACTEC, Becton Dickinson）が開発された（第 8 章を参照）。

喀痰その他の均質化された試料を、もし必要ならば汚染雑菌を除去して、抗生物質および（^{14}C-labelled）パルミチン酸を含む Middlebrook 肉汁培地に加える。抗生物質は他種の菌の発育を妨げるためである。この培地は、ゴム栓をした瓶に入れて市販（Becton Dickin-son）されている。注射器と皮下注射針を用いて、上記培地に接種する。もしマイコバクテリアが発育すれば、2 酸化炭素 14 が発生する。各培養瓶内の培地上の空間部分にある空気は一定の時間間隔で採取され、放射能活性のある気体が秤量され記録される。マイコバクテリア属の発育は 2 ～ 12 日で検出できる。但し、陽性結果の判定には、結核菌と他種のマイコバクテリアとを識別するための試験が必要である。BACTEC 方式では、p-nitro-α-acetylamino-β-propiophenone（NAP）が使われ、あと 2 ～ 5 日間の培養を要する。NAP を含む培地に発育するマイコバクテリアについては、さらに植え継ぎ培養して、慣例の方法（Heifets,1986 および以下を参照）もしくは DNA プローブを用いる方法（以下を参照）により同定する。

放射活性廃棄物の廃棄は、放射能活性測定方式での最も重要な問題である。そのため、放射能活性測定方式は多くの実験施設で、マイコバクテリア発育指標試験管法（MGIT, Bactec 960, Becton Dickinson, Franklin Lakes, USA）や、MB BacT Alert 方式（Organon Technika, Boxtel, The Netherlands）のような非放射能測定方式に替えられてきている。これらの方式では 12 ～ 18 日以内で菌増殖の検出が可能であるので、検査室員たちにとり放射能活性測定方式よりもずっと少ない時間で済むことになる。これらの方式は、マイコバクテリア増殖（MGIT）中に、二酸化炭素（CO_2）放出で色素の色調が変化すること（MB BacT Alert）、もしくは酸素消費で蛍光物質が沈静化していない状態にあるということに基づいている。

理想的には、自動方式は固型培地での培養と結びつけて使われるべきである（Drob-niewski *et al.*, 2001）。核酸増幅に基づく自動方式については第 8 章で考察した。

結核菌の同定

病理材料から分離・培養されているマイコバクテリア属菌の大多数は、世界中のほとんどの場所で、結核菌であろう。鶏卵培地上では培養後 10 ～ 14 日まで、発育は判然としない。人の結核菌つまり *M. tuberculosis* のコロニーは、クリーム色で乾燥しており、パン屑かカリフラワーのように見える。牛の結核菌つまり *M. bovis* のコロニーは、人結核菌のコロニーより小さく、白色で平らである。*M. bovis* の発育は非常に悪い。それは、グリセリン培地上よりもピルビン酸培地上でずっと良く発育する（平滑結核菌、*M. canetti* という菌が記載されたことがあったけれども、きわめて稀にしか分離されない）。

Middlebrook 寒天培地上では、人結核菌も牛結核菌もともに、コロニーは平坦で灰色である。Kirchner 液体培地内で発育した結核菌コロニーは、円型で表面が顆粒状である。そして、各コロニーは、互いにひと続きかひと塊りの状態で接着していることもある。それらのコロニーは、試験管の底部で発育しており、培養液を揺すぶった後、直ぐに安定した状態になる。

抗酸性について検査するために、ZN 染色フィルム標本を作る。ある種の酵母菌やコリネ型細菌（類ジフテリア菌）も鶏卵培地上で発育する。それらのコロニーは、結核菌のコロニーと似ていることがある。エロゾールになって生菌が飛び散ることへの安全対策として、飽和第 2 塩化水銀液 1 滴で塗抹フィルムを作り、そのフィルムを静かに拡げる。菌が乳濁化し易いか否かに注意する。菌の形を顕微鏡で検査する。結核菌は通常均一に染まり、長さ 3 ～ 4μm の曲がりくねった細引紐状に配列している可能性がある。

次のようにして菌懸濁液を作る。小型のガラス製スクリュー栓付き瓶を用意する。瓶の中に、瓶底の直径より短い釘（針金）を 2 本と直径 2 ～ 3mm のガラス粒を 2、3 個、および pH7.2 ～ 7.4 の燐酸緩衝液 2ml とを入れる。（もし水を使うと釘は錆びてしまうであろう。その時には釘とガラス粒の両方を希塩酸で洗い、次いで使用前に水洗する。）高圧蒸気滅菌する。瓶の中に菌のコロニー数個を入れ、磁力攪拌器で攪拌・混和する。大きな粒子を安定・定置させ、上澄みを試料として用いる。

鶏卵培地の入った試験管 2 本と、500μg/m の ρ - ニトロ安息香酸を含む鶏卵培地（PNBA 培地）の入った試験管 1 本とに、上記上澄みを接種する。ρ - ニトロ安息香酸の貯蔵液を作るには、1mol/l の苛性ソーダ液を少量加えた水 50ml に、ρ - ニトロ安息香酸 0.5g を溶解し、次に塩酸で注意深く中和し、水を加えて 100ml にする。この溶液は冷蔵庫内で数か月間保存できる。1 本の鶏卵斜面培地試験管を 25 ± 0.5℃で培養し、もう 1 本を内部照明付き定温器内 35 ～ 37℃で培養する。ρ - ニトロ安息香酸入り鶏卵斜面培地試験管は 35 ～ 37℃で培養する。もし、内部照明付き定温器を使えない場合には、菌を 14 日間発育させ、次いで 1 ～ 1.5m 離れた位置に 25 ワット電球を置いて数時間照明し、再度 35 ～ 37℃で 1 週間培養する。

結核菌は次のような特徴を持っている：

・水または濃い第二塩化水銀では容易に懸濁しない（但し後者の方が安

全である）。

・普通の形態は、長さ3～4μmで、曲がりくねった紐状である。

・相対的に発育が遅く、肉眼で見えるほどの大きさのコロニーになるには10日以上を要する。

・黄色、オレンジ色または赤色などの色素を産生することはない。

・ρ-ニトロ安息香酸500μg/mlが存在すると、発育できない（牛結核菌は痕跡程度の発育を示すことあり）。

・25℃では発育できない（牛結核菌は痕跡程度の発育を示すことあり）。

1週間以内で発育してくる抗酸性菌や黄色または赤色のコロニーを作る抗酸性菌、さらにまた、容易に乳化する抗酸性菌、そして、形態学的には小型で球菌状もしくは細長くて粒状もしくは不規則に染まる抗酸性菌は、ほとんど結核菌ではない。

結核菌の変種およびBCG

結核菌複合群（*M. tuberculosis* 複合群）内の“種”を同定することは、患者の健康管理にとっては大事なことではない。だが、疫学的研究作業、たとえばある地域での人間の結核における牛の役割を判定するというような仕事にとっては重要である。また、BCGを同定することも有用である。とくに、新生児のBCG免疫、HIV感染とか悪性腫瘍の治療の結果として生ずる多発性結核でBCGが原因と考えられる場合には、その同定は有用である。核酸に基づく同定法は、そういう場合の型別に使うことができる。しかし、培養性状に基づいていて、世界保健機関により唱道されている簡単な方法（Grange *et al.*, 1996）が結核菌複合群内の主要な変異型を区別するのには有用である。

上に記したようにして調製された懸濁液を用いる。そして次の諸試験のために培地に植え、37℃で培養する。

＊ TCH感受性試験

5μg/mlの割合にthiophen-2-carboxylic acid hydrazide（チオフェン-2-カルボキシル酸ヒドラジド）をふくむLowenstein - Jensen培地を用い、18日で結果を読み取る。

＊ピルビン酸塩好性試験

グリセリンをふくむ Lowenstein-Jensen 培地での発育とピルビン酸塩をふくむ培地での発育とを 18 日培養後に比較する。

＊硝酸塩還元試験

Middlebrook 7H10 ブイヨンを用いる。第 7 章の「硝酸塩還元酵素試験」に記載されている第 2 の方法で、18 日後にテストする。

＊酸素好性試験

0.2% 寒天で半固型状になっている Kirchner 培地を用いる。約 0.02ml 懸濁液を接種する。気泡が生じないようゆっくり混和し、18 日間静かに、何ら手を加えず培養する。表面もしくは表面近くに好気性菌の発育が観られる。そして、表面下 1 ～ 3cm のところには、帯状の微細な好気性発育が観られる。時にその発育帯は上方に拡がっている。

＊ピラジナマイド感受性およびピラジナマイド分解酵素活性の試験

ピラジナマイド感受性試験には 651 頁に記載した方法を用いること。かなり複雑な感受性試験の代替法として、ピラジナマイド分解酵素活性を検出する方法がある（この活性はピラジナマイド感受性と密接な相関関係がある）。すなわち、高層の Wayne の培地に接種する（Wayne 培地の作り方 :Middlebrook 7H9 ブイヨン 1000ml; ピラジナミド 100mg; ピルビン酸ナトリウム 2g; 寒天 15g を蒸気で溶解し、スクリュー栓付き瓶に 5ml ずつ分配し、次いで 115℃で 15 分間高圧蒸気滅菌する。斜面よりも高層を形成するよう真っ直ぐに立てて置いて冷やす）。37℃で 7 日間観察する。蒸留水で新たに調製した 1% w/v 硫酸第 1 鉄アンモニウムを 1ml 加え、4℃で 4 時間冷蔵する。高層の上の部分に明瞭な桃色の帯状物が生じていれば、ピラジナマイド活性の有ることを示す。*M. bovis* の若干の株で観られる微桃色の帯は、無視してよい。*M. tuberculosis* を陽性の対照に、*M. bovis* を陰性の対照に置くこと（表 45-2）。「アジア株」とか「アフリカ株」とかを同定したとしても、それは株の起源を示すわけではないし、患者の民族グループを示すわけでもない。変異型は広汎に分布しているのである。

表 45.2　*M. tubercalosis* 複合群内部の変異株

菌種	TCH	硝酸還元酵素（かんげんこうそ）	好酸素性	ピラジンアミド耐性
M.bovis	S	−	M	R
M.africanum type I	S	−	M	S
M.africanum type II	S	+	M	S
M.tuberculosis Asian	S	+	A	S
M.tuberculosis Classical	R	+	A	S
BCG b	S	−	A	R

S　感受性；R 抵抗性；M 微好気性；A 好気性；TCH チオフェン－２－スカルボン酸
a　ピラジンアミダーゼ活性はピラジンアミド感受性と相関関係がある。
b　サイクロセリン耐性の点では他と異なる

＊ナイアシン試験

この試験は元来、ナイアシンを合成する人結核菌と合成しない牛結核菌とを判別するものと主張されていた。そしてナイアシン試験紙は市販されている。しかし生憎、人結核菌のある株は、ナイアシン試験で陰性である。そして、幾つかの環境由来マイコバクテリア属菌種はナイアシンを合成する。したがって、この試験は信頼できず、ほとんど推奨できない。

＊サイクロセリン抵抗性試験

この試験は BCG を同定するのに有用である。なぜなら BCG は、*M. tuberculosis* 複合群の他の種類よりもサイクロセリンにずっと抵抗性であるからだ。20μg/ml のサイクロセリンをふくむ Lowenstein-Jensen 培地を用いる。18 日後に結果を判定する。

Mycobacterium tuberculosis 複合群内の菌種

＊ *Mycobacterium tuberculosis*, 人結核菌

人結核菌は、グリセロールやピルビン酸塩を含む鶏卵培地でよく発育する（eugonic）。そのコロニーはパン屑状でクリーム色を呈する。薄層標本では、凝集状態で細い紐状になっている。特に、湿った培地上でこの菌は綱状または細紐状に連なって並んでいる。25℃または 42℃では発育しない。また、PNBA 培地でも発育しない。普通は TCH に抵抗性である（但しアジア変異株は感受性）。硝酸塩還元能は陽性であり、好気性である。一般にはピラジナマイドに感受性がある。この菌は人で結核を起こし、家畜や野生動物にも感染することがある（通常、人から直接または間接に感染）。サル類にはとくに感染し易い。

＊ ***Mycobacterium bovis*, 牛結核菌**

牛結核菌は、グリセロールをふくむ鶏卵培地上での発育は不良である（dysgonic）。しかし普通、ピルビン酸塩培地上では発育が促進される。コロニーは、平坦で灰色もしくは白色である。発育すると、斑状に拡がった形になることもある。薄層標本には紐状物が存在する。PNBA 培地では、37℃培養の対照斜面に比べると 25℃培養は全く発育しないか、発育してもごく乏しい発育である。この菌は、TCH に感受性があり、硝酸塩還元能がなく、微好気性で、ピラジナマイドに抵抗性である。工業発展国では撲滅計画が導入されるまで、乳牛の間で牛結核は普通に存在していた。しかし、多くの発展途上国では今なお存在している。牛結核菌は、人でも肺結核や肺外性の結核を引き起こす。肺外性の結核は、普通、この菌に感染している牛の乳を飲んだ結果起こる。工業発展国で遭遇する牛結核菌症例は、通常はずっと以前に感染していたものが再発したことを現している。

＊ ***Mycobacterium africanum***

この菌名は、人結核菌と牛結核菌との中間的な性状を持つアフリカ由来菌株群に与えられた名称である（Collins *et al.*, 1982 を参照）。発育は一般に不良であるが、ピルビン酸塩により促進される。TCH には感受性があり、微好気性で、ピラジナマイドに感受性がある。硝酸塩還元試験は、陰性（大部分の西アフリカ株）または陽性（大部分の東アフリカ株）である。この菌は結核を引き起こすけれども、その結核は他種の結核菌が起こすものと臨床的に明らかに識別することはできない。

＊ **BCG**

BCG は、Calmette と Guerin が確立した弱毒性結核菌株の略称で、結核に対する予防免疫のために用いられている。それは発育の良い菌であり、ピルビン酸塩によりその発育が高められるようなことはない。それは、TCH に感受性があり、硝酸塩還元性はなく、好気性で、ピラジナマイド抵抗性である。さらに（結核菌種の他の株と違って）サイクロセリンに抵抗性である。

M. tuberculosis 複合群内の他の変異種は次の菌を含んでいる：*M. microti,* 野ネズミ類およびその他の小型哺乳類で病気の原因になる；*M. canetti,* きわめて稀にしか遭遇しない変異型で固形培地上に平滑なコロニーを作る；*M. bovis* の山羊変異種，少数の獣医師で病気を引き起こしたことあり；および命名されていない若干の株でアザラシや岩狸（rock hyrax）から分離された株で普通とは異なる性状を持つ。

環境マイコバクテリア

自然環境には、多くの種類のマイコバクテリア属の菌が生息している。それらは、とくに水系環境つまり沼地・小川・河川、そして産業用や家庭用の給水と関連して生息している。今までに約 100 種が命名されてきた。そして、いつも新種が記載されている。ある菌種は人や動物の日和見感染病原体と見なされてきた。また別の菌種は滅多に、または全く病原性が無いとされてきた。しかし、病原性を潜在させている菌と非病原性菌との間には、何ら明白な区別は存在しない。そして、もし適当な機会さえあれば、どのマイコバクテリア属菌種も病気を引き起こし得るということは、どうやら確かである。環境マイコバクテリアは、検査材料を汚染していたり、材料の採取や実験室での処理過程で入り込んでしまうことがある。また、日和見感染菌の意義を評価するのも難しい。分離された環境マイコバクテリアが、病因菌であるのか単なる汚染菌であるのかを決定するのも容易ではない。喀痰から分離されたマイコバクテリアの場合にはとくに難しい。

なお一層珍しいある種の環境マイコバクテリアを同定するためには、核酸塩基技術を使う必要がある。たとえば、16-S のリボソーム RNA の塩基配列を決めるような技術である。臨床検査室で分離されたマイコバクテリア菌種の大部分は、次の試験と表 45-3 を参考にして同定できる。

表 45-3　臨床試料で遭遇する日和見マイコバクテリアやその他のマイコバクテリアの通常の性質

菌種	色素	TZ	硝酸還元酵素	トゥイーン加水分解	発育温度					アリルスルファターゼ		カタラーゼ	亜テルル酸還元	N培地での発育	急速な発育
					20℃	25℃	33℃	42℃	44℃	3日間	21日間				
M.kansasii	P	S	+	+	−	+	+	v	−	−	+	+++		−	−
M.marinum	P	R	−	+（late）	+	+	+	−	−	−	++	++		v	+
M.xenopi	−/Sc	R	−	−	−	−	−	+	+	−	+++	−	−	−	−
M.avium-intracellulare	−/Sc	R	−	−	−	+	+	+	v	−	v	−	+	−	−
M.scrofulaceum	Sc	v	−	−	v	+	+	−	−	−	v	+++	−	−	−
M.malmoense	−	R	+	+（late）	−	+	+	−	−	−	−	−	−	−	−
M.simiae	P	R	−	−	−	+	+	−	−	−	+	++	−	−	−
M.szulgai	Sc/P d	R	+	+	−	+	+	−	−	−	+++	+	−	−	−
M.fortuitum	−	R	+	−	+	+	+	v	−	+++	+++	v	+	+	+
M.chelonei	−	R	−	−	+	+	+	−	−	+++	+++	v	+	+	+
M.gordonae	Sc	R	−	+	+	+	+	−	−	−	+	++		−	−
M.flavescens	Sc	R	+	+	+	+	+	−	−	−	+	+		+	+
M.gastri	−	R	−	+	+	+	+	−	−	−	+	+	−	−	−
M.terrae	−	R	+	+	v	+	+	−	−	−	+	+++	−	−	−
M.trivale	−	R	−	+	−	+	+	−	−	−	+	+	−	−	−
M.nonchromogenicum	−	R	−	+	v	+	+	−	−	−	+	+++	−	−	−
M.smegmatis	−	R	+	+	+	+	+	+	+	−	+	++	+	+	+
M.phlei	Sc	R	+	+	+	+	+	+	+	−	+	++	+	+	+
M.ulcerans	−/Sc	R	−	−	−	−	+	−	−	−	−	−	−	−	−

TZ　チアセタゾン；P 光発色菌；Sc 暗発色菌；S 感受性；R 耐性；＋通常陽性；－通常陰性；V 変化しやすい

a　スルファターゼ：＋＋＋濃いピンク色；＋＋ピンク色；＋薄いピンク色

b　カタラーゼ：泡の量；＋＋＋,>20mm；＋＋,10～20mm；＋,5～10mm；－,<5mm

c　検査は有色素株については行なわれない

d　*M. szulgai*：25℃＝光発色菌，37℃＝暗発色菌

接種試験

もし別に言及されない場合には、632頁に記載した方法で調製した菌懸濁液の1白金耳分もしくは10μg滴を接種する。

色素産生試験

鶏卵斜面培地2本に接種する。1本は光にさらし、他方は遮光箱内に置いて、両方とも37℃で培養する。14日経ったら検査する。光発色菌（photochromogen）は光に当ったときだけ黄色色素を示す。暗発色菌（scotochromogen）は、照明下でも暗くても彩色するが、光に当てて培養するとその色調はずっと濃くなる。もし、培養物の量が余り多くて色素前駆体が過剰にある場合には、偽発光の見られることがある。光を当てた斜面培地を培養し続け、発育中に生ずるかも知れないオレンジ色のカロチン色素の存否を検する。

温度試験

鶏卵斜面培地に、斜面中心へ向けて1本の劃線培養をする。正確に次の温度で培養する：20℃、25℃、42℃、および44℃。3日後および7日後に発育状態を検査し、その後は週1回、3週間検査する。

チアセタゾーン（thiacetazone）感受性試験

20μg/mlのチアセタゾーン（TZ）を含む鶏卵斜面培地に接種する。ホルムジメチルアミド（formdimethylamide）中で、TZの0.1%貯蔵溶液を作る（**注意！**）。この溶液は冷蔵庫内に保存して置ける。18～21日間培養し、その結果をTZを含まない培地での培養結果と比較観察する。

硝酸塩還元試験

第7章の177頁の第2の方法（硝酸塩還元酵素試験）を用いる。亜硝酸塩を還元する菌株は、硝酸塩還元酵素陽性と判定されるほど十分に酵素を蓄積しないこともある。

サルファターゼ試験

第7章の181頁に記載した方法を用いる。もし急速に発育する菌である場合には、3日後にアンモニアを添加する。

カタラーゼ試験

スクリュー栓付き試験管（20 × 150mm）に入れた高層鶏卵培地を用意する。接種して35～37℃で14日間、栓を緩めた状態で培養する。次いで、30%過酸化水素（**注意！**）と10%Tween 80との等量混合液1mlを加える。2～3分間放置し、発生する泡の高さをミリメートル単位で測定する。40mm以上の泡の高さは強陽性（+++）である。

Tween加水分解試験

Tween 80を0.5mlと中性赤0.1%水溶液2.0mlとを、1/15mol燐酸緩衝液100mlに加える。その液を、2mlずつに小分けして、115℃で10分間高圧蒸気滅菌する。この滅菌溶液を暗所に2週間置き、淡黄色がかった色もしくは琥珀色にする。固形培地から大きな白金耳で掻き取った培養物を1掻き分ずつ各小分け瓶に加え、35～37℃で培養する。琥珀色から濃桃色への色調変化を5日後および10日後に検査する。

テルライト（亜テルル酸塩）還元試験

Middlebrook 7H10培地で、菌を14日間またはたっぷり発育するまで増殖させる。

亜テルル酸カリの0.02%溶液（**取り扱い注意！**）を4滴滴下し、さらに7日間培養する。もし亜テルル酸カリが還元されると、金属テルリウムの黒い沈積物が生ずることになる。灰色の沈殿は無視すること。この試験は、高度に色素沈着しているマイコバクテリアの同定には価値がない。

N培地での発育試験

N培地に、真直ぐの針金とともに菌を接種し培養する。急速な発育があると、3日で薄い被膜が生じたり生じなかったりして混濁する。霜降り状態、つまり培地表面上部の試験管壁に薄膜が発育して粘着した状態が、しばしば認められる。非常に微かな混濁は無視すること。

抗細菌剤に対する抵抗性試験

これらの試験の実施方法は以下に記載される。あるマイコバクテリアは、一定の抵抗性パターンを示すので、それを検査することは同定の際に有用である。

気菌糸の観察

いくつかのノカルディア属の種は、不完全なりに抗酸性であり、急速増殖性のあるマイコバクテリア菌種と似ている。スライド培養をして、気菌糸の存否を見る。マイコバクテリアの非常に若い培養物では菌糸体が見えることがある。しかし、その菌糸体は早期に桿菌に断片化する。気菌糸は、*M. xenopi* 以外の種では形成されない。

乳化能と形態観察

顕微鏡検査用の薄膜を作る際、その菌が容易に乳化するか否かを注意する。また、非常に短いか、球桿状か、長くて僅かに染まる細い繊維状か、連なったビーズ状か等々、形態を注意して観る。

環境マイコバクテリアの別の特異的同定技術には、脂質クロマトグラフィー（Jenkins,1981）と熱分解質量分析（Sisson *et al.*, 1991）とがある。ごく普通に遭遇する環境マイコバクテリアのいくつかの種に対する DNA プローブは、市販品を利用できる。

日和見感染菌種および他のマイコバクテリア属

＊ *Mychobacterium kansasii*

これは、光発色菌である（以下を参照）。もしも接種菌量が余り多くなく、空気の供給が豊富であり（栓を緩くしておく）、連続して光に暴露されているならば、至適な色素産生が観察される。暗所で発育し、次いで1時間ほど光に当てられた若い菌培養物は色素を発生する。けれども、定常発育状態に達した古い培養物は、光に当てられても一向に色素を発生しない。照明下で連続培養をすると、カロチンのオレンジ色結晶が形成される。菌の形態は特有である。つまり、長い桿菌（5 ～ 6μm）で、数珠状である。この菌は、硝酸塩還元性が陽性、thiacetazone 20μg/ml に感受性があり、Tween 80 を迅速に加水分解し、25℃では発育するが、20℃では発育しない。いくつかの株は 42℃で僅かに発育するが、44℃では発育しない。アリルサルファターゼ試験は弱陽性、カタラーゼ試験は強陽性（上記の方法で 40mm 以上）である。ストレプトマイシン、イソニアジドおよび p- アミノサリチル酸（PAS）には抵抗性であるが、ethionamide、ethambutol、およびリファンピシンには感受性である。ディスク法で、或る株はアミカシンやエリスロマイシンに感受性を示す。

時折、非色素産生株もしくは暗発色性株が報告されてきた。それらは、生化学的反応や形態によって、認識できる。

この菌は、日和見感染病原菌で、肺の感染と関連している。肺以外の他の部位から分離された場合、この菌はほとんど意味がない。なお、給水系統で見出されたこともあった。

＊ *Mychobacterium avium* 複合群

M. avium と *M. intracellulare* とは、通例、*M. avium* 複合群（MAC）として一つの群に分類されている。これら近縁の 2 種は、いくつかの標準検査室で多分、DNA 検査か血清凝集反応で類別できる。M. avium 複合群は、*M. avium ssp. paratuberculosis*（以前は、*M. paratuberculosi*）すなわち牛およびその他の反芻動物における肥厚性腸炎つまりヨーネ病の原因菌、ならびに、*M. lepraemurium* すなわちラットその他の小型齧歯類および猫において皮膚病巣を引き起こす菌も含んでいる。

MAC は、小さくてほとんど球菌のようである。色素産生はふつう認められないが、ある分離株は微弱な黄色色素を産生する。ある株はチアセタゾーンに感受性がある。硝酸塩還元性は全ての株で認められず、カタラーゼ反応は陰性または弱陽性であり、亜テルル酸塩を還元し、Tween 80 を加水分解しない。サルファターゼ反応は、強陽性から陰性までさまざまである。鶏卵培地では、25℃で発育し、20℃と 42℃での発育状態はさまざまでである。抗結核剤に対して、通常は抵抗性を示すが、ある株はエチオナミド（*ethionamide*）に対して感受性がある。

MACは日和見病原菌であり、とくに幼児での頚部の腺炎（るいれき）に関係がある。肺疾患は、常にというわけではないが普通には、肺の素因と関係して成人で起こる。これらの菌は、エイズ患者で日和見感染疾病を引き起こす。そのような疾病は、しばしば体内のいろいろな臓器に多発し、血液・骨髄および糞便をふくむ多くの部位から同一の菌が分離される（Kiehn *et al.*, 1985）。これらの菌は、豚や鳥の日和見感染菌でもあり、土壌や水の中で見出されたこともある。*M. avium ssp. paratuberculosis* は、人のクローン病（Crohn's disease）の原因であると主張されたことがあった。しかし、これらの主張は実証が必要である。

M. avium ssp paratuberculosis の株、および *M. avium* のある株とくに野生鳩から分離された株はその発育のため、培地にマイコバクチン、つまり、マイコバクテリアの細胞壁から抽出された鉄結合性脂質を添加することが必要である。

＊ *Mychobacterium xenopi*

たとえ有るにしても、色素は42～44℃での培養菌でずっと明白である。培養菌は淡黄色になる。また、形態学的にも容易に判明する。つまり、染まり方は微弱であり、長くて（5～6μm）繊維状である。硝酸塩還元性は無く、チアセタゾーン（thiacetazone）に対し抵抗性で、Tween 80を加水分解しない。高温菌であり、44℃でよく発育する。35℃ではゆっくり発育するが、25℃では発育しない。他のほとんど全ての環境マイコバクテリアは25℃で発育する。

アリルサルファターゼ試験では強陽性、カタラーゼ試験では陰性である。亜テルル酸塩を還元しない。イソニアジドに対しては、他の日和見感染マイコバクテリアよりもずっと感受性があり、ふつうは抵抗比（resistance ratio）が4である。エチオナミド（*ethionamide*）には感受性があるが、その他の抗結核薬に対する感受性は株ごとにさまざまである。ディスク法によると、ある菌株はアミカシン（amikacin）やエリスロマイシン（erythromycin）に対し感受性である。この菌は人の肺疾患の日和見感染菌の一種である。

そして、その他の部位での存在はほとんど重要でない。この菌は、病理検査材料とくに尿の中にしばしば含まれている。そして、病院の温水供給装置で見つけられてきた。実験室での本菌汚染は稀ならず発生する。イングランド南東地域やフランス北西地域ではこの菌はごく普通に存在する。

＊ *Mychobacterium celatum*

この菌種の株は、元来フィンランドとソマリアで、主に呼吸器系検査材料から分離された。それらの株は、25℃および45℃で発育し、Tween 80を加水分解しない。ある株は、暗所で淡黄色色素を発生する。この菌種はアリルサルファターゼ反応が強陽性という点で *M. xenopi* に似ている。しかし、エタンブトール（ethambutol）とエチオナミド（ethionamide）に感受性があるという点では M. xenopi と違う。もうひとつ別の種 M. branderi は、M. celatum と表現形質は似ているが、薬剤感受性のパターンが異なる。

＊ *Mychobacterium genavense*

この菌は、エイズ患者でときどき多発性疾病の原因になる。また、ペットの鳥類や動物園の鳥類から分離されたこともあった。非常に困難ではあるが、何とか培養できる。つまりこの菌は、マイコバクテリア増殖の放射分析検出法で用いられる Bactec 13A 培地でゆっくりと微弱な発育を示す。リボソーム 16-S RNA 中の独特な塩基配列によって同定は可能である。

＊ *Mychobacterium scrofulaceum*

この菌つまり「るいれき暗発色菌（sucrofula scotochromogen）」は、表現形質は MAC に類似している。しかし、暗発色性であり、亜テルル酸塩をテルリウム（Te 52）に還元することはできない。血清凝集反応によってもこの菌を MAC から区別できる。

＊ *Mychobacterium marinum*

これは、日和見感染病原体であり、プール性肉芽腫とか養魚水槽性肉芽腫または魚飼育者の指という言い方で知られている表層性の皮膚感染の原因になる。この菌は、海水浴場や熱帯魚飼育水槽で見出され、何種類かの魚類の病原体である（Collins *et al.*, 1985 の総説論文を参照）。皮膚表面の病巣材料を 30 ～ 33℃で培養しない臨床検査室では、この菌は見落とされてしまう。初代培養は35～37℃では発育しない。この菌は光発色菌である。M.

kansasi に似た数珠状または帯状の形態がはっきりしている。硝酸塩還元性は認められず、チアセタゾン（thiacetazone）に抵抗性であり、Tween 80 を加水分解する。実験室での継代培養後にはその発育温度域は変化し、25℃と 37℃では発育するが 44℃では発育しないようになる。カタラーゼ試験とアリルサルファターゼ試験では弱陽性であり、N 培地でも発育することがある。ストレプトマイシンおよびイソニアジドに対する抵抗性は普通に見られる。その他の薬剤に対する抵抗性はさまざまである。ディスク法で検査すると、ある株は、コトリモキサゾール（co-trimoxazole）、エリスロマイシン（erythromycin）およびアミカシン（amikacin）に感受性がある。

＊ *Mychobacterium gordonae*

この菌以外の他の暗発色菌が給水設備で見出されているが、この菌もまた水道由来の暗発色菌として知られている。このグループの菌は発育が遅く、光の中では濃オレンジ色の色素を産生し、暗い中では普通は黄色色素を産生する。カロチンの結晶を形成することはない。もしカロチン結晶が見られたならば、その菌は M. kansasii の暗発色株であるかも知れない。形態はあまり明確でない。硝酸塩還元性は無く、チオセミカルバゾン（thiosemicarbazone）に対し抵抗性があり、Tween 80 を加水分解する。20℃で発育するが、44℃では発育しない。ある株は低温菌である。アリルサルファターゼ反応は弱く、カタラーゼ試験では通常は強陽性である。N 培地では発育しない。普通は、イソニアジドと PAS には抵抗性であり、ストレプトマイシンおよび他の抗結核剤には感受性がある。

このグループの細菌が人の病気に関係することは滅多にない。病理検査材料にはしばしば存在する汚染菌であるが、鶏卵培地では普通は単独のコロニーとして出現する。このグループの菌は、水道水や塵埃や土壌で発見される。

＊ *Mychobacterium suzulgai*

この暗発色菌は、次の点で *M. gordone* と違っている。つまり、硝酸塩還元酵素が陽性であり、アリルサルファターゼは強陽性、そして弱いカタラーゼ反応を示す。この菌は、Tween 80 を加水分解する。人の日和見感染病原体になることは滅多にない。

＊急速発育性暗発色菌

このグループには多くの菌種がある。すなわち、*M. flavescens, M. aurum, M. gilvum, M. duvalli* および *M. vaccae* である。これらの菌種は、ごく稀な例外はあるが、人に病気を起こすことは知られていないけれど、環境中に存在して病理材料を汚染している。

＊ *Mychobacterium fortuitum* と *M. chelonae*

これら2種の色素非産生性急速発育性菌については、便宜上一緒に考察する。というのは、分類学上の問題があったからだ。つまり、*M. fortuitum* は *M. fortuitum* と *M. pere-grinum* とに再分割され、他方 *M. chelonae* は *M. chelonae* と *M. abscessus* とに再分割されていた。継代培養では、大部分の培地で3日以内に発育が始まる。しかし、逆説的であるが、臨床材料や環境由来材料からの初代培養では、数週間から数か月間も発育は判然としない。これらの菌は、幾分ずんぐりした形をしており、強く染まる傾向がある。硝酸塩還元試験は陽性（*M. fortuitum, M. peregrinum*）または陰性（*M. chelonae, M. abscessus*）である。Tween 80は加水分解されない。20℃で発育が見られるし、ある株は42℃でも発育する。37℃では発育できない好低温菌株は珍しくない。とくに、分離初代株では珍しくない。アリルサルファターゼ試験は3日で陽性であり、カタラーゼ反応はさまざまである。亜テルル酸塩は急速に還元される。N培地では、3日で発育が見られる。全ての抗結核薬に対して、全般に抵抗性があるが、例外として *M. fortuitum* と *M. pergerinum* とは、エチオナミド（ethionamide）とキノロン類には普通は感受性がある。但し、*M. chelonae* と *M. absce-ssus* は抵抗性である。

これらの菌は、皮膚の表層感染（たとえば、注射膿瘍）において通常見られる日和見感染病原菌である。また、時おり肺疾患の2次的病原体であることもある。これらは環境中に普通に存在しており、しばしば実験室の汚染菌になっているように思われる。

＊ *Mychobacterium smegmatis* と *M. phlei*

これら2種の急速発育性腐生菌（非病原菌）は、臨床検査室でよりも教科書の中でずっと一般的に記されている。3日で発育が見られる。硝酸塩を還元し、Tween 80を10日で加水分解する。これらは、22℃および44℃

で発育する。なお *M. phlei* は52℃でも発育する。サルファターゼ試験は3日後では陰性であるが、もっと長く培養した場合には陽性となる。カタラーゼ試験は強陽性である。亜テルル酸塩は還元される。N培地で発育する。

人や動物の病気とは関係がない。これらの菌種は、抗酸性菌対抗酸・抗アルコール性菌という根拠のない話の一因となっている。

＊遅発育性色素非産生菌

このグループには少なくとも4種類の菌がある。つまり、*M. terrae, M. nonchromo-genicum, M. triviale,* および *M. gastri* の4種である。4種とも Tween 80を加水分解するが、亜テルル酸塩を還元するものはない。この点でMACとの区別が可能である。*M. terrae* と *M. triviale* は硝酸塩還元試験が陽性だが、*M. nonchromogenicum* と *M. gastri* は陰性である。*M. gastri* は、時おり明発色性であり、普通はチアセタゾーン（thiacetazone）に対し感受性がある。そのため、*M. kansasii* と混同されることがある。なお、*M. gastri* は非病原性菌であるが、*M. kansasii* と遺伝的に密接な関係がある。抗結核剤に対する感受性はさまざまである。

＊ *Mychobacterium ulcerans*

この菌は、熱帯のある地域やオーストラリアでみられる重篤な皮膚感染症であるBuruli潰瘍を引き起こす。発育温度域が非常に狭い（31～34℃）ので、培養するのが難しい菌である。発育が非常に遅く、*M. bovis* のコロニーに似た小さなコロニーが形成されるのに10～12週間も必要である。生化学的には不活性であるので、生化学性状での識別はできない。

＊ *Mychobacterium simiae*

元来はサル類から分離された菌種で、光発色性菌である。硝酸塩還元性は無く、Tween 80を加水分解しない。本菌による人の肺疾病や多発性疾病が報告されたことがある。

＊ *Mychobacterium malmoense*

これはMAC菌群に似ていて、非常にゆっくり発育する。そのため経験不足の研究者により時どき *M. bovis* と混同される。このことは、この菌種は予想以上に有りふれた菌であるということを示唆している。脂質クロマトグラフィーによる以外にはこの菌種を同定することは困難である。この菌は、成人で肺疾病を、子供で頸部リンパ節症を起こす。

＊ *Mychobacterium haemophilum*

これはもうひとつの珍しい菌種である。この菌は、鉄またはヘミンを含んでいない培地では発育が遅いか、全く発育しないので、恐らく見落とされていたのであろう。この菌は、2% のクエン酸第 2 鉄アンモニウムを含む LJ 培地と 6μg/ml の割合でヘミンを含む Middlebrook 7H11 培地で 30℃で発育する。通常の生化学試験では総て陰性である。この菌は、免疫能が低下し感染し易くなった患者の皮膚や皮下組織から分離されてきた。また、頸部リンパ節以外は健康と見られる子供のリンパ節症症例からも分離されたことがあった。

薬剤感受性試験

大部分の結核患者は、広く使われている抗結核剤に感受性のある結核菌に感染しているけれども、薬剤耐性（抵抗性）問題とか多剤耐性問題がとくに感染多発地域では次第に増加している。実施できるところでは、薬剤感受性試験をすることが大事である。とくに、もし治療をしても患者の状態が改善されないような場合には、この試験は重要である。病気を起こす環境マイコバクテリアに対して薬剤感受性試験を行なう価値は疑問である。なぜなら、*in vitro* の試験結果と治療への反応との間には、僅かに相関があるに過ぎないからである。

数種類の薬剤を用いての結核治療は、薬剤耐性の出現を防ぐ上できわめて重要である。世界保健機関（WHO）は結核の治療に関し権威ある勧告をした。大部分の患者は、始めの 2 ヵ月間（集中期）は、4 種類の薬剤、つまりリファピシン（rifampicin），イソニアジド（isoniazid），エタンブトール（ethambutol）およびピラジナミド（pyrazinamide）を使用し、その後の 4 ヵ月間（継続期）はこれら 4 種類のうちの 2 種類（たとえばリファンピシン（rifampicin）とイソニアジド（isoniazid）を使う。ストレプトマイシン

（streptomycin）は注射薬なので、今では普通、細菌学的に再発を示している患者の再治療のための投薬計画でだけ使われている。多剤耐性（定義では、リファンピシン［rifampicin］とイソニアジド［isoniazid］への耐性があり、さらに他の薬剤への耐性は有っても無くても多剤耐性とされる）の菌を持つ患者は、フルオノキノロン類（fluoroquinolo-ne）やエチオナミド（ethionamide）をふくむ第2線の薬剤による治療を必要とする。

マイコバクテリアに関する薬剤感受性試験は複雑である。したがって、専門家によるか標準試験室において行なわれるのが普通である。4つの主要な方法がある：

1．ヨーロッパで一般的な絶対濃度法
2．ヨーロッパで使われており、アメリカで一般的な比例法
3．イギリスで用いられている耐性比法
4．放射性自動測定法および非放射性自動測定法

ピラジナマイド感受性試験には特別な技術が使われる。また、ある薬剤耐性の迅速な測定には、核酸原理法を使うことができる。

絶対濃度法

注意深く採取・秤量した被検菌株を、対照培地およびいろいろな量の薬剤を含む培地に接種する。被検菌の発育を全てまたはほとんど全て阻止するに要した薬剤の最低濃度を報告する。しかし、培地中の薬剤の活性濃度を標準化するのは非常に難しい。そして、この方法は、実験室が違えば違う結果をもたらすものである。また、薬剤添加後に加熱が必要な培地（たとえば、鶏卵培地）を使うことはできない。なぜなら、ある薬剤は、部分的に熱で分解され易く、しかも加熱時間は同じ実験室でさえ滅多に一定ではないからである。培地としては Middlebrook 7H10 または 7H11 培地が使われるが、この方法はイギリスでは、好んで使われたことがほとんどない。

比例法

数段階の接種菌希釈液を作る。それぞれを、薬剤非含有培地（対照培

地）と標準濃度の薬剤を含有する培地とに植える。適当な希釈液を植えた対照培地上に発育しているコロニー数を数える。次いで、同じ希釈液を植えた薬剤含有培地上に発育しているコロニー数を数える。これら2つのコロニー数の比較は耐性菌の存在割合を示すことになる。この割合は通常、百分率で表わされる。

この方法は、アメリカとヨーロッパで広く実施されている。しかし、この方法は技術的に非常に難しい。そして、普通はペトリ皿で培養されるため、私たちは高度に危険な方法であるとみなしている。なおまた、接種菌を標準化することに付随するリスクもあり、そのリスクは耐性比法の場合よりも大きい。

耐性比法

被検菌株の発育を阻害する薬剤の最少阻害濃度を対照菌株の発育を阻害する最少濃度で除して、耐性比を算定する。この比が1と2の場合には感受性ありと判定される。また、4もしくは4以上の場合には耐性ありとされる（以下を参照）。普通はこれらの結果は、臨床所見と相関する。この方法はイギリスで広く用いられているので、以下に詳しく記述する。

上記の方法はそれぞれ、培養菌での「間接試験」で使われるだけでなく、陽性の直接塗抹標本を提供するほどに十分な量の菌を含んでいる喀痰の均質化液での「直接試験」でも使われてよい。後者（直接試験）では、ずっと信頼できて際限性の高い結果が得られる。

これらの方法に関する基礎情報については、Canetti *et al.*（1969）と Vestal（1975）を見ること。また、耐性比試験の計画についての論議は Collins *et al.*（1997）を参照のこと。

耐性比法の技術

薬剤の希釈液を Lowenstein-Jensen 培地に混合し、次いで濃縮する（たとえば、加熱して凝固させる）。薬剤には熱の影響を受けるものがあるから、凝固処理は標準化することが重要である。濃縮器は、全ての試験管を同じ時間で同じ温度まで上げられるように、大きな回転扇を備えていなければならない。負荷（つまり、試験管の数）や濃縮時間は一定でなければならない。薬剤含有培地が過度に熱せられないことを保障するために、濃縮器は、試験管を並べる前に、正しい温度に設定されているべきである。そして、2、3秒で試験管を架け終えられるよう、架台を工夫することが必要である。培地を凝固させるには、80℃、45分で十分である。それ以上の加熱は、もし培地が合理的に無菌技術で調製されているならば不要である。

＊対照菌株

耐性比法は、一緒に処理された培地を使って、被検菌株の最少発育阻止濃度（MIC）と対照菌株のそれとを比較する。

ある研究者は、対照菌株として *M. tuberculosis* H37Rv株を使っている。けれども、この株のある薬剤に対する感受性は「野生結核菌」のそれと同じ傾向とは限らない。従って、誤った比を与えることがある。Leat & Marks（1970）の最頻耐性法（the modal resistance method）を用いる方がずっとよい。この方法では、未知の菌株が最近分離された既知の感受性株多数の最頻耐性度（つまり、最も多く発現する耐性度）と比較される。

＊薬剤濃度

各実験室はそれぞれ自らの濃度域を決めねばならない。何故なら、濃度域はそれぞれの条件次第で少しずつ変わるからである。最初は表45-4に示したような濃度を用いる。そして、将来の仕事のための基礎値を得るため既知の感受性株を少なくとも12の濃度域に接種する。この12域には薬剤を含有しない対照培地も含めねばならない。

薬剤の貯蔵溶液は便宜上1%水溶液として調製しておく。ただし、フォルムジメラミド（formdimethylamide）（**取り扱い注意！**）の中で溶解せねばな

表45-4　耐性比法による感受性検査：Lowenstein-Jensen培地での推奨される薬剤濃度

	最終濃度（ug/ml）						
Isoniazid	0.007	0.015	0.03	0.06	0.125	0.25	0.5
Ethambutol	0.07	0.15	0.31	0.62	1.25	2.5	5
Rifampicin	0.53	1.06	3.12	6.25	12.5	25	50
Streptomycin	0.53	1.06	3.12	6.25	12.5	25	50

以上は予備的な滴定のためのものである。

らないリファンピシン（rifampicin）の場合を除く。調製済みの薬剤貯蔵液は全て、-4℃でよく貯蔵できる。

＊菌懸濁液

滑らかな菌懸濁液を用いねばならない。大きな固まりとか凝集塊があると不揃いな結果が生じ、読取りが難しくなる。

瓶の直径より短い針金釘と2、3個のガラス玉および2mlの燐酸緩衝液（無水 Na_2HPO_4 13.3g、KH_2PO_4 3.5gを2l（リットル）の水に溶かす、pH 7.4）を入れたスクリュー栓付き7mlの瓶を滅菌する。発育菌を3、4個の大きなコロニーと同量程度掻き取って各瓶に入れる。次いで、磁気撹拌器上に3～4分置く。懸濁液を安定させるため、さらに5分間静置する。その後、上澄みを培地に接種する。

＊接種方法

菌懸濁液の入った瓶を、工作用粘土塊上に適当な角度で置く。直径3mmのループ一つ分の菌懸濁液を、各試験管の縁に沿って引くようにして接種する。使い捨てのプラスチック製10µlループを使うのが最も良い。

最も迅速な方法としては、プラスチック製のピペット先端子を着けた自動微量ピペット（Jenconマイクロピペットは理想的である）を用いるのがよい。この場合、培地斜面の頂上辺りに菌懸濁液10µlを置く。すると菌懸濁液は、下方に流れるに連れて広がり、適当な接種状態になる。プラスチック先端子は一個ずつ、栓付きの小さな試験管に入れて滅菌しておく。そして、使用後にはグルタールアルデヒド入りの瓶に浸しておく。続いてその瓶を高圧滅菌する。プラスチック先端子は再使用してもよい。

＊培養

37℃で18～21日間培養する。

＊結果の読取り

試験管を手持ちレンズ（虫眼鏡）で検査する。そして次のように記録する：融合した発育（CG）、分離した無数のコロニー（IC）、20～100個のコロニー（+）、20個以下のコロニー（0）。

薬剤を含まぬ対照培地の斜面は（CG）もしくは（IC）に等しい発育を示すに違いない。それより少ない発育の場合、その試験は無効である。最頻度の耐性、つまり感受性ある対照株で最も頻繁に起きるMIC（最少阻止濃度）は、最初の2本の試験管で（CG）または（IC）の読取りになるべきである（表45-5)。この結果を生ずるように、予備試験で濃度域を予め調整しておかねばならない。一度濃度域が設定されたらば、希釈を1段階以上修正する必要は滅多にない。

＊結果の解釈

耐性比は、被検菌株のMICを対照菌株の最頻MICで除すことにより算

表45-5 「最頻耐性」

菌株	薬剤濃度					
	1	2	3	4	5	6
Strain A	CG	CG	0	0	0	0
Strain B	CG	IC	0	0	0	0
Strain C	CG	CG	+	0	0	0
Strain D	IC	IC	0	0	0	0
Strain E	CG	CG	+	0	0	0
Mode	CG	CG	0	0	0	0

表45-6 「最頻耐性」に基づく耐性比法による薬剤感受性の結果の解釈

菌株	薬剤濃度						耐性比	解釈
	1	2	3	4	5	6		
Mode	CG	IC	0	0	0	0		
Strain A	CG	0	0	0	0	0	0.5	感受性あり
Strain B	CG	GC	0	0	0	0	1	感受性あり
Strain C	CG	IC	+	0	0	0	1	感受性あり
Strain D	CG	CG	CG	0	0	0	2	感受性あり
Strain E	CG	CG	CG	+	0	0	3	境界線 a
Strain F	CG	CG	CG	IC	0	0	4	耐性あり
Strain G	CG	CG	CG	CG	IC	0	8	耐性が強い
Strain H	CG	CG	CG	CG	CG	CG	16	耐性が強い
Strain I	CG	CG	CG	+	+	+	−	感受性と耐性の混合

a　おそらくエタンブトールで耐性を持つようになるだろう

CG　密集成長；IC，無数の分離コロニー

定される。読取り値が全て（CG）または（IC）である場合には、耐性比は容易に決まる。しかし、（+）を示す試験管がある場合、それを解釈するには用心深さと経験が必要である。一般には、≦ 2 の耐性比は感受性ありと報告され、4 は耐性ありとされ、8 は高度に耐性ありと報告される。耐性比 3 は境界線上である。但し、エタンブトール（ethambutol）を除く。この抗結核剤に関しては 3 で耐性を示していることがあるからだ。なお、感受性と耐性が混ざり合っている株もみられる。これらの所見例が表 45-6 に示されている。

自動分析法

迅速に（たとえば 7 日以内で）結果を得るには、放射線測定法や非放射線測定法を使うのがよい。各薬剤の適量をバイアル瓶に分注し、次いで接種材料を入れる。その後の操作については、製造元の小冊子を見ること。

ピラジナミド感受性試験

ピラジナマイドは、ライソゾーム内で結核菌に作用する。その場合の pH は約 5.2 である。それ故、信頼できる感受性試験のためには、培地の pH を 5.2 にすべきである。結核菌は、卵黄培地では pH5.2 でもよく発育しない。それで、寒天培地（たとえば、Middlebrook 7H11）がしばしば使われる。私たちは Marks（1964）の段階 pH 法の Yates'（1984）修正法を使って、一定した良い結果を得てきた。これは、Lowenstein-Jensen 培地の高層上に Kirchner の半固形培地を重ねて層としたものである。

＊ピラジナマイド貯蔵液

100ml の蒸留水に、ピラジナマイドの乾燥粉末 0.22g を溶解し、濾過または蒸気で滅菌する。

＊固型培地

マラカイトグリーンの濃度を通常の半分にした Lowenstein-Jensen 培地を用いる（酸性の pH では、卵に結合する色素の量はずっと少ない、また高濃度の「遊離色素」は結核菌に対し阻止作用をする）。1mol/l の塩酸で、600ml の培地を pH3.2 に調整する。この調整培地の 300ml に水を 9ml 加える（対照）。

残りの300mlには貯蔵してあるピラジナマイド溶液を9ml加える（試験用）。各バッチから1mlずつ試験管に分注し、高層にするため試験管を立てたまま、87℃で1時間かけて凝固させる。

＊半固型培地

1l（リットル）のKirchner培地に、寒天1gとピルビン酸ナトリウム3gを加える。5mol/lの塩酸でpHを5.2に補正する。この培地500mlに水を15ml加える（対照）。また、残りの500mlに貯蔵してあるピラジナマイド溶液15mlを加える。両方の瓶を蒸気で加熱して寒天を溶かす。40℃まで冷やしてから、両方にOADC補助剤を40ml加える。

＊最終培地

対照のLowenstein-Jensen高層培地上に対照の半固型培地を2ml加えて層にする。試験用の培地でも同様にする。冷蔵庫に入れておき3週間以内に使う（もっと長期間保存してもよいが、私たちはそのような経験を持っていない）。

＊細菌懸濁液

2本の接種材料が必要である。他の薬剤感受性試験に関して既に記載したように、そのうちの1本を使う。また別の1本を無菌水で10倍に希釈して用いる。

＊接種

適当なピペット（たとえば、Jencons Micro Repetteとプラスチック製先端子）を使って、(1) 希釈してない菌懸濁液および (2) 希釈菌液をそれぞれ約20μlずつ、被検培地と対照培地に加える。

＊結果の解釈

接種には濃度の異なる2本の菌液を使うが、それは次の理由からである。

1．ある菌株は、pHが酸性の場合対照培地でさえ、発育するには大量の接種が必要であること。
2．別のある菌株は、大量接種するとピラジナマイドの発育阻止作用を抑えてしまうこともあること。

結核菌のコロニーは、片方または両方の対照で半固型培地全面に分布するはずである。もし、大量または少量を接種された試験瓶でいずれも発育が無ければ、その株は感受性有りと報告する。もし、大量接種された瓶では発育が有り、希釈菌液を接種された瓶では発育が見られない場合にもその株は感受性ありとされる。またもし、両方の瓶でそれぞれの対照での発育に匹敵する程度の発育が認められる場合には、その株は耐性と報告する。

以前に治療を受けたことのない患者由来の結核菌株ではピラジナマイド耐性は普通には無い。けれども、*M. bovis* 株は自然耐性を持つということに注意すること。なお、放射線測定法（BACTEC）をふくむ他のピラジナマイド感受性試験の方法については、Cutler *et al.*（1997）により比較論議されている。

マイコバクテリア診断への核酸基礎技術の適用

結核菌実験室では、臨床材料中の *M. tuberculosis* 複合群や他種のマイコバクテリアの迅速な検出のために、核酸基礎技術が使われてきた。この技術はまた、各種培地やいろいろな方式で培養されたマイコバクテリアの同定、疫学目的での *M. tuberculosis* 分離株の型別や薬剤耐性（基本的には rifampicin）の迅速検出のためにも使われている。

臨床材料中のマイコバクテリアの検出

臨床材料からの菌検出は、PCR 法つまり DNA または RNA 増幅方式に基づいて行なわれる。価値有りとみなされた種々な増幅法について、Drobniewski *et al.*（2001）が論評している。いくつかの方法は、市販の測定キットを利用できるので、広く使われている。そのうちのひとつは、Cobas Amplicor PCR 方式（Roche Molecular System, USA）で自動化が可能である。Roche 方式は、多くの研究室の評価で極めて高い特異性（99.7%）が認められた（Bogard *et al.*, 2001）。ただし、顕微鏡検査で陽性とされた試料に適用した場合にその感度は高い（99.1%）けれども、顕微鏡で陰性とされた試料では感度はずっと低い（71.7%）。

分離されたマイコバクテリアの同定

臨床材料で普通に見出されるマイコバクテリアの同定には、市販のDNA探索子を利用できる。そのDNA探索子は、普通の培養法により分離されたマイコバクテリアだけでなく、自動培養系で分離されたマイコバクテリアを同定するのにも使うことができる。今日利用できる方式、たとえばINNO-LiPAマイコバクテリア（Innogenetics, Ghent, Belgium）とか逆雑種形成探索子測定法（reverse-hybridization-based line assay）とか、AccuProbe assay（Gen-Probe Inc., San Diego, CA, USA）といった方式は、16S rRNA遺伝子または16Sないし23S rRNAスペーサー領域の変異部位における種特異的変異を検出するものである（Scarparo *et al.*, 2001）。

結核菌の型別またはフィンガープリンティング

結核菌のフィンガープリンティング法は、通常は制限酵素切断片長多型（RFLP）分析により行なわれる。この方法は、細菌のゲノムに挿入されている特定のくり返しDNA配列を検出する方法である。挿入配列IS6110の25コピーまでは結核菌分離株の大部分で見出される。そして、普通その挿入配列は全染色体を通じて5～25コピーほど見出される。制限酵素により結核菌のDNAを分解した後に、DNAの断片が電気泳動で分離され、挿入配列の数と位置とがDNA雑種形成法によって明らかにされる。分離された株の同一性を確定するための標準的方法や判断基準が開発されてきた（Fletcher, 2001; vanSoolingen, 2001）。

挿入配列を僅かしか含まない株に対して有用な別の方法には、spacer oligonuceotide typing（スペーサー・オリゴヌクレオチド型別法、spoligo typing）として知られている方法がある。この方法は、上述した挿入配列部位近くに存在する短いDNA配列を検出するものである。このspoligo typingは、RFLP分析と異なり、臨床材料から直接にPCR法で増幅されたDNAについて実施できる。

結核の疫学的研究へのDNAフィンガープリンティング法の適用については、Godfrey-Fausett（1998）により詳しく論じられている。

リファンピシン耐性の迅速検出

リファンピシン耐性は RpoB 遺伝子の種々な変異と関係している。その変異は、市販されている line probe assay system を使用して検出できる。数カ国由来の 411 株の結核菌の研究で、この方式はリファンピシンに感受性のある 145 株を全て正しく同定した。そして、耐性の 266 株のうち 262 株(98.5%)を正しく同定した(Traore *et al.*, 2000)。通例ではリファンピシン耐性はイソニアジド耐性を伴っているから、この方法は多剤耐性標識の的確な代用方法になる。

結核菌のゲノム配列が決定されて、別の型の薬剤耐性に対する迅速な分子的試験法の開発が容易になった(Caws & Drobniewski, 2001)。それで、適当な検査キットが間もなく入手できるであろう。

[参考文献]

Bogard, M., Vinceletre, J., Antinozzi, R. et al. (2001) Multicenter study of a commercial, automated polymerase chain reaction system for the rapid detection of *Mycobacterium tuberculosis* in respiratory specimens in routine clinical practice. *European Journal of Clinical Microbiology and Infectious Disease* 20: 724-731.

Canetti, G., Fox, W., Khomenko, P. et al. (1969) Advances in techniques of testing mycobacterial drug sensitivity and the use of sensitivity tests in tuberculosis control programmes. *Bulletin of the World Health Organization* 41: 21-43.

Caws, M. and Drobniewski, F. A. (2001) Molecular techniques in the diagnosis of *Mycobacterium tuberculosis* and the detection of drug resistance. *Annals of the New York Academy of Science* 953: 138-145.

Collins, C. H., Yates, M. D. and Grange, J. M. (1982) Subdivision of *Mycobacterium tuberculosis* into five variants for epidemiological purposes: methods and nomenclature. *Journal of Hygiene* (Cambridge) 89:235-242.

Collins, C. H., Grange, J. M. and Yates, M. D. (1985) *Mycobacterium marinum* infections in man. *Journal of Hygiene* (*Cambridge*) 94: 135-149.

Collins, C. H., Grange, J. M. and Yates, M. D. (1997) *Tuberculosis Bacteriology. Organization and Practice*, 2nd edn. London: Butterworths.

Cutler, R. R., Wilson, P., Villarroel J. et al. (1997) Evaluating current methods for determination of the susceptibility of myobacteria to pyrazinamide, conventional, radiometric BACTEC and two methods of pyrazinamidase testing. *Letters in Applied Microbiology* 24: 127-132.

Drobniewski, F. A., Caws, M., Gibson, A. et al. (2001) Modern laboratory diagnosis of tuberculosis. *Lancet Infectious Diseases* 3: 141-147.

Fletcher, H. (2001) Molecular epidemiology of tuberculosis: recent development and applications.

Current Opinions on Pulmonary Medicine 7: 154-159.

French, G. L., Chan, C. Y., Cheung, S. W. and Oo, K. T. (1987) Diagnosis of pulmonary tuberculosis by detection of tuberculostearic acid in sputum by using gas chromatography-mass spectrometry with selected ion monitoring. *Journal of Infectious Diseases* 156: 356-362.

Godfrey-Faussett, P. (1998) The use of DNA fingerprinting in the epidemiology of tuberculosis. In: Davies, P. D. O. (ed.), *Clinical Tuherculosius*, 2nd edn. London: Chapman & Hall, pp 53-65.

Grange, J. M., Yates, M. D. and de Kantor, 1. N. (1996) Guidelines for speciation within the *Mycobacterium tuberculosis complex*. WHO/EMC/ZOO/96.4. Geneva: World health Organization.

Heifets, L. (1986) Rapid automated methods (BACTEC system) in clinical mycobacteriology. *Seminars in Respiratory Infections* 1: 242-249.

Jenkins, P. A. (1981) Lipid analysis for the identification of mycobacteria: an appraisal. *Reviews of Infectious Diseases* 3: 862-866.

Kiehn, T. E., Edwards, F. F., Brannon, P. et al. (1985) Infections caused by *Mycobacterium avium* complex in immunocompromised patients: diagnosis by blood culture and fecal examination, antimicrobial susceptibility tests, and morphological and scroagglutination characteristics. *Journal of Clinical Microbiology* 21:168-173.

Leat, J. L. and Marks, J. (1970) Improvements in drug sensitivity tests on tubercle bacilli. *Tubercle* 51: 68-73.

Marks, J. (1964) A `stepped pH' technique for the estimation of pyrazinamide sensitivity. *Tubercle* 45: 47-50.

Mitchison, D. A., Allen, B. J. and Manickayasagar, D. (1987) Selective Kirchner medium for the culture of specimens other than sputum for mycobacteria. *Journal of Clinical Pathology* 36: 1357-1361.

Scarparo, C., Piccoli, P., Rigon, A., Ruggiero, G., Nista, D. and Piersimoni, C. (2001) Direct identification of mycobacteria from MB/BacT alert 3D bottles: comparative evaluation of two commercial probe assays. *Journal of Clinical Microbiology* 39: 3222-3227.

Sisson, P. R., Freeman, R., Magee, J. G. and Lightfoot, N. F. (1991) Differentiation between mycobacteria of the *Mycobacterium tuberculosis* complex by pyrolysis mass spectrometry. *Tubercle* 72: 206-209.

Traore, H., Fissette, K., Bastian, I., Devleeschouwer, M. and Portaels, F. (2000) Detection of rifampicin resistance in *Mycobacterium tuberculosis* isolates from diverse countries by a commercial line probe assay as an initial indicator of multidrug resistance.International Journal of Tuberculosis and Lung *Disease* 4: 481-484.

van Soolingen, D. (2001) Molecular epidemiology of tuberculosis and other mycobacterial infections: main methodologies and achievements. *Journal of Internal Medicine* 249: 1-26.

Vestal, A. L. (1975) *Procedures for the Isolation and Identification of Mycobacteria*, DHEW (CDC) 75-8230. Washington DC: Government Printing Office.

Yates, M. D. (1984) The differentiation and epidemiology of the tubercle bacilli and a study into the identification of other mycobacteria. Master of Philosophy thesis, University of London.

第46章

ノカルジア属（Nocardia）、アクチノマジュラ属（Actinomadura）、ストレプトマイセス属（Streptomyces）およびロドコッカス属（Rhodococcus）

このグループは、グラム陽性の好気性菌を含む。これらの菌は繊維体（filaments）や分枝体（branches）や気菌糸（aerial mycelium）を形成する。いくつかの菌種は、不完全ながら抗酸性である。

分離

膿汁をそのまま培養するか、660頁で記したように膿汁を洗って顆粒を採取し培養する。喀痰は、マイコバクテリウムの培養で用いられる「軟らかい方法」により処理する。血液寒天培地やLowenstein-Jensen（LJ）培地とMiddlebrook培地それぞれ2本ずつ斜面に培養する。37℃で数日間培養する。培地の1本は45℃培養とする。45℃でノカルジアは発育できるが、他の菌の発育は阻害される。

同定

ノカルジアは大部分の標準的な細菌用培地で発育する。初代分離に適した培地にはブレインハート・インヒュージョン寒天（brain-heart infusion agar）、血液Lowenstein-Jensen培地で栄養強化されたトリプティケース・ソイ寒天（trypticase soy agar）、および選択剤にクロラムフェニコールをふくむサブロウ・デキストロース寒天（Sabouraud' s dextrose agar）がある。

血液寒天で好気的に発育した菌を継代し37℃で3～10日間培養する。コロニーの大きさはさまざまで、形は平坦もしくは皺が寄った感じで時に星状である。コロニーは着色している（桃色、赤色、クリーム色、橙色、褐色または黄色）。そして、コロニーはしばしば白っぽくて綿毛状または白亜質の菌糸（mycelium）で蔽われている。ノカルジアのコロニーは普通は培地表面上に存在するけれども、培地にしっかりと接着している。一方、ストレプトマイセスのコロニーは培地内に埋没した状態である。

グラム染色やチール・ネールセン（Ziehl-Neelsen）染色された塗抹薄層を検査する（後者の染色では最低限の脱色をする）。スライド培養（以下を参照）をして、リゾチーム肉汁（lysozyme broth）に接種する：リゾチーム肉汁は、20mgのリゾチームを2mlの50%エタノール水溶液中に溶かし、その50μlを2mlの栄養肉汁（pH6.8）に加えたものである。カゼイン（casein）、キサンチン（xanthine）、ハイポキサンチン（hypoxan-thine）およびタイロシン（tyrosine）の加水分解試験をする（表46-1）。ノカルジア、ストレプトマイセスおよび近縁の菌を識別するにはAPI ZYM方式を使うとよい。

表46-1　*Nocardia, Rhodococcus, Actinomodura* および *Streptomyces* 種

種	抗酸性	気中菌糸体	リゾチーム	加水分解		
				カゼイン	キサンチン	チロシン
N.asteroides	+a	+	R	−	−	−
N.brasiliensis	+a	+	R	+	−	+
N.otitidis caviarum	+a	+	R	−	+	−
Actinomadura	−	+	S	+	v	+
Streptomyces	−	+	S	v	v	v
Rhodococcus	−	−	S	−	−	−

R, 耐性あり；S, 感受性あり；V, 変化しやすい
a　完全であることはほとんどない。抗酸性元素は数少ないかまたは全くない。

スライド培養

麦芽寒天を入れた試験管1本を溶解する。それを同量の蒸留水で希釈し、45℃まで冷やす。この混合液1mlをパスツール・ピペットで吸引し、次いで薄い菌懸濁液を1滴吸い取る。この混合液を、湿気のある仕切り室内で

スライドグラスの表面に注ぐ。カバーグラスは不要である。菌糸が観られるようになるまで、低倍率の顕微鏡で毎日検査する。培地表面に粉末状の斑点となった芽胞が観察されるかも知れない。

スライド培養で分枝しておらず早期に分断し部分的に抗酸性でグラム陽性の菌糸は、ノカルジアと取り敢えず同定してよい。非抗酸性であって、気中菌糸と鎖状に締め付けられた分生子柄（conidiophore）とを持っているグラム陽性の菌糸は、ストレプトマイセスであると観てよい。

ノカルジア属菌種

医学的に重要なノカルジア属（Nocardia）の菌種は、*Nocardi asteroides*、*N. brasiliensis*、および、*N. otitidis caviarum* である。一般性の少ない病原性ノカルジアには、*N. nova* と *N. transvalensis* がある。ノカルジアに似ているが極めて稀にしか人に病気を起こさない微生物は、ゴルドナ属（*Gordona*）、エルスコヴィア属（*Oerskovia*）、ロチア属（*Rothia*）に含まれる。

抗酸性の菌体構成要素は培養時間の違いにより、滅多に発現しないかまたは発現するかさまざまである。そして、Middlebrook 培地上で、もっともよく観察できる。ノカルジア属は、リゾチームに抵抗性であり、カゼイン、キサンチンおよびチロシンを加水分解することで種を識別できる（表46-1）。種および関連する属の同定は容易でないので、通常は標準実験室で 16S のリボソーム RNA（rRNA）の塩基配列分析により行なわれる。

＊ *Nocardia asteroides*

この種は最も広く観られる。激しい肺感染症や脳膿瘍を引き起こしたり、ときどき皮膚感染症を起こしたりする。

＊ *Nocardia brasiliensis*

これは、ほとんど北アメリカと南半球に限って存在する菌種である。皮膚感染を起こすのが普通であるが、全身感染に関係することもある。

＊ *Nocardia otitidis caviarum*〈*N. caviae*〉

この種は、人で稀に感染症を引き起こす。

アクチノマジュラ属とストレプトマイセス属の菌種

Actinomadura maduraeはマジュラ足（madura foot）を引き起こす。また、*A. pelleteri*と*Streptomyces somaliensis*とは足菌腫（mycetomas）の原因である。細菌学的にそれらの菌を識別することは難しい。しかし、*A. madurae*はエスクリン（aesculin）を加水分解すると言われており、他方*S. somaliensis*は分解しない。腐生性（saprophytic）のストレプトマイセスとは違って、これら2種は乳糖やキシローズから酸を産生しない。これらの菌種および関連菌種を分類するには、細胞膜の分析または16SのrRNAの塩基配列決定が必要である。

ロドコッカス属菌種

植物材料ではロドコッカス属（Rhodococcus）の数種の菌が発見されているが、どの菌種も人に対する病原性はない。但し、その1種*R. equi*正式には*Corynebacterium equi*はウマの病原体である。ロドコッカス属は、ノカルジア属およびアクチノマジュラ属、ならびに*Streptomyces somaliensis*と混同されることがあるということでのみ重要である。

この章で記述した菌種の一層詳しい情報は、Collins *et al.*（1988）、Gyles（1995）、Hay（1995）およびGrange（2002）を参照されたい。また、この章および他の好気性グラム陽性桿菌については、Schaal（1998）およびBortolussi & Kennedy（1999）を参照のこと。

[参考文献]

Bortolussi, R. and Kennedy, W. (1999) Aerobic Gram-positive bacilli. In: Armstrong, D. and Cohen, J. (eds), *Infectious Diseases*, Vol. 2. London: Mosby, Chapter 8, Sections 15, pp. 1-20.

Collins, C. H., Uttley, A. H. C. and Yates, M. D. (1988) Presumptive identification of nocardias in a clinical laboratory. *Journal of Applied Bacteriology* 65: 55-59.

Grange, J. M. (2002). Actinomyces and nocardia. In: Greenwood, D., Slack, R. and Peutherer, J. (eds), *Medical Microbiology*, 16th edn. Edinburgh: Churchill Livingstone, pp. 221-224.

Gyles, C. L. (1995) Nocardia; actinomyces; dermatophilus. In: Gyles, C. L. and Thoen, C. O. (eds), *Pathogenesis of Bacterial Infections in Animals*. Ames: Iowa State University Press, pp. 124-132.

Hay, R. J. (1995) Nocardiosis. In: Weatherall, D. J., Ledingham, J. G. G. and Warrell, D. A. (eds),

Oxford Textbook of Medicine, 3rd edn, Oxford: Oxford University Press, pp. 686-687.

Schaal, K. P. (1998) Actinomycosis, actinobacillosis and related diseases. In: Collier, L., Balows, A. and Sussman, M. (eds) *Topley and Wilson's Microbiology and Microbial Infections*, 9th edn. Vol. 3, *Bacterial Infections*. London: Arnold, pp. 777-798.

第 47 章
アクチノマイセス属（*Actinomyces*）、プロピオニバクテリウム属（*Propionibacterium*）、ビフィドバクテリウム属（*Bifidobacterium*）およびトロフェリマ属（*Tropheryma*）

このグループはグラム陽性で、好気性か嫌気性または微好気性の微生物を含んでいる。これらの微生物は分岐して増殖する傾向がある。アクチノマイセス属の菌種は、発育する際に二酸化炭素を必要とし、カタラーゼ反応が陰性である。プロピオニバクテリウム属は、二酸化炭素を必要とせず、カタラーゼ反応が陽性である。ビフィドバクテリウム属は、二酸化炭素を要求せず、しかもカタラーゼ反応は陽性である。医学・獣医学上重要な菌種は、膿汁や鼻汁その他の流出物中で集落状態もしくは顆粒状態で存在している。

最近記載された放線菌科の一種である *Tropheryma whippelii* は、ウィップル病つまり下痢や栄養吸収障害、そしてしばしば関節痛や発熱、また時に中枢神経系（CNS）障害を伴う、多臓器系の疾病の原因である。

アクチノマイセス , *Actinomyces*

分離

滅菌した瓶またはペトリ皿内で、膿を生理食塩水で丁寧に洗う。針先大またはもっと小さな“硫黄顆粒”を探す。パスツールピペットで顆粒を吸引し、2 枚のスライドグラスの間で顆粒を押し潰す。そしてグラム染色をする。放射状の大きなグラム陰性の棍棒状構造物に囲まれている無構造の基質の中に、グラム陽性の菌糸を探す。この棍棒状構造物は、チールニールセン（Ziel-Neelsen）染色では抗酸性を示すが、1% 硫酸を使うと脱色変化する。組織切片中の硫黄顆粒と菌糸も蛍光色素結合特異血清を使って同定可能である。

肉汁一滴を入れた滅菌小試験管中で、滅菌ガラス棒を用いて顆粒を押し潰す。それを、血液寒天平板培地、脳 - 心臓浸出寒天（brain-heart infusion agar）培地および栄養強化サイオグリコレイト（enriched thioglycollate）培地に接種する。これらの培地は、30μg/ml のナリディキシック酸（nalidixic acid）および 10μg/ml のメトロニダゾール（me-tronidazole）を添加することにより、グラム陽性の非芽胞菌を選択的に増殖させるようになる。1 試料当たり 3 系列を作り培養する：

すなわち、・嫌気性としてさらに二酸化炭素を 5% 加えた系列
・空気中で二酸化炭素を 5% 加えた系列
・好気性の系列

以上を全て 37℃で 2 ～ 7 日間培養する。

肉汁培地、固形培地を問わず、発育した菌をどれであれ植え継いで、同じ条件で培養する。「蜘蛛」または「大臼歯」に似ている形のコロニーを探す。

同定

嫌気性または微好気性で培養されたコロニーでカタラーゼ試験をする。なおそのコロニーは、グラム陽性のコリネ型または線条型の菌コロニーである。

アクチノマイセス属はカタラーゼ陰性であるが、コリネバクテリア（Corynebacteria）とビフィドバクテリア（Bifidobacteria）はふつうカタラーゼ陽性である。アクチノマイセス属とビフィドバクテリア属やプロピオニバクテリア属とを簡単な試験で区別するのは、多くの場合困難である。炭水化物醗酵の代謝産物をガス－液体クロマトグラフィー法（GLC）で分析することが必要になるかも知れない。インドール産生の有無についてのスポット試験をコロニーに適用することは有用である。つまり、アクチノマイセス属はスポット試験が陰性であり、この点でプロピオニバクテリア属とは違っている。

硝酸塩還元試験やマンニトール、キシローズおよびラフィノーズからの酸産生能試験ならびにエスクリン加水分解試験のために継代培養をする（表47-1）。API ZYM 方式は、アクチノミセス属と関連のある属とを識別する際に有用である。

表47-1　*Actinomyces* 種および *Bifidobacterium* 種

菌種	硝酸塩還元	酸			加水分解	
		マンニトル	キシローゼ	ラフィノーゼ	スターチ	エスクリン
A.bovis	−	−	−	−	+	−
A.israelii	v	v	+	+	−	+
A.naeslundii	+	−	v	+	v	+
A.odontolyticus	+	−	v	−	v	v
A.meyeri	−	−	+	+	−	−
A.pyogenes	v	−	−	−	v	−
B.eriksonii	−	+	+	+	−	v

アクチノマイセス属の菌種

＊ *Actinomyces bovis*

血液寒天で48時間培養されたコロニーは針先大で平滑であるが、その後次第に白色となり辺縁全体が輝くようになる。クモ状もしくは大臼歯状のコロニーは滅多に生じない。サイオグリコレート肉汁培地中では普通は拡散状態に発育するが、ときにパン粉状のコロニーが形成される。顕微鏡で観ると、本菌はコリネ型で滅多に分枝していない。

硝酸塩を還元せず、マンニトール、キシローズまたはラフィノーズから酸を産生することはない。澱粉を加水分解し、エスクリンを加水分解しない。

本菌は、動物とくに牛の病原体であり、顎部の放線菌症を引き起こす。

＊ *Actinomyces israelii*

血液寒天で培養48時間後のコロニーは顕微鏡でしか見えない程度の大きさである。その外観はクモ状であり、やがて白色の大臼歯状で小葉に分かれた状態になる。サイオグリコレート肉汁培地中では表面に拡散して発育したコロニーがはっきり認められ、培地は澄明である。培地を振盪してみてもこの菌のコロニーは崩壊しない。顕微鏡で観ると、本菌はコリネ型であり、分枝状で線条状を呈する。

本菌は、人に放線菌症を起こす。そして、子宮内避妊具を付けた女性では骨盤感染の原因となる。

＊ *Actinomyces naeslundii*

血液寒天で 48 時間培養後のコロニーは、*A. israelii* のコロニーと似ている。つまり、クモ状が普通で、大臼歯状は滅多に無い。サイオグリコレート肉汁培地中では拡散状に発育し、培地は混濁する。本菌は顕微鏡で観ると、菌糸体型でジフテリア菌の様な不整形で分枝状を呈する。

本菌により硝酸塩は還元され、ラフィノーズから酸が産生される。エスクリンは加水分解されるが、澱粉の加水分解は不定である。本菌は通性好気性である。

人の病原菌であるか否かは未だ判らないが、人由来の検査材料では検出されてきた。

＊ *Actinomyces odontolyticus*

血液寒天で 48 時間培養後のコロニーは、直径 1 ～ 2mm で灰色をしている。けれども、もっと長く培養していると深赤色のコロニーになる。発育には二酸化炭素が必要である。この菌はコリネ型であるが、分枝状には滅多にならない。硝酸塩は還元されるが、酸は滅多に産生されない（但しキシローズからの酸産生はときどき見られる）。澱粉およびエスクリンの加水分解は不定である。

正常の生息場所は人の口腔内である。しかし涙管から分離されたこともある。

＊ *Actinomyces meyeri*

血液寒天で 48 時間培養したコロニーは、針先大の大きさで灰白色、きめが粗い。好気性・嫌気性いずれの培養でも二酸化炭素を必要とする。本菌は短くてコリネ型をしているが、分枝は滅多にしない。本菌によって硝酸塩は普通は還元されない。キシローズやラフィノーズからの酸産生は無く、澱粉とエスクリンは加水分解されない。

本菌の正常の生息場所は人の口腔であるが、膿瘍から分離されたこともある。

Actinomyces pyogenes

この菌は、家畜および野生動物の化膿性病巣や乳房炎に関係がある。血液寒天上では、36 ～ 48 時間後に針先大の α - 溶血性コロニーを形成する。

放線菌についてのもっと多くの情報は、Glyse（1995）、Schaal & Lee（1995）および、

Schaal（1999）を参照のこと。

プロピオニバクテリウム（*Propionibacterium*）

球状から分枝状までにわたる多形性のコリネ型菌がある。それらは好気性ではあるが、空気寛容性が有り（aerotolerant）、運動性は無い菌で炭水化物が存在しないと発育は乏しい。それらはカタラーゼ陽性で、幾つかの株は、ゼラチンを液化することがある。発育至適温度は 30℃である。それらは、牛の自然状態の胃内に存在している。したがって、胃粘膜由来凝乳酵素であるレンネットの中にも存在し、スイス産チーズの芳香と「目穴」の原因になっている。種を推定するための同定法は 241 頁に記載してある。しかし、種を明確に同定するのは困難である。

医学的に興味のある種が一つある。それは、*P. acnes* である。

Propionibacterium acnes

この菌は小さくてほぼ球菌状である。大きさは約 0.2 × 0.5μm で不染性の帯状構造を示すことがある。嫌気性条件下で最良の発育をする。血液寒天上のコロニーは、小さくて平坦、灰白色でバターの様な感じであるか、または、少し大きくて積み重なった状態で顆粒状かの何れかである。どちらのコロニーも β - 溶血性である。通常は酸を産生しない。インドール産

生を検するスポット試験は陽性である。硝酸塩還元は陰性、カタラーゼは陽性で、ゼラチンを液化する。スライド凝集反応は有用である。

この菌は、人の皮膚、毛胞および汗腺における偏利共生体である。この菌は面疱（ビ）の発生に関係していると思われる。この菌の口腔および全身感染も疑われる。また、手術後の遅発性眼内炎をしばしば引き起こす。

この属については、Cummings & Johnson（1986）の記載がある。

ビフィドバクテリウム、*Bifidobacterium*

ビフィドバクテリウム属は、コリネ型に似た小さなグラム陽性桿菌であり、母乳哺育されている乳児の糞便中に圧倒的に多数存在している。しかし、成人の腸管や口腔および膣内にも存在している偏利共生体である。嫌気性であり、同じく嫌気性のコリネバクテリアとの識別が必要である。ビフィドバクテリウム属はカタラーゼ陰性、硝酸塩還元性陰性であり、ブドウ糖からのガス産生は無い。この菌の発育に二酸化炭素は不要である。けれども、二酸化炭素は発育状態を改善する。

病原性菌種は 1 種ある。それは *Bifidobacterium eriksonii* である。これは以前には *Actinomyces eriksonii* と呼ばれていた菌で、上部呼吸気道での混合感染と関係がある。ビフィドバクテリアについての情報は Seardovi（1986）を参照のこと。

トロフェリマ・ウィッペリ（*Tropheryma whippelli*）

遺伝子増幅技術により次のことが判明した。すなわち、ウィップル病（Whipple’s di-sease）の患者の腸組織内に顕微鏡で検出できるグラム陽性桿菌は、独特の 16SrRNA 塩基配列を持つアクチノマイセス科の菌種であること。この *Tropheryma whippelli* は、普通使われている培地では発育しない。しかし、人の繊維芽細胞系（HEL）の細胞培養では、複製が見られる。

Whipple病の確認診断は、腸組織由来もしくはこの疾病の過程で関係あるその他の組織由来の標本のポリメラーゼ連鎖反応（PCR）検査により行なわれる。

その他の詳細については、Veitch & Farthing（1999）および Puechal（2002）を参照すること。

［参考文献］

Cummings, C. S. and Johnson, J. L. (1986) The genus *Propioni-bacterium*. In: Starr, M.P., Stolp, H. and Troper, 11.C (eds), *The Prokaryotes: A handbook on habitats, isolation and identification of bacteria*, Vol. 2. New York: Springer, p. 1864 .

Gyles, C. L. (1995) Nocardia; actinomyces; dermatophilus. In: Gyles, C.L. and Thoen, C.O. (eds), *Pathogenesis of Bacterial Infections in Animals*. Ames, Iowa: Iowa State University Press, pp 124-132

Puechal, X. (2002) Whipple's disease. *Joint, Bone, Spine* 69: 133-140.

Seardovi, V. (1986) The genus *Bifidobacterium*. In: Sneath, P.H.A., Mair, N.S. and Holt, J.G. (eds), *Bergey's Manual of Systematic Bacteriology*, Vol. 2. Baltimore: Williams & Wilkins, p. 1418.

Schaal, K. P. (1999) Actinomycosis, actinobacillosis and related diseases. In: Collier, L., Balows, A. and Sussman, M. (eds), *Topley and Wilson's Microbiology and Microbial Infections*, 9th edn. Vol. 3, *Bacterial Infections*, CD-ROM. London: Arnold, Chapter 39.

Schaal, K. P. and Lee, H-J. (1995) Actinomycete infections in humans-a review. *Gene* 115: 201-211.

Veitch, A. M. and Farthing, M. J. G. (1999) Whipple's Disease. In: Armstrong, D. and Cohen, J. (eds), *Infectious Diseases*. London: Mosby, pp. 2.36.1-236.2.4.

第48章

バルトネラ属（*Bartonella*）とモビランカス属（*Mobiluncus*）

これらの2属は互いに無関係であるが、本章では一括して検討する。バルトネラ属は、最近になり分類上の変更があった結果、関心を持たれるようになった。また、膣内におけるモビランカス属の存在意義については、きちんとした記述は無い。

バルトネラ（*Bartonella*）

この属は少なくとも3種を含んでいる。グラム陰性の桿菌でオキシダーゼ陰性であり、その発育のための必要条件は厳しい。

分離

高度に栄養強化した培地を一種類用いて、血液を培養する（自動培養方式は通常は申し分ない結果を招くけれども、ある自動方式では、この菌属の場合検出できるだけの十分な量の二酸化炭素が産生されないかも知れない）。25～30℃と35～37℃の2系列の培養を、少なくとも4週間行なう。

溶血寒天（5～10%ウサギ血液）に継代培養する。各継代培養は、少なくとも14日間、高湿度、5～10%二酸化炭素の条件下で実施する。コロニーは、カリフラワー状の外観を呈し乾燥しているか、または小円型で全体が培地の窪みに生ずるかである。

同定するのは難しい。したがって、試料または培養したものを、標準検査室に送るのが最も好い。

＊ *Bartonella bacilliformis*

この菌は、オロヤ熱（Oroya fever）（別名：カリオン熱、Carrion feverまたはバルトネラ症）を引き起こし、サシチョウバエ（sandfly、*Phlebotomus spp.*）により媒介される。本菌はギムザ染色した血液薄層塗抹標本で最もよく観察される。その菌体は、赤血球内または赤血球表面上に観られ、多形性で球桿菌状であり、しばしば連鎖状態または中国文字のように配列した状態で存在する。

＊ *Bartonella henseliae*

以前は*Rochalimaea*属に入れられていた本菌は、今では猫引っ掻き熱の病原体として認知されている（Windsor,2001）。本菌は、免疫破綻患者やその他菌血症や発熱の患者からも分離されたことがある。

＊ *Bartonella quintana*

これは軍隊の人々が罹る塹壕熱（trench fever）の病原体である。塹壕熱は、人蝨（シラミ）の媒介により蔓延する。

Bartonella属についてのもっと多くの情報は、Welch & Slater（1995）を参照のこと。

モビランカス、*Mobiluncus*

この古くから知られていた属は、1980年に復活し今では興味深い菌になっている。本菌は、膣炎と関係ある他の菌種とともに膣分泌物中に見出だされる。しかし、その存在意義について十分には記録されていない。

分離

ウマまたはウサギの血液を含む栄養強化培地上で、膣分泌液を少なくとも5日間、35～37℃で培養する。コロニーは縁が明瞭で、凸面で平滑、半透明である。本菌はpH12.0で発育する（Palson *et al.*, 1986）。

[参考文献]

Pålson, C., Hallén, A. and Forsum, U. (1986) Improved yield of *Mobiluncus* species from clinical specimens after alkaline treatment. *Acta Pathologia, Microbiologia et Immunologia* Section B 94: 113-116.

Welch, D. F. and Slater, L. N. (1995) *Bartonella*. In: Murray, P. R., Barron E. J., Pfaller, F. A. *et al.* (eds), *Manual of Clinical Microbiology*, 6th edn. Washington DC: American Society for Microbiology.

Windsor, J. J. (2001) Cat scratch fever: epidemiology, aetiology and treatment. *ø* 58: 101-110.

第49章

スピロヘータ（Spirochaetes）

この章では、スピロヘータ目（Spirochaetes）のうち医学的に重要な3属、つまり、ボレリア属（*Borrelia*）、トレポネーマ属（*Treponema*）およびレプトスピラ属（*Leptospira*）について簡単に検討する。

ボレリア（*Borrelia*）

この属は、それを媒介・伝達する節足動物が何であるかによって、少なくとも19種存在する。ここでは、そのうち3種だけを取り上げることにする。

Borrelia duttonii と *B. recurrentis* は、回帰熱を引き起こす。それはシラミやダニにより媒介される。*B. burgdorferi* はライム病（炎症性関節症）の原因である。この病気は、米国のコネティカット州オールドライム（Old Lyme）で初めて記載され、今ではヨーロッパでも知られている（Burgdorfer, 1984, 1985）。このライム病はダニが媒介する人畜共通感染症である。そして、森林に生息している小型の齧歯類や野生の鹿が保菌動物である。ボレリアは家畜や農業動物にも感染する。

同定

発熱期に採血する。回帰熱を起こす種に関しては、湿潤標本を暗視野で高倍率の乾燥対物レンズを使って検査する。また、厚層および薄層の塗抹標本をギムザ染色する。

塗抹標本を10%メチルアルコールで30秒間固定する。コプリン瓶（Coplin jar）内で、ギムザ染色液1に対しpH7のSorensen緩衝液49を加えた液により45分間染色する。Sorensen緩衝液で洗い流し、風乾してから検鏡する。ボレリアは、浅くて粗く不規則な非常によく動く螺旋のように見える。その大きさは、0.25～0.5μm × 8～16μmである。

ライム病を疑われた患者では、生検材料についての蛍光抗体法（Technicon kit）や酵素抗体法（ELISA）または銀染色法により診断できる。

ダニや宿主動物からボレリアの培養を試みることは普通は行なわれていない。しかし、その方法は、Johnson（1999）により紹介されている。

トレポネーマ（*Treponema*）

トレポネーマ属には、少なくとも14種がある。医学的に最も重要なのは、*Treponema pallidum*、*T. pertenue*、*T. carateum* および *T. vincentii* である。

同定

＊梅毒を疑った場合

病巣からの滲出物（血液または消毒薬を含まない）を暗視野顕微鏡または蛍光顕微鏡により検査する。詳細については、Sequira（1987）を見ること。

Treponema pallidum

これは梅毒の病原体である。しっかり巻いた細い螺旋状の微生物で、0.1～0.2μm × 6～20μmの大きさであり、先端が尖っている。各先端はそれぞれ3本の軸状原繊維を有する。この微生物は漂うように屈曲して不活発に動く。

＊ヴィンセント - アンギーナを疑った場合

薄いカルボール - フクシン液で、塗抹標本を染める。多数のスピロヘータがフソバクテリア（Fusobacteria）とともに観察される。

Treponema. vincenti

これは、ヴィンセント - アンギーナ（口腔や性器の潰瘍性病巣）および肺感染の症例で見出される。緩く巻いた単独の輪郭のスピロヘータで、大きさは0.2 ～ 0.6μm × 7 ～ 18μmである。

その他のトレポネーマ

Treponema pertenue

これは苺状腫（yaws, フラムベシア）を起こすトレポネーマ属の1種であり、主として直接接触により伝播される。形態学的には *T. pallidum* と見分けられない。実験室での試験は役に立たない。

Treponema carateum

これは、ピンタ（Pinta、伝染性皮膚炎）の原因である。伝播様式は、苺状腫のそれと同じで、直接接触である。形態学的には、*T. pallidum* と区別できない。診断は組織標本の銀染色による。その他の情報については、Penn（1999）を参照のこと。

レプトスピラ（*Leptospira*）

レプトスピラの種を同定するのは、疫学的見地からだけ重要である。

Leptospira interrogans（23の血清グループと約200の血清型とがある）は、主に動物寄生性である。しかし人でも、黄疸や眼結膜炎や髄膜炎を併発したりしなかったりする急性抗熱性の病気を引き起こす。ワイル氏病として知られている病気では、一層激しい症状が認められる。動物宿主には齧歯類・犬・馬・牛・豚がある。*L. biflexa* は非病原性レプトスピラである。

分離と同定

発病後1週間以内には血液を、その後は尿を検査する。血液9容に対してpH8.1の燐酸緩衝液に蓚酸ナトリウムを1%添加した液1容を加える。そして、1500回転 / 分で15分間遠心する。透明な血漿を低倍率の暗視野顕微鏡で観察する。もし何も所見がない場合には残りの血漿をさらに1万回 / 分で20分間遠心して、沈殿物を検鏡する。血液の塗抹標本は、暗視野であれギムザ染色であれ、レプトスピラの存在を示すことはめったに無い。尿を遠心分離して、沈渣を15分以内に暗視野顕微鏡で検査する。

＊形態

レプトスピラは、短く繊細で密に巻いた螺旋状であり、0.25μm × 6～20μmの大きさで、ビーズ玉の糸に似ている。両端は直角に曲がっている。

＊培養

ここで示す方法は、Watkins（1985）の方法を改造したものである。新鮮な血液や脳脊髄液（CSF）またはpH8に調整された尿の2滴を、5mlのEMJ/5FU培地に加える。同じ培地で抗体の5段階希釈液を作る。30℃で培養し、始めの1週間は毎日検査し、その後の数週間は毎週1回検査する。暗視野・位相差もしくは蛍光顕微鏡を使う。

＊同定

もしレプトスピラが見つかったら、EMJH培地に継代し、30℃と13℃で培養する。なお､1l（リットル）当たり225mgのアゾグアニン（azoguanine）を含む培地でも継代培養する。

Leptospira interrogans は30℃で発育し、13℃およびアゾグアニン培地では発育しない。*L. biflexa* は13℃および30℃で発育し、さらにアゾグアニン培地でも発育する。

血清学的診断

患者血清および市販の属特異的抗原を用いて、マクロ-スライド凝集反応を実施するとよい。しかし、それ以上の凝集反応試験は標準検査室で実施するのが最良である。

迅速試験用のキット（Leptese:Bradsure Biologicals）がある。

レプトスピラの培養、血清学および疫学についての一層詳しい情報は、Watkins（1985）およびFaine（1999）を参照のこと。

[参考文献]

Burgdorfer, W. (1984) Discovery of the Lyme spirochaete and its relationship to tick vectors. *Yale*

Journal of Biology and Medicine 57: 165-168.

Burgdorfer, W. (1985) *Borrelia.* In: Lennette, E. H., Balows, A., Hauser, W. J. et al. (eds), *Manual of Clinical Microbiology*, 4th edn. Washington DC: Association of American Microbiologists, pp. 154-175.

Faine, S. (1999) *Leptospira.* In: Collier, L., Balows, A. and Sussman, M. (eds), *Topley and Wilson's Microbiology and Microbial Infections*, 9th edn. Vol. 2, *Systematic Bacteriology*, CD-ROM. London: Arnold, Chapter 57.

Johnson, R. C. (1999). *Borrelia.* In: Collier, L., Balows, A. and Sussman, M. (eds), *Topley and Wilson's Microbiology and Microbial Infections*, 9th edn. Vol. 2, *Systematic Bacteriology*, CD-ROM. London: Arnold, Chapter 56.

Penn, C. W. (1999). Treponema. In: Collier, L., Balows, A. and Sussman, M. (eds), *Topley and Wilson's Microbiology and Microbial Infections*, 9th edn. Vol. 2, Systematic Bacteriology, CD-ROM. London: Arnold, Chapter 55.

Sequira, P. J. L. (1987) Syphilis. In: Jephcott, A.E. (ed.), *Sexually Transmitted Diseases*. London: Public Health Laboratory Service, pp. 6-22.

Waitkins, S. A. (1985) Leptospiras and leptospirosis. In: Collins, C.H. and Grange, J.M. (eds), *Isolation and Identification of Micro-organisms of Medical and Veterinary Importance*. Society for Applied Bacteriology Technical Series No. 21, London: Academic Press, pp. 251-296.

第50章

イースト類

イースト類（yeasts、酵母菌）は真菌類（fungi）に属し、その主たる発育形態は単細胞性であり、ふつうは発芽により複製する。多くの酵母種はまた、菌糸の形でも発育する。イーストとカビ（糸状菌）を区別するのは、慣習のひとつに過ぎない。幾つかのイースト様カビ、つまり*Acremonium*属や*Geotrichum*属の種、そして「黒酵母」つまり*Exophiala*属や*Aureobasidium*属や*Phialophola*属の種は、イーストについての教科書からは伝統的に除外されている。

イースト類は自然分類による微生物名ではない。その多くはAcomycotina属で、2、3はBasidiomycotina属であり、その他は無性生殖型グループのDeuteromycotina属すなわち不完全糸状菌類である。

同定

第9章に記した諸方法は、形態および炭素・窒素源の糖醗酵や同化に関する情報を与えるものである。、臨床検査室や食品検査室で分離されるイースト類の大部分を形態学的手引き（表50-1）によって属レベルに同定できる。次いで種の同定は、表50-2と図50-1とを参考にして可能である（Campbell *et al.*,1996も見ること）。

表 50-1　イースト類の同定への手掛かり

発芽でなく、分裂によって再生する細胞	Schizosaccharomyces
発芽細胞のみ（コーンミールとカバースリップ調整）；子嚢胞子はない	
1. 小さく（2-3μm）、瓶型で、娘芽のための広いベースを持つ細胞	*Malassezia*
2. 側面に目立つ「突起」がある卵型の細胞；逆さのペトリ皿の蓋の上にコロニーの鏡像を映すピンク色のコロニー	*Sporobolomyces*
3. 1または2以外の細胞	
(a) ウレアーゼ陰性	*Candida Saccharomyces* 等の無性形態
(b) ウレアーゼ陰性；ピンク色および赤色のコロニー；大きい細胞；被嚢性	*Rhodotorula*
(c) ウレアーゼ陽性；白色またはクリーム色のコロニー；大きい細胞；被嚢性	*Cryptococcus*
発芽細胞、いくつかは子嚢胞子を持つ	
1. 親細胞から遊離した子嚢胞子でインゲンマメ型または細長い	*Kluyveromyces*
2. 親細胞から遊離した子嚢胞子、円盤形のフランジを持つか持たない丸型；硝酸塩吸収	*Pichia*
3. 2と同型の子嚢胞子；硝酸塩非吸収	*Pichia*
4. 親細胞内に保持される子嚢胞子、丸型、なめらか	*Saccharomyces*
5. 親細胞内に保持される子嚢胞子、丸型、いぼ状、畝（うね）模様がある	*Debaromyces*
偽菌糸体の上に生まれる発芽細胞；子嚢胞子はない	*Cabdida (most species)*
3-4日後に真の菌糸体に成長する偽菌糸体の上に生まれる発芽細胞	
1. 厚膜胞子が存在する	*C. aldicans/*
	C. dubliniensis
2. 厚膜胞子が存在しない	*C. tropicalis*
広い真の菌糸体、砕けて分節胞子を形成する	
1. 短端側の枝に発芽する	*Trichosporon or Blastos-chizoomyces*
2. 発芽しない	*Geotrichum*

カンディダ（*Candida*）

人の腸管内には偏利共生体であるカンディダ属の幾つかの種がいる。医学的に重要なカンディダ属の主な種は、*Candida albicans* である。それは、表層性や粘膜性や全身性の感染を起こす。免疫能が低下している患者では、とくにこのカンディダの感染が起き易い。

Candida parapsilosis は皮膚に常在する偏利共生体であり、爪に感染するこ

表 50-2　いくつかの普通のイースト類の生化学的区別

菌種	発酵				同化								硝酸還元酵素
	glu	ma	su	la	glu	ma	su	la	mn	ra	ce	er	
Candida albicans	+	+	−	−	+	+	+	−	+	−	−	−	−
C.tropicalis	+	+	+	−	+	+	+	−	+	−	+	−	−
C.kefyr	+	−	+	+	+	−	+	+	+	+	+	−	−
C.parapsilosis	+	−	−	−	+	+	+	−	+	−	−	−	−
C.guillermondii	+	−	+	−	+	+	+	−	+	+	+	−	−
C.krusei	+	−	−	−	+	−	−	−	−	−	−	−	−
C.glabrata	+	−	−	−	+	−	−	−	−	−	−	−	−
Cryptococcus neoformans	−	−	−	−	+	+	+	−	+	+w	+w	±	−
C.albidus	−	−	−	−	+	+	+	±	+	+w	+	−	+
C.laurentii	−	−	−	−	+	+	+	+	−	−	−	−	−
Trichosporon beigelii	−	−	−	−	+	+	+	+	±	±	±	±	−
Blastoschizomyces capitus	−	−	−	−	+	−	−	−	−	−	−	−	−
Saccharomyces cerevisiae	+	+	+	−	+	+	+	−	±	±	−	−	−

ce, セロビオース；er, エリトリトール；glu, グルコース；la, ラクトース；ma, マルトース；mn, マンニトール；No_3, 硝酸塩；ra, ラフィノース；su, スクロース；w, 弱い；+, 気体発生または成長が起きる；−, 気体発生なしまたは成長が起きない

とこともある。

非経口栄養法の適用と関連して、この酵母の全身感染がしばしば起きる。とくに小児科の集中治療室での発生が注目されてきた。また、カンディダ性心内膜炎の原因でもある。

その他の種で人の病気と最も関わりがあるとされているものは、*C. glabrata, C. tropicalis*、*C. crusei*、*C. famata* および *C. lucitaniae* である。予防と治療での5環化合物性（azole）抗カビ剤の使用の増加が、これらの酵母類の出現頻度の増加の一因になったかも知れない。*C. krusei* は、フルコナゾール（fluconazole）に対し生得的に耐性である。*C. glabrata* は *C. albicans* よりも、フルコナゾールおよびその他のアゾール系薬剤に対する感受性がずっと少ない。したがって、種を同定することは、これらのカンディダ感染症の治療に際して考慮すべき重要事である。

カンディダ属（Candida）の全種は、麦芽もしくはペプトン寒天上で30～37℃、2日間培養後、クリーム状の白色で平滑なコロニーを形成する。但し、例外的に *C. krusei* のコロニーはガラス粉状である（表50-2を参照)。

クリプトコッカス（*Cryptococcus*）

Cryptococcus neoformans は、激性または遅発性の髄膜炎、および皮下または深部の肉芽腫を引き起こす。これらの疾患は主にHIV感染者で見られる。この種には変種が二つ見出されている。すなわち、地球全域に分布している *C. neoformans var. neoformans* と主にオーストラリアと中央アフリカで見出される *C. neoformans var. gattii* である。これらは、他の莢膜で囲まれた構造の酵母類（*Rhodotorula* 属および *Trichosporon* 属）と同じく、担子菌類（Basidiomycetes）の無性生殖型である。しかし、有性生殖型は普通は見られない。37℃で24～48時間サブロー寒天（Sabouraud' s agar）で培養されたコロニーは、大きくて白色、バター状であり、培地の縦斜面を「流れ」落ちることもある。

C. neoformans 感染の最も鋭敏な診断法は、血清または脳脊髄液でのラテックス凝集反応により莢膜多糖類抗原を検出することである。この診断法については、市販のキットを使うことができる。そのキットを試料の力価

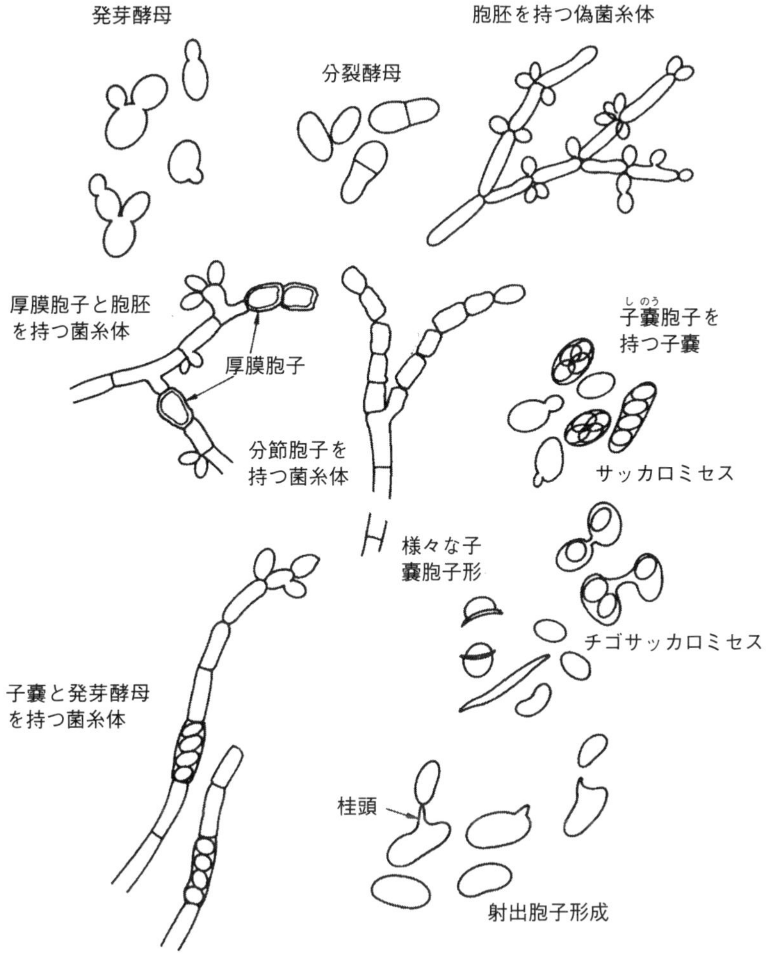

図 50-1　イースト類

測定に使えば、治療後の経過を追跡・監視することも出来る。

感染が進行した場合、抗体産生を調べるための凝集反応は陰性かも知れない。何故なら莢膜構成成分は抗体によっては僅かしか代謝されず、そのため莢膜成分が大量に蓄積した状態で免疫寛容を起こしているからである。

Cryptococcus 属の別の種、たとえば *C. albidus* や *C. laurentii* のような種は

汚染した溶液中でときどき見出されるが、滅多に病原性を示すことはない。と言うのは、それらの種は30℃以上では十分に発育しないからである。

ロドトルラ（*Rhodotorula*）

この属を構成している酵母菌種はしばしば皮膚を汚染している。それらは、麦芽寒天またはブドウ糖ペプトン寒天で30℃で2日間培養すると、赤色もしくはオレンジ色のコロニーを形成する。形態学的にロドトルラはクリプトコッカスに似ており、莢膜に包まれていることもある。

スポロボロミセス（*Sporobolomyces*）

この属の酵母は、葉の表面に生息し、空気中に弾き出される担子胞子（ballistospore）によって増殖する。たとえば、*S. roseus* の桃色をしたコロニーは、もし邪魔が入らなければ、弾き出された胞子によりペトリ皿の蓋の内面で対称的に増殖する。これらの酵母類には臨床上の重要性は無い。

トリコスポロン（*Trichosporon*）

Trichosporon beigelli は、臨床検査作業で最も頻繁に分離される酵母の1種である。これは、皮膚を汚染している酵母菌であるが、免疫機能欠損の易感染性患者ではときどき深部感染を引き起こす。それはまた、白色砂毛症（white piedra）の原因でもある。白色砂毛症では、腋毛や永久的に湿気を保っている毛の外表部にこの酵母菌の塊が増生する。*T. beigilli* は、実際は *T. asahii*、*T. cutaneum*、*T. inkin*、*T. mucoides*、*T. ovoides* など一群の酵母種を包括している種名である。

ブラストシゾミセス（*Blastoschizomyces*）

Blastoschizomyces capitatus のコロニーは、白味がかっていて、しわが寄っており、粘り気がある。そして気中菌糸があるため、しばしば表面が毛髪状（hairy）である。この酵母菌は、免疫能欠損の易感染性患者でときどき全身感染を起こす。

ニュウモシスティス（*Pneumocystis*）

Pneumocystis carinii は原虫（Protozoa）であると元来は考えられていた。しかし、後に分子生物学的研究に基づいてカビ類と同定された。その研究は、P. carinii を担子菌類（Basidiomycota）と子嚢菌類（Ascomycota）との間に位置付けている。さらに最近になって、それはシゾサッカロミセス目（*Schizosaccharomyces*）と共に、古生子嚢菌類（Archi-ascomycetes）に属すものとされた。そして、この書では酵母菌類の章に記載されているが、今まで酵母に分類されたことはなかった。

Pneumocystis carinii は、エイズ患者での肺感染の共通の原因として明らかになってきた。このカビは、実験室でふつう使われている培地では培養できない。したがって、診断は、PCR によるカビ核酸の検出とか、気管支肺胞部洗滌液を試料として厚い細胞壁のシストを蛍光抗体染色して検出することにより行なわれる。

マラッセジア（*Malassezia*）

マラッセジア属（*Malassezia*）の酵母菌は、親油性で、幅広い基底部から単極性の出芽をするという特性がある。この酵母は皮膚でふつうにみられる偏利共生菌であるが、とくに脂質の経管投与をされている新生児患者で播種性（多発性）の感染を引き起こすことがある。また過剰に発育すると、脂漏性湿疹を引き起こす。

7 種が記載されてきた。つまり、*M. furfur*、*M. globosa*、*M. pachydermatis*、*M. abtusa*、*M. restricta*、*M. slooffiae* および *M. sympodialis* である。これらのうち、*M. pachydermatis* だけは、脂質を添加していない普通の実験室用の培地上で発育する。

癜風（pityriasis versicolar）は脚部や背部の軽度の感染で、脱色素もしくは色素過剰沈着を特徴とする症状を示す。*M. furfur* は、ふつうこの症状を起こす酵母菌に付けられた種名である。しかし、上記の別の種の幾つかもまた癜風には関わりがある。癜風の診断は、感染している皮膚の掻き取り標本の顕微鏡検査による。その診断所見は、短い菌糸の断片が点在している酵母菌の集塊である。

食品の加工や損害に際して重要な酵母菌

Saccharomyces および類似の酵母菌

このグループはビール酵母（brewing or pitching yeast）とパン酵母（baking yeast）とをふくむ。*Saccharomyces cerevisiae* はビールを造るときに使われる「上面酵母」である。また、*S. carlsbergensis* は貯蔵ビール（加熱殺菌ビール、lager beer）製造のときに使われる「下面酵母」である。

＊ *Saccharomyces pastorianus*

これは長いソーセージ型をした細胞の「下面酵母」であり、醗酵槽底部で増えてビールの不快臭の原因になる。

＊ *Saccharomyces cerevisiae*

これは糞便や口腔試料由来でときどき分離されるが、あまり重要ではない。しかし、生殖器感染もしくは全身感染の原因となり得る。

＊ *Zygosaccharomyces*

Zygosaccharomyces rouxii および *Z. mellis* は好高張性（osmophilic）の酵母菌であって、濃厚な砂糖液中で発育する（glaucus 群のアスペルギルスと比較せよ）。そのため、蜂蜜やジャムを台無しにしてしまう。

Zygosaccharomyces baillii は、ある種の保存剤が存在している低い pH 条件下で発育できる。そのため、食品産業や飲料産業の幾つかの領域で重大問題になった。

＊ *Pichia* 属の種

この属の酵母種はアルコール性飲料の中に汚染種として存在する。つまり、この種はアルコールを炭素源として利用できる。それで醸造業（発酵産業）での悩みの種になっている。これらの酵母種は、基質の表面で乾燥した薄皮状に発育する。幾つかの種は、シェリー酒やある種のフランスワインの中の植物相（flora）を構成している。それらはまた、漬物類とくに低濃度（10 ～ 15%）の塩分の漬物の損害を引き起こす。

＊ *Debaromyces* 属の種

これもまた、薄皮を形成する酵母菌である。動物性製品、たとえばチーズ、膠、レンネット等で見出される。また、高濃度（20 ～ 25%）の塩漬けの損害の原因でもある。

＊ *Apiculate* 酵母

これらの酵母菌類はレモン形をしており、食品中に在る普通の汚染菌である。完全型は *Hanseniaspora* 属に、不完全型は *Kloeckera* 属に位置付けられている。

なお、酵母菌類は Kurtzman & Fell（1998）により詳細に考察されている。

［参考文献］

Campbell, C. K., Johnson, E. M., Philpot, C. M. and Warnock, D. W. (1996) *Identification of Pathogenic Fungi*. London: Public Health Laboratory Service Kurtzman, C. P. and Fell, J. W. (1998) *The Yeasts, a Taxonomic Study*. Amsterdam: Elsevier Science.

第 51 章

普通のカビ類（糸状菌類）

日常使われている培地には、もし不注意でいると、空気感染する微生物として沢山のカビ類が発生する。それらの多くは腐生性のカビであり、食品やその他の物品の損害原因になる。その他のカビ類は植物の病原体である。ある種類のカビ、たとえばアスペルギルス（*Aspergillus*）はこの章で記載されているけれども、それはまた人の病気の原因、とくに免疫抑制され

表 51.1　カビ培養物の色

黒または黒褐色の菌糸体、胞子またはその両方	
Alternaria	*Cladosporium* a
Arthrinium	*Exophiara* a
Aureobasidium	*Fonsecaea* a
Botrytis	*Madurella* a
Chaetomium	*Phialophora* a
Aspergillus(niger)	*Sporothrix* a
	Stachybotrys
主として緑の色合い	
Trichoderma	*Aspergillus*
	(flavus/parasticus)
Chaetomium	*Penicillium*
主として赤の色合い	
Manascus	*Trichophyton* a
Paecilomyces(lilacinus)	*Acremonium*
Aureibasidium	*Fusarium(some strains)* a
白またはクリーム色のコロニー	
Chrysosporium	*Coccidiodes* a
Germyces	*Blastomyces* a
Dermatophytes a	*Muciraceous species*
Histoplasma a	*Fusarium* a
茶褐色からカーキ色のコロニー	
Peacilomyces(variotii)	*Epidermophyton floccosum* a
Scopulariopsis	
Aspergillus terreus	

a 52 章を参照

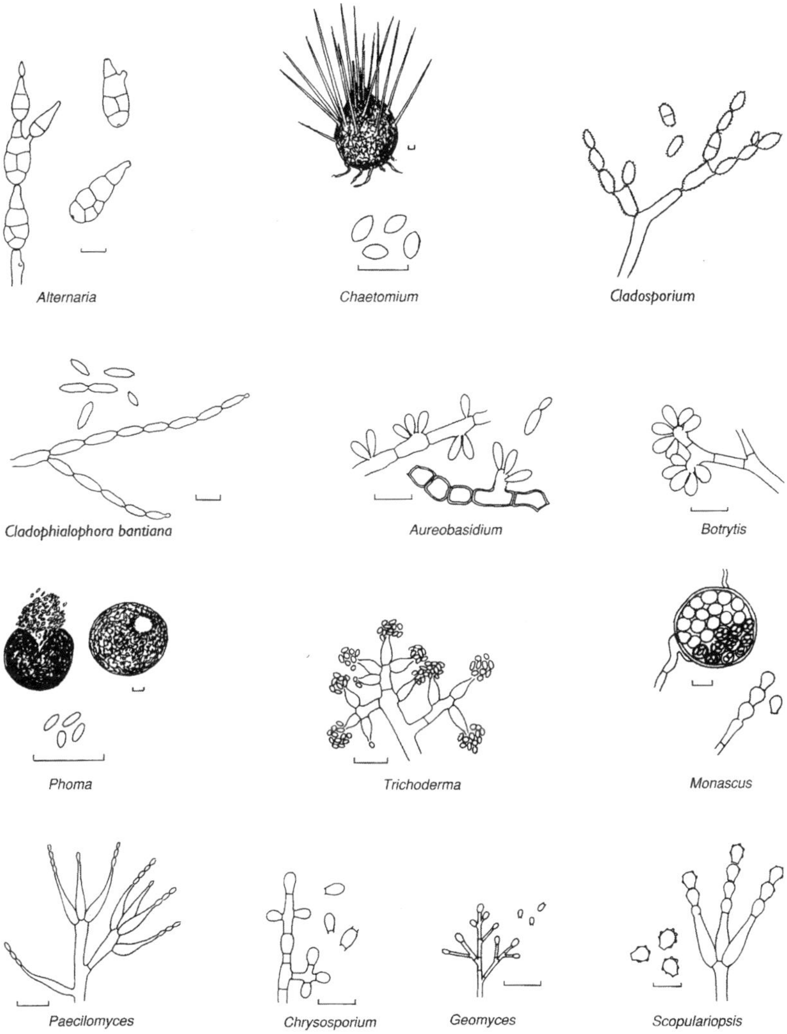
Alternaria
Chaetomium
Cladosporium
Cladophialophora bantiana
Aureobasidium
Botrytis
Phoma
Trichoderma
Monascus
Paecilomyces
Chrysosporium
Geomyces
Scopulariopsis

図 51-1　普通のカビ類（⎵＝ 10qm）

ている患者で病気を引き起こす原因にもなる。また、カビ毒（たとえばペニシリウム）を産生するので、公衆衛生上も重要である。それ故、人由来検査材料から分離されたカビの各株は個別に評価されねばならない。そして、直接検鏡法で菌糸を観察しての判定に相当の信頼を置かねばならない。コロニーの色調と構造に基づく予備的同定の手引き（表 51-1）は、分類上の属を含むもので、その中には第 52 章に記載の病原性カビ類の幾つかがある。

アルテルナリア（*Arternaria*）およびウロクラヂウム（*Ulocladium*）

植物の病原体で腐生性カビの大きな属が 2 つある。宿主植物についての知識が無いと、種の同定は困難である（Ellis,1971 を参照）。人や猫の皮下肉芽腫という珍しい症例が報告されてきた。*Arternaria* 属のカビ種は猫の顔面皮膚に感染する。

20 ～ 25℃で 3 ～ 4 日間培養された後のサボロウ培地（Saboraud's medium）上のコロニーは、高度に密な綿毛状で、最初のうちは白色であるが、やがて暗灰色になり中心部が最も濃い色をしている。ある培地上ではコロニー全体が黒く、空気中ではあまり発育しない。胞子は大きくて褐色の色素が沈着しており、棍棒状で多細胞性であり、幾つかの縦もしくは斜めの隔壁がある。*Arternaria* 属（図 51-1）の胞子は鎖状に連なっており、その大部分は頂点が嘴のように突出している。また、Ulocladium 属では、胞子は単独で、またはときどき連接した状態で存在する。この両者の違いは、テープ刻印標本により実証されるであろう。Arternaria 属はときどき胞子形成が遅くなることがある。

日中の室温での培養は胞子形成を促進する。*Ulocladium chartarum* は湿気の多い壁のペンキや壁紙の脱色の原因になることがある。*Arternaria* 属のある種は、植物性食品でカビ毒（mycotoxin）を産生することがある。

アルスリニウム（*Arthrinium*）

これらは、医学的には重要性のない普通の汚染カビ類である。この属の大部分の種は、植物性材料に由来するカビであり、その植物性材料上での発育状態は *in vitro* 培養での発育とは全然似ていない。

実験室の培地上での発育は、濃密で丈夫な感じであり、最初のうち色調は純白である。古くなった培養の中心部分は灰色である。それは胞子が多くなるためである。胞子は丸味のある単細胞で黒色をしており、しばしば生殖裂口（germ slit）のあるのがはっきりと判る（Ellis,1971）。

ケトミウム（*Chaetomium*）

この属は、植物性材料に付く腐生性のカビである。その幾つかの種は、紙や繊維素性材料の脱色や退化を引き起こすので、厄介なカビである。医学的な関わりは無いけれども、若干の種は毒性代謝物を産生することが知られている。

普通の実験室培地でのコロニーは平坦であり、低くてしばしば点在した状態に発育し、培地表面には黒色または灰色がかった別々の菌体が立っている。低倍率で検鏡すると、それらの菌体は、長くて黒色の突起（spine）で蔽われていることが判る（図 51-1）。高倍率で観ると、それらの突起は種によって真直ぐか、螺旋状か、不規則な分枝状かの何れかが判る。多数の球型の子嚢（ascus）が、被子器（perithecium）の内側に造られれる。各子嚢は、黒褐色で卵型の子嚢胞子（ascospore）を含んでいる。*Chaetonium* 属の子嚢壁は、急速に崩壊して胞子を放出し、かつまた被子器自体が放出された胞子で満たされているような印象を与える。

クラドスポリウム（*Cladosporium*）

この属には多くの種があるが、それらの大部分は臨床上の重要性は無い。頂点へ向かう出芽（acropedal budding）により、分生子（conidia）の長い鎖が形成される。1個の分生子が2個の芽体に発育すると、その鎖は枝分かれする（図51-1）。この属は、病原性のある *Cladophialophora* 属とは違う。*Cladophialophora* 属には、長くて滅多に枝分かれしない分生子の連鎖がある。その連鎖は平滑で細く、細胞壁の薄い分生子から成っている（図51-1）。

オーレオバジディウム（*Aureobasidium*）

このカビは湿気のある繊維素性材料に発生する。また、ペンキで塗装された物の表面でも発育する。普通の実験室用培地上のコロニーは、始めのうち酵母のコロニーに似ているが、しばしば粘液性で桃白色および黒色の部分がある。そのうち黒色の部分は大きさを増し、コロニー全体は次第に表面が乾燥し粗造になる。気菌糸が発生することもある。このカビは、しばしば「黒酵母」と称して言及されている。

顕微鏡検査では、卵型ないし長い出芽性の酵母と色素が沈着していて不規則な形をした菌糸状の細胞とが奇妙に混ざりあっていることが分かる。低倍率で観ると、コロニーの辺縁は、隠れた状態の菌糸に沿って丸い塊になった酵母であることを示している。この様子は、スライド培養標本（slide culture）または針先包埋標本（needle mount）でもっとも良く観察できる（図51-1を参照）。*A. pullulans* はこのカビ属の腐生種のうちで最も一般的な種である。

ボトリティス（*Botrytis*）

これは植物の病原カビ類の一群である。そのうちの *B. cinerea* は、広い宿主域を持ち、腐生性のカビとしても巧みに生きている。それは、苺のような果物に付く灰色カビとしてよく知られている。

普通の実験室用培地上での発育は強健であり、盛り上がった灰色の芝土のようなコロニーを形成する。そのコロニーは、寒天の表面上、とくに培養管の辺縁部で、個々に分離した黒い菌核（sclerotia）を発生させる。大きな無色の単細胞性の胞子が、長くて頑丈で黒色の分生子柄（conidiophore）の上にある葡萄状の塊の中に形成される（図 51-1 を参照）。

フォーマ（*Phoma*）

これは分生子殻を作る属（pycnidial genera）の代表的な属である。この分生子殻を作る属は全て植物の寄生体であり、その何れもが汚染微生物として現われることがある。ここに含められたのは、それが最も普通に見られるカビの一種であり、他の多くのカビ種がかっては同じ種類に分類されていたからである。

幾つかの種は、実験室培地に低くて平坦なコロニーを形成する。そのコロニーには、桃色の部分と混ざり合って黒色の部分（胞子の塊）がある。他種のコロニーは、濃密で綿毛状の発育をし、黒色または灰色の陰影を伴っている。顕微鏡的に観ると、このカビは全て球状構造の分生子殻で成り立っており、その殻の中には小さな分生子が多数入っており、しばしば湿潤な虫の様な塊をしており、分生子は丸い小さな開口部（ostiole）を通って放出されることが判る。このような状態は、発育中のコロニーをそのまま低倍率で検鏡すると最も良く観られる（図 51-1 を参照）。

トリコデルマ（*Trichoderma*）

この属のカビは白色の急速に拡がるクモの巣状の発育をし、暗緑色をした胞子の不規則な斑点を有する。これらの胞子は、豊富に存在し、小さな卵型をしており、短く直角に分岐した枝に球のような群れをなして発生している（図51-1を参照）。このカビは、ペニシリウム属（*Penicillium*）と間違えられることがある。しかし、急速に拡がる発育形式、つまり寒天表面そしてペトリ皿の内壁面をさえしばしば蔽ってしまうような増殖様式はペニシリウム属では極めて稀にしか見られない。

モナスカス（*Monascus*）

この腐生性カビのコロニーは、平坦で幾分顆粒状をしており、深紅色の色素を含んでいる。球型の子嚢果（ascocarp）の内側に特徴的な子嚢胞子（ascospore）が作られる。これらの子嚢果は、それぞれが単独またはほんの2、3個の菌糸から発達し、薄い壁を持っているという点で珍しい形である（図51-1を参照）。表面的には*Scopulariopsis*に似ている分生子（conidia）の連鎖が存在することもある。

パエシロミセス（*Paecilomyces*）

損害起因性のカビとして通常見られるものに1種、*P. variotti*というカビがある。それは、免疫抑制状態の患者の珍しい深部感染で見つけられた。

このカビ属の発育形態はペニシリウム属のそれと似ていて、種により淡紫色または黄緑色のコロニーを形成する。この属の特徴、つまり明らかに細長い胞子と長くて先細でしばしば曲がっている先端を持っているという特徴は、ペニシリウム属からこの属を区別する点である。

クリソスポリウム（*Chrysosporium*）

この属のカビは土壌に生息しているカビで、その多くは角質（ケラチン）性物質を利用するという特殊な性質を持っている。あるものは皮膚や爪甲に感染することがある。

この属は皮膚糸状菌（Dermatophytes）に近縁である。そして、皮膚糸状菌と同じく、培地中のサイクロヘクサアマイド（cyclohexamide）の影響を受けない。この属の大部分の種のコロニーは、白色またはクリーム色でフェルトのような表面をしており平坦である。胞子は皮膚糸状菌の小分生子（microconidia）に似ているけれども、概して 5μm より長い（図 51-1 を参照）。

ジェオミセス（*Geomyces*）

G. pannorus という種は、土壌生息カビであり皮膚糸状菌としばしば間違えられる。また、-6℃という低温で冷蔵された状態の屠体肉表面に生えていたことが報じられている（通常は *Sporotrichum carnis* という種名で呼ばれている）。

コロニーは、限られた部位に形成され、しばしば積み重なった状態で非常に細くて白色の気中胞子（aerial spore）の外殻を伴っている。それらの気中胞子は皮膚糸状菌の小分生子に似ているが、多くはずっと小さく（1.5 μm 以下の長さ）、微細で急速に分枝するクリスマス樹のような組み立ての上に作られる（図 51-1 を参照）。

スコピュラリオプシス（*Scopulariopsis*）

S. brevicaulis という種は、土壌中にいる腐生性のカビである。けれども、それは角質（ケラチン）を利用するように適応しているように思われる。そして人の爪甲組織に侵入する最も普通のカビの1種である。それは、砒素性色素であるパリ緑から砒化水素ガスを放出する点で注目すべきカビである。

コロニーは、しばしば折り重なったり積み重なったりした状態である。しかし、平坦なこともある。胞子を形成している時のコロニーは、肉桂色でありその表面は粉末状をしている。胞子は大きくて丸型であり、平坦な分離した痂皮状物を伴っている。そして、ペニシリウム属のような分枝した組み立てから長い鎖状に形成される。大部分の株で、胞子の表面は明らかにざらざらしている（図51-1を参照）。

スタキボットリス（*Stachybotrys*）

本属の1種、*S. chartarum*（*S. atra*）はサトラ毒素（satratoxin）のような非常に毒力の強いマクロサイクリック・トリコテセン（macrocyclic trichothecenes）毒素を産生することがある。このカビ種は、セルローズ分解性のカビであり、湿気の多い家の壁に黒い斑点状に発生することがある。それは、湿気建物病（damp building disease）の幾つかの型に関係があるとされてきた。このかびは、分散した黒色または黒緑色のコロニーを形成する。そして、疣状の細胞壁のある単細胞性極小胞子（phialospore）の黒くてぴかぴか光る頭部が発生する。

アスペルギルス（*Aspergillus*）とペニシリウム（*Penicillium*）

これらの属のカビ類は互いに密接な関係がある。形態的に中間型と思われる数種のカビがあるけれども、分離した株をどちらかの属に位置付けるのは一般には難しくない。この２属は、瓶の形をした細胞である放出体（phialide）の端からの出芽を繰り返すことにより、長くて乾いた分生子の

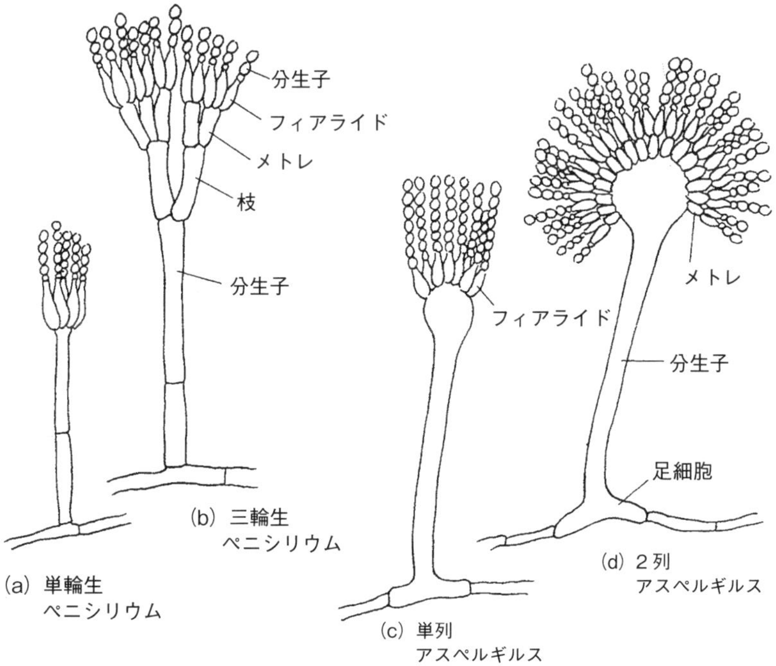

図 51-2 (a, b) ペニシリウム；(c, d) アスペルギルス

連鎖を作り出す。

ペニシリウム属では、放出体は樹木状の分生子柄（conidiophore）の先端に房状になっており、不均一に発生する。

アスペルギルス属では、放出体は棍棒状または球状をした小胞の上に同時一斉に発生する（図51-2）。

ペニシリウム属のアスペルギロイデス亜属では、放出体は分生子柄の先端に直接付着している（単輪性、monoverticillate）。それは、明瞭にふくれており、非常に単純なアスペルギルスの果実を形成しているような印象を与える。しかし、ペニシリウムの分生子柄は分節状であり、枝分かれした菌糸体に外観はとてもよく似ている。一方、アスペルギルス属の分生子柄はもっと特殊化した構造をしている。それは、普通は分節状ではなくて、明瞭な基底細胞から発生してくる。この基底細胞は、明らかに支持菌糸体から分化したものである。

両属で、菌糸体はふつう無色であるが、細胞質内での色素産生もしくは培地中に分泌される色素の産生により色付いていることもある。表面の色はいずれも、胞子が色付いた結果であり、裏面の色は色素が分泌された結果である。ペニシリウム属の胞子は、ふつう緑または青の色合いを示す。アスペルギルス属の胞子は緑色、黄土色、褐色または黒色である。両属でともに白色の胞子を持っている種がある。

ペニシリウム属の幾つかの種は植物に寄生する。しかし、アスペルギルスとペニシリウムの両属の大部分の種は、腐敗中の植物に生える。広い範囲にわたる二次的代謝産物のため、数種は醸造産業での醗酵や合成過程で重要である。それらは、また食物中でカビ毒を産生することもあるという点で重要である。

単独種、*P. marneffii* は、それが広く分布している東南アジアの幾つかの地域の住民や来訪者の間での感染と関係がある（第52章を参照）。

Aspergillus glaucus グループ

このグループのカビ類は、生理的乾燥条件下で活発に増殖する（低水分活性）。たとえば、ジャムの表面、布地や煙草の上などによく生える。このグループのカビは、とてもはっきりした外観をしており、青緑ないし灰緑色の分生子と子嚢菌類の Eurotium 属固有の大きくて黄色の閉鎖子嚢果（cleistothecia）とを持っている。

Aspergillus restrictus グループ

A. glaucus と似てこのグループは、たとえば多少乾いた布地のような乾燥した物体の上に発育する。その名が示唆するように、ゆっくりと発育するカビである。

Aspergillus fumigatus

このカビは、くすんだ緑色をしているためにフュミガタスと呼ばれている。堆肥（コンポスト）の中にいる普通のカビで、40℃以上の温度で発育できる。そのため、このカビは鳥類の組織内でも生存でき、鳥類に対する病原体の1種になっている。26℃でよりも37℃でずっと容易に胞子を形成する。今ではこのカビは、人の肺性好酸球増多症の病原体としてよく知られている。この病気では、吐き出された粘液塊のなかにこのカビが検出されることがある。このカビはまた、古い結核病巣に侵入することもあり、そこで肺のアスペルギルス性腫瘤を作り出す。そのような症例から分離された場合には、このカビは胞子を産生しないことが多い。42℃で培養されるとなおさら胞子を形成しない状態が促される。このカビを宿している患

表 51-2　アスペルギルス種の形態

	アスペルギルス						
	fu	fl	ni	te	ve	ni	gl
Finely roughened stalks	−	+	−	−	−	−	−
Stalks pale brown	−	−	−	−	−	+	−
Green colony	+	+	−	−	+	+	+
Black colony	−	−	+	−	−	−	−
Sand-brown colony	−	−	−	+	−	−	−
Metulae present	−	+ / −	+	+	+	+	−

fu, フェミガタス；fl, フラーブス；ni, 黒色アスペルギルス；te, テレウス；ve, ベルシコカル；ni, ニジュランス；gl, グラウカス

者では、沈降抗体が作り出される。この抗体産生は、肺性好酸球増多症では弱めであるが、アスペルギルス性腫瘤の患者では強い。沈降抗体の検出法については、244頁を参照されたい。*A. fumigatus* を検鏡すれば、分生子柄は柱状をしていることが判る。それは試験管洗滌刷毛のように見える（図51-2を参照）。

Aspergillus niger

A. fumigatus とは対照的に、このカビ種は丸型の頭部を持っている。それは、肉眼でひとつひとつ分るほど十分に大きい。このことと色が黒いという2点はともに、このカビの識別を容易にする点である。このカビは耳の感染の一般的な原因である。

The flavus-oryzae グループ

このグループのカビは、保存法が悪い場合にピーナツやトウモロコシや熱帯・亜熱帯産の食物で発育・増殖し、アフラトキシン（aflatoxin）を産生するので、悪名高い（Mosset *et al.* 1989）。このグループはまた、アミラーゼ（amylase）やプロテアーゼ（protease）の原料として商業的に価値がある。

黄色を意味するこの種名は誤りである。このカビ種のコロニーは緑色をしている。頭部は丸いけれど、*A. niger* の頭部よりも小さい。

表51-2は、アスペルギルス属の幾つかの種の形態的性状を示す表である。

ジゴミコティナ（*Zygomycotina*）

これらは、分節構造が無くて幅広い菌糸を持っているカビである。性融合の結果、その菌糸の中に厚い細胞壁のある休止接合胞子（resting zygospore）が出来上がる。しかし、この有性型は滅多に見られない。それ故、属や種の識別は主として無性構造に基づいて成される。このグループは分類上重要な2目を含んでいる。それらの多くは、発育が速く、羊毛に似た気菌糸を産生する。

ムコラレス（*Mucorales*）

このカビは、沢山の胞子を含む胞子嚢（sporangia）によって増殖する。大多数は、3つの属、つまり *Rhizopus* 属、*Absidia* 属および *Mucor* 属に分類されている。

リゾプス *Rhizopus

中軸（columella）は、胞子嚢が破裂した後に、非常に伸びて茸状の特徴ある形となるように崩壊する。胞子は角張った形をしており、微妙に縞が

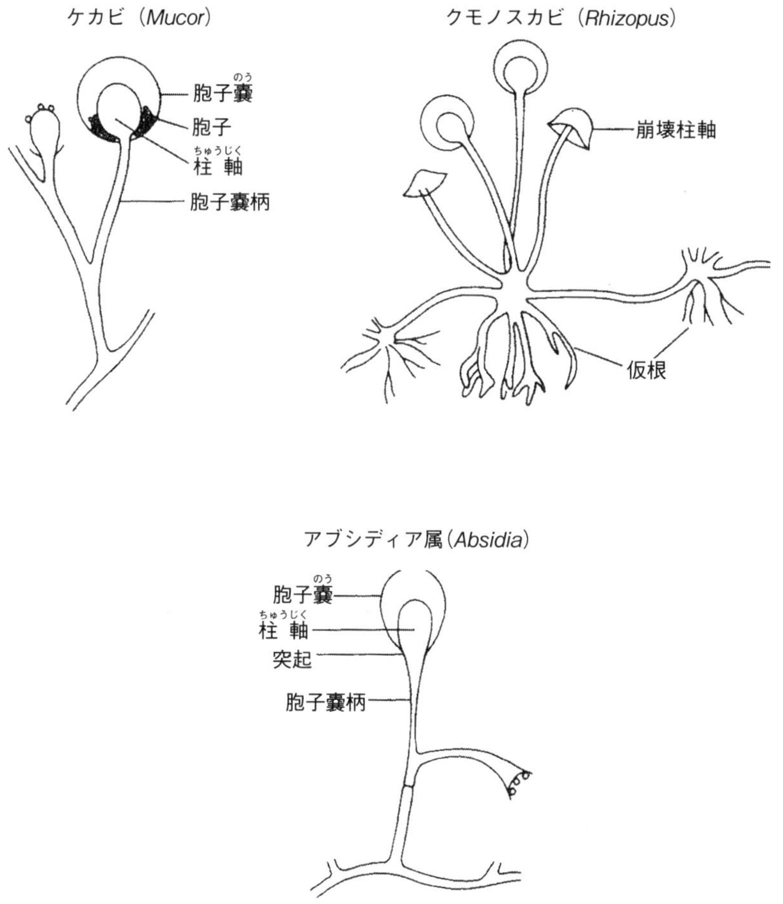

図 51-3　接合菌類

ある。胞子嚢柄の基底には根のような仮根（rhizoid）が発生することがある（図51-3）。

＊アブシディア *Absidia*

ラッパの形をした中軸と胞子嚢柄が、多かれ少なかれ連続状態にある（図51-3を参照）。

＊ムコール *Mucor*

上に記した2属の特徴的な形態が見られない場合は、*Mucor* 属であることを示唆している。よく知られているこの属の病原性カビ種はすべてムコール症（Mucormycosis）を引き起こすが、次のようなものがある :*Rhizomucor pusillus*、*Absidia corymbifera* および *Rhizopus arrizhus* である。

胞子を形成しないカビ類

同定に際して役立つような胞子を、直ぐには産生しないカビが何種類かある。もしも、直接検鏡の証拠に基づいて重要なカビであると考えられる場合には、馬鈴薯・庶糖寒天培地や希釈強力コーンミール寒天培地のような色々な培地に継代培養し、かつまた室温で日光に曝して、胞子形成を促すとよい。

これらのカビ類についての詳しい情報は、Sutton（1980）、Pitt and Hocking（1997）および de Hoog *et al.*（2000）を参照のこと。

［参考文献］

de Hoog, G. S., Guarro, J., Gené, J. and Figueras, M. J. (2000) *Atlas of Clinical Fungi*, 2nd edn. Utrecht: Centraalbureau voorSchimmelcultures/Universitar Rovira I Virgili.

Ellis, M. B. (1971) *Dematiaceous Hyphomycetes*. Farnham: Farnham Royal, Commonwealth Agricultural Bureau.

Moss, M. 0., Jarvis, B. and Skinner, F. A. (1989) Filamentous fungi in foods and feeds. *Journal of Applied Bacteriology* (Symposium Suppl. No. 18) 67: I S-1445.

Pitt, J. I. and Hocking, A. D. (1997) *Fungi and Food Spoilage*, 2nd edn. London: Blackie Academic.

Sutton, B, C. (1980) *The Coelomycetes*. Farnham: Farnham Royal, Commonwealth Agricultural Bureau.

第 52 章

病原性カビ類

この章で検討されるカビ類は、次の如くである。すなわち、皮膚の表皮に感染を起こす皮膚糸状菌（Dermatophytes）、いくつかの日和見感染カビで深部組織において病原性を示すカビ（第 51 章を参照）、皮下織に感染するカビ、および 2 相性で全身感染を起こし危険度グループ 3 に入れられている病原性カビである。

デルマトフィテス、*Dermatophytes*

普通の皮膚糸状菌には 3 属がある。それらの属は、培養されて生ずる分生子の型により分類されている。

- *Microsporum*：紡錘形で粗造な感じがする大分生子と棍棒状の小分生子。
- *Trichophyton*：円筒状で平滑な大分生子と棍棒状または丸い小分生子。
- *Epidermophyton*：棍棒状で平滑または僅かに粗造な大分生子。小分生子は生じない。

同定の際には、病気の性質が役に立つ。というのは、*Dermatophytes* の多くは特徴的な感染パターンを持っているからである（表 52-1）。異常な形態のカビ株を同定する場合にこの表はとくに役立つ表である。種レベルの同定は、コロニーの形態や色素産生および分生子の顕微鏡検査によって行なわれる。多くの小分生子があって、大分生子が全くない株は、ふつうは *Trichophyton* 属のカビ種である。

表 52-1　デルマトフィテスの特徴的な感染パターン

患者	身体の部位	地理的起源	微生物
成人	足、手、股間	すべての地域	*T.rubrum*
			T.interdigitale
			E.floccosum
成人または子供	頭皮、顔、腕、胸、脚	すべての地域	*M.canis*
			M.gypseum
			T.verrucosum
			T. mentagrophytes
成人または子供	頭皮、顔、腕、胸、脚	北アフリカ、東アジア、東南アジア	*T.violaceum*
子供	頭皮	すべての地域	*T.tonsurans*
子供	頭皮	西アフリカ、中央アフリカ、カリブ海地方	*M.audouinii*
子供	頭皮	北アフリカ、東アフリカ	*T.soudanaense*
子供	頭皮	北アフリカ、東アフリカ、中東	*T.schoenleinii*

表 52-2　感染した毛の外観

胞子の形状	蛍光性	微生物
胞子の小さい毛外菌	+	*M.canis*
	+	*M.audouinii*
	−	*T.mentagrophytes*
胞子の大きい毛外菌	−	*M.gypseum*
	−	*T.verrucosum*
毛内菌	−	*T.soudanense*
	−	*T.violaceum*
「菌糸に感染した」毛	弱い	*T.schoenleinii*

臨床検査材料での外観

第 9 章で記したように、綺麗にされた爪や皮膚にはカビの菌糸が見られることがある。それら菌糸のいくらかは、分節胞子（arthrospores）の中に侵入している。しかし、その配列状態から種を同定することはできない。

Dermatophytes が感染している毛髪のあるものはウッド灯（Wood's lamp）の下で蛍光を発する（暗室で検査せよ）。表 52-2 は感染した毛髪の外見を

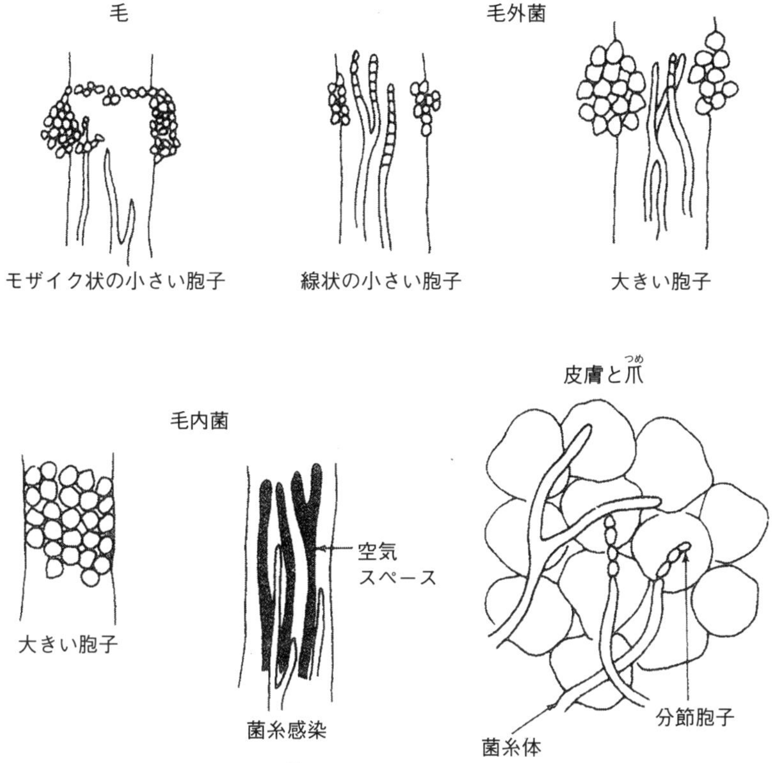

図 52-1　感染した毛、皮膚、爪(つめ)

示す表である。さらに、図 52-1 は、感染した毛髪、皮膚および爪のさまざまな型を示している。

同定

種レベルの同定は、、コロニー性状と顕微鏡所見とによって行なわれる。両所見とも、使用した発育培地により影響される。

サブロウ - デキストローズ寒天（Sabouraud's dextrose agar）を用いること。この培地では、適度の色素形成と胞子産生が見られることが分かっている。

＊ *Microsporum audouinii*

このカビ種は、動物や土壌に貯えられることがなく、頭の皮膚に棲み着くカビである。それは学校で、児童から児童へと拡がる。その感染は、思春期には消散するのが普通である。このカビは、中等度の発育率を示し、ほっそりと発育した白色～淡黄色の気菌糸を有する。コロニーの裏側は概してアンズ色をしている。大分生子も小分生子もともに、稀にしか発現しない（図52-2）。

＊ *Microsporum canis*

その名が示す通り、このカビは犬や猫に寄生する普通のカビであるが、その感染を検出するのはしばしば困難である。子供は普通、ペットから感染する。このカビは、成長が速く、通常は鮮明な黄色色素を産生し、かつまた大分生子をかなり豊富に作り出す。ときには、色素非産生で発育の遅い株もある。このカビ種を *M. audouinii* と識別するには、米に発育させる（米5gと水20mlを100mlのフラスコに入れ、115℃で20分間高圧滅菌した後冷却する）。この条件下でM. canisは気菌糸を産生するが、M. audouiniiは産生しない（図52-2を参照）。

＊ *Microsporum gypseum*

このカビは土壌の中にいる腐生性のカビである。人に対する毒性は低い。したがって、人体感染は普通にはほとんど見られない。土壌との接触と関係ある孤立病巣での典型的感染例がある。このカビは発育が速く、増殖部位は直ぐに胞子の黄褐色で顆粒状の被覆により蔽われるようになる。これらのカビは、クモの巣のように、表面で放射状の撚糸のように配列する傾向を示す。大分生子が豊富に存在する（図52-2を参照）。

＊ *Trichophyton rubrum*

このカビは発展国の皮膚科診療所では最もありふれた皮膚糸状菌である。しかし、発展国ではあまりありふれていない *T. interdigitale* のほうが、地球上の全人口でみれば、恐らく *T. rubrum* よりもずっと拡がっている。

T. rubrum には多くの変種がある。最もしばしば見られる変種のひとつは、裏側に赤褐色色素と狭い白色の縁のある綿毛のような白色コロニーを形成する変種である。顕微鏡で見ると、棍棒状の小分生子だけが見える（図52-2を参照）。

その他の変種は暗赤色の色素が培地に拡散してくる「メラノイド変種」、

胞子形成の無い淡黄色の型である「黄色変種」および、ふつうは暗赤色の裏面で桃色の斑点部分があり粉末状に気中発育をする「顆粒変種」である。この顆粒変種は、やや大きな小分生子を持っており、通常は大分生子を産生する（図 52-2 を参照）。

色素を欠く株も発生するが、それは *T. intergitale* の綿毛変種に似ている（図 52-2 を参照）。両者を識別するには、尿素培地で継代培養する。*T. rubrum* はふつう 7 日までは色調変化を示さないが、他の大部分の皮膚糸状菌は色調が変化する。

＊ *Trichophyton mentagrophytes* 複合群

このグループで最もありふれているのは、人に好んで寄生する *T. interdigitale* で、水虫を引き起こすカビである。そのコロニーは、動物に付く *T. mentagrophytes*（下記を参照）のコロニーに似ている。つまり、一様に粉末状でクリーム色の表面をしている。その表面は、ほとんどが球形をした大量の小分生子から成っている。さらに、螺旋状の菌糸と大分生子とが存在することもある（図 52-2 を参照）。綿毛変種は、純白色の綿毛のようなコロニーを形成し、T. rubrum の小分生子に似た細長い小分生子を有する。

動物（普通は齧歯類）に好んで寄生する *T. mentagrophytes* はきめの粗い顆粒状のコロニーを作る。そのコロニーは、白色またはクリーム色をした胞子が発育した部分である放射状の地帯の間に寒天表面が表われて見える状態にある。裏側の色素形成は、しばしば暗褐色の「筋目（veins）」を示している。

＊ *Trichophyton tonsurans*

このカビ種は頭皮の白癬を引き起こす。そのコロニーは発育が遅く、その辺縁は暗赤色をしている。そして、滑らかで柔らかい中心部に向けて顆粒状を呈し、しばしば襞状の部分がある。ほとんどの株は、小分生子と脹れた菌糸細胞（chlamydospore, 厚膜細胞）との混合状態を示す。小分生子は、大きく卵円形であり、幅が広くてしばしば中身のない菌糸（empty hyphae）に沿って並んでいる（図 52-3 を参照）。

＊ *Trichophyton verrucosum*

これは牛の白癬の原因になるカビである。また、牛に接触する農業従事

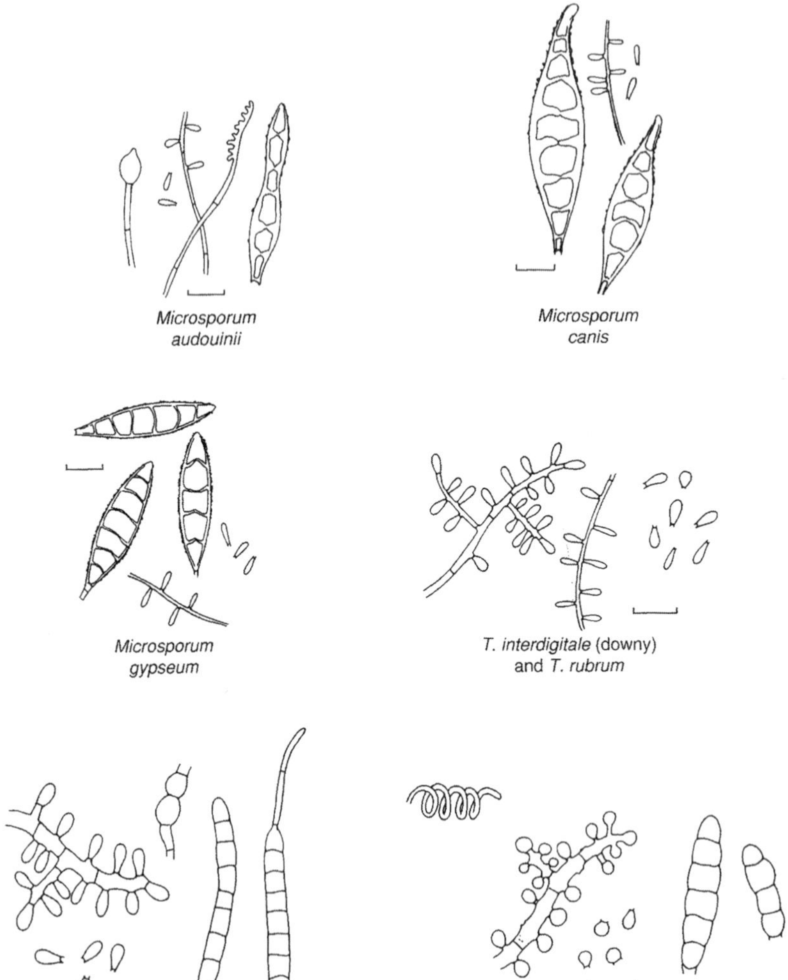

図52-2　デルマトフィテスの顕微鏡で見た外観（⊔= 10um）

者さらには屠場作業者や獣医師の頭皮、髭、爪などにも感染する。培養での発育は極めて遅い。疑わしいと思われる培養物は、レンズで14日間注意深く観察することが必要である。何故なら、このカビのコロニーは、微細でしばしば培地に埋没しているからである。この点は、真直ぐな菌糸の端にある大きくて薄い壁をした風船のような菌糸細胞（chlamydospore）および厚い壁の細胞の連鎖（図52-3を参照）とともに、このカビ種を同定するに際して十分役立つ形質である。

＊ *Trichophyton schoenleinii*

このカビは、黄癬の原因である。そのコロニーは、発育速度が遅く、固くて皮革のようであり、白いスエード革のような表面をしている。顕微鏡所見の唯一の特徴は、関節炎の指のような厚くてコブ状の菌糸が観られることである。これは、いわゆる「黄癬シャンデリア」つまり菌糸細胞（chlamydospore）である。

＊ *Trichophyton violaceum*

このカビは、頭皮白癬のもうひとつの原因カビであり、顕微鏡的には *T. verrucosum* に似ている。しかし、菌糸は普通ずっと細い。特徴的な性状は濃い赤紫色の色素である。その色素は、若いコロニーの中心に生じて斑点のように見える。そして次第に辺縁に向かって拡がって行く。

＊ *Epidermophyton*

この属のカビは、ただ一種 *Epidermophyton floccosum* があるだけである。*E. floccosum* は、陰股部白癬の原因の一つである。それは時には足にも感染する。麦芽寒天での発育はカーキ色（枯草色）で、非常に特徴的な形の大分生子の塊でできた粉末状の表面をしている（図52-3を参照）。

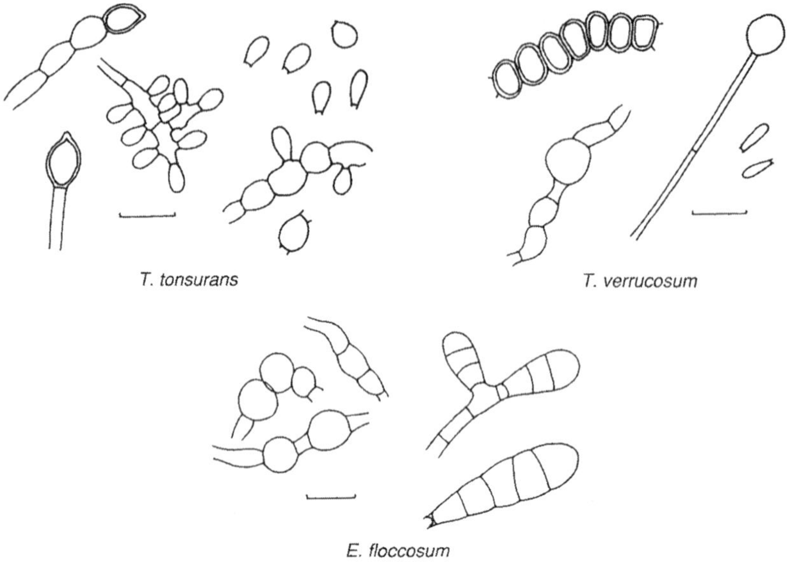

図52-3　デルマトフィテスの顕微鏡で見た外観（⎵＝10um）

エントモルフトラーレス（*Enthomorphthorales*）

これらは昆虫に対して病原性を示すカビ類であり、熱帯諸国の臨床材料で稀に見いだされることがある。無性生殖する胞子は、単独性の相対的に大きな分生子であり、強い力で放出される。

コロニーは、皺が寄っていてクリーム色をしており、蝋のようである。放出された胞子は、靄（もや）状になり、ペトリ皿の蓋にコロニーの鏡像を形成するに至る。

＊ *Basidiobolus*

この属は、熱帯性の皮下織接合真菌症（subcutaneous zygomycosis）の原因になるカビである。

＊ *Conidiobolus coronatus* または *Entomophthora coronata*

これは、鼻粘膜の熱帯性リノエントモフトロ真菌症（rhinoentomophthoromycosis）を引き起こすカビである。

その他の雑多な病原性カビ類

＊ *Madurella*

Madurella mycetomatis と *M. griesea* とは、熱帯性黒色顆粒性足菌腫（mycetoma、マズラ足）を引き起こす。前者は、平坦または皺の寄った黄色のコロニーを形成し、培地の中に暗黒色色素（メラノイド色素）を放出する。後者は、ドーム形で濃厚な綿毛状のネズミ色ないし黒色のコロニーを形成する。両者とも分生子を作らない。

＊ *Exophiala*

このカビ属のコロニーは、分生子の発芽状態や系統および発育条件次第で暗灰色ないし黒色を呈し、濃密な綿毛状であったり酵母のようであったりする。この属の全ての種は、小さな先細の乳首状の管から分生子を作り出す。その管は、より多くの分生子が切り離されるにつれて長くなる（図52-4）。

Exophiala jeanselmei は足菌腫（mycetoma）の、*E. werneckii* は黒色癬（tinea nigra）の、*E. dermatitidis* は黒色分芽菌症（chromomycosis）の、そして、*E. spinifera* は皮下嚢疱（subcutaneous cyst）の原因になっている。

＊ *Phialophora*

この属は黒色のカビで、胞子の頂点には明瞭な襟のような構造つまり漏斗状の杯があって、その中に分生子が形成されている（図52-4を参照）。P. verrucosa は黒色分芽菌症の一原因である。また、*P. parasitica* は、ときどき皮下の嚢疱中に見出される。

＊ *Fonsecaea*

この属のカビは黒色であり、細胞の先端部での出芽により分生子が短い鎖状に形成される。分生子の鎖が僅か4個程度の分生子で成り立っているという点でだけ、この属のカビは *Cladosporium* 属や *Cladophialophora* 属のカビと違っている（図52-4を参照）。*F. pedrosi* は黒色分芽菌症の一般的原因であり、*F. compacta* は同症の原因としてはあまり一般的でない。

＊ ***Cladophialophora***

人の大脳黒藻菌類症（cerebral phaeohyphomycosis）を引き起こし、*Cladosporium* 属に似ていて最も頻繁にみられるカビは、*Cladosporium* 属から *Cladophialophora* 属に分類上の位置を移された。ありふれた種は、*C. carionii*（皮下の黒色芽細胞菌症、subcutaneous chromoblastmycosis）と *C. bantiana*（脳の病原体、英国では今日危険度3に位置付けられている）とである。これらは、非常に長いが滅多に分枝しない分生子の連鎖を持っている（図52-4を参照）点で、*Cladosporium*（図51-1を参照）とは違っている。これらの分生子は、*Claosporium* 属のそれと比べて細目であり、平滑で薄い壁で囲まれている。ある株は、phialophora 型の phialides（放出蓋）を作り出すこともある（第51章を参照）。

＊ ***Scedosporium***

この属には、*Allescheria* とか *Petriellidium* とか *Monosporium* といったいろいろな名称がある。これは淡い穀粒状菌腫（pale grain mycetoma）やその他雑多な感染症（たとえば、英国では外耳炎）を引き起こす。次の二種は、感染すると多彩な臨床所見を現わす。つまり、*S. apiospermum*（*Pseudallescheria boydii* の無性生殖型）と *S. prolificans* である。*S. apiospermum* のコロニーは、綿毛状でふわふわしており、灰白色乃至明るい灰色である。そして、卵形の少し黄色味のある胞子が、長くて真直ぐな菌糸の先端に連続して存在する。各胞子には基底層がある（図52-4を参照）。培養寒天の下層に黒色の子嚢果（ascomata）を産生する株がときどきある。

Scedosporium prolificans のコロニーは、より平坦でよりゆっくり発育し、黒くて湿潤な表面部分がある。顕微鏡で観るとコロニーは、側面から出る分生子（lateral conidia）を有する短い菌糸を持っている。それらの菌糸は、基底部の半分が腫脹しているが、次第に細くなって狭い細繊維状の先端部となる。このカビの深部組織日和見感染による致命的症例が多数記載され

てきた。とくに、*S. prolificans* は最近の抗カビ剤（抗真菌剤）に対し抵抗性である。

＊ *Acremonium*

これは白色乃至桃色のカビの大きなグループである。このグループのカビには、分生子の湿った頭部がある。その分生子は、真直ぐな菌糸の先端または側方に出ている乳首から一つずつ産み出される（図 52-4 を参照）。ある例では、分生子は 2 次胞子を出芽し、そのコロニーは酵母のコロニーの様になる。*A. kilense* は、淡い穀粒状菌腫の原因になる。他の種は爪甲組織に侵入する。

＊ *Fusarium*

この属のコロニーは、しばしば緩い綿毛状で、桃色乃至深紅色の色素を有する。そして彎曲した多分節構造の大分生子が在ることが特徴である。しかし大分生子は存在しないこともある。多くの株は、*Acremonuium* 属の小分生子に類似しているが普通はいくぶん曲がっている小分生子を産生する（図 52-4 を参照）。

Fusarium solani と *F. oxysporum* は、菌腫（mycetoma）や角膜炎（keratitis）を含むさまざまな感染症を引き起こす。これらは植物の病原体である。

＊ *Sporothrix*

この属のコロニーは、低温（25 ～ 30℃）で灰色乃至黒色を呈し、乾燥した膜様の皺が寄った構造をしている。硝子様または着色した胞子が最初に作られる。その胞子は、拡がった頂点の瘤の上の微細で歯に似た先端にあるバラ飾りのようである（図 52-4）。37℃での培養では酵母型に変わるので、非病原性の種との識別が容易になる。この属のカビは、sporotrichosis（スポロトリクム症）を引き起こす。このカビは、出芽中の紡錘形をした酵母のような状態で病巣内に存在している。

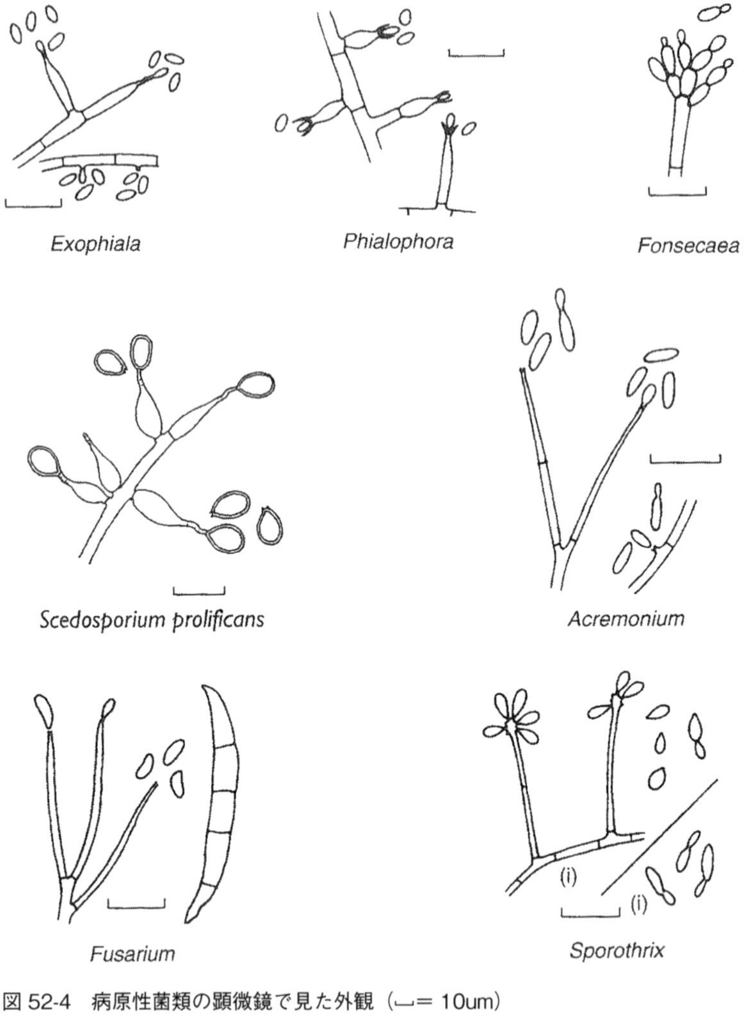

図 52-4　病原性菌類の顕微鏡で見た外観（⊔＝ 10um）

二相性で全身感染性の病原カビ類

これらのカビ類は全身感染を起こす。その感染は、空気中に存在する分生子が吸入された結果である。多量に胞子を出しているカビの培養は、酵母状の段階のカビを培養するよりもずっと危険である。これらのカビ類はハザードグループ3に分類されている。したがって、これらのカビ類は封じ込めレベル3の実験室に設置した微生物用安全キャビネット内で取り扱われねばならない。

これらのカビ類の分類上の特徴は、0.5mg / ml の濃度の cyclohexamide（サイクロヘキサマイド）によっては発育を阻害されないということである。

＊ *Blastomyces dermatitidis*

このカビは、北米ブラストミセス症（North American blastomycosis）を引き起こす。その感染は、ほとんど常に胞子を吸入することによる。皮膚の病巣は、通常、肺の感染に続く2次的なものであるが、軽い肺感染の場合であってさえ皮膚に病巣が生じる。26℃での菌糸型は初め湿っぽいコロニーであり、小分生子をふくむ柔らかい綿毛状の気菌糸が発生している。37℃や生体組織内では、大型の卵円形の酵母が見られる（図 52-5）。

＊ *Histoplasma capsulatum*

このカビは、肺の病気であるヒストプラズマ症（histoplasmosis）を引き起こす。この病気は、米国南半部のオハイオ河流域盆地ではごく普通の病気であるが、他の国々でも見出されている。その感染は、家畜小屋や物置の中にある糞便をふくむ塵埃に曝されることと関係がある。感染者の多くは急速に回復するが、時折、僅かの人で進行性の病状が出る。感染ルートは吸入であり、その病理発生や所見は結核に似ている（図 52-5）。（上記の注意書を参照のこと）

この病原カビは、26℃で白色の気菌糸を発生させる。それはやがて薄い褐色になる。胞子は際立って特徴がはっきりしている。37℃では、小さな卵円形をした発芽中の酵母が見出される。壊死組織以外の組織の内ではそれらの酵母は、細胞内に収まっている。

＊ *Paracoccidioides brasiliensis*

このカビは、南米ブラストミセス症（South American blastomycosis）を起こす。初発病巣のほとんどは、口腔粘膜である。感染はリンパ管系を介して全身に拡がる。このカビの発育速度は大層遅い。26℃では白色で特徴が無い。37℃では、培地上に特徴ある酵母細胞が形成される（図52-2を参照）。

＊ *Coccidioides immitis*

このカビは、もう一つの肺感染症であるコクシジオイデス症（coccidioidomycosis）を引き起こす。この病気は、米国南西部やメキシコやヴェネズエラの特定地域に限って発生する。砂漠の砂埃を吸うことで起きる。この病気もほとんどの人々にとって、一過性の「インフルエンザのような」病気

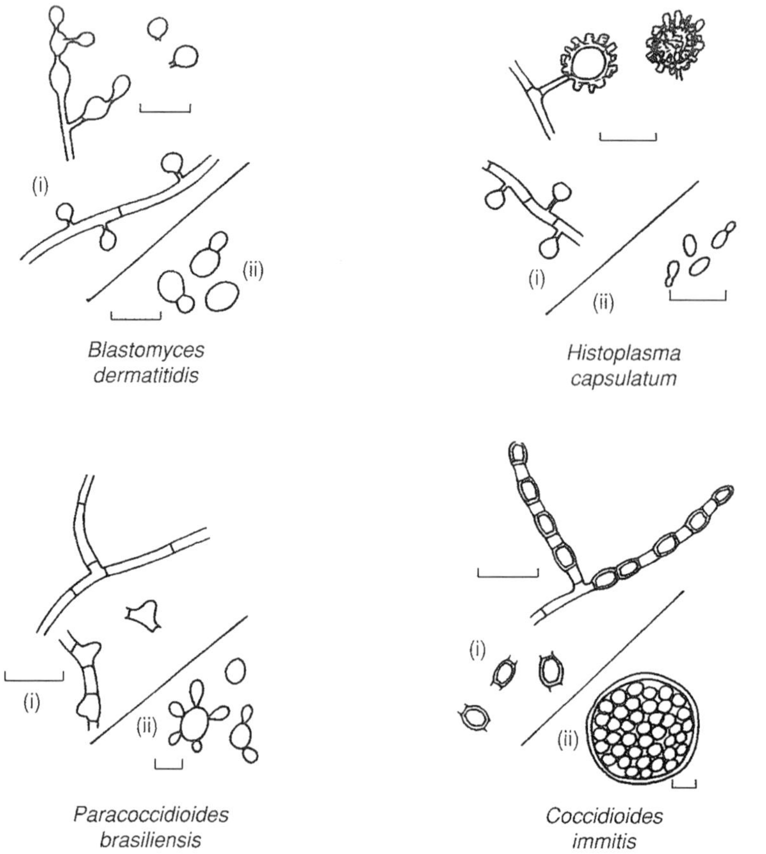

図52-5　病原カビ類の顕微鏡で見た外観（i）菌糸の形状（ii）組織の形状（⎵＝10um）

である。時折、全身性の破壊的病巣に進む例がある。(**上記の注意書を参照**)

26℃で、コロニーは初め湿っぽく、次いで気菌糸を発生させ、古くなるとともに褐色になり、分節胞子に分かれる。人工培養では、第2相（酵母型）は現われない。けれども、臨床病巣では、大きくて壁の厚い細胞が見られる。これらの細胞は、成熟すると胞子でいっぱいになる（図52-5を参照)。

**** Penicillium marneffei***

このカビは、東南アジアの住民や東南アジアを訪問した人でエイズ罹患者でもある人々の日和見感染において、最もしばしば見られる原因微生物のひとつになってきた。低温の培養（25～35℃）では、この2相性のカビは菌糸型であり、その分生子の頭部は典型的なペニシリウムの形をしている（第51章を参照)。分生子は集合状態で薄緑色であり、コロニー表面にその色調を与えている。ほとんどの培地上で深赤色の拡散性の色素が産生される。顕微鏡で観ると、このカビの分生子の頭部は、腐生性の *P. purpurogenum* の頭部よりもずっと拡がっており、しかも不規則である。*P. purpurogenum* は、ときどき遭遇する汚染性のカビであり、これまた深赤色の拡散性色素を産生する。

P. marneffei は、窒素源を多く含む培地（血液寒天やブレイン・ハート浸出液寒天）で血液相当温度では、酵母のようなコロニーを形成する。そのコロニーは、分裂増殖している円筒形の細胞で構成されている。

Penicillium 属の種の同定の困難さを考えると、ハザードグループ3に属するこの病原性カビの分類確定のためには標準株検査所へ送付されて然るべきである。

病原性カビ類のさらに詳しいことについては、Campbell & Stewart（1980）, Campbell *et al.*（1996)、Midgeley *et al.*（1997）および de Hoog *et al.*（2000）を見ること。

[参考文献]

Campbell, M. C. and Stewart, J. C. (1980) *The Medical Mycology Handbook*. New York and

Chichester, Wiley.

Campbell, C. K., Johnson, E. M., Philpot, C_ M. *et al.* (1996) *Identification of Pathogenic Fungi.* London: Public Health Laboratory Service.

de Hoog, G. S., Guarro, J., Gené, J. *et al.* (2000) *Atlas of Clinical Fungi.*, 2nd edn. Utrecht: Reus, Centraalbureau voor Schimmelcultures/Universitat Rovira I Virgili.

Midgley, G., Clayton, Y. and Hay, R. J. (1997) *Diagnosis in Color. Medical mycology*. Chicago: Mosby-Wolfe.

訳者あとがき

バイオハザード予防市民センターとして長年の懸案であった本書の翻訳を今ようやく終え、ひと安堵の思いである。訳者たちの推進役・長島功さんの提案を受け、新井秀雄さん・新井陽子さん、そして私の4人が分担して翻訳を開始し、終了までに数年間を要する難行であった。

この本は、英国のクリストファー・H.コリンズ博士（元世界保健機関顧問）を筆頭とする4人が編者となり、総計21人の各分野の専門家が分担執筆した多彩で堅実な微生物学実験技術書である。国際的にかなり広く読まれていると聞く。初版は1964年に発行され、頻繁に増補・改訂を重ねこの版に至っている。

コリンズ博士は1997年6月8日、長年の共同研究者であるデイヴィド・ケネディ博 士（英国保健省の元病原微生物施設査察官）とともに、予研／感染研裁判における国際査察の原告側（原告団長：故芝田進午広島大学名誉教授）推薦の査察者として来日し、非常に精細で的確な査察鑑定意見を裁判所に提出した科学者である。私はこの裁判で、原告側の証人を務めるとともに、国際査察での原告側案内人として参加し、コリンズ、ケネディ両博士と親しく話し合う機会を持つことができた。お二人は長年の微生物学分野での豊富な研究経験だけでなく、実験室内感染防止問題や近年大きな社会問題となっているバイオハザード問題についての造詣も極めて深い科学者である。ちなみに、両博士の共著である“Laboratory-acquired Infections”（4th Ed.,Butterworth Heinemann,1999）は、極めて有用な著作である。コリンズ博士は2009年10月に他界されたので、私たちはこの訳書をお渡しできず誠に残念である。なお、感染研の国際査察に関しては、コリンズ、ケネディ両博士の鑑定意見や被告側鑑定人ビンソン・R・オビアット氏とジョナサン・Y・リッチモンド博士の鑑定意見、ならびに後者に対する内外科学者の批判的見解等々を、芝田教授および私が翻訳・解説した論稿が、「技術と人間」誌上に1997年11月号から1999年3月号まで計12回にわたり長期連載されているので、バイオハザード問題に関心のある方には是非お読み頂きたい。また感染研裁判全体に関しては、「バイオハザード裁判—予研＝感染研実験差し止めの法理—」（2001年1月、緑風出版）および「国立感染研は安全か—バイオハザード裁判の予見するもの—」（2010年3月、緑風出版）が刊行されているので参考にして頂きたい。

さて、この本の特徴としては、第1に実験室で微生物を取り扱う際の安全確保を常に念頭に置いた編集方針で組み立てられていること、第2に各種微生物の危険度に応じた取り扱い方や危険への対応法を明示していること、第3に分離・同定の手順を各種微生物ごとに手際よく整理して記述していること、そして第4に微生物が存在する状態（たとえば水中か保存食品かなど）別に分離方法を詳述していること、さらに第5に近年発達した機器による効率の良い分離・培養・同定法を適宜取り上げていること、等を挙げることができる。細菌類から酵母・かび類等多種の微生物全般について実験技術的に通暁している科学者・技術者は現実にはそれほど多くはいないと考えられる限り、この書の百科辞典的利便性と有用性はとても大きいものと訳者は信じている。とくに微生物検査を日常的に行なっている人にとっては座右の書になるであろう。

ところでこの本は、大勢の専門家が分担執筆しているためか、文体にやや不統一があるように感じられ、訳出にもそれが反映されていると思う。また、大変詳細に解説している箇所とやや大雑把な解説の箇所とがあるように感じられるが、それは編者が当該項目の重要度を評価していることを示すものと、訳者は理解している。さらに自動分析法や実験装置・器具・機材の解説では（とくに第8章）、英国や米国で開発・市販されている方式・品名が頻繁に出てきて、わが国の実験者には馴染みの無いものも少なからずあると思われるが、訳書であるのでそのまま訳出せざるを得なかったことをお断りする。なお、実験室で日常的に使われているような英語の術語等については、そのままカタカナ英語で書き記したこともお認め頂きたい。

以上、後書きにしては直接関係のないことも記したが、編者故コリンズ博士の人柄と偉業を讃える訳者らの気持ちの表明としてご容認下さるようお願い申し上げる。

最後に、訳者らの作業完了を辛抱強く待って下さった緑風出版社の高須次郎社長ならびに編集部員方に、心から感謝致します。

（本庄重男　記）

日本語索引

太字で表された頁はその頁内の図表を示す。

き

アルファベット順索引

太字で表された頁はその頁内の図表を示す。

細菌名の索引

太字で表された頁はその頁内の図表を示す。

R

S

T

【編著者紹介】

C.H. コリンズ（C.H. Collins）

大英勲章第5位、理学博士、英国ケント州ハドロウ在住。元WHO顧問。

P.M. ライン（P.M. Lyne）

英国ケント州ハドロウ在住。

J.M. グランジ（J.M. Grange）

医師、理学修士、ウィンデイヤー医学研究所、王立医科大学感染症及び国際健康管理センター所属、英国ロンドン在住。

J.O. ファルキンハムⅢ（J.O. Falkinham Ⅲ）

博士、ヴァージニア州立工芸大学フラリンバイオテクノロジーセンター所属、米国ヴァージニア州在住。

【訳者紹介】

本庄重男（ほんじょう　しげお）

1929年生まれ。東京大学農学部卒。農学博士。国立予防衛生研究所・筑波医学実験用霊長類センター所長、愛知大学教授を歴任。国立感染症研究所名誉所員。著書に『バイオハザード原論』、訳書に『バイオテクノロジーの危険管理』、その他に論文多数。バイオハザード予防市民センター顧問。

新井秀雄（あらい　ひでお）

1942年生まれ。北海道大学獣医学部卒。獣医学博士。国立感染症研究所主任研究官を勤め、2003年に退官。著書に『科学者として』など。バイオハザード予防市民センター代表。

長島功（ながしま　いさお）

1950年生まれ。広島大学大学院地域研究研究科修士課程修了。国際学修士。翻訳家。訳書に『遺伝子操作時代の権利と自由』など。バイオハザード予防市民センター事務局長。

コリンズとラインの微生物学実験法［第8版］

2013年2月25日　初版第1刷発行　　定価9500円＋税

編著者　C. H. コリンズ、パトリシア M. ライン、J. M. グランジ、
　　　　J. O. ファルキンハムⅢ
訳　者　本庄重男、新井秀雄、長島功
発行者　高須次郎
発行所　緑風出版 ©
　　　　〒113-0033　東京都文京区本郷2-17-5　ツイン壱岐坂
　　　　［電話］03-3812-9420　［FAX］03-3812-7262［郵便振替］00100-9-30776
　　　　［E-mail］info@ryokufu.com［URL］http://www.ryokufu.com/

装　幀　斎藤あかね
制　作　閏月社　　　　印　刷　シナノ・巣鴨美術印刷
製　本　シナノ　　　　用　紙　大宝紙業・シナノ

Printed in Japan　　ISBN978-4-8461-1302-5　C3047

原発閉鎖が子どもを救う
乳歯の放射能汚染とガン

ジョセフ・ジェームズ・マンガーノ著／戸田清、竹野内真理 訳

Ａ５判並製
二七六頁
２６００円

平時においても原子炉の近くでストロンチウム90のレベルが上昇する時には、数年後に小児ガン発生率が増大すること、ストロンチウム90のレベルが減少するときには小児ガンも減少することを統計的に明らかにした衝撃の書。

放射性廃棄物
原子力の悪夢

ロール・ヌアラ著／及川美枝訳

四六判上製
二三二頁
２３００円

過去に放射能に汚染された地域が何千年もの間、汚染されたままであること、使用済み核燃料の「再処理」は事実上存在しないこと、原子力産業は放射能汚染を「浄化」できないのにそれを隠していることを、知っているだろうか？

終りのない惨劇
チェルノブイリの教訓から

ミシェル・フェルネクス／ソランジュ・フェルネクス／ロザリー・バーテル著／竹内雅文訳

四六判上製
二一六頁
２２００円

チェルノブイリ原発事故による死者は、すでに数十万人ともいわれるが、公式の死者数を急性被曝などの数十人しか認めない。ＩＡＥＡやＷＨＯがどのようにして死者数や健康被害を隠蔽しているのかを明らかにし、被害の実像に迫る。

脱原発の市民戦略
真実へのアプローチと身を守る法

上岡直見、岡將男著

四六判上製
二七六頁
２４００円

脱原発実現には、原発の危険性を訴えると同時に、原発は電力政策やエネルギー政策の面からも不要という数量的な根拠と、経済的にもむだということを明らかにすることが大切。具体的かつ説得力のある脱原発の市民戦略を提案する。

世界が見た福島原発災害
海外メディアが報じる真実

大沼安史著

四六判並製
二七六頁
１７００円

福島原発災害は、東電、原子力安全・保安院など政府機関、テレビ、新聞による大本営発表、御用学者の楽観論で、真実をかくされ、事実上の報道管制がひかれている。本書は、海外メディアを追い、事故と被曝の全貌と真実に迫る。

脱原発の経済学

熊本一規著

四六判上製
二三二頁
２２００円

脱原発すべきか否か。今や人びとにとって差し迫った問題である。原発の電気がいかに高く、いかに電力が余っているか、いかに地域社会を破壊してきたかを明らかにし、脱原発が必要かつ可能であることを経済学的観点から提言する。

クリティカル・サイエンス2
核燃料サイクルの黄昏
緑風出版編集部編

A5判並製
二四四頁
２０００円

もんじゅ事故などに見られるように日本の原子力エネルギー政策、核燃料サイクル政策は破綻を迎えている。本書はフランスの高速増殖炉解体、ラ・アーグ再処理工場の汚染など、国際的視野を入れ、現状を批判的に総括したもの。

プロブレムQ&A
むだで危険な再処理
［いまならまだ止められる］
西尾　漠著

A5判並製
一六〇頁
１５００円

高速増殖炉開発もプルサーマル計画も頓挫し、世界的にみても危険でコストのかさむ再処理はせず、そのまま廃棄物とする直接処分が主流になっているのに、「再処理」をなぜ強行しようとするのか。本書は再処理問題をQ&Aでやさしく解説。

プロブレムQ&A
どうする？放射能ごみ
［実は暮らしに直結する恐怖］
西尾　漠著

A5判並製
一六八頁
１６００円

原発から排出される放射能ごみ＝放射性廃棄物の処理は大変だ。再処理をするにしろ、直接埋設するにしろ、あまりに危険で管理は半永久的だからだ。トイレのないマンションといわれた原発のツケを子孫に残さないためにはどうすべきか？

プロブレムQ&A
なぜ脱原発なのか？
［放射能のごみから非浪費型社会まで］
西尾　漠著

A5判並製
一七六頁
１７００円

暮らしの中にある原子力発電所、その電気を使っている私たち……。原発は廃止しなければならないか、増え続ける放射能のごみはどうすればいいか、原発を廃止しても電力の供給は大丈夫か——暮らしと地球の未来のために改めて考えよう。

低線量内部被曝の脅威
［原子炉周辺の健康破壊と疫学的立証の記録］
ジェイ・M・グールド著／肥田舜太郎他訳

A5判上製
三八八頁
５２００円

本書は、一九五〇年以来の公式資料を使って、全米三〇〇〇よの郡の内、核施設に近い約一三〇〇郡に住む女性の乳癌リスクが極めて高いことを立証して、レイチェル・カーソンの予見を裏付ける。福島原発災害との関連からも重要な書。

クリティカル・サイエンス2
核燃料サイクルの黄昏
緑風出版編集部編

A5判並製
二四四頁
２０００円

もんじゅ事故などに見られるように日本の原子力エネルギー政策、核燃料サイクル政策は破綻を迎えている。本書はフランスの高速増殖炉解体、ラ・アーグ再処理工場の汚染など、国際的視野を入れ、現状を批判的に総括したもの。